全国高等医药院校教材（供基础、预防、临床、口腔医学类专用）

实用临床
健康管理学

- 主 编　孙 荣　王永红　罗 蓉
- 副主编　邓 晶　刘薇薇　陈宗涛

U0281832

重庆大学出版社　国家一级出版社　全国百佳图书出版单位

内容提要

全书共 13 章,分别从临床健康管理学概论、健康风险评估、心脑血管疾病健康管理、代谢性疾病健康管理、呼吸系统疾病健康管理、肿瘤早期筛查、骨关节疾病健康管理、流行病学基础知识、统计学基础知识、营养与运动处方、心理健康、健康教育与健康促进、健康信息学等方面展开,每种疾病从流行病学特点、病因、发病机制、临床表现、治疗原则、防治策略与措施方面详细阐述,临床与预防策略并重,同时"医防融合"概念也是《中国防治慢性病中长期规划(2017—2025 年)》提出的重要措施,从而为学生提供全面的慢性非传染性疾病管理依据与方法。

图书在版编目(CIP)数据

实用临床健康管理学 / 孙荣,王永红,罗蓉主编.
重庆:重庆大学出版社,2024.11. --ISBN 978-7-5689-
4624-7

Ⅰ.R19

中国国家版本馆 CIP 数据核字第 2024D0U054 号

实用临床健康管理学
SHIYONG LINCHUANG JIANKANG GUANLIXUE
主编 孙 荣 王永红 罗 蓉
副主编 邓 晶 刘薇薇 陈宗涛
责任编辑:王晓蓉 版式设计:王晓蓉
责任校对:谢 芳 责任印制:赵 晟
*
重庆大学出版社出版发行
出版人:陈晓阳
社址:重庆市沙坪坝区大学城西路 21 号
邮编:401331
电话:(023) 88617190 88617185(中小学)
传真:(023) 88617186 88617166
网址:http://www.cqup.com.cn
邮箱:fxk@ cqup.com.cn(营销中心)
全国新华书店经销
重庆正文印务有限公司印刷
*
开本:787mm×1092mm 1/16 印张:29 字数:671 千
2024 年 11 月第 1 版 2024 年 11 月第 1 次印刷
ISBN 978-7-5689-4624-7 定价:135.00 元

编委会

主　编： 孙　荣　王永红　罗　蓉

副主编： 邓　晶　刘薇薇　陈宗涛

编　委： 胡明冬　魏正强　赵　勇　浦科学　常　青

　　　　　雷　迅　蒲　杨　钟　立　吴晓醒　闵　江

　　　　　常广磊　孔渝菡　卜晓青　艾　明　胡　琴

　　　　　王小林　殷佳伟　罗梦婷　张瑞祥　陈华萍

　　　　　郑　晖　聂　聪　张　静　陈海怡　李春艳

　　　　　余纪会

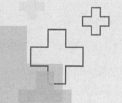

序

　　随着工业化和城镇化深入推进，我国政府对健康的投入愈加重视。2022年5月，《"十四五"国民健康规划》提出，到2025年，公共卫生服务能力显著增强，一批重大疾病危害得到控制和消除，医疗卫生服务质量持续改善，医疗卫生相关支撑能力和健康产业发展水平不断提升，国民健康政策体系进一步健全。但同时我们也面临人口老龄化速度加快、生活方式变化、多重疾病负担并存、多种健康影响因素交织的复杂局面等挑战。在如此形势下，"大卫生、大健康"理念正在形成，卫生健康事业朝着全人群、全生命周期保障人民健康推进。这些基本国策的实施，迫切需要高质量规范化的健康管理服务体系。而整个体系之中人才是关键，如何培养高层次实用型的健康管理人才，是健康管理学科领域亟待解决的问题。

　　重庆医科大学创建于1956年，由上海第一医学院（现复旦大学上海医学院）分迁来渝组建，原名重庆医学院，于1985年更名为重庆医科大学。学校是国务院学位委员会批准的首批具有博士硕士学位授予权的单位、教育部批准的首批来华留学示范基地，2015年成为教育部、国家卫生健康委员会和重庆市人民政府共建高校，已成为一所具有"学士—硕士—博士—博士后"完整人才培养体系的以医科为主的多学科综合发展的重点大学。这为健康管理学科的发展提供了坚实的基础和强有力的保障。学校于2021年正式招收健康管理学术学位研究生，学科设在临床医学一级学科下，旨在培养具备个人或人群疾病管理技能的高端健康管理人才。《实用临床健康管理学》就是在这一时代背景下编写的，涵盖常见慢性非传染性疾病的发病机制与健康管理，强调医防融合、医疗与预防并重，对健康管理这一交叉学科高端人才的培养具有普遍的现实指导意义。

　　"大道至简，实干为要"，在健康中国、人才强国的战略支持下，健康管理人需要明辨形势，锚定目标，找准路径，将各个区域发展的小溪流汇入健康管理行业高质量发展的大洪流中，为健康中国战略提供人才储备和学术支撑。

王永红

2024年1月

党的十八大以来，我国坚持把人民健康放在优先发展的战略位置，作出"全面推进健康中国建设"的重大决策部署，颁布实施《"健康中国 2030"规划纲要》，开启了健康中国建设新征程，走出了一条中国特色卫生健康事业改革发展之路。党的二十大报告指出，必须坚持在发展中保障和改善民生，推进健康中国建设，把保障人民健康放在优先发展的战略位置。在此形势下，培养适应我国医疗卫生事业发展需要的健康管理人才，以往的依靠学术机构的短期培训早已满足不了社会及个人需求，高校必将成为国家健康管理实用型人才的"培育摇篮"。

重庆医科大学于 2019 年申请在临床医学一级学科下自主设置目录外"健康管理"二级学科硕士点，2020 年获教育部批准，2021 年正式招收学术学位研究生，从学历学位教育、学科建设层面极大地推动了健康管理学科发展。"健康管理学"是研究生专业核心课，课程内容紧扣国家大政方针，即"防大病、管慢病、促健康"，不断形成具有慢病管理特色的课程体系。《实用临床健康管理学》是继前期《健康管理学临床技能操作手册》后编写的作为健康管理相关专业学生理论学习的参考用书。《实用临床健康管理学》面对的读者主要是高等医学院校本科及以上学生、教师或相关从业人员。

全书共 13 章，分别从临床健康管理学概论、健康风险评估、心脑血管疾病健康管理、代谢性疾病健康管理、呼吸系统疾病健康管理、肿瘤早期筛查、骨关节疾病健康管理、流行病学基础知识、统计学基础知识、营养与运动处方、心理健康、健康教育与健康促进、健康信息学等方面展开，每种疾病从流行病学特点、病因、发病机制、临床表现、治疗原则、防治策略与措施方面详细阐述，临床与预防策略并重，同时"医防融合"概念也是《中国防治慢性病中长期规划（2017—2025 年）》提出的重要措施，从而为健康管理从业者提供全面的慢性非传染性疾病管理依据与方法。

在本书付梓之际，我们谨向全体编撰人员表示诚挚的谢意。本书在编写、出版过程中，承蒙重庆医科大学、陆军军医大学、重庆中医药学院和重庆大学出版社的指导和支持，参加编写的各位专家通力协作，研究生团队宋琪、李霞、柳韵、易小燕、伍珂妮、张雨等积极贡献智慧力量,在内容的收集和整理等工作上付出辛勤的汗水,在此我们一并表示深深的感谢。健康管理适宜技术不断更迭,加之编者自身能力及认识的局限,书中难免有疏漏之处,恳请各位读者提出宝贵意见和建议。

孙 荣

2024 年春

目 录  -- MULU

第十三章　健康信息学

附录

第一章　临床健康管理学概论

第一节　概　述

一、健康管理学的起源与发展

健康管理学的起源可以追溯到古希腊时期。希波克拉底认为，理解生命的人也会理解健康对人的重要性。现代意义上的健康管理起源于20世纪50年代的美国，最初由全科医生、健康保险公司和健康检查机构共同推动，特别是在健康保险业的积极参与下，健康管理的资金问题从根本上得到了解决，并在健康信息技术的支持下得以快速发展壮大。

1978年，美国密歇根大学成立了世界第一个健康管理中心，主要开展医生不擅长的工作，如疾病预防、风险评估和自我保健指导。此后，英国、德国、法国、日本等发达国家也积极效仿和实施健康管理。健康管理的研究与服务内容也由最初单一的健康检查和生活方式指导，发展到现在国家或国际组织层面上的全民健康促进战略规划、个体或群体的全面健康监测、健康风险评估与控制管理。

进入21世纪后，健康管理开始在发展中国家逐渐兴起。健康管理能够在众多国家蓬勃发展的主要原因是世界范围内城镇化速度加快、人口老龄化加剧、疾病谱发生明显变化，慢性非传染性疾病已成为威胁人类健康的主要问题。而慢性非传染性疾病与不良行为、生活方式密切相关，要控制这类疾病的上升趋势，传统的临床医疗模式和预防医学都力不从心。因此，出现了以健康教育、咨询、健康危险因素监测、健康检查与评估及不良行为干预为主要内容的综合健康服务，催生和带动了健康管理新兴产业的发展与学科理论的进步。

20世纪90年代末，健康管理开始在中国出现。2000年后以健康检查为主的健康管理行业开始兴起。特别是 2003 年后,健康管理机构数量明显增多,行业市场化进程加快,健康管理逐步成为健康服务领域的新兴阳光产业。到 2018 年底,中国健康检查与健康管理相关机构已发展到万余家,从业人员达百万余人。当前,中国特色健康管理学科从研究维度可分为生理、心理、社会适应性健康管理学;从研究层次可分为宏观和微观健康管理;从研究内容可分为生活方式、慢性病风险管理、健康保险、社区健康管理和劳动生产力管理等;从研究对象可分为健康人群、亚健康人群和慢性病人群等。在欧洲许多国家,健康管理已经发展成为完整、系统、规范化的学科体系。

当前,健康管理学已经发展成为一门综合性很强的交叉学科。它吸收和整合了临床医学、预防医学、心理学、管理学、社会学、环境科学、公共政策、法律等多个领域的理论与方法。与传统的医学模式不同,健康管理更强调疾病的预防与健康的维持。它关注影响健康的各种因素,通过风险评估、健康教育、行为干预等方式,帮助人们形成健康的生活方式,最大限度地发挥身体与心理的健康潜能。健康管理的核心理念包括:注重预防,而不仅仅是治疗;关注整体健康,而不仅仅是生理健康;强调持续性的健康管理,而不仅仅是临时的治疗措施;重视团队合作,发挥各学科专业的协同作用。

随着社会的发展,健康管理也在不断扩展其服务范围和对象。目前,健康管理已广泛应用于医疗机构、企业、学校、社区、家庭等场所,服务对象涵盖健康人群、亚健康人群以及各类慢性病患者。健康管理在提高生活质量、降低医疗成本、增强社会活力等方面发挥着日益重要的作用。

二、健康管理的概念及内涵

健康管理是以现代健康概念(包括生理、心理和社会适应能力)和新的医学模式(生理—心理—社会模式)以及中医治未病为指导,结合现代医学和管理学的理论、技术、方法和手段,对个体或群体的健康状况及其影响健康的危险因素进行全面检测、评估、有效干预与连续跟踪服务的医学行为及过程。其核心目标是以最小的资源投入,获得最大的健康效益。

健康管理的概念内涵包括以下内容:

①健康管理:在健康管理医学理论指导下开展的医学服务活动。

②健康管理的实施主体:接受过系统医学教育和培训,取得相应资质的医疗卫生工作者。

③健康管理的服务对象:健康人群、各类亚健康人群和某些慢性病的早期或康复期病人。

④健康管理的重点工作内容:开展"零级预防",对慢性病的高危人群实施健康风险评估和干预,并对已患慢性病人实施规范化的管理。

⑤健康管理的重要支撑:健康管理相关适宜技术、信息技术的应用以及商业健康保险的介入,并需要一支高素质的健康管理专业人才队伍。

三、临床健康管理学的概念及范畴

（一）临床健康管理学的概念

临床健康管理学是一门结合现代医学和管理学的理论、技术、方法，针对个体或群体的健康状况及其影响因素进行全面检测、评估、有效干预与连续跟踪服务的学科。其核心目标是实现最小资源投入与最大健康效益的平衡。

（二）临床健康管理学的学科范畴

临床健康管理学在健康医学理论指导下，集医学科学、管理科学和信息科学于一体。它的研究重点包括健康概念、健康评价标准、健康风险监测与控制、健康干预手段、健康管理模式、健康信息技术及与健康保险的结合等理论和实践问题。

四、临床健康管理学与相关学科的关系

健康管理学是一门新兴的综合性医学学科。它与基础医学、临床医学和预防医学既有联系又有区别。

①在理论和实践上，临床健康管理学的研究内容、研究对象、服务模式都具有很强的创新性。

②临床健康管理学已经成为现代医学发展的重要组成部分和医学科技创新体系中的一个重要分支。

③临床健康管理学的主要服务内容包括健康教育、健康检查、健康风险评估与干预、健康监测、慢性病管理、健康咨询等。这些服务概括为"防大病、管慢病、促健康"。

④临床健康管理学与传统医学在理念上有明显区别，临床健康管理学强调以预防为主，关注持续性的健康管理。

※思考题

1.简述健康管理的定义。

2.健康管理学的概念与内涵有哪些？

3.健康管理学与相关学科的关系有哪些？

（王小林　王永红）

参考文献

[1]白书忠,田京发,吴非.我国健康管理学的发展现状与展望[J].中华健康管理学杂志,2020,14(5):409-413.

[2]曾强.健康管理学与多学科交叉[N].中华医学信息导报,2020,35(18):9.

[3]孙荣,曾凡玲,张俊辉,等.增设健康管理学为临床医学一级学科下硕士学位授予点的探讨[J].

中华医学教育探索杂志,2022,21(4):394-397.

[4]中华医学会健康管理学分会,中华健康管理学杂志编委会.健康管理概念与学科体系的中国专家初步共识[J].中华健康管理学杂志,2009,3(3):141-147.

第二节　健康管理基本策略

健康管理的核心策略包括深入的健康评估和有效的健康风险控制。其主要目的是提供精准的健康建议,激励个体主动减少健康风险。常见的慢性非传染性疾病与不良生活习惯紧密相关,预防和管理这些疾病需要关注从健康状态到疾病发展的全过程。生活方式管理是关键,包括健康促进技术、行为纠正、健康教育等,旨在帮助人们采取更健康的生活方式。干预技术包括教育、激励、技能培训和健康营销,目的是促进健康的生活方式选择,以减少疾病和伤害的风险。

研究表明,冠心病、脑卒中、糖尿病、肿瘤和慢性呼吸疾病等常见的慢性非传染性疾病与吸烟、过度饮酒、不良饮食习惯和缺乏锻炼等健康风险因素紧密相关。这些慢性疾病的发展往往呈现出复杂的因果关系,涉及多种风险因素和疾病之间的相互作用。这些因果关系已经被广泛研究和确认。慢性疾病的发展通常遵循从健康状态到低风险群体,再到高风险群体(亚临床状态),最后发展为疾病和并发症的路径。在该过程的任何阶段进行干预都能带来显著的健康益处,而且越早介入,效果越为显著(图1.1)。

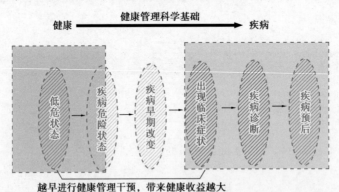

图1.1　从健康到疾病的发展过程

一、生活方式管理

生活方式管理与人们的健康状况紧密相关。近年来,有关生活方式如何影响或改变人们健康状况的研究日益增多。研究表明,健康的生活方式,如合理的饮食和规律的锻炼,对预防和管理心血管疾病及其风险因素具有关键作用。此外,对于那些正在服用降压和降胆固醇药物的人群,健康的生活方式也能显著降低患心脏疾病的风险。

(一)生活方式管理的概念

从健康服务的角度看,生活方式管理是以个人为中心的卫生保健活动,强调个人选择行为方式对健康的直接影响。生活方式管理旨在通过健康促进技术,如行为纠正和健康教育,帮助人们远离不良行为,减少健康风险,预防疾病并提高健康水平。目前,膳食、身体活动、吸烟、适度饮酒和精神压力等都是生活方式管理的重点领域。

(二)生活方式管理的特点

①以个体为中心的决策。生活方式的选择是个人的权利和决策。健康管理师可以为人们提供关于健康生活方式的建议,如不吸烟、均衡饮食等,并通过各种方式帮助人们做出明智的选择,如提供健康生活方式的体验和技巧指导,但最终的决策权在于个人。

②以预防为核心。生活方式管理在预防疾病中占据核心地位。预防不仅是为了避免疾病的发生,还包括延缓或逆转疾病的进展。生活方式管理涵盖一级预防(控制健康风险因素,预防疾病发生)、二级预防(早期发现和治疗,防止疾病进展)和三级预防(防止并发症,提高生活质量)。针对不同的个体和群体,有效地整合这三级预防是生活方式管理的核心。

(三)健康行为的转变技术

生活方式管理是整体健康管理策略的核心。为了有效地管理生活方式,采用一系列的干预技术。以下是在实践中常用的4种技术,旨在引导和鼓励人们采取更健康的生活方式。

①教育:传授健康知识,塑造积极的健康态度,并引导健康行为的形成。

②激励:利用正向和反向强化、实时反馈和适当的惩罚机制来调整和纠正行为。

③技能培训:通过参与性的培训和实践体验,使个体掌握和应用健康行为技巧。

④健康营销:运用社会营销策略来推广健康行为,同时创造一个支持健康选择的环境。

在实际操作中,生活方式管理可以多种形式实施,也可与其他健康管理策略相结合。例如,它可以被纳入疾病管理项目,以减少疾病的发生或减轻疾病的影响;或者在需求管理中,帮助人们做出更健康的饮食选择或提醒他们进行定期的医学检查。不论采用哪种方法或技术,生活方式管理的核心目标始终是鼓励选择健康的生活方式,从而减少疾病和伤害的风险。

二、需求管理

(一)需求管理的定义与意义

需求管理是健康管理中的关键策略,它的核心思想是当个人在与自己健康相关的决策中起到主动作用时,医疗服务的效果会更为显著。需求管理旨在通过协助健康消费者保持健康、寻求适当的医疗服务来控制医疗开销,并确保医疗资源的合理使用。其主要目标是降低不必要的高昂医疗服务费用,同时提高公众的健康水平。常见的需求管理方法包括探索手术的替代方案、协助患者减少健康风险、推广健康生活方式、鼓励自我健康管理和其他干预措施。

（二）影响健康服务需求的关键因素

①患病率：患病率直接反映了社区中疾病的发生率，从而影响健康服务的需求。

②感知需求：个人对健康服务的感知需求是决定服务使用的关键因素。这种感知受多种因素影响，如对疾病风险和医疗服务益处的认知、对推荐治疗的效果的感知、评估疾病问题的能力、对疾病严重性的感知、处理疾病问题的自主能力以及对自身处理疾病问题的信心等。

③消费者选择：这一概念突出了个人在选择健康干预时的决策权。医生和健康管理专家的角色是帮助个人了解治疗的好处和潜在风险。

④非健康相关的动机：研究显示，除健康因素以外，其他因素（如个人请病假的能力、残疾补助和疾病补助等）也会影响人们的医疗保健决策。

需求管理通过一系列精心设计的服务和工具来引导和影响人们的健康保健选择。其主要的策略包括提供全天候的电话医疗咨询服务、健康咨询，提供基于网络的健康信息资源库，组织健康教育讲座，以及在线预约医疗服务等。在某些情境下，需求管理也可能在疾病管理项目中扮演"守门人"的角色，确保资源的合理分配和使用。

三、疾病管理

疾病管理已经成为健康管理领域的核心策略。根据美国疾病管理协会（Disease Management Association of America，DMAA）的定义，疾病管理是一种系统性的方法，通过协调医疗干预和与患者的沟通，强调患者自我管理的重要性，以实现持续改善健康状况的目标。这种管理方式的核心在于以下3个方面：

①特定的目标人群：疾病管理主要针对患有特定疾病的人群，如糖尿病管理项目主要针对已被诊断为1型或2型糖尿病的患者。

②连续性的关注：与传统的单次病例管理不同，疾病管理更关注患者的整体健康状况和生活质量的持续改善。

③综合协调的服务：鉴于医疗卫生服务的多样性和复杂性，确保来自不同服务提供者的医疗干预和服务得到有效的协调至关重要。这不仅确保了服务的连贯性，还有助于提高治疗效果和患者满意度。

随着医疗技术和数据分析的进步，现代的疾病管理还包括更多的数据驱动方法，如使用人工智能进行疾病预测和风险评估，以及个性化的患者教育和干预策略。

四、灾难性疾病与伤害管理

灾难性疾病与伤害管理专注于处理那些对健康造成严重危害或导致巨额医疗费用的疾病和伤害，如肿瘤、肾衰竭或重大外伤。鉴于这些疾病和伤害的特殊性质，如低发病率、需要长期和复杂的医疗服务，以及受到家庭、经济和保险等多种因素的影响，其管理策略也相对复杂。

优质的灾难性疾病与伤害管理项目应具备以下特点：

①及时的转诊服务。确保患者能够迅速获得所需的专家治疗和关注。

②全面的服务计划。综合考虑患者的医疗、经济和家庭状况，为其制订合适的医疗服务计划。

③多学科团队。拥有跨学科的医疗团队，确保患者得到全方位的治疗和关怀。

④患者自我管理的支持。提供教育和工具，帮助患者更好地管理自己的健康状况。

⑤患者和家属的满意度。确保提供的服务能够满足患者和家属的需求和期望，从而提高他们的生活质量。

五、残疾管理

残疾管理是一种策略，旨在降低工作场所因残疾导致的事故频率和相关费用。从雇主的视角，残疾不仅关乎员工的健康，还涉及生产力的损失，这可能需要通过其他员工来补偿。因此，其管理的核心是预防、治疗和康复。影响残疾恢复的因素可以分为医学和非医学两大类。医学因素包括疾病或伤害的严重程度、治疗方法、康复进程、治疗时机、药物治疗与手术治疗的选择等。而非医学因素则涉及社会和心理问题、职业相关因素、与同事和上级的关系、工作压力和满意度等。

残疾管理的关键目标是防止残疾进一步恶化、重视功能恢复、设定实际的康复和返回工作的期望、明确工作能力的限制和可能性、全面评估医学和心理社会因素、与患者和雇主建立有效的沟通、考虑适当的工作调整和复职策略，以及实施持续的管理和跟进。总的来说，残疾管理不仅关注员工的健康，还涉及组织的生产力和经济效益。通过综合考虑医学和非医学因素，制订合理的管理策略，可以有效地支持员工的康复并确保组织的持续运营。

六、综合管理

健康管理中的"综合管理"是一个多方面的概念，涉及多个领域管理策略的整合，以实现更高效、持续和全面的健康改善。综合管理的核心是确保各种健康策略和干预措施的协同作用，从而为患者和社区提供连续、高质量的医疗服务。

首先，综合管理强调了医疗和健康服务的协调和整合。这包括确保患者在不同的医疗环境中获得连续的关怀，如从初级保健转到专科医疗，或从医院转到家庭护理。此外，综合管理还涉及与其他社会服务部门的合作，如社会福利、教育和住房，以确保患者的整体健康和福祉。

其次，综合管理强调预防和早期干预的重要性。这意味着不仅要关注治疗现有的健康问题，还要采取措施预防潜在的健康风险，如通过健康教育、筛查和疫苗接种。

此外，综合管理还强调患者的参与和自我管理。这意味着患者在他们的健康护理中起到主导作用，与医疗团队合作制订和实施治疗计划。这种方法被认为可以提高患者的满意度和治疗效果，同时降低医疗费用。

最后,综合管理还涉及持续的质量改进和评估。这包括定期检查和评估医疗服务的效果和效率,以及根据反馈和数据进行调整。

总之,健康管理中的"综合管理"是一个全面的方法,旨在通过多方面的策略和干预措施,提供连续、高质量和全面的医疗服务,从而实现更好的健康结果。

※思考题

1.简述生活方式管理的定义。

2.生活方式管理的特点有哪些?

3.疾病管理的核心有哪些?

(王小林　王永红)

参考文献

[1]王陇德. 健康管理师基础知识[M].2 版.北京:人民卫生出版社,2021.

[2]CHATTERJEE A,PRINZ A,GERDES M,et al. Digital interventions on healthy lifestyle management:systematic review[J]. J Med Internet Res, 2021,23(11):e26931.

[3]RIPPE J M,ANGELOPOULOS T J. Lifestyle strategies for cardiovascular risk reduction[J]. Curr Atheroscler Rep, 2014,16(10):444-451.

[4]JENSEN M. Lifestyle:suggesting mechanisms and a definition from a cognitive science perspective[J]. Environment,Development and Sustainability, 2009,11(1):215-228.

[5]CHAO J Q,YANG L,XU H,et al. The effect of integrated health management model on the health of older adults with diabetes in a randomized controlled trial[J]. Archives of gerontology and geriatrics, 2015,60(1):82-88.

[6]BROERS E R,GAVIDIA G,WETZELS M,et al. Usefulness of a lifestyle intervention in patients with cardiovascular disease[J]. Am J Cardiol, 2020,125(3):370-375.

第三节　健康管理的现状与前景

一、健康管理的现状

20 世纪 90 年代末,健康管理在我国开始传播。2003 年后,以健康服务需求为牵引,以健康体检为主要形式的健康管理服务行业得到快速发展。2005 年后,中华医学会健康管理学分会、中华预防医学会健康评估与风险控制专业委员会、中国医师协会医师健康管理与健康保险专业委员会和各省(自治区)市健康管理学会、健康管理协会、健康管理学分会的相继成立以及《中华健康管理学杂志》的创刊,标志着我国健康管理学术理论研究与行业开始步入科学规范有序发展的轨道。在我国,健康管理的发展历程已超过10年。尽管如此,目前的状况仍然是实践远超于理论。

当我们尝试采用西方国家的健康管理方法来进行理论研究和实际操作时,效果并不理想。这意味着,我们尚未建立起一个真正适应我国国情的健康管理理论体系、技术途径和实施模式。由于受传统观点、经济能力和服务布局等多方面的制约,我国在构建健康服务体系时遭遇了诸多挑战。首先,我们在医疗健康服务上过于重视治疗,而忽视了预防和康复,导致临床医疗资源供需失衡,社会医疗成本持续上升。其次,我们缺少一个能够伴随人们一生的健康档案系统,导致个人健康记录不连续,医疗信息分散。最后,我们在医疗、预防、康复、健康管理和健康养生等领域缺乏明确的规划,尚未形成一个成熟且有效的"医、防、护、养"综合模式,这使得应对人口老龄化的压力变得更加巨大。

目前,我国的健康管理服务主要由以下五大类组织机构提供。

1.医院

医院不仅提供传统的治疗服务,还在健康管理领域发挥了重要作用,如预防、保健、康复、健康教育和咨询等。许多大型综合医院利用先进的医疗设备和专家团队,成立了健康管理机构,为健康管理的进一步发展奠定了坚实基础。

2.疾控系统

面对新的健康挑战,传统的以疾病为中心的服务模式已经不再适用,而以健康管理为核心的服务模式则日益受到重视。各级疾病预防控制中心都在积极推进公共卫生服务项目,为公众提供全面的健康管理服务。

3.保健系统

在我国,许多政府和企事业单位都设有保健部门。这些部门负责为领导和员工提供医疗保健服务,确保他们的身体健康,从而提高整体的工作效率。

4.健康管理公司

健康管理公司专注于为个人和企业提供全方位的健康管理服务,从遗传、生活习惯、饮食习惯到职业行为等多个方面进行综合评估,为客户提供个性化的健康建议和干预措施。

5.健康保险公司

健康保险公司不仅提供传统的保险赔偿服务,还为客户提供健康管理服务,帮助他们了解自己的健康状况,制订合理的健康计划,提高生活质量。

总之,我国的健康管理服务体系正在逐步完善,各类组织机构都在为公众提供更加专业和全面的服务,帮助他们维护身体健康,提高生活质量。

二、健康管理的前景

随着我国经济的持续增长和社会的不断进步,健康管理已成为国家和人民关注的焦点。

在国家各级政府的有力领导和广大人民的共同努力下,我国的健康管理正朝着更加广阔的前景迈进,将在"健康中国"的伟大蓝图中扮演不可或缺的角色。

（一）健康管理教育的转型与升级

健康管理教育将经历一个重大的转型。它将从目前的"健康服务与管理"这一非医学教育领域转向临床医学教育,融入国家临床医学教育体系。这一转变不仅意味着健康管理教育的内容和方法将更加专业化,还意味着我国将为健康管理培养更多的专业人才,满足社会对健康管理专家的日益增长的需求。

（二）医院健康管理科的核心地位

医院的健康管理科将逐渐崭露头角,成为医院的核心部门。它不仅将负责健康教育、体检、慢病管理等多方面的工作,还将成为医院与社区、各临床科室之间的桥梁。这意味着健康管理科将在医院的各个部门中发挥中心作用,推动医院实现全方位、全周期的健康服务,为患者提供更加完善和细致的医疗服务。

（三）地方政府与基层医疗机构的合作

地方政府和卫生部门将大力推进基层医疗机构的健康管理服务。这不仅能够确保基层医疗机构充分发挥其在健康管理中的"守门人"角色,还能够让更多的人民群众享受到高质量的健康管理服务,提高全民的健康水平。

（四）慢性病防控与健康管理的结合

慢性病防控是"健康中国"建设的核心任务,而健康管理和健康促进则是实现这一目标的关键。因此,我们需要加强健康管理学科的建设,培养更多的健康管理人才,提高服务水平。这不仅能够为患者提供更加专业和细致的健康管理服务,还能够有效地降低慢性病的发病率和死亡率,为全民健康做出更大的贡献。

（五）科技与健康管理的深度融合

随着科技的进步,健康管理将更加智能化、个性化。物联网、大数据和人工智能等技术将被广泛应用于健康管理中,为每个人提供专属的健康计划,实现健康促进,降低疾病风险。这不仅能够为患者提供更加精准和个性化的健康管理服务,还能够有效地提高健康管理的效率和效果。

总之,未来的健康管理将更加科学、系统、智能,为全民健康做出更大的贡献。在这一进程中,我们需要全社会的共同努力和支持,确保健康管理能够真正地为人民的健康做出贡献。

※思考题

1.简述我国提供健康管理服务的主要组织机构。

2.健康管理的前景有哪些?

（王小林　王永红）

参考文献

[1]白书忠,田京发,吴非.我国健康管理学的发展现状与展望[J].中华健康管理学杂志,2020,14(5):409-413.

[2]谢朝辉,彭彦阳,郭清.第十五届中国健康服务业大会暨中华医学会第十三次全国健康管理学学术会议纪要[J].中华健康管理学杂志,2023,17(4):320.

[3]曾强.奋楫笃行　谱写健康管理新篇章[J].中华健康管理学杂志,2023,17(1):1-2.

[4]卢光明,曾强.新时代我国健康管理医学服务模式的思考[J].中华健康管理学杂志,2020,14(2):188-191.

[5]白书忠,武留信,吴非,等."十四五"时期我国健康管理发展面临的形势与任务[J].中华健康管理学杂志,2021,15(1):3-6.

第二章 健康风险评估

①掌握健康管理的概念与内涵、策略、基本步骤。

②掌握健康风险评估目的、方法及其应用。

③掌握健康危险因素的概念和特点。

④了解健康风险评估的应用。

第一节 健康风险评估的概念

健康风险不仅存在于人们所有社会生产生活活动中,也存在于人类自身的生、老、病、死过程中。健康风险一旦发生,会给个人、家庭和社会带来一定程度的损失。健康风险同样需要积极地管理和应对。健康风险评估则是进行健康风险管理的基础和关键。

（一）概念

健康风险评估(Health Risk Appraisal,HRA),也称为健康危险因素评估,在美国被视为一种增进健康意识及促进行为改变的工具,常作为规划卫生教育课程或订立健康促进计划目标的基础。健康风险评估是指看起来健康而且没有任何疾病症状的人,可能因为具有某些潜在风险因子,而导致发病或死亡的可能性;若是能够将这些潜在的风险因子识别出来,并且加以消除或控制的话,即可达到预防疾病发生或延迟发病时间的效果。

（二）定义

健康风险评估是一种方法或工具,用于描述和估计某一个体未来发生某种特定疾病或因为某种特定疾病导致死亡的可能性。这种分析过程的目的在于估计特定事件发生的可能性,而不在于做出明确的诊断。作为定义,健康风险评估是对个人的健康状况及未来患病和(或)死亡危险性的量化评估。

1.未来患病和(或)死亡危险

这是健康风险评估的核心,即依据循证医学、流行病、统计等的原理和技术,预测未来一

定时期内具有一定特征的人群的患病率或病死率。传统的 HRA 用于估计死亡的概率,即病死率。经过不断发展,HRA 逐渐用于计算患病概率,即患病率。尽管如今的 HRA 领域已经发展得越来越复杂,然而究其根本,健康风险评估是在概率论的基础上对未来患病和(或)死亡危险的预测。

2.量化评估

这是健康风险评估的一个重要特点,即评估结果是量化的、可对比的。常见的 HRA 评估结果指标有早期的健康风险评估,如健康年龄、健康分值等。发展到如今的健康风险诊断技术,其基本思想都是将健康危险度的计算结果通过一定的方法转化为一个数值型的评分。

例如,患病率可以用患病的概率值作为结果(一个介于 0 和 1 之间的小数,典型的例子就是死亡危险性,即死亡的概率,0 = 永生,1 = 死亡),也可以用位于 0~1 的发病百分率来表示发病风险,如同地区同年龄同性别某种疾病 5 年平均患病率是 20%,表示这种疾病 100 个同年龄同性别的人中 5 年发病有 20 人。

第二节　健康风险评估的技术

健康风险评估在操作上通常采用 IT 支持技术,通过软件来收集并跟踪反映个人健康状况的各种信息,为受检者提供个人健康信息清单、个人疾病危险性评估报告、个人健康管理处方及如何降低和控制危险因素的个人健康改善行动指南。调动个人的积极性,在个人与医生之间建立交流平台,从而有效地预防和控制以成年人为主要人群的肥胖、高血压、糖尿病、冠心病、脑卒中、癌症等主要慢病的发生和发展。

一、健康风险评估的发展历史

健康风险评估于 20 世纪 50—60 年代在美国健康保险行业随着慢病健康管理而兴起,被作为一种增进健康意识及促进行为改变的工具使用,也常用于规划卫生教育课程或订立健康促进计划目标。简单地说,健康风险评估是一种将大量的流行病学数据与个人数据相比较以推估个人患病或死亡风险的运算过程。

健康风险评估经过半个多世纪的发展,已经从单病种死亡风险和危险因素识别,逐步成为多维度模型化的健康风险诊断。健康风险诊断包括 4 个步骤:第一步为慢病风险人群的识别;第二步为慢病发病及终生风险评估、相关心身疾病风险因素(简称中间风险因素)识别;第三步为疾病补充筛查后的二次评估;第四步为指导预防性控制计划并循环实施。

我国健康管理从 2005 年开始探索,健康风险评估起步也较晚,尤其在健康风险评估科学研究与应用实践转化领域需要借鉴、学习、探索。值得欣慰的是,借鉴美国健康风险评估应用,我国健康风险评估与诊断通过多年的努力,正在逐步跻身世界一流水平。

(一)美国健康风险评估的发展历史

健康风险评估是开展健康管理的基本工具与核心技术。在美国,正是健康风险评估的出现,引发了对人群开展健康管理的需求急剧增加。健康风险评估技术的发展,使得健康管理发展为介于医疗服务与公共卫生之间的一门多学科前沿交叉,跨行业协作综合管理科学,形成了既包含而又有别于流行病学、统计学、行为医学、预防医学、社会学、心理学、营养学、体育学、健康学、管理学等多学科的一门边缘科学。

1.健康风险评估产生背景

(1)疾病谱悄然改变

第二次世界大战后,科学技术的飞速变迁、现代医学的普及发展,有力地遏制了传染病的猖獗,极大地增强了人类对自身生存环境的控制能力,显著延长了世界人口的平均寿命,发达地区与国家完成了由温饱向小康的转变。伴随着这些发展与转变,心脏病、癌症、中风等与人类社会自身生活紧密相关的疾病,取代了传染病、炎症,成为影响人们生存与长寿的最主要敌人。

美国 1900 年至 1960 年排在前 10 位疾病的死亡率发生变化。在这 60 年间,心脏病由第 4 位上升为第 1 位,成为危及美国人生命的头号杀手:其死亡率由每 10 万人死亡 137 人增加至每 10 万人死亡 369 人;心脏病占美国人口死亡率的比重由 1900 年的 8%剧增到 1960 年的 39%。

回溯到 20 世纪 40 年代末期,因医学科学的局限,对心血管病因和有效治疗措施的认识几乎是空白,心血管疾病仍被认为像车祸、自然灾害那样无法控制的偶然事件。面对肆虐的心血管疾病,人类还在祈祷上帝的拯救。

(2)值得铭记的弗莱明翰和罗宾逊医生"心脏"故事

弗莱明翰心脏研究始于 1948 年,由美国国立卫生研究院支持。该研究旨在发现慢性病的原因,核心是健康风险评估。经过近 80 年的研究,弗莱明翰心脏研究对人类健康的贡献无法估量,延长了人类的平均寿命 10 年以上。路易斯-罗宾逊博士是该研究的杰出代表,他首次提出了健康风险评估的概念,并将其纳入医疗实践。这项研究促进了医疗服务与公共卫生之间的有机结合,为心脏病的防治提供了重要的信息和指导。罗宾逊医生提出的心脏病与部分癌症风险评估模式得到了美国心脏医生及整个医学界的认可,将其纳入医疗实践,并将疾病死亡率、患病率与其诱导因素的量性研究模式引入到对其他疾病的死亡率、患病率研究。健康风险评估缩写 HRA,一直延续使用至今。

2.发展里程碑

（1）第一代健康风险评估

20世纪60年代末至70年代初，加拿大卫生与福利部和美国疾病控制中心相继组织了医学专家、流行病学专家、生物统计专家、健康教育专家合作，制订了健康风险表，将各种不同的危险因素及与其相关的疾病罗列在一起，以计算个人不同程度的危险因素对各主要疾病死亡率的影响。

第一代健康风险评估根据不同性别、种族的美国人的年龄与主要疾病及总体今后10年的死亡率的相互关系，以及不同疾病与不同的致病、致死危险因素的不同性别与年龄的相互关系，进行运算，指出个人的生理指标、家族与个人病史、个人所选择的生活对于其总体健康、个人寿命的影响及危害。

美国第一代成年人健康风险评估的关键指标是实际年龄、健康年龄、可达最低年龄。其目的是通过健康年龄的表达，实施健康教育，帮助公众认识个人可控的健康危险因素，如生理指标、生活方式、心理因素对个人健康与寿命的影响，从而增强自我关切健康的意识，选择健康的生活方式，保持健康的心理状态，提高自我健康管理的责任感。

①健康年龄：具有相同评估总分值的男性或女性人群的平均年龄。

②健康年龄获得。受评估者的评估危险度要和同年龄、同性别人群的平均危险度相比较，如果某个人的评估危险度与人群平均危险度相等，则他的健康年龄就是其自然年龄。如果某人的评估危险度高于人群平均危险度，则他的健康年龄大于其自然年龄；反之，若评估危险度低于人群平均危险度，则其健康年龄小于自然年龄。

③在评估报告上，也可以通过计算不同危险因素的贡献比例来反映通过矫正不同前期暴露因素而"可争取到的健康年数"。

④需要注意的是，当所有建议的改变（修正）都完成，或者受评估者目前的情况已经很完美时，评估危险度就等于理想危险度（也称年龄风险）。

（2）第二代健康风险评估

20世纪80年代末，美国EMORY大学的卡特中心与美国疾病控制中心共同推出了第二代健康风险评估。第二代健康风险评估基本沿用了第一代健康风险评估的理论模式，根据年龄与死亡率的线性关系，利用个人的健康危险因素估算健康年龄与理想健康年龄的基础上。第二代健康风险评估的主要依据不再是单纯的疾病死亡率，而是在更大程度上针对不同疾病的患病率或者整体健康状态。以密西根大学健康管理研究中心的健康风险评估为例，其健康风险评估问卷，涉及的层面更加广泛，问题也更加深入。由200多位顶尖流行病学、生物统计学、医学专家参与，实施健康风险评估的疾病种类由26种上升到44种，而用于计算每种疾病的估算方法，采用了当时最新的医学科研成果。

第二代健康风险评估造就了一大批以健康风险评估为基本工具、开展健康促进活动的公司与研究机构，其中包括密西根大学健康管理研究中心。这些健康管理机构以健康风险评估核心技术指导健康促进,遏制医疗卫生费用飞涨,在企业的运用以提高雇员人群生产力为目的的,由此"健康管理与生产力发展"项目在美国的企事业机构蓬勃开展起来。这与美国疾病控制中心在社区里广泛开展健康管理的初衷大相径庭,真有"有心栽花花不开、无心插柳柳成荫"的感慨。也就是这个时期,"健康管理与生产力"与健康保险业结合建立第三方购买服务模式。

第一代与第二代健康风险评估相比,第二代在美国健康风险评估市场流行的健康风险评估,更强调了个性化、易懂化、可比性、可行性、教育性。基于第二代健康风险评估的风险因素至今沿用,称为慢性病传统危险因素。

健康风险评估涉及的内容包括以下 7 个方面:

①生活方式:吸烟、饮食、喝酒、驾驶、体育活动、睡觉、药物使用;

②心理因素:对生活、工作、个人健康满意度、生活、工作压力及压力处理;

③生理指标:身高、体重、血压、胆固醇、血糖;

④个人病史:心脏病、癌症、糖尿病、慢性气管炎、过敏、腰痛、失眠、高血压等;

⑤家族病史:心脏病、癌症、糖尿病、高血压、高血脂;

⑥人口统计:年龄、性别、种族、受教育程度、家庭收入、居住地、工作种类;

⑦其他:使用健康资源的程度、使用医疗卫生资源的程度、岗位脱岗率。

(3)第三代健康风险评估

自 20 世纪 90 年代至今,随着预防临床结合的日益紧密,以及超声、CT、核磁等医学检查飞速发展,以美国国立卫生研究院(National Institutes of Health,NIH)为代表的健康风险评估权威机构将健康风险评估逐步发展成为健康风险诊断及管理。

健康风险诊断及管理基本要素包括以下内容:

①健康风险诊断:

a.慢病风险人群识别。

b.健康风险分类分层评估与相关危险因素汇总。

c.较高风险人群相关疾病补充检查及其二次健康风险评估。

②健康风险管理:

a.慢病发病诱发因素控制。

b.慢病发病及其终生风险的管理,如冠心病、缺血性脑卒中发病及终生风险趋势的控制,其控制方法在充分肯定生活方式非药物处方标准化的基础上,明确了缺血性心脑血管疾病、无症状癌症早期高风险化学预防的重要性。

c.慢病健康风险控制与效果评价。

回顾健康风险评估里程碑,展现出健康风险评估引领健康管理的历史实况,健康风险评估的历史就是健康管理的历史。可以说,没有健康风险评估就没有健康管理。健康风险诊断的兴起是继"第一次临床预防伟大的弥合"后第二次临床预防变革,实现了健康风险评估从单病种彻底走向系统慢病"多因一果、一果多因、多因多果、相互叠加"的慢病多因素心身健康风险综合评估与筛查,为指导群体与个体系统慢病风险控制与临床标准化管理,提供了更加准确的规范化科学依据。

(二)中国健康风险评估发展历史

基于流行病统计学的健康风险评估研究,在中国兴起于20世纪80年代初。

20世纪80年代初,随着我国经济的发展,人民生活有了明显改善,工业化和城市化使人们的经济收入有了大幅提高,计划经济走向市场经济使得食品和商品供应极大丰富,随之而来的是生活方式的改变。

1.心血管病蔓延"流行"

国人低钠高钾、缺乏营养的饮食结构,向高热高脂肪的富营养饮食结构迅速转变,加上吸烟、饮酒,汽车代步缺乏运动等因素导致了高血脂、高血糖、高血压、超重肥胖"三高一重"人群明显增加。而"三高一重"相互叠加作用促使当时我国心血管病发病率、死亡率迅速上升。心血管病正如40年前的弗莱明翰小镇一样,无情地吞噬着改革开放正在富裕起来的国人的健康幸福。

当时,日益蔓延"流行"的缺血性心血管疾病发病率、死亡率持续升高,相对匮乏的医疗资源难以应对。面对心血管病肆虐横行,我国杰出的心血管外科和心血管流行病学家吴英恺院士,在多年临床经验和研究的基础上,带领自己的团队开启了社区人群多中心、大样本国人缺血性心血管病的防治工作。这为以后基于健康风险评估的国人心血管病防治打下坚实基础。吴英恺院士对我国心血管病防治的贡献堪称中国的罗宾逊医生。

(1)我国早期的心血管人群防控

1975年,吴英恺教授在担任阜外医院院长期间开始从事心血管病流行病学和人群防治研究。他和陶寿淇、高润泉、刘力生、周北凡、吴锡桂等教授一起,带领一批中青年医务人员在北京石景山地区开展心血管病人群防治工作。此项工作也为1981年开始的中美心肺疾病流行病学合作研究打下坚实基础。

(2)我国早期的高血压普查

1979年,吴英恺教授领导和组织了全国29个省、自治区、直辖市的90个城市和208个农村地区的高血压普查,总计普查人口达400多万。这是我国首次大规模同步进行并采用国际标准进行的心血管流行病学研究,其结果至今仍被国内外学者广泛引证。

(3)世界卫生组织(WHO)与中国MONICA的历史性新研究结果(表2.1)

1982年,吴英恺教授任北京市心肺血管医疗研究中心主任期间受原卫生部委托,参与了世界卫生组织的心血管病人群监测(WHO-MONICA方案)协作研究,之后又领导和组织全国16个省、市心血管病人群监测工作(CNA-MONICA方案),取得了我国人群心血管病发病率、死亡率、危险因素及其趋势的第一手资料,为我国和国际心血管病防治提供了宝贵的资料,使我国心血管流行病学研究工作登上了国际舞台。

表 2.1　WHO-MONICA 与 CNA-MONICA 的历史性研究结果

WHO-MONICA 调查研究结果		CNA-MONICA 调查研究结果	
序号	调查研究结果	序号	调查研究结果
1	1983—1993 年,在不同国家心血管病发病率、病死率和死亡率以及危险因素有很大差异,并呈现不同的变化趋势	1	我国心血管病发病率和危险因素有明显的地理差异:主要的特征是"北高南低",北方地区冠心病、脑血管病发病率和死亡率及心血管病危险因素水平明显高于南方地区
2	中国脑血管病事件发病率居前位(高发),而冠心病事件发病率居后位(低发)	2	心血管病发病和死亡率与危险因素水平明显相关
3	大多数发达国家冠心病事件发病率高于脑卒中事件发病率,而中国等少数国家脑卒中事件发病率明显高于冠心病事件发病率	3	中国人群脑血管病高发,冠心病低发主要与人群血压水平偏高而血脂水平较低有关
4	在这 10 年监测期间,多数发达国家心血管病发病率、死亡率和危险因素呈下降趋势,而中国和东欧发展中国家则呈上升趋势,有的已达到统计学显著水平	4	1984—1993 年,多数省、市心血管病发病率和死亡率及危险因素呈上升趋势,有的已达到统计学显著水平

注:来源于 1984—1993 年 WHO-MONICA 与 CNA-MONICA 的历史性研究结果。

WHO-MONICA 方案和 CNA-MONICA 方案研究结果为心血管病防治提供了大量可靠的基础数据。这些信息对当时中国这样一个经济处于快速发展,疾病谱正在发生明显变化的国家十分重要,时至今日对我国心脑血管疾病及其风险监测、评估、控制管理仍具有重要的指导意义。

2.中国缺血性心脏病研究

中美心肺疾病流行病学合作研究始于 1981 年,国家"十五"科技攻关设立"冠心病、脑卒中发病综合危险度评估及干预方案的研究"课题堪称中国的弗莱明翰心脏研究。40 年后,弗莱明翰小镇的"心脏"故事来到中国,落户北京和广东社区,开启了国人多中心的"心脏研究"。

(1)"中美队列"研究

该项目为中美两国政府间科技协作项目,研究选择中美心肺疾病流行病学合作研究队列随访模式,将中国人群资料用于建立最优预测模型,目的是构建适合国人的预测模型。血脂测定直接接受美国心肺血管研究所和美国疾病控制中心的血脂标准化方案质控。为使资料能够与我国其他地区人群比较,我国在实施时决定将研究人群扩大至 59 岁,实际调查对象年龄为 35~59 岁。

（2）随访终点事件的设定

1987—1988 年，对研究人群共计 11 155 人进行了复查，史称"中美队列"。随访的主要重点事件是冠心病和脑卒中发病、死亡事件以及全死因死亡。事件的诊断标准基本参照 WHO-MONICA 研究。所有发病和死亡事件均经当地负责随访的医生做出初步诊断后，统一上报到专门的随访委员会，经讨论后做出最后诊断。

截至 2000 年，平均随访 15.1 年，共发生心血管病 474 人、冠心病事件 105 人、脑卒中事件 382 人，其中缺血性脑卒中 266 例。冠心病事件包括急性心肌梗死、冠心病猝死和其他冠心病死亡。脑卒中事件包括出血型卒中（包括蛛网膜下腔出血）、缺血性卒中和不能分类的脑卒中，但不包括小卒中（即 TIA）和其他原因引起的脑血管病。

（3）"中美队列"启示与发展

当时，在我国这样一个冠心病相对低发、脑卒中相对高发的国家，如果采用冠心病发病率危险来衡量个体或群体的心血管病综合危险，显然会大大低估，不足以引起人们应有的重视。

时至今日，"中美队列"研究已经过去了 40 多年。随着近年来国人心脑血管疾病数据的完善，基于"中美队列"模型适合国人的脑卒中风险评估模型研究日趋完善，逐步开始在体检、临床推广应用，极大地推动了我国健康风险评估及管理发展。

任何一项健康风险模型都有其历史和研究的局限，"中美队列"的"最优模型的拟合"同样如此。慢病健康风险评估的"最优模型的拟合"与权重风险变量的排序筛选一直是从事健康风险评估研究的科学家们研究的热点、难点，甚至是一生追求的目标。从科学客观本质就是离客观事实更近而言，没有"最优"只有"更优"。随着近 20 年来缺血性心脑血管疾病新的风险因素如血尿酸、同型半胱氨酸、载脂蛋白-a 等的研究成果，基于弗莱明翰和"中美队列"衍生的健康风险评估"最优模型拟合"不断出现，我国健康风险评估的应用正在从单纯的流行病学研究，向预防临床弥合对接的路径转化。

二、健康风险评估的基本原理

（一）问卷和个体化体检收集健康风险因素

1.问卷

问卷是健康风险评估进行信息收集的一个重要手段。根据评估的重点与目的不同，所需的信息会有所差别。一般来讲，问卷的主要组成包括：

①生理、生化数据，如身高、体重、血压、血脂等；

②生活方式数据，如吸烟、膳食与运动习惯等；

③个人或家族健康史；

④其他危险因素，如精神压力；

⑤态度和知识方面的信息。

2.个体化"1+x"体检

在个体化"1+x"体检中,"1"代表基本体检必查项目,而"x"代表与不同疾病风险评估相关的体检项目,如血脂四项、血糖、血压、血尿酸、同型半胱氨酸、ABI等不同疾病发病风险相关医学体检项目。

通过问卷和个体化体检项目采集健康风险权重关键指标,建立疾病发病健康风险档案,为疾病发病风险评估提供变量数据和科学依据。

（二）风险计算

健康风险评估是估计具有一定健康特征的个人会不会在一定时间内发生某些疾病或健康事件结果。常用的健康风险评估一般以死亡事件为结果,由于技术的发展及健康管理需求的改变,健康风险评估已逐步扩展到以疾病为基础的危险性事件评价。因为后者能更有效地使个人理解危险因素的作用,并能更有效地实施控制措施和减少费用。

在疾病危险性事件评价及预测方面,一般有两种方法。

①建立在单一危险因素与发病率关联的基础上,将这些单一因素与发病率的关系以相对危险性来表示其强度,得出的各相关因素的加权分数即为患病的危险性。由于这种方法简单实用,不需要大量的数据分析,是健康管理发展早期的主要危险性评价方法,目前也仍为很多健康管理项目所使用,比较典型的有美国卡特中心及美国糖尿病协会的评价方法。很多健康管理公司都是在这些方法的基础上进行改进而推出自己的评价工具。

②建立在多因素数理分析的基础上,采用统计学概率理论来得出患病危险性与危险因素之间的关系模型。因其能包括更多的危险因素,并能提高评估的准确性,这种以数据为基础的模型在近几年得到了很大发展。这种方法所采取的数理手段,除常见的多元回归以外,还有基于模糊数学的神经网络方法及相关的模型等。这种方法的典型代表是弗莱明翰的冠心病模型。它是在前瞻性研究的基础上而建立的多因素关系模型,因而被广泛地使用。弗莱明翰模型也被很多机构用作建立其他模型的基础,并由此演化出适合特定项目的评价模型。

（三）评估报告

①个人报告:一般包括健康风险评估的结果、健康风险管理与评价、复查随访时间与建议。

②企事业单位人群报告:一般包括对受评估群体的人口学特征概述、健康危险因素总结、建议的干预措施和方法等。

三、健康风险的表示方法

①评估风险:本次问卷与体检评估得出当前受检者的发病风险及终生患病风险趋势。

②平均风险:与受检者同性别、同年龄、同地区人群的发病及终生风险。

③年龄风险:也称理想风险,指仅考虑年龄增加风险因素,不考虑其他相关风险因素的理想状态下的发病及终生风险。

④终生风险趋势评估：一生中每个年龄段发病风险趋势评估。

⑤相对风险：包括评估风险与平均风险比较，指个体本次体检评估风险与同地区、同年龄、同性别的一般人群的发病风险的比较；评估风险与年龄风险比较，指个体本次体检的评估风险与年龄风险(也称理想风险)的比较。

四、健康风险评估的具体内容

1.个人健康信息管理

个人健康信息包括疾病史、家族史、膳食及生活方式、体力活动、体格测量、心电图检查和临床实验室检查等(附调查问卷)。

2.个人疾病危险性评价

个人疾病危险性评价指对个体主要慢性疾病(肥胖、高血压、冠心病、糖尿病和脑卒中等)的危险性进行定量评价，包括未来若干年内患某种疾病的可能性(绝对危险性)和与同年龄、同性别的人群平均水平相比，个人患病危险性的高低(相对危险性)。

3.个人健康指导

制订以降低及控制个人危险因素为目标的个体化健康管理处方及相应的健康促进措施并进行跟踪；按疾病危险程度分级，对高、中、低危的管理对象进行随访，跟踪危险因素的变化，对健康促进的效果进行评估，并及时调整健康促进措施。

五、慢性病主要危险因素

(一)危险因素分类

慢性病致病的危险因素非常复杂，但大致可分为三类：

①环境危险因素，如气候、大气污染、水质等；

②行为危险因素，如久坐不动、缺乏蔬果、吸烟有瘾、过量饮酒等；

③宿主危险因素，如年龄、性别、肥胖、心理因素等。

宿主因素是人体自身生理或心理构成的一部分，当其影响慢性病的发生发展时就成为慢性病宿主危险因素。营养状况、心理特征、社会关系的质量和类型、药物滥用史、种族可能都是疾病的宿主因素，因为这些因素影响或构成了患者的精神和身体素质的一部分。例如，肥胖症也被考虑为许多其他疾病的主要宿主因素，包括心脏病、中风和糖尿病，减肥有助于减少或消除可能导致这些疾病的宿主因素。

(二)主要危险因素

慢性病最主要的危险因素包括不合理膳食、吸烟和体力活动不足，其次是病原体感染、遗传和基因因素、职业暴露、环境污染和精神心理因素等。慢性病的发生与流行往往不是单个因素引起，而是多个危险因素综合作用的结果。多个因素的作用，常常不是单个因素作用的简单相加，而是有交互作用和协同作用。

1.吸烟

吸烟可以引起多种慢性病,如心脑血管病、多种恶性肿瘤,如肺癌、食管癌、膀胱癌、胃癌、唇癌、口腔癌、咽癌、喉癌、胰腺癌,以及慢性阻塞性肺疾病等。

20世纪全球可归因于吸烟的死亡人数高达1亿,预估21世纪因吸烟导致的累计死亡人数将高达到10亿人(多数在中低收入国家)。我国吸烟人数超过3亿人。2018年,我国15岁以上人群吸烟率为26.6%,其中男性吸烟率为50.5%。我国每年有100多万人因烟草失去生命。如果不采取有效行动,预计到2030年将增至每年200万人,到2050年增至每年300万人。

2.饮酒

饮酒与很多癌症、肝脏疾患、心血管疾病有关。在大量饮酒的人群中,肝癌的死亡率可增加50%;在中度严重饮酒者中,高血压的患病率远高于正常人群;酗酒可增加脑出血的危险性。

3.不合理膳食

慢性病的发生和人们膳食方式与结构有很大关系。

①食物中脂肪过多:与心血管疾病和多种癌症的发生有密切关系。每天脂肪摄入量超过80 g,发生乳腺癌、结肠癌的危险性明显增加。饱和脂肪酸的摄入水平与冠心病发病风险呈正相关。

②维生素缺乏:维生素摄入不足与某些癌症的发病有关。例如,食物中维生素A含量低,与乳腺癌、肺癌、胃癌、肠癌以及皮肤癌、膀胱癌的多发有关;相反,摄入维生素含量高的新鲜蔬菜和水果多的人群,其食管癌、胃癌、结肠癌、直肠癌、肺癌、乳腺癌、膀胱癌的发病率降低。

③食物中纤维素摄入量不足:可导致结肠癌、直肠癌等发病率增高。

④饮食总热量过多:是肥胖最主要的原因,而肥胖是多种慢性病的重要原因。

4.肥胖与超重

肥胖与超重可以引起很多疾病,如冠心病、高血压、脑卒中、糖尿病等。在超重者中,高血压的患病率是正常体重者的4倍。在癌症中,与超重密切相关的疾病为停经后的乳腺癌、子宫内膜癌、膀胱癌与肾癌。

5.缺乏体力活动

缺乏体力活动是慢性病主要危险因素之一。其与冠心病、高血压、脑卒中、糖尿病、多种癌症、骨质疏松等发生有关。缺乏体力活动是超重和肥胖的重要原因,而体力活动可以对体重、血脂、血压、血栓形成、葡萄糖耐量、胰岛素抵抗性、某些内分泌激素等发挥作用,使其产生有利于机体健康的变化,从而减少多种慢性病发病的危险。

6.病原体感染

某些病原体感染与慢性病的关系也很密切。流行病学研究发现,有15%~20%的癌症与病原体感染,特别是与病毒的感染有关。与恶性肿瘤关系密切的感染有幽门螺杆菌(HP)感染与胃癌,乙型肝炎病毒(HBV)与原发性肝细胞癌,人乳头瘤状病毒(HPV)与宫颈癌,EB病毒与各种 B 淋巴细胞恶性肿瘤、鼻咽癌,人类免疫缺陷病毒(HIV)与非霍奇金淋巴瘤等。心理、精神和社会因素对慢性病发生也有很大影响。

7.不良的心理社会因素

长期压抑和不满,过于强烈的忧郁、悲哀、恐惧、愤怒,遭受巨大心理打击等负性心理因素,与心血管病和一些癌症的发病有关。

(三)危险因素与慢病的内在联系

1.不可改变危险因素

不可改变危险因素是指年龄、性别、遗传、种族等,其不因时间和人为努力而改变。

2.可改变、中间危险因素

通过矫正可改变生活方式风险行为,降低中间危险因素,降低慢病发病率、早死亡率(图2.1)。肥胖、高血压、高血糖称为中间危险因素,它们本身是疾病,是由于前述固有因素及行为危险因素积累到一定时间后引起的。但相对于糖尿病、冠心病和脑卒中这些严重的疾病来说,肥胖、高血压、高血糖、高血脂又是危险因素。对中间危险因素的干预和抑制对降低心血管疾病的死亡率以及糖尿病的并发症有很重要的意义。例如,对于常见慢病高血压而言,肥胖超重、腰围、血脂等就是高血压慢病的中间因素。

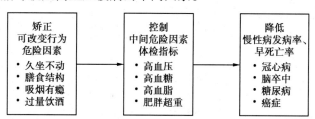

图 2.1　可改变、中间危险因素

六、健康风险评估的方法

如前所述,疾病风险评估的方法直接来源于流行病学和统计学分析的研究成果。其中,前瞻性队列研究和对以往流行病研究成果的综合分析及循证医学是最为主要的方法。前者包括生存分析法、寿命表分析法等,后者包括 Meta 分析、多元回归法、合成分析法等。具体方法可参见相关流行病学、统计学和循证医学相关内容,此处不再赘述。

七、健康风险评估的步骤

1.个人健康信息采集及医学检查

服务对象在健康管理师、医生的指导下单独或共同填写"个人健康及生活方式信息记录表",内容包括疾病史、家族史、膳食及生活方式、体力活动等,并进行体格测量、心电图检查和临床实验室检查等。

2.信息录入及报告打印

信息收集完成后,由健康管理医生利用计算机软件评估个人的危险因素情况及特定疾病的患病风险,进而汇总"个人健康信息清单"、按病种分类的"疾病危险性评估报告"及"个人健康管理处方"等。

3.跟踪指导

健康管理师或医生将评估的结果,包括健康信息清单、现患疾病及家族史、疾病危险性评估结果、疾病危险程度分级、健康管理处方及医生管理重点提示等信息,定期提供给服务对象并解释,定期与服务对象保持联系,提醒服务对象按健康管理处方及健康促进计划去做。服务对象也可通过电话、门诊咨询等方式与负责医生保持联系。使用互联网的服务对象可通过网站查询及使用自己的健康资料。

4.随访(再次评价)

按服务对象的疾病危险程度分级,可以根据临床指南以及疾病管理的原则制订随访的时间。对高度危险的服务对象的随访时间一般为每3个月1次,中度危险的服务对象的随访时间为每6个月1次,低度危险服务对象的随访时间为每年1次。随访时,服务对象可以再次填写"个人健康及生活方式信息记录表",也可以采用"个人健康管理日记"的方法以作为随访的信息来源,并记录膳食、运动量等方面的内容。进行再次评估后,服务对象会得到同样的一组报告,所不同的是所有的结果都将与上一次评价进行比较。

5.效果考核与评价

对被管理对象个人的考核内容包括个人健康危险信息的知晓度,参与者的健康改善、行为变化信息,危险因素的控制情况,以及不同疾病的控制率和有效率。对健康管理师及服务医师的考核内容包括工作量(管理人数、工作记录等)以及参加者对服务的满意度(问卷调查)等。

八、健康风险评估目的

1.帮助个体综合认识健康危险因素

健康危险因素是指机体内外存在的使疾病发生率和死亡概率增加的因素,包括个人特征、环境因素、生理参数、疾病临床前状态(Disease Preclinical Status, DPS)、疑似症状(Suspected Symptoms, SS)等。个人特征包括生活行为,如吸烟、运动不足、膳食不平衡、酗酒、睡眠不足、心理压力大、吸毒、迷信、破坏生物节律、疾病家族史、职业特点等。环境因素包括暴露于不良的生活环境和生产环境等。生理参数包括有关实验室检查结果(如血脂异常)、体形测量(如超重、肥胖)和其他资料(如心电图异常)等。

2.鼓励和帮助人们矫正不健康的行为

健康风险评估的概念最早是被当作健康教育的一个工具而提出来的。它为医生与病人之间沟通疾病预防方面的信息提供了一个很有说服力的工具。应该牢记的是,健康教育不是简单的健康宣教。它是通过有计划、有组织、有系统的教育活动和社会活动,促使人们自愿地改变不良的健康行为和影响健康行为的相关因素,消除或减轻影响健康的危险因素,预防疾病、促进健康、提高生活质量。可以说,健康教育的核心任务就是促使个体或群体改变不健康的行为和生活方式。健康风险评估通过个性化、量化的评估结果,帮助个人认识自身的健康危险因素及其危害与发展趋势,指出个人应该努力改善的方向,有利于医生制订针对性强的系统教育方案,帮助人们有的放矢地矫正不健康的行为。

3.制订个体化的健康干预措施

通过健康风险评估,可以明确个人或人群的主要健康问题及其危险因素。接下来,应对评估结果进行仔细分析和判断,如区分引起健康问题的行为与非行为因素、可修正和不可修正因素(不可修正因素如年龄、性别、疾病家族史和遗传特质),区分重要行为与非重要行为(行为与健康问题相关的密切程度、是否是经常发生的行为),区分高可变性行为与低可变性行为(即通过健康干预,某行为发生定向改变的难易程度)等。由于健康问题及其危险因素往往是多重的,故健康干预的内容和手段也应该是多方位的。对健康风险评估结果的详细分析,有利于制订有效且节约成本的健康干预措施。

4.干预措施有效性评价

周期前、后干预措施效果评价(EME)是指对客观实际与预期结果进行的比较,包括结果的比较、实施情况的比较等。只有比较才能找出差异、分析原因、修正计划、完善执行,使工作取得更好的效果。而要进行评价,测量是必需而且重要的手段。这里的测量包括对健康干预依从性的测量、对健康评价指标及经济评价指标的定量定性测量,以及对参与者满意度的测量等。准确的信息是评价成功的保障。因此,在评价时必须有完善的信息系统,准确地收集、分析和表达资料。健康风险评估通过信息系统,收集、追踪和比较重点评价指标的变化,可以对健康干预措施的有效性进行实时评价和修正。

5.健康管理人群分类

健康风险评估的一个重要用途是根据评估结果将人群进行分类。分类的标准主要有两类,即健康风险的高低和医疗花费的高低。前者主要根据健康危险因素的多少、疾病危险性的高低等进行人群分组。后者主要根据卫生服务的利用水平、设定的阈值或标准等进行人群划分。不难理解的是,高健康风险人群的医疗卫生花费通常也处于较高水平。

分类后的各个人群,由于已经有效地鉴别了个人及人群的健康危险状态,故可提高干预的针对性和有效性。通过对不同风险的人群采取不同等级的干预手段,可达到资源的最大利用和健康维护的最大效果。换句话说,健康风险评估后的各个人群可依据一定的原则采取相应的策略进行健康管理。

6.其他应用

健康风险评估还可满足其他的目的需求,如评估数据被广泛地应用在保险的核保及服务管理中。根据评估数据进行健康保险费率的计算,以使保费的收取更加合理便是一个典型的例子。另外,将健康评估数据与健康费用支出相联系,还可以进行健康保险费用的预测,帮助保险公司量化回报效果。

九、健康风险评估的选择

(一)2010 年多变量预测模型外部验证系统综述

《BMC 医学研究》(*BMC Med Res Methodol*)2014 年第 19 期刊发 Gary S Collins 等人的题为"*External validation of multivariable prediction models:a systematic review of methodological conduct and reporting*"的研究。研究者对 2010 年发表在 PubMed 核心临床期刊上的描述一个或多个多变量预测模型的某种形式的外部验证的文章进行了 Meta 分析,共搜索出 11 826 篇相关文献,按标准纳入 78 篇,描述了对 120 个预测模型的评估。其中,57%的预测模型被作为简化的评分系统提出并评估;16%的文章未能报告验证数据中的结局事件数量;54%的研究没有明确标出缺失的数据的理由;67%的人没有对报告评估模型校准,而大多数研究都不清楚报告的绩效指标是针对完全回归模型还是针对简化模型。

因此,研究者认为绝大多数描述多变量预测模型的外部验证的研究报告几乎没有,模型算法的关键细节没有介绍说明。这可能与验证研究的设计不合理,对缺失数据的处理不当以及预测模型关键的性能指标在报告中没有校准有关。因此,由于缺乏外部验证,在 2010年前绝大多数开发的预测模型没有在实践中使用,就不足为奇了。

(二)健康风险评估工具正确选择

健康风险评估工具混乱阻碍着健康风险评估的普及与发展。通过科学使用性评价,有助于明智、科学地使用健康风险评估。

缺血性心血管病包括冠心病和缺血性脑卒中。下面以冠心病风险评估为例介绍量化选择该类评估工具的方法,以冠心病、缺血性脑卒中风险评估为例介绍正确选用的健康风险评估工具(表 2.2)。

表 2.2　冠心病风险评估正确选用的评分标准

评价指标	指标内容	评分标准/分	小计/分
1.问卷内容			
不可改变危险因素	①年龄;②性别;③个人病史;④家族病史;⑤城乡;⑥生活地区;⑦种族	每项计 1 分,最高计 4 分	
可改变危险因素	①久坐不动;②缺乏蔬果;③过量饮酒;④吸烟有瘾;⑤盐多味重;⑥睡眠不足;⑦医嘱用药[§]	每项计 2 分,最高计 8 分	
2."1+x"体检项目			

评价指标	指标内容	评分标准/分	小计/分
中间危险因素	①血压或高血压;②血糖或糖尿病;③血脂四项任一项;④BMI;⑤腰围	每项计2分,最高计8分	
3.统计学要求		超过8分,按8分计	
无统计学回归	是	总分计0*	
单因素回归	是	有计2分,无计0分	
多因素回归	是	有计2分,无计0分	
新增中间因素	是	有计2分,无计0分	
内部验证	是	有计2分,无计0分	
外部验证	是	有计2分,无计0分	
4.评估内容			
评估内容	①识别健康风险人群	有计4分,无计0分	
	②慢病发病风险评估	有计4分,无计0分	
	③补充体检二次评估	有计4分,无计0分	
	④慢病终生发病趋势	有计4分,无计0分	
	⑤年龄风险评估	有计2分,无计0分	
	⑥平均风险评估	有计2分,无计0分	
	⑦比较相对风险	有计2分,无计0分	
5.量化指导风险分层管理			
量化指导风险分层管理	①营养处方	有计4分	
	②运动处方:风险分层运动处方	有计4分	
	③行为矫正:风险分层行为矫正	有计4分	
	④化学预防:风险程度预防用药	有计4分	
	⑤效果评价:周期前后评估评价	有计4分	
总分			

注:①标准评分:<40分为不及格;40~49分为及格;50~59分为中等;60~70分为良好。

②医嘱用药§:仅要求用药管理中医嘱用药管理,不包括化学预防。

③总分计0*:该项无统计学,不论其他项分数均计0分。

第三节　健康风险评估的应用

一、慢性病三级预防策略与临床预防

（一）三级预防策略

前述的各种健康危险因素,有些可导致急性、短期的健康问题,如许多的传染病、急性中毒,损害人的健康和功能;而许多因素是由于长期累积接触作用后,才导致疾病和最后功能的损害。在人的一生中,整个宏观的社会和物质环境、父母的基因、母亲怀孕以及婴幼儿时期的营养状况、家庭环境和社会关系的影响、个人的生活习惯和成年期的工作环境等对人一生的生理功能和精神心理等健康状况都有长期的影响。这些致病因素长期作用于人体,使重要组织和细胞发生病理改变。这种改变在致病因素的持续作用下以多因相连、多因协同或因因相连,使致病效应累积并超过机体的再生或修复能力,终于从代偿发展为失代偿,造成重要器官功能失调进而产生病理或临床症状,甚至死亡。

1.疾病自然史的4个阶段

我们将疾病从发生到结局(死亡或痊愈等)的全过程称为疾病自然史,其中有4个明确的阶段。

①生物学发病期;

②亚临床期:从疾病发生到出现最初症状或体征;

③临床期:机体出现形态或功能上明显异常,从而出现典型的临床表现;

④结局:疾病可以发展至缓解、痊愈、伤残或死亡。

早期诊断、干预和治疗可以改变疾病的自然史。某些疾病可能有一定的先兆,早于病理改变阶段,表现出对某病的易患倾向,如血清胆固醇升高可能是冠心病的先兆。一个人从健康→疾病→健康(或死亡)可以认为是一个连续的过程,称为健康疾病连续带。

对于个体来说是这样,对于群体来说,一个群体从健康高分布(健康问题低分布)→健康低分布(健康问题高分布)→健康高分布(健康问题低分布),也是一个连续的过程,如传染病在某人群中的流行过程。这就是常说的疾病分布或健康问题分布的连续性。

基于疾病自然史的几个阶段以及健康疾病连续带的理论,危险因素作用于机体到疾病临床症状的出现,有一个时间的过程。人的健康问题的出现,是一个从接触健康危险因素,机体内病理变化从小到大,最后导致临床疾病发生和发展的过程。根据疾病发生发展过程以及健康决定因素的特点,把预防策略按等级分类,称为三级预防策略。

2.三级预防的内容

（1）第一级预防（又称病因预防）

在第一级预防中，如果在疾病的因子还没有进入环境之前就采取预防性措施，则称为根本性预防（Primordial Prevention）。它是从全球性预防战略和各国政府策略及政策角度考虑，建立和健全社会、经济、文化等方面的措施。例如，为了保障人民健康，从国家角度以法令或规程的形式，颁发了一系列的法规或条例，预防有害健康的因素进入国民的生活环境。

第一级预防包括针对健康个体的措施和针对整个公众的社会措施。针对健康个体的措施如下：

①个人的健康教育：注意合理营养和体格锻炼，培养良好的行为与生活方式；

②有组织地进行预防接种：提高人群免疫水平，预防疾病；

③婚检：做好婚前检查和禁止近亲结婚，预防遗传性疾病；

④做好妊娠和儿童期的卫生保健；

⑤化学预防：某些疾病的高危个体依靠服用药物来预防疾病的发生，即化学预防；

针对公众健康所采取的社会和环境措施：如制定和执行各种与健康有关的法律及规章制度，有益于健康的公共政策，利用各种媒体开展的公共健康教育，防止致病因素危害公众的健康，提高公众健康意识和自控能力；如清洁安全饮用水的提供，针对大气、水源、土壤的环境保护措施，食品安全，公众体育场所的修建，公共场所禁止吸烟等。

（2）第二级预防

在疾病的临床前期，做好早期发现、早期诊断、早期治疗的"三早"预防工作，以控制疾病的发展和恶化。早期发现疾病可通过普查、筛检、定期健康检查、高危人群重点项目检查及设立专科门诊等进行。达到"三早"的根本办法是宣传，提高医务人员诊断水平和建立社会性高灵敏且可靠的疾病监测系统。对于某些有可能逆转、停止或延缓发展的疾病，则早期检测和预防体格检查更为重要。对于传染病，除了"三早"，尚需要做到疫情早报告及患者早隔离，即"五早"。

（3）第三级预防

对已患某些疾病的人，采取及时、有效的治疗措施，防止病情恶化，预防并发症和伤残；对已丧失劳动力或残废者，主要促使功能恢复、心理康复，进行家庭护理指导，使患者尽量恢复生活和劳动能力，能参加社会活动并延长寿命。

对不同类型的疾病，有不同的三级预防策略。但任何疾病，不论其致病因子是否明确，都应强调第一级预防。例如，对于大骨节病、克山病等，病因尚未肯定，但综合性的第一级预防还是有效的。又如，肿瘤更需要第一级和第二级预防。有些疾病，病因明确而且是人为的，如职业因素所致疾病、医源性疾病，采取第一级预防，较易见效。有些疾病的病因是多因素的，则要按其特点，通过筛检、及早诊断和治疗会使预防较好，如心脑血管疾病、代谢性疾病。除针对其危险因素，致力于第一级预防以外，还应兼顾第二级和第三级预防。对那些病因和危险因素都不明,又难以觉察预料的疾病,如发现中晚期恶性肿瘤,只有施行第三级预防这一途径。

对于许多传染病来讲,针对个体的预防同时也是针对公众的群体预防。例如,个体的免疫接种达到一定的人群比例后,就可以保护整个人群。而传染病的早发现、早隔离和早治疗、阻止其向人群的传播,也是群体预防的措施。有些危险因素的控制既可能是第一级预防,也是第二级、第三级预防。例如,对高血压的控制,就高血压本身来讲,是第三级预防,但对脑卒中和冠心病来讲,是第一级预防。

对于许多慢性疾病来讲,健康的决定因素的作用往往是长期累积的结果。健康生命全程路径就是基于上述的理论基础,研究孕期、婴幼儿期、青少年期及成年期接触各种因素对健康的长期影响。健康生命全程路径对人群健康的实践意义是,采用预防措施越早,其保护和促进人群的健康效益就越大。通过把人生划分为几个明确的阶段("围生期和婴幼儿期、青少年期、成年工作期和晚年期"4 个时期),针对这些不同年龄组的人群在不同的场所(家庭、学校、工作场所、社区)实施连续性预防服务措施,积极、有针对性地开展预防,就可以有效地避免那些有害因素对健康的危害,充分地发挥人的生命潜能,保护劳动力,延长生命期限和改善生活质量,并且也能保证人生的不同阶段既能有效地获得有针对性的卫生服务,也不造成不必要的重复或遗漏,达到既高效又节省地促进人群健康的目的。因此,它被认为是保证整个人群健康、促进健康老龄化的最佳途径。

三级预防措施的落实,可以根据干预对象是群体或个体,分为社区预防服务和临床预防服务。社区预防服务是以社区为范围,以群体为对象开展的预防工作。临床预防服务是在临床场所,以个体为对象实施个体的预防干预措施。社区预防服务实施的主体是公共卫生人员,而临床预防服务则是临床医务人员。

(二)临床预防服务

个体的预防有自我保健和专业人员指导的预防服务。下面简要介绍在临床场所由专业人员指导的预防服务,即临床预防服务。

1.临床预防服务的概念及内容

临床预防服务是指在临床场所对健康者和无症状的"患者"病伤危险因素进行评价,然后实施个体的干预措施来促进健康和预防疾病。这里说的无症状的"患者"是指因某一较轻的疾患来看病,但存在将来有可能发生严重疾病危险因素的那些就医患者。对于后一严重疾病来讲,该患者还没有出现症状,但这是预防干预的好时机。在选择具体的措施时,考虑的是能够对健康者和无症状的"患者"采取的预防方法,即只针对第一级预防和第二级预防,并且是临床医生能够在常规临床工作中提供的预防服务,如通过个体的健康咨询和筛检早期发现患者。

临床预防服务的内容通常有求医者的健康咨询(Health Counseling)、筛检(Screening)和化学预防(Chemoprophylaxis)。

（1）健康咨询

健康咨询通过收集求医者的健康危险因素，与求医者共同制订改变不良健康行为的计划，随访求医者执行计划的情况等一系列的有组织、有计划的教育活动，促使他们自觉地采纳有益于健康的行为和生活方式，消除或减轻影响健康的危险因素，预防疾病、促进健康、提高生活质量。它是临床预防服务中最重要的内容。根据当前疾病的危害情况，建议开展的健康咨询内容包括劝阻吸烟、增进身体活动、增进健康饮食（合理膳食）、保持正常体重、预防意外伤害和事故、预防人类免疫缺陷病毒（HIV）感染及其他性传播疾病等。

（2）健康筛检

健康筛检是指运用快速、简便的体格检查或实验室检查等手段，在健康人中发现未被识别的患者或有健康缺陷的人，以便及早进行干预，属于第二级预防。与许多单位一年一度的健康检查不同，临床预防服务健康筛检的特点是根据服务对象不同的年龄和性别，来确定间隔多长时间开展何种疾病检查。

目前，通过筛检可有效地发现以下早期疾病。

①定期测量血压：18岁及以上成年人定期自我监测血压，至少每年测量1次血压，关注血压变化；超重或肥胖、高盐饮食、吸烟、长期饮酒、长期精神紧张、体力活动不足等高血压高危人群和血压为正常高值者[120~139 mmHg（收缩压）/80~89 mmHg（舒张压）]，应经常测量血压；医疗机构对35岁以上首诊居民测量血压，发现血压升高，应持续监测。≥140/90 mmHg并确诊为高血压后则应纳入规范化的管理。在其他原因就诊时，都应该常规检查血压。

②称量体重：建议成年人每两年至少测量一次身高、体重和腰围。身体质量指数（BMI）≥24为超重，应该进行减肥。超重者加上男性腰围≥90 cm、女性腰围≥80 cm，则肥胖并发症的危险性增加。

③胆固醇的测定：建议35~65岁的男性和45~65岁的女性定期测定血胆固醇。具体间隔时间可由医生确定。

④视敏度筛检：建议对3~4岁幼儿进行一次弱视和斜视检查，同样也建议对老年人（65岁以上）进行青光眼筛检，但具体间隔时间可由医生确定。

⑤听力测试：定期询问老年人的听力，以发现老年人听力损害的情况。

⑥子宫颈癌筛检：建议一切有性生活的妇女每1~3年进行一次脱落细胞涂片检查（又称巴氏涂片）；如果检查结果正常，可以到65岁停止检查。

⑦乳腺癌筛检：建议40岁以上的妇女每年接受一次乳房临床物理检查。有条件时，50~75岁妇女每1~2年进行一次乳腺X线摄影检查，以及时发现乳腺癌。若有一级亲属绝经前患乳腺癌史，建议在40岁前就应接受乳房临床物理检查。

⑧结肠、直肠癌的筛检：建议所有50岁以上的人每年进行一次大便隐血试验或不定期乙状结肠镜检查，或两者同时采用，以筛检结肠、直肠癌。

⑨口腔科检查：建议定期（每年一次）到口腔科进行检查，清除牙齿表面浮渣，以减少牙

病的发生。

2.化学预防

（1）定义

对疾病风险人群使用药物、营养素（包括矿物质）、生物制剂或其他天然物质作为第一级预防措施，提高人群抵抗疾病的能力以预防某些疾病。已出现症状的患者服用上述任何一种物质来治疗疾病不属于化学预防。

（2）常用的化学预防

针对健康风险的控制使用的方法主要如下：

①阿司匹林：通过抗凝血小板控制缺血性脑卒中风险，预防脑梗死的发生。

②他汀类：通过降低血脂控制冠状动脉粥样硬化，预防冠心病、心梗的发生；他汀类药物有固定血管壁板斑块预防血栓形成的作用，可以预防缺血性心血管疾病的发生。

③二甲双胍：针对糖尿病前期并超重肥胖、腰围超标的人群，可以控制血糖和体重。

（三）个体健康危险因素评价与健康维护计划

健康危险因素评价是指在临床工作中从采集病史、体格检查和实验室检查等过程中收集有关个体的危险因素信息，为下一步对危险因素的个体化干预提供依据。健康危险因素评价不应是一种独立于常规的患者诊疗过程的工作，而应该是通过适当的训练后，医生把危险因素评价成为采集病史、体格检查和实验室检查中不可缺失的一部分。例如，增加健康风险度的个人特征（如吸烟和家族史）一般可记录在病史里，通过仔细的体格检查可以发现临床前疾病状态，常规的实验室检查就可发现生理性的危险因素。

医生在进行健康危险因素评价的基础上，根据患者的年龄、性别，以及个体的危险因素，制订符合他（她）本人的健康维护计划。健康维护计划指在特定的时期内，依据患者的年龄、性别及危险因素而计划采取的一系列干预措施。其具体包括做什么、间隔多长时间做一次、什么时候做。按照临床预防服务的内容，预防干预活动一般包括健康咨询指导、疾病的早期筛检、现患管理和随访等。

健康维护计划的一个重要内容是根据危险因素的评估以及患者的性别、年龄等信息，确定干预的措施，包括健康咨询、健康筛检、免疫接种和化学预防。

二、健康管理与健康风险评估的应用

健康管理与健康风险评估在我国的应用前景非常广阔。它能帮助医疗机构、企业、健康保险公司以及社区、集体单位采用一种有效的服务手段对个人的健康进行个体化管理，以达到有效预防疾病、节约医疗支出的良好作用。

（一）健康管理与健康风险评估在健康保险业中的应用

健康保险（医疗保险）是健康管理在国外应用的一个主要方面。事实上，在美国，首先广泛应用健康管理服务的正是保险行业。控制投保人群的健康风险、预测投保人群的健康费用,是健康管理在保险业中的主要"用武之地"。

高水平的健康风险评价与健康管理服务能够体现健康保险专业化经营的水准,是体现健康保险专业化经营效益和水平的重要标志。由此不难预计,在不远的将来,健康管理与健康风险评估的在健康保险中将扮演越来越重要的角色。

(二)健康管理与健康风险评估在企业中的应用

企业人群是健康管理的又一重要目标人群。根据国外的实践经验,健康管理与健康风险评估在企业的应用主要包括企业人群健康状况评价、企业人群医疗费用分析与控制、企业人力资源分析3个方面,其出发点及归宿点都是为了企业生产效率和经济效益的提高以及增强竞争力。美国健康与生产效率管理学(Institute for Health and Productivity Management, IHPM)对此进行了精辟的论述:"健康与生产效率管理整合与员工的健康有关,可影响工作绩效的所有数据和服务。它不仅测量健康干预措施对员工健康的影响,还测量干预措施对企业生产效率的影响。"

当前,越来越多的国内企业认识到员工的健康对企业的重要性,疾病预防而非治疗获得了企业广泛的关注和认同。不少企业已将员工定期体检作为保障员工健康的一项重要举措,部分企业引入了员工健康管理风险评估项目。随着健康管理与健康风险评估服务模式的不断深入和规范,针对企业自身的特点和需求,开展体检后的健康干预与促进,实施工作场所的健康管理项目将是健康管理与健康风险评估在企业应用的主要方向。

(三)健康管理与健康风险评估在社区卫生服务中的应用

社区卫生服务在我国的医疗卫生体系建设中扮演着重要的角色,是三级医疗卫生体系的网底,也是社区发展建设的重要组成部分。社区卫生服务以全科医生为骨干,合理使用社区资源和适宜技术,以妇女、儿童、老年人和慢性病病人、残疾人等为重点,以解决社区主要问题,满足基本医疗卫生服务需求为目的,融预防、医疗、保健、康复、健康教育、计划生育技术服务为一体,旨在提供有效、经济、方便、综合、连续的基层卫生服务。结合社区卫生服务的特点和需要,健康管理与健康风险评估可在以下3个方面提供帮助:第一,识别、控制健康危险因素,实施个体化健康教育;第二,指导医疗需求和医疗服务,辅助临床决策;第三,实现全程健康信息管理。

健康管理与健康风险评估个性化的健康评估体系和完善的信息管理系统,有望成为社区利用健康管理服务的突破点和启动点。

(四)健康管理与健康风险评估在政府管理中的运用

在国外,健康管理不仅被很好地运用到保险业、企业、医院等机构的管理活动中,也被应用到更为宏观的国家层面的人群健康管理活动中。例如,美国制订的全国健康管理计划,即"健康人民"计划,是由联邦卫生和社会服务部牵头,地方政府、社区、民间及专业组织共同组织和参与的10年计划。目前,我国颁布的《"健康中国2030"规划纲要》也为其发展提供了巨大的发展空间。

※思考题

1.健康风险评估管理的重要性有哪些?

2.举例说明健康风险评估的目的。

3.举例说明健康风险评估操作方法。

（陈宗涛　聂聪）

参考文献

[1]王陇德.健康管理师[M].2版.北京:人民卫生出版社,2019.

[2] American Association of Cardiovascular and Pulmonary Rehabilitation. American guidelines for cardiac Rehabilitation and Secondary Prevention Programs (Fifth Edition)[M]. Champaign:Human Kinetics,2017.

[3]ZHANG Z Z,BIEG J,MORI M,et al. A way forward for cancer prevention therapy:personalized risk assessment[J]. Oncotarget,2019,10(64):6898-6912.

[4]ANDERSON E L,OMENN G S,TURNHAM P. Improving health risk assessment as a basis for public health decisions in the 21st century[J]. Risk Anal,2020,40(S1):2272-2299.

[5]DARMON A,DUCROCQ G. Ischaemic and bleeding risk assessment after myocardial infarction:combination is the key[J]. Heart,2019,105(15):1138-1139.

[6]PREVENTIVE SERVICES TASK FORCE US,CUKKY S T,KRIST A H,et al. Risk assessment for cardiovascular disease with nontraditional risk factors:us preventive services task force recommendation statement[J]. JAMA,2018,320(3):272-280.

[7]PLETCHER M J,MORAN A E. Cardiovascular risk assessment[J]. Med Clin North Am,2017,101(4):673-688.

[8]COLLINS G S,DE GROOT J A,DUTTON S,et al. External validation of multivariable prediction models:a systematic review of methodological conduct and reporting[J]. BMC Med Res Methodol,2014,14:40.

[9]陈宗涛,聂聪.健康风险评估管理[M].重庆:重庆出版社,2024:26-27.

第三章 心脑血管疾病健康管理

※学习目标

①了解原发性高血压的流行病学、病因及病理生理特点。

②熟悉原发性高血压的发病机制及临床表现。

③掌握原发性高血压的定义及分类、诊断、鉴别诊断和治疗策略。

④了解特殊类型高血压的治疗策略。

⑤熟悉高血压的健康管理策略。

⑥了解脑卒中流行病学特点。

⑦熟悉缺血性脑卒中和脑出血的发病机制及临床表现。

⑧掌握缺血性脑卒中和脑出血的治疗与健康管理策略。

第一节 原发性高血压

原发性高血压（Essential Hypertension）又称高血压病，是心脑血管疾病最重要的危险因素，常与其他心血管危险因素共存，可损伤重要的器官（如心、脑、肾）的结构和功能，最终导致这些器官的功能衰竭。

一、血压分类及定义

（一）血压分类

根据我国流行病学数据，目前我国对 18 岁以上任何年龄的成年人采用正常血压［收缩压（Systolic Blood Pressure，SBP）<120 mmHg 和舒张压（Diastolic Blood Pressure，DBP）<80 mmHg］、正常高值［120 mmHg≤SBP≤139 mmHg 和（或）80 mmHg≤DBP≤89 mmHg］和高血压［SBP≥140 mmHg 和（或）DBP≥90 mmHg］进行血压水平分级（表3.1）。

（二）高血压定义

①诊室高血压诊断标准：在未使用降压药物的情况下，非同日 3 次测量诊室血压 SBP≥

140 mmHg 和(或)DBP≥90 mmHg。SBP≥140 mmHg 和 DBP<90 mmHg 为单纯收缩期高血压。患者既往有高血压史,目前正在使用降压药物,血压虽然低于 140/90 mmHg,仍应诊断为高血压。

②动态血压监测(Ambulatory Blood Pressure Monitoring,ABPM)的高血压诊断标准:平均SBP/DBP 24 h≥130/80 mmHg,白天≥135/85 mmHg,夜间≥120/70 mmHg。

③家庭监测血压(Home Blood Pressure Measurements,HBPM)的高血压诊断标准:非同日3 次测量家庭血压 SBP≥135 mmHg 和(或)DBP≥85 mmHg。

（三）高血压分级

根据血压升高水平,又进一步将高血压分为 1 级、2 级和 3 级(表 3.1)。

表 3.1　血压水平及分级

血压	SBP/mmHg	DBP/mmHg
正常血压	<120 和	<80
正常高值	120~139 和(或)	80~89
高血压	≥140 和(或)	≥90
1 级高血压(轻度)	140~159 和(或)	90~99
2 级高血压(中度)	160~179 和(或)	100~109
3 级高血压(重度)	≥180 和(或)	≥110
单纯收缩期高血压	≥140 和	<90

注:当 SBP 和 DBP 分属于不同级别时,以较高的分级为准。

二、流行病学

（一）我国人群高血压患病率、发病率及其流行趋势

我国高血压调查最新数据显示,2012—2015 年我国 18 岁及以上居民高血压患病粗率为23.2%,人群高血压患病率随年龄增加而显著增高,其中 18~24 岁、25~34 岁、35~44 岁的青年高血压患病率分别为 4.0%、6.1%、15.0%。男性高于女性,北方高于南方,大中型城市高血压患病率较高,农村地区居民的高血压患病率增长速度较城市快。不同民族间比较,藏族、满族和蒙古族高血压的患病率较汉族人群高,而回、苗、壮、布依族高血压的患病率均低于汉族。

（二）我国高血压患者的知晓率、治疗率和控制率

高血压患者的知晓率、治疗率和控制率是反映高血压防治状况的重要评价指标。2022年高血压年会发布的数据显示，18岁以上人群高血压的知晓率、治疗率和控制率分别为51.6%、45.8%和16.8%，较1991年和2002年明显增高。

不同人口学特征比较，知晓率、治疗率和控制率均为女性高于男性，城市高血压治疗率显著高于农村；与我国北方地区相比，南方地区居民高血压患者的知晓率、治疗率和控制率较高；不同民族比较，少数民族居民的高血压治疗率和控制率低于汉族。

三、病因及发病机制

原发性高血压的病因为多因素，包括遗传因素、年龄以及多种不良生活方式等。人群中普遍存在危险因素的聚集，随着高血压危险因素聚集的数目和严重程度增加，血压水平呈现升高的趋势，高血压患病风险增大。基础和临床实验表明，高血压不是一种同质性疾病，不同个体的病因和发病机制不尽相同。高血压病程较长，进展一般较缓慢，不同阶段的始动、维持和加速机制不同，各种发病机制间也存在交互作用。因此，高血压是多因素、多环节、多阶段和个体差异性较大的疾病。

（一）与原发性高血压相关的发病因素

1.遗传因素

原发性高血压具有明显的家族聚集性，父母均有高血压，子女发病概率高达46%。约60%高血压病人有高血压家族史，高血压的遗传可能存在主要基因显性遗传和多基因关联遗传两种方式。在遗传表型上，不仅高血压发生率体现遗传性，而且在血压水平、并发症发生以及其他有关因素（如肥胖）等也有遗传性。

2.膳食因素

高钠、低钾膳食是我国人群重要的高血压发病危险因素。现况调查发现，2012年我国18岁及以上居民的平均烹调盐摄入量为10.5 g，但较推荐的盐摄入量水平依旧高75.0%，且中国人群普遍对钠敏感。

3.体重因素

超重和肥胖显著增加全球人群全因死亡的风险，同时也是高血压患病的重要危险因素。研究发现，超重和肥胖与高血压患病率关联最显著。内脏型肥胖与高血压的关系较为密切。随着内脏脂肪指数的增加，高血压患病风险增加。

4.吸烟

吸烟可以使交感神经末梢释放去甲肾上腺素增加而使血压升高，同时可以通过氧化应激损害一氧化氮介导的血管舒张引起血压升高。

5.精神因素

精神紧张可激活交感神经使血压升高。因此,目前认为长期精神紧张是高血压患病的危险因素。

6.其他危险因素

除以上高血压发病危险因素外,其他危险因素还包括年龄、睡眠呼吸暂停低通气综合征、缺乏体力活动,以及糖尿病、血脂异常等。

(二)原发性高血压的发病机制

1.神经机制

各种原因使各种神经递质分泌增加(包括去甲肾上腺素、肾上腺素、多巴胺、中枢肾素-血管紧张素系统等)使交感神经系统活性亢进,血浆儿茶酚胺浓度升高,阻力小动脉收缩增强而导致血压增高。

2.肾脏机制

①各种原因引起肾性水钠潴留,心排血量增加,全身血管自身调节,使外周血管阻力和血压升高,启动压力-钠利尿钠机制,再将潴留的水钠排泄出去。

②排钠激素(如内源性类洋地黄物质)分泌释放增加,在排泄水钠的同时,使外周阻力增大,血压增高。

3.激素机制:肾素-血管紧张素-醛固酮系统(RAAS)激活

肾小球入球动脉的球旁细胞分泌肾素,激活从肝脏产生的血管紧张素原(AGT),生成血管紧张素Ⅰ(ATⅠ),然后经肺循环的转换酶(ACE)生成血管紧张素Ⅱ(ATⅡ)。ATⅡ是RAAS的主要效应物质,作用于血管紧张素Ⅱ受体(AT1),使小动脉平滑肌收缩,刺激肾上腺皮质球状带分泌醛固酮,通过交感神经末梢突触前膜正反馈使去甲肾上腺素分泌增加,使血压升高。

4.血管机制

大动脉和小动脉结构与功能的变化在高血压发病中发挥着重要作用。目前,认为血管内皮细胞能生成、激活和释放各种血管活性物质,如一氧化氮、前列腺环素、皮内皮素等,可以调节心血管功能。年龄增长以及血脂异常、血糖升高、吸烟等心血管危险因素,导致血管内皮细胞功能异常,氧自由基产生增加,一氧化氮灭活增强,血管炎症、氧化应激反应等影响动脉的弹性功能和结构。另外,大动脉弹性减退,脉搏波传导速度增快,出现收缩期延迟,压力波峰可以导致收缩压升高,舒张压降低,脉压增大。

5.胰岛素抵抗

胰岛素抵抗(Insulin Resistance,IR)是指必须以高于正常的血胰岛素释放水平来维持正常的糖耐量,表示机体组织对胰岛素处理葡萄糖的能力减退。约50%原发性高血压病人存在不同程度的 IR。在肥胖、甘油三酯增高、高血压及糖耐量异常减退同时并存的四联症病人中最为明显。近年来,认为 IR 是 2 型糖尿病和高血压发生的共同病理生理基础。但 IR 是如何导致血压升高尚未获得肯定解释。多数认为是 IR 造成的继发性高胰岛素血症引起的。

四、病理生理

从血流动力学角度,血压主要决定于心输出量和体循环周围血管阻力。平均动脉压(Mean Blood Pressure,MBP)等于心输出量(Cardiac Output,CO)乘以总外周血管阻力(Total Peripheral Vascular Resistance,TPVR)。高血压患者不同血流动力的特征,与年龄密切相关。

①年轻高血压患者(<30 岁):血流动力学主要表现为心输出量增加和主动脉硬化,为交感神经系统过度激活所致,一般发生于男性。

②中年高血压患者(30~50 岁):主要表现为舒张压增高,伴或不伴收缩压增高。单纯的舒张压增高常见于中年男性,伴随体重增加。血的动力学特点为周围血管阻力增加而心输出量并不增加。

③老年高血压患者:老年高血压最常见的类型是单纯收缩期高血压。流行病学调查发现,人群收缩压随年龄的增长而增高,而舒张压增长至 55 岁后逐渐下降。脉压的增加提示中心动脉压的僵硬以及周围动脉回波速度的增快导致收缩压增加。

高血压损害的主要靶器官是心脏和血管,早期可无明显的病理改变。长期高血压引起心脏改变主要是左心室肥厚和扩大。全身小动脉病变则主要是壁腔比值增加和管腔径缩小,导致心、脑、肾组织缺血。长期高血压及伴随的危险因素可促进动脉粥样硬化的形成和发展。目前认为,血管内皮功能障碍是高血压最早期和最重要的血管损害。

①心脏:长期血压增高、神经递质改变等因素可刺激心肌细胞肥大和间质纤维化,引起左心室肥厚和扩张,称为高血压性心脏病。左心室肥厚可以使冠状动脉血流储备下降,特别是在耗氧量增加时,导致心内膜下心肌缺血。

②脑:长期高血压使脑血管发生缺血和变性,形成微动脉瘤,一旦破裂可发生脑出血。长期高血压亦可促使脑动脉粥样硬化,粥样硬化斑块破裂可使脑血栓形成。脑小动脉闭塞性病变引起针尖样小范围梗死病灶称为腔隙性脑梗死。高血压的脑血管病变部位特别容易发生在大脑中动脉的窦纹动脉、基底动脉的旁正中动脉和小脑齿状和动脉。因此,脑卒中通常累及壳核、丘脑、尾状核儿、内囊等部位。

③肾脏:长期持续高血压使肾小球内囊压力升高,肾小球纤维化、萎缩、肾动脉硬化,导致肾实质缺血和肾单位不断减少。慢性肾衰竭是长期高血压的严重后果之一,尤其在合并糖尿病时。恶性高血压时,入球小动脉和小叶间动脉发生增殖性内膜炎及纤维素样坏死,可

在短期内出现肾衰竭。

④视网膜:视网膜小动脉早期发生痉挛,随着病程进展出现硬化。血压急剧升高可引起视网膜渗出和出血,眼底检查有助于对高血压严重程度的了解。目前,采用 Keith-Wagener 眼底分级法:

- Ⅰ级:视网膜动脉变细、反光增强;
- Ⅱ级:视网膜动脉狭窄,动静脉交叉压迫;
- Ⅲ级:在上述病变基础上有眼底出血及棉絮状渗出;
- Ⅳ级:上述基础上又出现视网膜视盘水肿。

五、临床表现

(一)症状

大多数起病缓慢且隐匿,缺乏特殊临床表现,导致诊断延误,仅在测量血压时或发生心、脑、肾等并发症时才发现。头昏、头痛、颈动、颈项板紧、疲劳、心悸等较常见;也可出现视物模糊、脑出血等较重症状。典型的高血压头痛在血压下降后可消失。如果突然发生严重的头昏或眩晕,要注意可能是脑血管病或者降压过度、直立性低血压。高血压病人可出现靶器官损害的症状,如胸闷、气短、心绞痛、多尿等,另外有些症状可能是降压药物不良反应所致。

(二)体征

高血压患者体征一般较少。对于周围血管波动、血管杂音、心脏杂音等重点检查的项目,应重视的是颈部、背部两侧肋脊角、上腹部脐两侧、腰部肋脊处的血管杂音,较常见。心脏听诊可有主动脉瓣区第二心音亢进,心收缩期杂音或收缩早期咔音。

六、辅助检查

高血压的辅助检查包括基本项目、推荐项目和选择项目,可根据患者病史及临床表现选择。

①基本项目:血生化(血钾、钠、空腹血糖、血脂、尿酸和肌酐)、血常规、尿液分析(尿蛋白、尿糖和尿沉渣镜检)、心电图等。

②推荐项目:24 h 动态血压监测、超声心动图、颈动脉超声、口服葡萄糖耐量试验、糖化血红蛋白、血高敏 C 反应蛋白、尿白蛋白/肌酐比值、尿蛋白定量、眼底、胸部 X 线摄片、脉搏波传导速度(Pulse Wave Velocity,PWV)以及踝/臂血压指数(Ankle-brachial Blood Pressure Index,ABI)等。

③选择项目:对怀疑继发性高血压患者,根据需要可以选择以下检查项目:血浆肾素活性或肾素浓度、血和尿醛固酮、血和尿皮质醇、血游离甲氧基肾上腺素及甲氧基去甲肾上腺素、血或尿儿茶酚胺、肾动脉超声和造影、肾和肾上腺超声、CT 或 MRI、肾上腺静脉采血以及

睡眠呼吸监测等。对有合并症的高血压患者,进行相应的心功能、肾功能和认知功能等检查。

七、诊断

高血压诊断包括3个步骤:

①明确高血压诊断,确定血压水平分级;

②判断高血压的原因,区分原发性或继发性高血压;

③按心血管危险分层、评估靶器官损害以及相关临床情况,从而做出高血压病因的鉴别诊断和评估患者的心脑血管疾病风险程度,指导诊断与治疗。

(一)明确高血压诊断,确定血压水平分级

高血压诊断主要根据诊室、家庭或动态血压的测量值。要求受试者安静休息至少5 min后开始测量坐位上臂血压,上臂应置于心脏水平。诊室和家庭测血压推荐使用经过验证的上臂式医用电子血压计。使用标准规格的袖带(气囊长22~26 cm、宽12 cm),肥胖者或臂围大者(>32 cm)应使用大规格气囊袖。

诊断标准如下:

①诊室血压:在未使用降压药物的情况下,非同日3次测量诊室血压,SBP≥140 mmHg 和(或)DBP≥90 mmHg。SBP≥140 mmHg 和 DBP<90 mmHg 为单纯收缩期高血压。患者既往有高血压史,目前正在使用降压药物,血压虽然低于140/90 mmHg,但仍应诊断为高血压。

②动态血压(ABPM)的高血压诊断标准为:24 h 平均 SBP/DBP≥130/80 mmHg,白天≥135/85 mmHg,夜间≥120/70 mmHg。

③家庭血压(HBPM)的高血压诊断标准为:非同日3次测量家庭血压,SBP≥135 mmHg和(或)DBP≥85 mmHg。

根据血压升高水平,又进一步将高血压分为1级、2级和3级(表3.1)。

(二)判断高血压的原因,即病因诊断,主要区分原发性或继发性高血压

临床上遇到以下情况时,要进行全面详尽的筛选检查:

①中、重度血压升高的年轻病人;

②症状体征或实验室检查有怀疑线索,如肢体脉搏动波动不对称性减弱或缺失,腹部听到粗糙的血管杂音等;

③药物联合治疗效果差或者治疗过程中血压曾经控制好,但近期内又明显增高;

④恶性高血压病人。

继发性高血压的主要疾病和病因见表3.2。

表 3.2　继发性高血压的疾病和病因

疾病	病因	疾病	病因
1.肾脏疾病	肾小球肾炎	3.心血管病变	主动脉瓣关闭不全
	慢性肾盂肾炎		完全性房室传导阻滞
	先天性肾脏疾病(多囊肾)		主动脉缩窄
	继发性肾脏病变(结缔组织病、糖尿病肾病等)		多发性大动脉炎
	肾动脉狭窄	4.颅脑病变	脑肿瘤
	肾肿瘤		脑外伤
2.内分泌疾病	Cushing 综合征		脑干感染
	嗜铬细胞瘤	5.睡眠呼吸暂停综合征	—
	原发性醛固酮增多征	6.其他	妊娠高血压综合征
	肾上腺性变态综合征		红细胞增多征
	甲状腺功能亢进		药物(糖皮质激素、拟交感神经药、甘草)
	甲状腺功能减退	—	—
	甲状旁腺功能亢进	—	—
	腺垂体功能亢进	—	—
	绝经期综合征	—	—

（三）按心血管危险分层、评估靶器官损害以及相关临床情况

高血压诊断和治疗不能只根据血压水平,必须对患者进行心血管综合风险的评估并分层。高血压患者的心血管综合风险分层,有利于确定启动降压治疗的时机,优化降压治疗方案,确立更合适的血压控制目标和进行患者的综合管理。将高血压患者分为低危、中危、高危和很高危。用于分层的心血管因素、靶器官损害和相关临床情况见表 3.3、表 3.4。

表 3.3　血压升高患者心血管风险水平分层

其他心血管危险因素和疾病史	高血压		
	1 级	2 级	3 级
无	低危	中危	高危

续表

其他心血管危险因素和疾病史	高血压		
	1级	2级	3级
1~2个其他危险因素	中危	中/高危	很高危
≥3个其他危险因素,靶器官损害,或CKD 3期,无并发症的糖尿病	高危	高危	很高危
临床并发症,或CKD≥4期,有并发症的糖尿病	很高危	很高危	很高危

注:CKD指慢性肾脏疾病。

表3.4 影响高血压患者心血管预后的重要因素

心血管危险因素	靶器官损害	伴发临床疾病
①高血压(1~3级) ②男性>55岁,女性>65岁 ③吸烟或被动吸烟 ④糖耐量受损(2 h血糖7.8~11.0 mmol/L)和(或)空腹血糖异常(6.1~6.9 mmol/L) ⑤血脂异常 TC≥5.2 mmol/L(200 mg/dl) 或IDLC≥3.4 mmol/L(130 mg/dl) 或HDLC≤1.0 mmol/L(40 mg/dl) ⑥早发心血管病家族史(一级亲属发病年龄男性<55岁,女性<65岁) ⑦腹型肥胖(腰围:男性≥90 cm,女性≥85 cm)或肥胖(BMI≥28 kg/m^2) ⑧高同型半胱氨酸血症(≥15 μmol/L)	①左心室肥厚 心电图:SokolowLyon电压>3.8 mV或Cornell乘积>244 mV·ms 超声心动图LVMI:男≥115 g/m^2,女≥95 g/m^2 ②颈动脉超声IMT≥0.9 mm或动脉粥样斑块 ③颈-股动脉脉搏波速度≥12 m/s ④踝/臂血压指数<0.9 ⑤估算的肾小球滤过率降低(eGFR 30~59 mL·min·1.73 m^2)或血清肌酐轻度升高:男性115~133 μmol/L(1.3~1.5 mg/dL),女性107~124 μmol/L(1.2~1.4 mg/dl) ⑥微量白蛋白尿:30~300 mg/24 h或白蛋白/肌酐比:≥30 mg/g(3.5 mg/mmol)	①脑血管病 脑出血,缺血性脑卒中,短暂性脑缺血发作 ②心脏疾病 心肌梗死史,心绞痛,冠状动脉血运重建,慢性心衰,心房颤动 ③肾脏疾病 糖尿病肾病 肾功能受损包括eGFR<30 mL·min^4·1.73 m^{2}血肌酐升高: 男性≥133 μmol/L(1.5 mg/dl) 女性≥124 μmol/L(1.4 mg/dl) 蛋白尿(≥300 mg/24 h) ④外周血管疾病 ⑤视网膜病变 出血或渗出,视乳头水肿 ⑥糖尿病 新诊断:空腹血糖≥7.0 mmol/L(126 mg/dl) 餐后血糖:≥11.1 mmol/L(200 mg/dl) 已治疗但未控制:糖化血红蛋白(HbAlc)≥6.5%

注:TC:总胆固醇;IDL-C:低密度脂蛋白胆固醇;HDL-C:高密度脂蛋白胆固醇;LVMI:左心室重量指数;IMT:颈动脉内膜中层厚度;BMI:身体质量指数。

八、治疗

(一)高血压治疗的对象、目的及目标

1.降压药物治疗的对象

①高血压2级或以上患者。

②高血压合并糖尿病或者已经有心脑肾靶器官损害或并发症的患者。

③凡血压持续升高,改善生活方式后血压仍未获得有效控制者。

从心血管危险分层角度,高危或很高危病人必须使用降压药物强化治疗。

2.降压治疗的目的

降压治疗的根本目的是通过降低血压有效预防或延迟脑卒中、心肌梗死、心力衰竭、肾功能不全等并发症发生,有效控制高血压的疾病进程,预防高血压急症、亚急症等重症高血压发生。

3.血压控制的目标值

目前,一般主张血压控制目标值应小于140/90 mmHg。糖尿病、慢性肾脏病、心力衰竭或者病情稳定的冠心病合并高血压病人血压控制目标小于130/80 mmHg。对于老年收缩期高血压病人,收缩压控制在150 mmHg以下,如果能够耐受,可降至140 mmHg以下。

应注意,年龄增高并不是设定更高降压目标的充分条件。对于老年患者,医生应根据患者合并症的严重程度,对治疗耐受性及坚持治疗的可能因素进行评估,综合确定患者的降压目标。

(二)高血压治疗的策略

1.降压药物的启动时机

降压药物治疗的时机取决于心血管风险评估水平。在改善生活方式的基础上,血压仍超过140/90 mmHg和(或)目标水平的患者,应给予药物治疗。高危和很高危的患者,应及时启动降压药物治疗,并对并存的危险因素和合并的临床疾病进行综合治疗;对于中危患者,可观察数周,评估靶器官损害情况,改善生活方式,如血压仍不达标,则应开始药物治疗;对于低危患者,则可对患者进行1~3个月的观察,密切随诊,尽可能进行诊室外血压监测,评估靶器官损害情况,改善生活方式,如血压仍不达标可开始降压药物治疗。对初诊高血压患者而言,尤其应遵循这一策略,其评估及监测程序见图3.1。

2.降压达标的方式

将血压降低到目标水平可以显著降低心脑血管并发症的风险。应尽早将血压降低到目标水平,但非越快越好,除高血压急症和亚急症外,对大多数高血压患者而言,应根据病情,在4周内或12周内将血压逐渐降至目标水平。年轻、病程较短的高血压患者,降压速度可稍快;老年人、病程较长,有合并症且耐受性差的患者,降压速度则可稍慢。

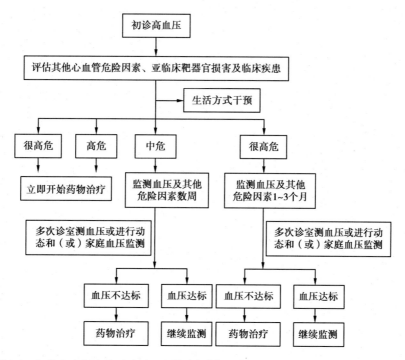

图 3.1　初诊高血压患者诊疗流程图[引自《中国高血压防治指南(2018 年修订版)》]

3.生活方式干预

生活方式干预在任何时候对任何高血压患者(包括正常高值者和需要药物治疗的高血压患者)都是合理、有效的治疗,其目的是降低血压、控制其他危险因素和临床情况,从而降低血压、预防或延迟高血压的发生、降低心血管病风险。生活方式干预对降低血压和心血管危险的作用是肯定的,应该连续贯穿高血压治疗全过程,主要措施包括:

①减少钠盐摄入:每人每日食盐摄入量逐步降至小于 6 g,增加钾摄入。

②合理膳食:平衡膳食。

③控制体重:使 BMI<24,腰围:男性<90 cm,女性<85 cm。

④不吸烟:彻底戒烟,避免被动吸烟。

⑤不饮或限制饮酒。

⑥增加中等强度运动:每周 4~7 次,每次持续 30~60 min。

⑦减轻精神压力,保持心理平衡。

4.高血压的药物治疗

1)高血压药物治疗的原则

①起始剂量:一般患者采用常规剂量;老年人及高龄老年人初始治疗时,通常应采用较小的有效治疗剂量,之后根据患者情况逐渐增加至足剂量。

②长效降压药物:优先使用长效降压药物,以有效控制 24 h 血压,预防心脑血管并发症发生。

③联合治疗:对血压≥160/100 mmHg、高于目标血压 20/10 mmHg 的高危患者,或单药治疗未达标的高血压患者,应进行联合降压治疗;对血压≥140/90 mmHg 的患者,也可起始小剂量联合治疗。

④个体化治疗:根据患者合并症的不同和药物疗效及耐受性,以及患者个人意愿或长期承受能力,选择适合患者个体的降压药物。

⑤药物经济学:高血压是终生治疗,需要考虑成本、效益。

2)常用降压药物的种类和作用特点

常用降压药物包括血管紧张素转化酶抑制剂(ACEI)、血管紧张素受体拮抗剂 ARB、β受体阻滞剂、钙通道阻滞剂(CCB)和利尿剂 5 类,以及由上述药物组成的固定配比复方制剂。建议五大类降压药物均可作为初始和维持用药的选择,应根据患者的危险因素、亚临床靶器官损害以及合并临床疾病情况,合理使用药物,优先选择某类降压药物。这些临床情况可称为强适应证(表 3.5)。此外,α 受体阻滞剂或其他种类降压药有时亦可应用于某些高血压人群。

表 3.5　常用降压药物名称、剂量及用法

药物分类	药物名称	单次剂量/mg	用法/(次·d^{-1})
利尿剂	氢氯噻嗪(hydrochlorothiaxide)	12.5	1~2
	氨苯蝶啶(triamterene)	50	1~2
	阿米洛利(amiloride)	5~10	1
	呋塞米(furosemide)	20~40	1~2
	吲达帕胺(indapamide)	1.25~2.5	1
β 受体拮抗剂	普萘洛尔(proprunolol)	10~20	2~3
	美托洛尔(metoprolol)	25~50	2
	阿替洛尔(atenolol)	50~100	1
	倍他洛尔(betaxolol)	10~20	1
	比索洛尔(bisoprolal)	5~10	1
	卡维地洛(carvedilol)	12.5~25	1~2
	拉贝洛尔(labetalol)	100	2~3

续表

药物分类	药物名称	单次剂量/mg	用法/(次·d^{-1})
钙通道阻滞剂	硝苯地平(nifedipine)	5~10	3
	硝苯地平控释剂(nifedipine GITS)	30~60	1
	尼卡地平(micardipine)	40	2
	尼群地平(mitredipine)	10	2
	非洛地平缓释剂(felodipine SR)	5~10	1
	氨氯地平(amlodipine)	5~10	1
	左旋氨氯地平(levamlodipine)	1.25~5	1
	拉西地平(lacidipine)	4~6	1
	乐卡地平(lercanidipine)	10~20	1
	维拉帕米缓释剂(verapamil SR)	240	1
	地尔硫䓬缓释剂(diltiazem SR)	90~180	1
血管紧张素转换酶抑制剂	卡托普利(captopril)	12.5~50	2~3
	依那普利(enalapril)	10~20	2
	贝那普利(benazepril)	10~20	1
	赖诺普利(lisinopril)	10~20	1
	雷米普利(ramipril)	2.5~10	1
	福辛普利(fosinopril)	10~20	1
	西拉普利(cilazapril)	2.5~5	1
	培哚普利(perindopril)	4~8	1
血管紧张素Ⅱ受体拮抗剂	氯沙坦(losartan)	50~100	1
	缬沙坦(valsartan)	80~160	1
	厄贝沙坦(irbesartan)	150~300	1
	替米沙坦(telmisartan)	40~80	1
	奥美沙坦(almesartan)	20~40	1
	坎地沙坦(candesartan)	8~16	1

注:具体使用剂量及注意事项请参照药物使用说明书。

（1）血管紧张素转化酶抑制剂（ACEI）

①作用机制：通过抑制血管紧张素转换酶（ACE），阻断血管紧张素Ⅱ（ATⅡ）的生成，同时抑制激肽酶的降解而发挥降压作用。

②药效：ACEI 降压作用明确，降压起效缓慢，3~4 周时达最大作用，对糖脂代谢无不良影响，限盐或加用利尿剂可增加 ACEI 的降压效应。

③适应证：ACEI 具有改善胰岛素抵抗和减少尿蛋白作用，对肥胖、糖尿病和心脏、肾脏靶器官受损的高血压患者具有相对较好的疗效；尤其适用于伴慢性心力衰竭、心肌梗死后心功能不全、心房颤动预防、糖尿病肾病、非糖尿病肾病、代谢综合征、蛋白尿或微量白蛋白尿患者。

④不良反应：为干咳，多见于用药初期，症状较轻者可坚持服药，不能耐受者可改用 ARB；其他不良反应有低血压、皮疹，偶见血管神经性水肿及味觉障碍；长期应用有可能导致血钾升高，应定期监测血钾和血肌酐水平。

⑤禁忌证：双侧肾动脉狭窄、高钾血症者及妊娠妇女禁用。

（2）血管紧张素受体拮抗剂（ARB）

①作用机制：ATⅡ受体亚型 1 型（AT1）更充分有效地阻断 ATⅡ的血管收缩、水钠潴留而发挥降压作用。

②药效：ARB 降压作用起效缓慢，但持久而平稳，限盐或加用利尿剂联合使用能明显增强其疗效。

③适应证：ARB 降低有心血管病史（冠心病、脑卒中、外周动脉病）的患者心血管并发症的发生率和高血压患者心血管事件风险，降低糖尿病或肾病患者的蛋白尿及微量白蛋白尿；尤其适用于伴左心室肥厚、心力衰竭、糖尿病肾病、冠心病、代谢综合征、微量白蛋白尿或蛋白尿患者以及不能耐受 ACEI 的患者，并可预防心房颤发生。

④不良反应：少见，偶有腹泻，长期应用可升高血钾，应注意监测血钾及肌酐水平变化。

⑤禁忌证：双侧肾动脉狭窄、妊娠妇女、高钾血症者禁用。

（3）β 受体阻滞剂

β 受体阻滞剂有选择性（β1）、非选择性（β1 与 β2）和兼有 α 受体拮抗 3 类。

①作用机制：主要通过抑制过度激活的交感神经活性、抑制心肌收缩力、减慢心率发挥降压作用。

②药效：降压起效强而迅速，不同 β 受体拮抗剂降压作用持续时间不同，高选择性 β1 受体阻滞剂对 β1 受体有较高选择性，因阻断 β2 受体而产生的不良反应较少，既可降低血压，也可保护靶器官、降低心血管事件风险。

③适应证：适应于不同程度高血压患者，尤其适用于伴快速性心律失常、冠心病、慢性心力衰竭、交感神经活性增高以及高动力状态的高血压患者，对老年高血压疗效相对较差。

④不良反应：常见的不良反应有疲乏、肢体冷感、激动不安、胃肠不适等，还可能影响糖、脂代谢。

⑤禁忌证:Ⅱ/Ⅲ度房室传导阻滞、哮喘患者禁用。慢性阻塞型肺病、运动员、周围血管病或糖耐量异常者慎用。糖脂代谢异常时,一般不首选β受体阻滞剂,必要时也可慎重选用高选择性β受体阻滞剂。长期应用者突然停药可发生反跳现象,即原有的症状加重或出现新的表现,较常见有血压反跳性升高,伴头痛、焦虑等,称为撤药综合征。

（4）钙通道阻滞剂（CCB）

①作用机制:主要通过阻断血管平滑肌细胞上的钙离子通道发挥扩张血管降低血压的作用,包括二氢吡啶类CCB和非二氢吡啶类CCB。

②药效:CCB起效迅速,降压疗效和幅度相对较强,疗效的个体差异性较小,与其他类型降压药物联合治疗能明显增强降压作用;对血脂血糖无明显影响,药物依从性较好。

③适应证:适用于老年高血压、单纯收缩期高血压、伴稳定型心绞痛、冠状动脉或颈动脉粥样硬化及周围血管病患者。

④不良反应:常见不良反应包括反射性交感神经激活导致心跳加快、面部潮红、脚踝部水肿、牙龈增生等。

⑤禁忌证:二氢吡啶类CCB没有绝对禁忌证,但心动过速与心力衰竭患者应慎用。急性冠脉综合征患者一般不推荐使用短效硝苯地平。临床上常用的非二氢吡啶类CCB,也可用于降压治疗,常见不良反应包括抑制心脏收缩功能和传导功能,Ⅱ度至Ⅲ度房室阻滞;心力衰竭患者禁忌使用,有时也会出现牙龈增生。因此,在使用非二氢吡啶类CCB前应详细询问病史,进行心电图检查,并在用药2~6周复查。

（5）利尿剂

利尿剂分为噻嗪类、袢利尿剂和保钾利尿剂;用于控制血压的利尿剂主要是噻嗪类利尿剂,如氢氯噻嗪。

①作用机制:主要通过利钠排尿、降低容量负荷而发挥降压作用。

②药效:降压起效较平稳、缓慢,持续时间相对较长,作用持久;可增强其他降压药的疗效。

③适应证:适用于轻中度高血压,对老年高血压、单纯收缩期高血压、盐敏感性高血压、合并肥胖或糖尿病、更年期女性、合并心力衰竭高血压有较强的降压作用。

④不良反应:主要不良反应与剂量密切相关,故通常应采用小剂量。

⑤禁忌证:噻嗪类利尿剂可引起低血钾,长期应用者应定期监测血钾,并适量补钾,痛风者禁用。对高尿酸血症以及明显肾功能不全者慎用,后者如需使用利尿剂,应使用袢利尿剂,如呋塞米等。保钾利尿剂如螺内酯等也可用于控制难治性高血压。在利钠排尿的同时不增加钾的排出,与其他具有保钾作用的降压药如ACEI或ARB合用时,需注意发生高钾血症的危险。螺内酯长期应用可导致男性乳房发育等不良反应。

3）降压治疗方案

大多数无并发症的患者可单独使用或联合应用降压药,治疗应从小剂量开始。临床上联合应用降压药物已成为降压治疗的基本方法。为达到目标血压水平,大部分高血压患者需要使用 2 种或 2 种以上降压药物。

（1）联合用药的适应证

血压≥160/100 mmHg 或高于目标血压 20/10 mmHg 的高危人群，建议初始治疗应用 2 种降压药物。例如，血压>140/90 mmHg，可考虑初始小剂量联合降压药物治疗。如上述治疗仍不能达到目标血压，可在原药基础上加量，或可能需要 3 种甚至 4 种以上降压药物。

（2）联合用药的方法

两药联合时，降压作用机制应具有互补性，同时具有相加的降压作用，并可互相抵消或减轻不良反应。例如，在应用 ACEI 或 ARB 基础上加用小剂量噻嗪类利尿剂，降压效果可以达到甚至超过将原有的 ACEI 或 ARB 剂量倍增的降压幅度。同样，加用二氢吡啶类 CCB 也有相似效果。

（3）联合用药方案

①ACEI 或 ARB+噻嗪类利尿剂：ACEI 和 ARB 可使血钾水平略有上升，能拮抗噻嗪类利尿剂长期应用所致的低血钾等不良反应。ACEI 或 ARB+噻嗪类利尿剂合用有协同作用，有利于改善降压效果。

②二氢吡啶类 CCB+ACEI 或 ARB：CCB 具有直接扩张动脉的作用，ACEI 或 ARB 既扩张动脉又扩张静脉，故合用有协同降压作用。二氢吡啶类 CCB 常见的不良反应为踝部水肿，可被 ACEI 或 ARB 减轻或抵消。

③二氢吡啶类 CCB+噻嗪类利尿剂：研究证实，二氢吡啶类 CCB+噻嗪类利尿剂治疗，可降低高血压患者脑卒中发生的风险。

④二氢吡啶类 CCB+β 受体阻滞剂：CCB 具有扩张血管和轻度增加心率的作用，可抵消 β 受体阻滞剂的缩血管及减慢心率的作用。两药联合可使不良反应减轻。

我国临床主要推荐的联合治疗方案是二氢吡啶类 CCB+ARB、二氢吡啶类 CCB+ACEI、ARB+噻嗪类利尿剂、ACEI+噻嗪类利尿剂、二氢吡啶类 CCB+噻嗪类利尿剂、二氢吡啶类 CCB+β 受体阻滞剂。

可以考虑使用的联合治疗方案是利尿剂+β 受体阻滞剂、α 受体阻滞剂+β 受体阻滞剂、二氢吡啶类 CCB+保钾利尿剂、噻嗪类利尿剂+保钾利尿剂。不常规推荐但必要时可慎用的联合治疗方案是 ACEI+β 受体阻滞剂、ARB+β 受体阻滞剂、ACEI+ARB、中枢作用药+β 受体阻滞剂。

（4）多种药物的合用

①三药联合的方案：在上述各种两药联合方式中加上另一种降压药物便构成三药联合方案，其中二氢吡啶类 CCB+ACEI（或 ARB）+噻嗪类利尿剂组成的联合方案最为常用。

②四药联合的方案：主要适用于难治性高血压患者，可以在上述三药联合基础上加用第 4 种药物，如 β 受体阻滞剂、醛固酮受体拮抗剂、氨苯蝶啶、可乐定或 α 受体阻滞剂等。

③单片复方制剂（SPC）：一般由不同作用机制的两种药物组成，多数每天口服 1 次，使用方便，可改善依从性。目前，我国上市的新型单片复方制剂主要包括 ACEI+噻嗪类利尿

剂、ARB+噻嗪类利尿剂、二氢吡啶类 CCB+ARB、二氢吡啶类 CCB+ACEI、二氢吡啶类 CCB+β受体阻滞剂、噻嗪类利尿剂+保钾利尿剂等。

5.高血压的器械干预治疗

鉴于目前有关去肾神经术治疗难治性高血压的疗效和安全性方面的证据仍不充足,因此该方法仍处于临床研究阶段,不适合临床广泛推广。

(三)特殊类型的高血压

1.老年高血压

我国流行病学调查显示,60 岁以上人群高血压患病率为 49%,多为收缩期高血压。其临床特点收缩压增高,舒张压降低,脉压增大;血压波动大,高血压合并体位性血压变异和餐后低血压者增多,可显著增加发生心血管事件的危险;血压昼夜节律异常的发生率高;白大衣高血压和假性高血压增多;常与多种疾病(如冠心病、心力衰竭、脑血管疾病、肾功能不全、糖尿病等)并存,治疗难度增加。降压治疗包括改善生活方式和降压药物治疗,强调收缩压达标,同时避免过度降低血压。

(1)药物治疗的起始血压水平

对于 65 ~ 79 岁的老年人,如血压 ≥150/90 mmHg,应开始药物治疗;血压 ≥140/90 mmHg 时,可考虑药物治疗。对于≥80 岁的老年人,SBP≥160 mmHg 时开始药物治疗。

(2)降压的目标值

老年高血压治疗的主要目标是 SBP 达标,综合评估个体化确定血压起始治疗水平和治疗目标值。65 ~ 79 岁的老年人,第一步应降至<150/90mmHg;如能耐受,目标血压<140/90 mmHg。≥80 岁的老人应降至<150/90 mmHg;患者如 SBP<130 mmHg 且耐受良好,可继续治疗而不必回调血压水平。双侧颈动脉狭窄程度大于 75% 时,中枢血流灌注压下降,降压过度可能增加脑缺血风险,降压治疗应以避免脑缺血症状为原则,宜适当放宽血压目标值。衰弱的高龄老年人降压注意监测血压,降压速度不宜过快,降压水平不宜过低。

(3)老年高血压治疗药物选择

推荐利尿剂、CCB、ACEI 或 ARB 均可作为初始或联合药物治疗。应从小剂量开始,逐渐增加至最大剂量。无并存疾病的老年高血压不宜首选 β 受体阻滞剂。利尿剂可能降低糖耐量,诱发低血钾、高尿酸和血脂异常,需小剂量使用。α 受体阻滞剂可用作伴良性前列腺增生或难治性高血压患者的辅助用药,但高龄老年人以及有体位血压变化的老年人使用时应注意体位性低血压。

2.儿童青少年高血压

我国 2010 年全国学生体质调研报告,中小学生的高血压患病率为 14.5%,男生高于女生(16.1% V.S. 12.9%)。儿童青少年高血压以原发性高血压为主,多数表现为血压水平的轻度升高(1 级高血压),肥胖是关联性最高的危险因素,其他危险因素包括父母高血压史、盐摄入过多、睡眠不足及体力活动缺乏等。通常无明显临床症状,血压明显升高者多为继发性高血压,肾性高血压是首位病因。

目前,国际上,儿童高血压的诊断统一采用不同年龄性别血压的 P90、P95 和 P99 值作为诊断"正常高值血压""高血压""严重高血压"的标准。对儿童原发性高血压的诊断性评估包括 4 个方面:

①评估血压水平的真实性,进行高血压程度分级;

②排除继发性高血压;

③检测与评估靶器官损害及程度;

④评估糖尿病等其他合并症。

根据评估结果,制订相应的治疗计划。儿童继发性高血压应针对病因治疗,生活方式改善贯穿始终。高血压合并下述任一及多种情况,或达到 2 级高血压时,启动药物治疗:

①出现高血压的临床症状;

②糖尿病;

③继发性高血压;

④靶器官的损害。

ACEI 或 ARB 和 CCB 在标准剂量下较少发生不良反应,通常作为首选降压药物;利尿剂可作为二线降压药物或与其他类型药物联合使用;其他类药物因不良反应的限制多用于儿童青少年严重高血压患者联合用药。针对原发性高血压儿童,应将其血压降至 P95 以下;当合并肾脏疾病、糖尿病或出现靶器官损害时,应将血压降至 P90 以下,以减少对靶器官的损害,降低远期心血管病发病风险。

3.妊娠高血压

妊娠高血压分为妊娠期高血压、子痫前期或子痫、妊娠合并慢性高血压、慢性高血压并发子痫前期。妊娠期高血压是指妊娠 20 周后发生的高血压,不伴明显蛋白尿,分娩后 12 周内血压恢复正常。妊娠合并慢性高血压是指妊娠前即存在或妊娠前 20 周出现的高血压或妊娠 20 周后出现高血压而分娩 12 周后血压仍持续升高。子痫前期定义为妊娠 20 周后的血压升高伴临床蛋白尿(尿蛋白 ≥300 mg/d)或无蛋白尿伴有器官和系统受累。重度子痫前期定义为血压 ≥160/110 mmHg,伴临床蛋白尿,和(或)出现脑功能异常、视物模糊、肺水肿、肾功能不全、血小板计数 <10 万/mm³、肝酶升高等,常合并胎盘功能异常。

治疗的主要目的是保障母婴安全和妊娠分娩的顺利进行,减少并发症,降低病死率。推荐血压 ≥150/100 mmHg 时启动药物治疗,治疗目标为 150/100 mmHg 以下。例如,无蛋白尿及其他靶器官损伤存在,可考虑 ≥160/110 mmHg 时启动药物治疗。应避免将血压降至低于 130/80 mmHg,以避免影响胎盘血流灌注。

妊娠高血压的非药物治疗包括适当活动、情绪放松、适当控制体重、保证充足睡眠等。妊娠合并轻度高血压应强调非药物治疗,并积极监测血压、定期复查尿常规等相关检查。对存在靶器官损害或同时使用多种降压药物的慢性高血压患者,应根据妊娠期间血压水平进行药物治疗,原则上采用尽可能少的用药种类和剂量。对于血压轻度升高伴先兆子痫,不建议常规应用硫酸镁。但需要密切观察血压和尿蛋白变化,以及胎儿状况。妊娠合并重度高血压治疗的主要目的是最大程度降低母亲的患病率和病死率。在严密观察母婴状态的前提下,应明确治疗的持续时间、降压目标、药物选择和终止妊娠的指征。对于重度先兆子痫,建议静脉应用硫酸镁,并确定终止妊娠的时机。当SBP≥180 mmHg或DBP≥120 mmHg时,应按照高血压急症处理。妊娠高血压的药物治疗最常用的口服药物有拉贝洛尔、甲基多巴和硝苯地平,必要时可考虑小剂量噻嗪类利尿剂。妊娠期间禁用ACEI和ARB,有妊娠计划的慢性高血压患者,也应停用上述药物。对既往妊娠合并高血压、慢性肾病、自身免疫病、糖尿病、慢性高血压、先兆子痫的危险因素(初产妇、>40岁、妊娠间隔>10年、BMI>35、先兆子痫家族史、多胎妊娠)≥1项的患者,建议从妊娠12周起服用小剂量阿司匹林(ASA)(75~100 mg/d),直至分娩前一周。

4.高血压脑卒中

病情稳定的脑卒中患者,降压目标为<140/90 mmHg。颅内大动脉粥样硬化性狭窄(狭窄70%~99%)导致的缺血性卒中或短暂性脑缺血发作(TIA)患者,推荐血压达到<140/90 mmHg。低血流动力学因素导致的脑卒中或TIA,应权衡降压速度与幅度对患者耐受性及血流动力学的影响。降压药物种类和剂量的选择以及降压目标值应个体化,综合考虑药物、脑卒中特点和患者3个方面因素。急性缺血性卒中准备溶栓者血压应控制在<180/110 mmHg。缺血性卒中后24 h内血压升高的患者应谨慎处理,应先处理紧张焦虑、疼痛、恶心呕吐及颅内压升高等情况。血压持续升高,SBP≥200 mmHg或DBP≥110 mmHg,或伴有严重心功能不全、主动脉夹层、高血压脑病的患者,可予降压治疗。选用拉贝洛尔、尼卡地平等静脉药物,避免使用引起血压急剧下降的药物。急性脑出血的降压治疗应先综合评估患者的血压,分析血压升高的原因,再根据血压情况决定是否进行降压治疗。患者SBP>220 mmHg,应积极使用静脉降压药物降低血压;患者SBP>180 mmHg,可使用静脉降压药物控制血压,160/90 mmHg可作为参考的降压目标值。早期积极降压是安全的,但改善预后的有效性尚待验证。在降压治疗期间应严密观察,每隔5~15 min进行一次血压监测。

5.高血压伴冠心病

高血压合并稳定型心绞痛的患者降压药物首选β受体阻滞剂或CCB,β受体阻滞剂、CCB可以降低心肌氧耗量,减少心绞痛发作;血压控制不理想,可以联合使用ACEI/ARB以及利尿剂。降压治疗的目标水平推荐<140/90 mmHg,如能耐受,可降至<130/80 mmHg,应注意DBP不宜降至60 mmHg以下。高龄且存在冠状动脉严重狭窄病变的患者血压不宜过低。

高血压合并非ST段抬高急性冠脉综合征的患者降压药物仍以β受体阻滞剂、CCB作为首选;血压控制不理想,可联合使用RAS抑制剂以及利尿剂。

高血压合并急性ST段抬高心肌梗死的患者降压药物选择β受体阻滞剂和RAS抑制

剂,在心梗后长期服用作为二级预防可以明显改善患者的远期预后:没有禁忌证者应早期使用;血压控制不理想时,可以联合使用 CCB 及利尿剂。当考虑血管痉挛因素存在时,需注意避免使用大剂量的 β 受体阻滞剂,因为有可能诱发冠状动脉痉挛。

6.高血压合并心力衰竭

我国高血压合并心力衰竭的患者比率为 54.6%。高血压患者心力衰竭的发生率为28.9%。推荐的降压目标为<130/80 mmHg;高血压合并左心室肥厚但尚未出现心力衰竭的患者,先将血压降至<140/90 mmHg,如患者能良好耐受,可进一步降低至<130/80 mmHg,有利于预防发生心力衰竭。高血压合并 HFrEF 首先推荐应用 ACEI(不能耐受者可使用ARB)、β 受体阻滞剂和醛固酮受体拮抗剂。这 3 种药物的联合也是 HFrEF 治疗的基本方案,可以降低患者的死亡率和改善预后,又均具有良好的降压作用。多数此类心力衰竭患者需常规应用袢利尿剂或噻嗪类利尿剂,也有良好的降压作用。如仍未能控制高血压,推荐应用氨氯地平、非洛地平。高血压合并 HFpEF,病因大多为高血压,在心力衰竭症状出现后仍可伴高血压。上述 3 种药物并不能降低此类患者的死亡率和改善预后,但用于降压治疗仍值得推荐,也是安全的。不推荐应用 α 受体阻滞剂、中枢降压药(如莫索尼定)。有负性肌力效应的 CCB(如地尔硫和维拉帕米)不能用于 HFrEF,但对于 HFpEF 患者仍可能是安全的。高血压合并急性心力衰竭的处理临床特点是血压升高,以左心衰竭为主,发展迅速,且多为 HFpEF。需在控制心力衰竭的同时积极降压,主要静脉给予袢利尿剂和血管扩张药,包括硝酸甘油、硝普钠或乌拉地尔。若病情较轻,可以在 24~48 h 逐渐降压;病情重伴有急性肺水肿的患者在初始 1 h 内平均动脉压的降低幅度不超过治疗前水平的 25%,2~6 h 降至160/(100~110)mmHg,24~48 h 使血压逐渐降至正常。

7.高血压伴肾脏疾病

高血压和肾脏病密切相关,互为病因和加重因素。各种慢性肾功能不全(Chronic Kidney Disease,CKD)导致的高血压,称为肾性高血压,主要分为肾血管性高血压和肾实质性高血压。我国非透析 CKD 患者高血压患病率为 67.3%~71.2%,而透析患者中高血压患病率高达 91.7%。降压时机:CKD 合并高血压患者 SBP≥140 mmHg 或 DBP≥90 mmHg 时开始药物降压治疗。降压目标:在白蛋白尿<30mg/d 时为<140/90 mmHg,在白蛋白尿为 30~300 mg/d 或更高时为<130/80 mmHg,60 岁以上的患者可适当放宽降压目标。

ACEI/ARB、CCB、α 受体阻滞剂、β 受体阻滞剂、利尿剂都可以作为 CKD 患者的初始选择药物。ACEI/ARB 具有降压,降低蛋白尿、延缓肾功能的减退作用,可改善 CKD 患者的肾脏预后。初始降压治疗应包括一种 ACEI 或 ARB,单独或联合其他降压药,但不建议两药联合应用。用药后血肌酐较基础值升高<30%时仍可谨慎使用,超过 30%时可考虑减量或停药。二氢吡啶类和非二氢吡啶类 CCB 都可以应用,其肾脏保护能力主要依赖其降压作用。CKD 1~3 期患者,噻嗪类利尿剂有效;CKD 4~5 期患者可用袢利尿剂。利尿剂应采用低剂量,利尿过快可导致血容量不足,出现低血压或 GFR 下降。醛固酮拮抗剂与 ACEI 或 ARB

联用可能加速肾功能恶化和发生高钾血症的风险。β 受体阻滞剂可以对抗交感神经系统的过度激活而发挥降压作用，α、β 受体阻滞剂具有较好的优势，发挥心肾保护作用，可应用于不同时期 CKD 患者的降压治疗。其他降压药，如 α1 受体阻滞剂、中枢 α 受体激动剂，均可酌情与其他降压药物联用。

终末期肾病透析患者（CKD5 期）的降压治疗部分患者表现为难治性高血压，需要多种降压药联用。血液透析患者使用 RAS 抑制剂应监测血钾和肌酐水平。要避免在透析血容量骤减阶段使用降压药，以免发生严重的低血压。降压药物剂量需考虑到血流动力学变化以及透析对药物的清除情况而调整。透析前或诊室测量的血压并不能很好反映透析患者的平均血压，推荐患者家庭血压测量。透析患者血压变异不宜过大，透析后 SBP 理想靶目标为 120~140 mmHg。

8.高血压合并糖尿病

我国门诊高血压患者中有 24.3% 合并糖尿病，糖尿病合并高血压可使患者发生心脑血管事件的风险显著增加，而降压治疗与糖尿病合并高血压患者的全因死亡率及心脑血管疾病等其他临床转归的改善显著相关。建议糖尿病患者的降压目标为 130/80 mmHg；老年或伴严重冠心病患者，宜采取更宽松的降压目标值（140/90 mmHg）。SBP 在 130~139 mmHg 或 DBP 在 80~89 mmHg 的糖尿病患者，可进行不超过 3 个月的非药物治疗。如血压不能达标，应采用药物治疗。血压≥140/90 mmHg 的患者，应在非药物治疗基础上立即开始药物治疗。伴微量白蛋白尿的患者应该立即使用药物治疗。首先考虑使用 ACEI 或 ARB；如需联合用药，应以 ACEI 或 ARB 为基础，加用利尿剂，或二氢吡啶类 CCB，合并心绞痛可加用 β 受体阻滞剂。糖尿病合并高尿酸血症的患者慎用利尿剂。反复低血糖发作者，慎用 β 受体阻滞剂，以免掩盖低血糖症状。如需应用利尿剂和 β 受体阻滞剂，宜小剂量使用。

9.难治性高血压

在改善生活方式基础上应用了可耐受的足够剂量且合理的 3 种降压药物（包括一种噻嗪类利尿剂）至少治疗 4 周后，诊室和诊室外（包括家庭血压或动态血压监测）血压值仍在目标水平之上，或至少需要 4 种药物才能使血压达标时，称为难治性高血压（Resistant Hypertension,RH）。

确定患者是否属于 RH，常需配合采用诊室外血压测量（家庭血压测量及动态血压监测），以排除白大衣血压效应以及假性高血压，并寻找影响血压控制不良的原因和并存的疾病因素：

①较常见的原因是患者治疗依从性差（未坚持服药）；

②降压药物选择使用不当（药物组合不合理、使用药物剂量不足）；

③应用了拮抗降压的药物，包括口服避孕药、环孢素、促红细胞生成素、糖皮质激素、非甾体类抗炎药、抗抑郁药，可卡因及某些中药（如甘草、麻黄）等；

④其他影响因素有不良生活方式、肥胖、容量负荷过重（利尿剂治疗不充分等），或某些

并存疾病状况,如慢性疼痛以及长期失眠等;

⑤排除上述因素后,应该警惕继发性高血压的可能性,启动继发性高血压的筛查。

尽量消除上述影响因素,检查多药联合方案的组成是否合理。推荐选择常规剂量的RAS抑制剂+CCB+噻嗪类利尿剂,也可根据患者综合情况考虑增加各药物的剂量,应达到全剂量。效果仍不理想者,可依据加用第四种降压药,但仍需要采用个体化治疗的原则。

10.高血压急症及亚急症

高血压急症是指原发性或继发性高血压患者,在某些诱因作用下,血压突然和显著升高(一般超过 180/120 mmHg),同时伴有进行性心、脑、肾等重要靶器官功能不全的表现,包括高血压脑病、高血压伴颅内出血(脑出血和蛛网膜下隙出血)、脑梗死、心力衰竭、急性冠脉综合征、主动脉夹层、嗜铬细胞瘤危象、子痫前期或子痫等。应注意血压水平的高低与急性靶器官损害的程度并非成正比。一部分高血压急症并不伴有特别高的血压值,如并发急性肺水肿、主动脉夹层、心肌梗死等,而血压仅为中度升高,但对靶器官功能影响重大,也应视为高血压急症。

高血压急症的治疗:

①治疗原则:应持续监测血压及生命体征;去除或纠正引起血压升高的诱因及病因;酌情使用有效的镇静药以消除恐惧心理;尽快静脉应用合适的降压药控制血压,以阻止靶器官进一步损害,对受损的靶器官给予相应的处理;降低并发症并改善结局。

②药物选择:根据受累的靶器官及肝肾功能状态选择药物。理想的药物应能预期降压的强度和速度,保护靶器官功能,并方便调节。常用高血压急症的药物见表3.6。经过初始静脉用药血压趋于平稳,可以开始口服药物,静脉用药逐渐减量至停用。

表 3.6 常用高血压急症的药物

药名	剂量	起效时间	持续时间	不良反应
硝普钠	$6.25 \sim 12.5$ μg/min 起泵入,根据血压调整剂量(围术期高血压); $0.25 \sim 10$ μg/(kg·min) Ⅳ(高血压急症); 起始剂量 $0.3 \sim 0.5$ μg/(kg·min),根据血压反应可逐渐增加剂量,最大剂量 10 μg/(kg·min)(妊娠高血压,其安全级别 C 级)	立即	$2 \sim 10$ min	低血压、心动过速、头痛、肌肉痉挛; 连续使用超过 $48 \sim 72$ h 或剂量>2 g/(kg·min)时可能导致氰化物中毒
硝酸甘油	$5 \sim 100$ μg/min Ⅳ(高血压急症合并心肌缺血)	$2 \sim 5$ min	$5 \sim 10$ min	头痛、呕吐

续表

药名	剂量	起效时间	持续时间	不良反应
酚妥拉明	2.5~5 mg Ⅳ(诊断嗜铬细胞瘤及治疗其所致的高血压发作,包括手术切除时出现的高血压,也可根据血压对本品的反应用于协助诊断嗜铬细胞瘤)	1~2 min	10~30 min	心动过速、头痛、潮红
尼卡地平	0.5~10 μg/(kg·min)Ⅳ(围术期高血压,高血压急症)起始剂量5 mg/h,根据血压反应逐渐增加至15 mg/h(妊娠高血压,安全级别 C 级)	5~10 min	1~4 h	心动过速、头痛、周围水肿、心绞痛、恶心、头晕,与硫酸镁合用可能抑制子宫收缩
艾司洛尔	0.15~0.3 mg/(kg·min)泵入(围术期高血压250~500 μg/kg Ⅳ),继以50~300 μg/(kg·min)静滴(高血压急症)	1~2 min	10~20 min	低血压、恶心
美托洛尔	3~5 mg 静推,间隔5 min 重复,最大可用到150 mg(围术期高血压)	5~10 min	5~10 h	低血压、心力衰竭、心脏传导
拉贝洛尔	25~50 mg Ⅳ15 min 可重复,总量可达200 mg;也可静脉泵入,1~4 mg/min(围术期高血压);20~80 mg Ⅳ,0.5~2.0 mg/min 静滴(高血压急症)	5~10 min	3~6 h	恶心、呕吐、头麻、支气管痉挛、传导阻滞、体位性低血压
乌拉地尔	10~50 mg Ⅳ 6~24 mg/h	5 min	2~8 h	低血压、头晕、恶心、疲倦
依那普利	1.25~5 mg 每6 h Ⅳ	15~30 min	6~12 h	高肾素状态血压陡降、变异度较大
地尔硫䓬缓释片	5~10 mg Ⅳ,或 5~15 μg/(kg·min)泵入(围术期高血压,高血压急症)	5 min	30 min	心动过缓、房室传导阻滞、低血压、心力衰竭、外周水肿、头痛、便秘、肝毒性
肼苯哒嗪	10~20 mg Ⅳ 10~40 mg IM	10~20 min	1~4 h 4~6 h	心动过速、潮红、头痛、呕吐、心绞痛加重
非诺多泮	0.03~1.6 μg/(kg·min)Ⅳ	<5 min	30 min	心动过速、头痛、恶心、潮红
硫酸镁 a	5 g 稀释至20 mL,静脉慢推5 min,继以 1~2 g/h 维持;或 5 g 稀释至20 mL,每4 h 一次深部肌内注射;总量25~30 g/d(妊娠高血压,严重先兆子痫)			当尿量<600 mL/d、呼吸<16 次/min、腱反射消失时,应及时停药

注:Ⅳ—静脉注射;IM—肌内注射;a—非高血压药物;急症降压药使用详见各种药物的说明书。

③控制性降压:在不影响脏器灌注的基础上降压,渐进将血压调控至适宜水平。初始阶段(1 h内)血压控制的目标为平均动脉压的降低幅度不超过治疗前水平的25%。在随后的2~6 h将血压降至较安全水平,一般为160/100 mmHg左右。如果可耐受,在以后24~48 h逐步降压达到正常水平。对于妊娠合并高血压急症的患者,应尽快、平稳地将血压控制到相对安全的范围(<150/100mmHg),并避免血压骤降而影响胎盘血液循环。不同靶器官受损的高血压急症降压的幅度及速度不同。如为合并急性冠脉综合征、急性左心衰,需要尽快将血压降至可以改善心脏供血、降低心肌氧耗量、改善心功能的水平。如为合并主动脉夹层,应该迅速降压至维持组织脏器基本灌注的最低血压水平,一般需要联合使用降压药,并要重视足量β受体阻滞剂的使用。如不适用(如气道阻力增加),可考虑改用非二氢吡啶类CCB。

④注意事项:高血压急症的血压控制是在保证重要脏器灌注基础上的迅速降压。已经存在靶器官损害的患者,过快或过度降压容易导致其组织灌注压降低,诱发缺血事件,应注意避免。

高血压亚急症是指血压显著升高,但不伴急性靶器官损害。患者可有血压明显升高造成的症状,如头痛、胸闷、鼻出血、烦躁不安等。多数患者服药顺从性不好或治疗不足。区别高血压急症与高血压亚急症的唯一标准是有无新近发生的急性进行性的靶器官损害,而非血压升高的程度。可疑高血压急症患者,应进行详尽评估,以明确是否为高血压急症,但初始治疗不要因对患者整体评价过程而延迟。高血压亚急症的治疗在24~48 h将血压缓慢降至160/100 mmHg。可通过口服降压药控制,如CCB、ACEI、ARB、β受体阻滞剂、α受体阻滞剂等,还可根据情况应用袢利尿剂。初始治疗可以在门诊或急诊室,用药后观察5~6 h。2~3天后门诊调整剂量,此后可应用长效制剂控制至最终的目标血压水平。急诊就诊的高血压亚急症患者在血压初步控制后,应调整口服药物治疗的方案,定期门诊调整治疗。具有高危因素的高血压亚急症如伴有心血管疾病的患者,也可以住院治疗。

九、健康管理策略与方案

(一)高血压患者的健康管理流程

高血压患者的健康管理目标:进行综合干预,包括开展全方位生活方式干预(营养指导、运动处方、心理干预等)和药物治疗,提高高血压的治疗率和控制率,预防心脑血管事件。

高血压患者的健康管理流程见图3.2。

(二)高血压患者的生活方式干预

1.高血压患者的营养干预

1)患者评估

高血压患者需要进行体重、饮食以及临床合并症评估。

（1）体重评估

正常体重指 BMI 在 18.5~23.9 kg/m²，<18.5 kg/m² 为体重过低，在 24.0~27.9 kg/m² 为超重，≥28.0 kg/m² 为肥胖。此外，男性腰围≥90 cm、女性腰围≥85 cm 为中心性肥胖。对于超重或肥胖者，首先应积极采取增加运动、减少能量摄入等生活方式干预，将 BMI 降至正常范围，特别是要减少腹部脂肪。对于体重过低者，提示存在营养不足，需要保证能量和营养素的摄入。

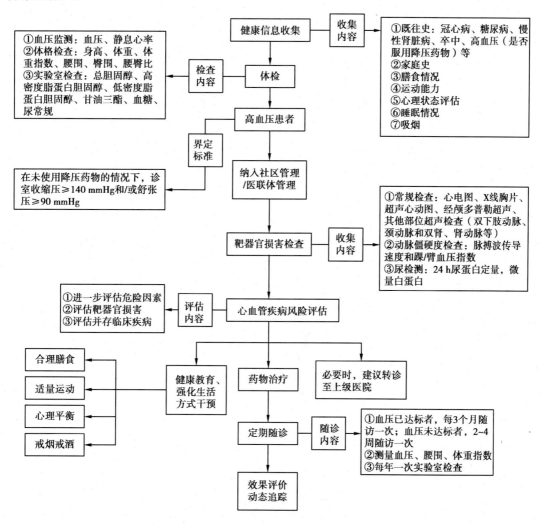

图 3.2　高血压患者的健康管理流程［引自《中国高血压健康管理规范（2019）》］

（2）饮食评估

根据个体的年龄、性别、运动量，确定每日能量摄入范围。评估个体是否有不规律进餐、酗酒等不良饮食行为。评估个体的口味偏好、调味品使用习惯和高盐食物选择情况，根据《中国居民膳食指南（2022）》给出调整调味品和高盐含量食物的清单。合并症评估包括冠心病、卒中、糖尿病、肾脏疾病、痛风等。

2)膳食干预

（1）能量及重要营养素摄入量推荐

按照标准体重计算每日摄入的总能量（表 3.7）。对于超重和肥胖者,除增加运动以外,应适当减少每日能量摄入,一般每日减少 300~500 kcal。每克碳水化合物和每克蛋白质的产热量均为 4 kcal,每克脂肪的产热量为 9 kcal。

表 3.7　成人每日应摄入能量估算表

单位:kcal/kg 标准体重

体型	卧床	轻体力劳动	中体力劳动	重体力劳动
消瘦（BMI<18.5 kg/m²）	25~35	35	40	45~55
正常（18.5 kg/m²<BMl<23.9 kg/m²）	20~25	30	35	40
超重和肥胖（BMI≥24.0 kg/m²）	15	20~25	30	35

注:标准体重（kg）=身高（cm）-105;轻体力劳动指基本坐姿工作,中体力劳动指基本直立工作,重体力劳动指负重体力工作;BMI 为身体质量指数;1 kcal=4.184 kJ。

（2）饮食指导

①平衡膳食:遵循《中国居民膳食指南（2022）》中的建议,以平衡膳食为原则安排每日餐食,坚持食物多样化,特别关注全谷类食物和蔬菜的食用量是否达到推荐量要求。

②严格限制高盐食物摄入:减少食盐摄入量,每日<5.0 g。

③控制高脂肪食物摄入:每日烹调用油量应控制在 20~30 g。伴有血脂异常者,平均每日摄入的饱和脂肪供能占总能量的比例≤10%,胆固醇摄入量<300 mg。

④控制精制糖摄入:添加糖的摄入量每日<50 g,最好控制在<25 g。伴有血糖异常者,应同时遵循糖尿病患者膳食指导原则。

⑤戒酒:高血压患者应戒酒。

⑥增加食用全谷物和杂豆类食物:全谷物指全麦粉等。杂豆指大豆以外的红豆等。每日主食中应有 1/4~1/3 为全谷物。

⑦多吃蔬菜、水果:每餐食物中,蔬菜质量应占到约 1/2。水果的营养成分与蔬菜有差异,不能相互替代。首选新鲜应季水果,控制含糖量高的水果。

⑧食用适量的鱼、畜禽肉和蛋类等动物性食物:动物性食物富含优质蛋白,适量摄入对维持血压平稳有重要作用。平均每日摄入总量为 120~200 g,分散在各餐中食用。对于合并血脂异常或冠心病和脑血管疾病的患者,每周食用蛋黄 1~2 个。

⑨科学饮水:成年人每日饮水量应≥1.5 L,根据生理状况、环境温湿度、运动以及摄入食物状况进行调整。提倡饮用白开水或淡茶水,鼓励多次少量饮用。

⑩血压管理菜谱及烹调方式:每日食谱制订总原则是控制每日总能量摄入以维持正常

体重,按照食物多样性的原则丰富每日食物种类,提高蛋白质效价和优质蛋白比例,食物的烹调方式应注意减少营养损失。

有合并症的高血压患者,膳食指导原则如下:

①高血压合并缺血性卒中患者:更严格地控制食盐摄入,建议每日食盐的摄入量<3.0 g。

②高血压合并肾脏疾病患者:更严格地控制食盐摄入,要求每日食盐的摄入量<3.0 g;需限制蛋白质摄入,每日膳食中蛋白质供给量为每公斤体重0.6~0.8 g,且有50%~70%蛋白质来自优质蛋白类食物,首先保证鱼虾、瘦肉、禽蛋、奶类和豆制品等。限制脂肪摄入;限制钾、磷摄入,每日磷摄入量<1 000 mg;钾摄入量<2 000 mg,选择西兰花、西葫芦、绿豆芽、冬瓜、大白菜、柿子椒、卷心菜、椰菜花、黄瓜、茄子等钾含量低的蔬菜。

③高血压合并糖尿病患者:选择低血糖生成指数的全谷类食物,不吃含精制糖的食物。

④高血压合并痛风患者:限制高嘌呤动物性食物,避免食用肝脏、肾脏等动物内脏、海产品以及浓肉汤和肉汁等。对于急性痛风发作、药物控制不佳或慢性痛风性关节炎的患者,应戒酒,并禁用含酒精饮料。

2.高血压患者的运动干预

1)干预原则

高血压患者常伴有多种健康危险因素或慢性疾病,有一定的运动风险。运动干预方案的制定需重点强调安全性、有效性和运动监控,即选择适合当前健康水平和健康目标的体育活动类型,通过循序渐进的运动获得健康益处。

2)个体评估

运动干预前,要充分考虑各种危险因素和伴发疾病的情况,咨询医生、医疗保健人员、运动指导师等,进行体质测定和运动前医学检查(表3.8),以免因运动诱发心血管事件等,充分保障运动安全。对于未控制的3级高血压患者,必须由临床医生进行评估并服用降压药物之后才可开始训练计划。

表3.8 运动前医学检查

项目	内容或方法
医疗史	患病史、住院史和治疗史(尤其是心脑血管疾病),用药史、过敏史,家族史,目前症状,运动、神经等系统中影响运动的因素
运动习惯	既往3个月和近1周内运动天数、每次运动时间,运动类型,每日工作的体力活动情况
体格检查	血压、心率;必要时,做心电图、血生化、超声心动图、外周血管超声检查、神经功能检查、肺功能检查
体质测试	人体成分(体重、身体质量指数、腰围、体脂率),心肺耐力(运动心肺试验、6 min步行试验),肌肉力量,柔韧性,平衡能力

3) 干预方法

高血压患者的运动干预,需重点强调运动安全和运动监控。注意事项如下:

①高血压患者不需要进行较大强度(≥60%心率储备)的有氧运动,中等强度的有氧运动(40%~60%心率储备)可取得最佳风险收益比。

②降压药物,如 β 受体阻滞剂、CCB 以及血管扩张剂,会引起运动后血压突然下降,需要延长整理活动时间并密切观察。

③运动方案时效与调整。运动 3 周后可增加运动时间和强度,或评估是否继续运动,或是调整下一阶段的训练。

④跟踪和复诊。运动初期以及运动一段时间后随访患者运动后的情况,复诊血压情况。

高血压患者的运动干预推荐方案见表 3.9。

表 3.9　高血压患者的运动干预推荐方案

运动类型	运动频率	运动强度	持续时间	运动方式
有氧运动	每周 7 d 都可运动,至少每周 3~4 次	中等强度(达到 40%~60%心率储备)	可选择一次持续运动 30~60 min;也可采取短时间多次累积的方式,每次至少 10 min,每日累计 30~60 min	快走(≥5 km/h)、走跑结合(跑步时间<10 min)、骑自行车、广场舞、球类运动等
抗阻运动	每周 2~3 d(同一组肌群间歇时间至少 48 h)	60%~80%1-RM	至少 1 组,每组重复 8~12 次	举重、哑铃、器械、俯卧撑、平板支撑等
柔韧性锻炼	每周至少 2 次,最好每日练习	拉伸到拉紧或稍微不适状态(出现微微酸痛感)	静力性拉伸,每次保持 10~30 s,重复 2~4 次,每日累计至少 10 min	对所有肌肉、肌腱单元进行系列的牵伸,如瑜伽、太极拳

注:有氧运动的强度可用运动目标心率估算,目标心率(次/min)= 心率储备×期望强度(%)+安静心率,其中心率储备(次/min)= 220-年龄-安静心率;无氧运动的强度 1-RM 指在保持正确姿势且没有疲劳感的情况下,一个人一次能举起的最大质量;引自《中国高血压健康管理规范(2019)》。

高血压合并冠心病或经皮冠状动脉介入治疗术后患者的运动干预推荐方案见表 3.10。

表3.10　高血压合并冠心病或经皮冠状动脉介入治疗
支架置入术后患者的运动干预推荐方案

运动类型	运动频率	运动强度	持续时间	运动方式
有氧运动	每周至少3~5次运动;耐力较差的患者,可每日进行多次短时间运动(每次1~10 min)	中等强度(达到40%~60%心率储备);已确定心脏缺血阈值的患者,运动处方强度应低于缺血阈值心率值10次/min;在运动测试后或在康复过程中β受体阻滞剂的服用剂量发生改变时,建议重新进行运动测试,调整运动强度	每次运动20~60 min;首次运动后,逐次增加1~5 min,直到最大推荐量60 min	快走(≥5 km/h)、走跑结合(跑步时间<10 min)、骑自行车、广场舞、球类运动等
抗阻运动	每周2~3 d(同一组肌群间歇时间至少48 h)	上肢30%~40%1-RM,下肢60%~80%1-RM	每组8~12个,共3组,组间2~3 min	举重、哑铃、器械、俯卧撑、平板支撑等

4)运动康复中急性事件的预防和处理

(1)高血压患者急性心肌梗死的预防与处理

结合患者经历,描述急性事件发生时的症状,回顾心脏病发作时常见的征兆,以进行症状识别。教导患者如出现心脏病发作的征兆或体征应采取以下步骤:停止正在从事的事情,立即坐下或平躺;如症状在1~2 min无缓解,如有硝酸甘油应舌下含服1片;如不适症状在3~5 min无缓解或加重,舌下再含服硝酸甘油1片,继续等待5 min,必要时再放硝酸甘油1片。如果症状无缓解或无硝酸甘油,应马上呼救,自己或在他人帮助下拨打求救电话,需紧急转运至最近医院的急诊中心,不可自行驾车。

(2)高血压合并糖尿病患者的常见运动风险及预防

低血糖是糖尿病患者进行运动面临的最严重问题。运动后可能会发生急性血糖下降,即使在高血糖阶段也会发生,症状包括颤抖、虚弱、异常出汗、焦虑、口和手发麻、神经质,神经性低血糖症状包括头痛、视力障碍、反应迟钝、遗忘、昏迷。需要注意的是,低血糖可能会在运动后12 h出现。患者应注意避免运动时间过晚,否则会加重夜晚低血糖发生的风险。运动时可携带一些糖。注意避免空腹锻炼,建议在餐后1 h开始运动,避免在胰岛素作用处于高峰期时进行运动,以防止胰岛素吸收过快而引起低血糖反应。一些药物可掩盖或加重运动后的低血糖反应,如β受体阻滞剂、华法林、CCB和利尿剂等。剧烈运动还可加重退行性关节、视网膜病变及外周神经病变。外周神经病变的患者由于触觉以及对冷、热及其他刺激的缺失,需注意双手及双脚的保护,避免受伤。

（3）高血压合并冠心病或经皮冠状动脉介入治疗术后患者的运动风险及预防指导

不完全血运重建的经皮冠状动脉介入治疗术后患者，运动诱发心肌缺血的风险增加，如心绞痛、心肌梗死。应评估此类患者支架置入部位再发生狭窄的可能性。发生心绞痛的患者应注意监测症状发生的频率、持续时间、诱因以及相关的运动强度。需注意，中高强度抗阻运动比有氧运动更容易使血压升高。保障康复现场有检测和复苏设备，包括除颤仪及相关药物。强调运动前热身及运动后放松的重要性。

3.高血压患者的心理干预

1）干预原则

①心理和行为干预：应常规给予高血压患者"心理平衡处方"，必要时结合抗焦虑、抗抑郁药物治疗。

②躯体疾病与精神疾病"同诊共治"：心内科医生与精神科医生共同会诊患者，确诊其在患高血压同时是否伴有焦虑和抑郁症状，共同制订治疗方案，实现"同诊共治"。

③兼顾疗效与安全性：选择药物时，应充分评估抑郁或焦虑症状、药物潜在不良反应、药物相互作用和潜在疾病条件等，兼顾疗效与安全性原则。

2）干预方法

高血压患者心理平衡处方：正视现实生活，正确对待自己和别人；处理好家庭和同事间的关系；保持乐观和积极向上的态度；寻找适合自己的心理调适方法，如旅行、运动等；增强心理承受力，培养应对心理压力的能力。心理咨询是减轻精神压力的科学方法，必要时进行心理咨询，避免和干预心理危机。

心理与行为干预如下：

①放松深呼吸训练：具体方法是保持站姿或坐姿，注意力集中在腹部肚脐下方，用鼻孔慢慢吸气，想象空气从口腔沿着气管逐渐抵达腹部，腹部随着吸气不断增加、慢慢地鼓起来，吸足气后稍微停顿2~3 s；呼气时想象空气逐渐从口腔或鼻腔缓慢、平稳流出而非突然呼出。重复上述步骤，每次3~5 min。坚持每日练习3~5次，开始可以每次练习1~2 min，逐渐增加至3~5 min。熟练后也可增加到10~15 min，每日早、晚各一次。

②认知行为治疗：由专业心理治疗师针对抑郁、焦虑症等不合理认知所致的心理问题，或躯体疾病伴发的抑郁、焦虑问题，进行相关干预以改变患者对己、对人或对事的看法与态度改变心理问题。

③正念减压疗法：由心理治疗师协助慢性病患者通过正念练习处理压力、疼痛、焦虑和抑郁情绪的治疗方法。该疗法为一套结构化连续8周（每周2 h）的个体或团体训练课程，包含正念冥想、温和瑜伽和身体扫描技巧训练，以及每日居家练习。

④药物干预：对于高血压伴焦虑、抑郁状态者，可联合应用抗高血压和抗焦虑、抑郁药物。抗焦虑药物：临床以苯二氮䓬类抗焦虑药物最为常用，如地西泮、阿普唑仑、氯硝西泮等。非苯二氮䓬类抗焦虑药物也常用于缓解高血压等躯体疾病伴发的焦虑情绪，如丁螺环

酮、坦度螺酮等。抗抑郁药物：常用的有选择性5-羟色胺再摄取抑制剂，如氟西汀、帕罗西汀等。疗效欠佳者，也可试用米氮平等去甲肾上腺素能和特异性5-羟色胺抗抑郁药物。

4.高血压患者的戒烟干预

1）烟草依赖的诊断标准及评估

（1）诊断标准

①强烈吸烟渴求；

②吸烟行为难以控制；

③停止吸烟或减少吸烟量后会出现戒断症状；

④需要增加吸烟量才能获得满足的耐受表现；

⑤为吸烟而放弃或减少其他活动及喜好；

⑥不顾危害坚持吸烟。

在过去1年内表现出上述6项中至少3项可诊断为烟草依赖。

（2）严重程度评估

推荐使用Fagerström烟草依赖评估量表（Fagerström Test of Nicotine Dependence，FTND量表）。其标准为累计得分0~3分，为轻度烟草依赖；4~6分，为中度烟草依赖；≥7分，为重度烟草依赖。

2）戒烟干预方法

识别所有吸烟者，进行简短戒烟干预（表3.11），可参照"5A（Ask：询问；Advise：建议；Assess：评估；Assist：帮助；Arrange：安排）"法（图3.3）。

表3.11　简短戒烟干预内容

识别并记录所有吸烟者	询问每位就诊者的吸烟情况，并明确记录在病历中
强烈建议所有吸烟者戒烟	用明确、强烈以及个体化的话语建议所有吸烟者戒烟
评估吸烟者的戒烟意愿	评估患者是否考虑戒烟，准备从何时开始戒烟
向吸烟者提供戒烟帮助	有戒烟意愿者（准备近1个月内戒烟者）：发放戒烟自助手册；推荐戒烟服务：拨打戒烟服务热线（中国戒烟专线4008885531或公共服务热线12320）或前往戒烟门诊接受专业的戒烟治疗
安排随访	没有戒烟意愿者（近1个月不准备戒烟或不愿意戒烟者）：进行访谈，增强其戒烟意愿，每次就诊时均需询问并记录患者的吸烟状态；对于未戒烟者或复吸者，需重复上述戒烟干预步骤；对于近期刚开始戒烟者，应鼓励其继续坚持，避免复吸

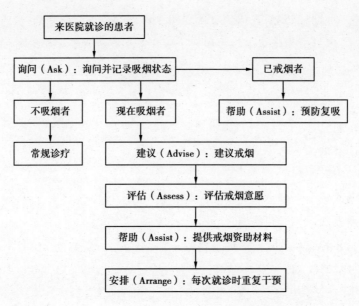

图 3.3 戒烟干预路径("5A 法")示意图[引自《中国高血压健康管理规范(2019)》]

3）戒烟药物

推荐 3 类一线临床戒烟用药,包括尼古丁替代疗法类药物、盐酸安非他酮缓释片和酒石酸伐尼克兰片。研究表明,心血管疾病患者单独或联合使用上述 3 类药物的疗效和安全性均较好。

①尼古丁替代疗法类药物:通过向人体提供中等剂量的尼古丁缓解戒烟过程中出现的戒断症状。

②盐酸安非他酮缓释片:通过抑制脑内多巴胺重摄取增加脑内多巴胺水平,缓解戒断症状。

③酒石酸伐尼克兰片:为尼古丁 α4β2 乙酰胆碱受体的部分激动剂,具有激动和拮抗双重调节作用,缓解戒断症状的同时还可减少吸烟的欣快感。

（三）高血压患者靶器官损害评估

高血压靶器官损害是指血压升高导致的心脏、脑、肾脏、视网膜和血管系统结构和（或）功能损害。无论是首次就诊还是处于不同治疗阶段的高血压患者,医生应在评估其血压和类型的同时评估靶器官损害。可根据医院的具体情况进行靶器官损伤检查(表 3.4)。

（四）高血压及其合并症的治疗

详见高血压治疗及特殊高血压治疗。

（五）中医干预在血压管理中的应用

中医根据患者的临床证候以及年龄、性别、病程、合并症、地域等多因素来综合诊治。中医药治疗高血压可配合降压药物使用,在减少降压药物用量、增强疗效及血压稳定性等方面有效果。中医治疗高血压的方法多样,有中药、针灸、运动疗法、气功疗法、心理疗法、音乐疗法、饮食疗法等,其中中药治疗是基础,其他疗法为辅助。

（六）高血压分级管理体系

1.高血压分级管理制度

1）高血压分级管理的定义

高血压分级管理是指根据人群的健康状况、高血压严重程度,提供不同级别、不同内容的医疗卫生服务,目的在于使健康人群、高血压易患人群和高血压患者在适宜的医疗卫生机构获得及时、优质的服务,提高医疗服务整体效率。

2）高血压分级管理机构及其职责

高血压管理机构主要包括综合性医院、基层医疗卫生机构、疾病预防控制机构和健康管理机构。

（1）综合性医院

综合性医院以专科为主,主要负责高危、难治、急诊患者诊治等。其内容包括:

①负责继发性高血压、难治性高血压的诊治及高血压急诊救治。

②负责基层高血压防治队伍同质化培训。

③为基层医疗机构高血压防治提供技术支持,指导基层高血压防治管理、双向转诊、急诊患者的救治。

④保障高血压及相关并发症急诊绿色通道畅通。

⑤向下转诊。

综合性医院也可在临床诊疗、健康体检、机会性筛查过程中发现高血压易患人群,开展高血压及其并发症筛查等临床预防工作及健康教育工作。综合性医院应按照健康保障信息化工程要求,建设规范的信息系统,建立与基层医疗卫生机构健康档案和电子病历对接和转诊机制,定期对基层医疗卫生机构医疗质量和医疗效果进行评估,并开展技术指导和业务培训。

（2）基层医疗卫生机构

基层医疗卫生机构是高血压健康管理的主战场,重点是做好血压测量和监测、患者筛查、危险分层、随访规范管理。其内容包括:

①健康教育:组织辖区群众开展高血压健康教育。

②血压监测:协助和指导辖区居民自主测量血压。

③筛查:通过门诊、义诊、巡诊、健康体检、家庭医生签约履约等多种形式开展辖区高血压筛查。

④规范诊疗:进行疾病临床初步诊断,对新发现和既往确诊的在管高血压患者进行年度风险评估,按照高血压诊疗指南和规范制定个体化、规范化的治疗方案。

⑤随访:参照血压控制情况规范提供随访服务。

⑥转诊:与上级医疗机构建立有效的转诊机制。识别符合转诊标准的患者以及危急症

患者,及时规范转至上级医院诊疗;对由上级医疗机构下转的稳定期或恢复期患者,开展康复和随访等诊疗服务。

⑦建立居民健康档案和专病档案,做好信息报告工作。

（3）疾病预防控制机构

疾病预防控制机构组织指导社区开展高血压早期筛查、高血压易患人群干预管理和高血压患者随访管理,开展人群高血压防控效果评估;组织开展高血压防治服务培训和技术指导;建立信息管理平台。

（4）健康管理机构

健康管理机构主要指为居民提供高血压等健康管理服务的机构,包括医院或疗养院开设的健康管理(体检)中心、独立经营的健康管理(体检)机构、依托城乡社区(乡镇)卫生服务中心和大型企事业单位卫生机构建立的健康管理站(室)等。健康管理机构通常需要获得政府卫生部门行政许可,独立经营的机构还需经工商管理部门登记注册。其主要开展健康体检、高血压风险筛查与评估、生活方式干预、健康教育与咨询、随访管理等工作。对高血压患者采取综合干预手段,管理高血压危险因素,预防心血管疾病的发生,提高其生活质量。

2.高血压患者双向转诊制度

1) 双向转诊的定义

基层卫生服务机构由于条件限制,将高危、疑难、急症高血压患者转到上一级医院治疗。上级医院对诊断明确、经治疗病情稳定、转入恢复期的患者,确认适宜后重新转回基层卫生机构继续治疗和康复。做好双向转诊,关键在于在合理规划区域卫生资源前提下做好规范化管理。

2) 双向转诊的实施

（1）基层高血压管理向上转诊流程

①评估病情:主要包括起病急、症状重、怀疑继发性高血压及多种药物无法控制的难治性高血压患者,妊娠和哺乳期女性高血压患者等。根据不同情况、管理阶段和类别分别实施向上转诊。

②办理转诊:对于非急诊转诊的患者,基层医疗机构也可以通过与上级医疗机构远程会诊讨论后确定是否转诊。确定转诊的患者应同时联系定点的上级医院,告知患者情况,开具转诊单。急诊转诊患者应呼叫急救车,并带上相关病历资料,配合尽快转诊上级医疗机构。

（2）上级医疗机构的接诊

上级医疗机构接到基层转诊请求,应该根据转诊类别做好接诊准备,确定流程与路径,实施相关诊疗方案及短期随访与管理。对于急诊转诊患者,应立即根据情况确定收治专科和专业,按照相关专业诊疗规范和路径进行诊断和救治。

（3）上级医疗机构向下转回基层

高血压患者经医院救治符合下列条件者应按照程序和路径转回基层:

①诊断明确、治疗方案确定、病情稳定的患者；

②转入恢复期的患者；

③后遗症期的患者。

经评估确认适宜,应及时向下转回基层继续治疗和康复。

(4)转诊过程中患者信息及病历传递

加快推进医疗卫生信息化建设,逐步实现高血压患者电子健康档案和电子病历的连续记录以及在不同级别、不同类型医疗机构之间的信息共享。利用信息化手段提高高血压诊疗效率和患者就诊便捷程度。在信息化建设尚不完善的情况下,可采用复印病历的方式使患者健康和诊疗信息转诊到相应的机构。

3.高血压患者随访管理

(1)随访准备

①患者建档:采集患者数据,更新年度档案,以及为新发患者建立专病档案。

②评估分级:对管理的高血压患者进行年度体检,包括血压、血脂、血糖、肾功能、心电图等。开展患者年度综合评估,包括患者血压分级、靶器官损害、心血管疾病风险评价、伴随相关疾病等情况。

(2)基层分类随访管理

针对不同的管理对象进行分类随访管理。

4.高血压患者自我管理

个人是践行健康的第一责任人。积极引导个人定期监测健康状况,做好血压检测。在有条件的地区,建议在社区卫生服务中心、医疗机构候诊区、人群聚集的机场、高铁站、企业事业单位、大学及大专院校等放置无人值守血压测量仪器,增加居民的机会性血压测量。

(1)患者自我管理小组

提倡高血压患者自我管理,交流经验。在专业人员的指导下,认识高血压的危害,学会自测血压,学习如何调整饮食、戒烟、限酒、适当运动、保持心情愉快等保健知识,增强防治高血压的主动性及降压药物治疗的依从性,提高与医生沟通和紧急情况下寻求医疗帮助的能力,改善高血压的管理效果。

(2)家庭自测血压

家庭自测血压是血压自我管理的核心内容,建议有条件的患者使用经过国际标准认证合格的上臂式自动血压计自测血压。

※思考题

1.简述高血压的诊断标准。

2.简述高血压急症的定义及处理策略。

3.简述原发性高血压药物治疗的原则。

4.简述难治性高血压的定义及处理策略。

（常广磊）

参考文献

[1]陈灏珠,钟南山,陆再英.内科学[M].8版.北京:人民卫生出版社,2018.

[2]中国高血压防治指南修订委员会,高血压联盟(中国),中华医学会心血管病学分会,等.中国高血压防治指南(2018年修订版)[J].中国心血管杂志,2019,24(1):24-56.

[3]国家卫生健康委员会疾病预防控制局,国家心血管病中心,中国医学科学院阜外医院,等.中国高血压健康管理规范(2019)[J].中华心血管病杂志,2020,48(1):10-46.

第二节　脑卒中

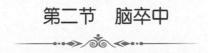

脑卒中(Stroke)是脑血管疾病的主要临床类型,包括缺血性脑卒中和出血性脑卒中,以突发并迅速出现局限性或弥散性脑功能损伤为共同临床特征,为一组器质性脑损伤导致的脑血管疾病。

一、流行病学

脑卒中是我国居民死亡的首位病因。2010—2019年,缺血性卒中的发病率由2010年的129人/10万人上升至2019年的145人/1万人,而出血性卒中的发病率由2010年的61人/10万人下降至2019年的45人/10万人;缺血性卒中的患病率由2010年的1 100人/10万人上升至2019年的1 256人/10万人,而出血性卒中的患病率由2010年的232人/10万人下降至2019年的215人/10万人。我国卒中现患人数高居世界首位。

国家卫生健康委员会脑卒中防治工程委员会开展2020年中国卒中高危人群筛查干预工作调查显示,我国≥40岁成年人的年龄和性别标准化患病率、发病率和死亡率分别为2.61%、505.23人/10万人年和343.40/10万人年。根据我国老龄化趋势和第七次人口普查数据测算,2020年我国40岁以上人群中,卒中患者约为1 780万人,卒中新发患者约为340万人,卒中相关的死亡患者约为230万人。

二、缺血性脑卒中

缺血性脑卒中又称脑梗死(Cerebral Infarction),是指各种脑血管病变所致脑部血液供应障碍,导致局部脑组织缺血、缺氧性坏死,而迅速出现相应神经功能缺损的一类临床综合征。

脑梗死是卒中最常见类型,占70%~80%。依据局部脑组织发生缺血坏死的机制可将脑梗死分为3种主要病理生理学类型:脑血栓形成(Cerebral Thrombosis)、脑栓塞(Cerebral Embolism)和血流动力学机制所致的脑梗死。脑血栓形成和脑栓塞均是由脑动脉急性闭塞或严重狭窄所致,占全部急性脑梗死的80%~90%。脑血栓形成是指急性闭塞或严重狭窄的脑动脉局部血管本身存在病变而继发血栓形成所致;脑栓塞是指急性闭塞或严重狭窄的脑动脉本身没有明显病变或原有病变无明显改变,而是由于栓子阻塞动脉所致。血流动力学机制所致的脑梗死,其供血动脉没有发生急性闭塞或严重狭窄,是由于近端大血管严重狭窄加上血压下降,导致局部脑组织低灌注,从而出现的缺血坏死,占全部急性脑梗死的10%~20%。

(一)缺血性脑卒中病因分型

目前,在临床试验和临床实践中应用最为广泛的卒中分型系统是比较类肝素药物治疗急性缺血性脑卒中试验(The Trial of Org 10172 in Acute Stroke Treatment,TOAST)分型和中国缺血性卒中亚型(Chinese Ischemic Stroke Subclassification,CISS)分型。对缺血性脑卒中患者进行病因分型有助于预后判断、指导治疗和二级预防决策。

1.TOAST分型

①大动脉粥样硬化(Large Artery Atherosclerosis,LAA):具有颅内、颅外大动脉或其皮质分支因粥样硬化所致的明显狭窄(>50%),或有血管堵塞的临床表现或影像学表现。临床表现包括如失语、忽视、意识改变及运动障碍等皮质损害,或脑干、小脑损害体征;间歇性跛行、同一血管支配区域TIA、颈部血管杂音或搏动减弱等病史支持该亚型的诊断。头颅影像学(CT或MRI)表现大脑皮质、脑干、小脑或半球皮质下梗死灶直径>1.5 cm。颈部血管彩色超声或DSA显示,颅内或颅外大动脉狭窄>50%,但应排除心源性栓塞的可能。若颈部血管彩色超声或血管造影无异常所见或改变轻微,则该型诊断不能确立。

②心源性栓塞(cardioembolism):由来源于心脏的血栓栓子导致的脑栓塞。临床表现和影像学表现同大动脉粥样硬化型。若患者于发病前1根以上血管所支配区域的TIA或脑卒中,或存在系统性栓塞,则支持心源性栓塞型的诊断,应可以确定至少有一种栓子是来源于心脏。应排除大动脉粥样硬化所致的栓塞或血栓形成。对于存在心源性栓塞中度危险因素且无其他病因的患者,应定为"可能"心源性栓塞。

③小动脉闭塞(Small-artery Occlusion):在其他分型方法中被称为腔隙性梗死。临床表现包括纯运动性卒中、纯感觉性卒中、感觉运动性卒中、共济失调轻偏瘫综合征、构音障碍-手笨拙综合征等腔隙综合征表现,无大脑皮质受累的表现。有高血压、糖尿病病史者支持该型诊断。头颅CT或MRI检查无异常发现,或脑干、皮质下梗死灶直径<1.5 cm。若有潜在的心源性栓子或同侧颈内动脉颅外段狭窄>50%,可排除该亚型诊断。

④有其他明确病因(Stroke of Other Determined Cause):除以上3种明确的病因外,由其他少见病因所致的脑卒中,如凝血障碍性疾病、红细胞增多症、各种原因引起的血管炎(如结

核、钩体病、梅毒等)、血管畸形(如动-静脉畸形、烟雾病等)。临床和影像学表现为急性缺血性脑卒中,辅助检查可提示有关病因。但应排除心源性栓塞型和大动脉粥样硬化型。

⑤不明原因型(Stroke of Undetermined Cause):经全面检查未发现病因者,辅助检查不完全者或存在两种或多种病因,不能确诊者。

2.CISS 分型

1)大动脉粥样硬化

大动脉粥样硬化包括主动脉弓和颅内或颅外大动脉粥样硬化。

(1)主动脉弓粥样硬化(Aortic Arch Atherosclerosis,AA)

①急性多发梗死病灶,特别是累及双侧前循环和(或)前后循环同时受累;

②没有与之相对应的颅内或颅外大动脉粥样硬化性病变(易损斑块或狭窄≥50%)的证据;

③没有心源性卒中潜在病因的证据;

④没有可以引起急性多发梗死灶的其他病因如血管炎、凝血异常以及肿瘤性栓塞的证据;

⑤存在潜在病因的主动脉弓动脉粥样硬化证据:经高分辨 MRI/MRA 和(或)经食管超声证实的主动脉弓斑块≥4 mm 和(或)表面有血栓。

(2)颅内外大动脉粥样硬化

①无论何种类型梗死灶(除穿支动脉区孤立梗死灶外),有相应颅内或颅外大动脉粥样硬化证据(易损斑块或狭窄≥50%)。

②对于穿支动脉区孤立梗死灶类型,以下情形也归到此类:其载体动脉有粥样硬化斑块或任何程度的粥样硬化性狭窄;需排除心源性卒中;排除其他可能的病因。

2)心源性卒中(Cardiogenic Stroke,CS)

诊断标准:

①急性多发梗死灶,特别是累及双侧前循环或前后循环共存的在时间上很接近的包括皮质在内的梗死灶;

②无相应颅内外大动脉粥样硬化证据;

③不存在能引起急性多发梗死灶的其他原因,如血管炎、凝血系统疾病、肿瘤性栓塞等;

④有心源性卒中证据;

⑤如果排除了主动脉弓粥样硬化,为肯定的心源性;如果不能排除,则考虑为可能的心源性。

心源性卒中的潜在病因包括二尖瓣狭窄,心脏瓣膜置换,既往 4 周内的心肌梗死,左心室附壁血栓,左心室室壁瘤,任何有记录的永久性或阵发性房颤或房扑、伴有或不伴有超声自发显影或左房栓子,病窦综合征,扩张性心肌病,射血分数<35%,心内膜炎,心内肿物,伴有原位血栓的卵圆孔未闭,在脑梗死发生之前伴有肺栓塞或深静脉血栓形成的卵圆孔未闭。

3）穿支动脉疾病（Penetrating Artery Disease，PAD）

由于穿支动脉口粥样硬化或小动脉纤维玻璃样变所导致的急性穿支动脉区孤立梗死灶称为穿支动脉疾病。诊断标准：

①与临床症状相吻合的发生在穿支动脉区的急性孤立梗死灶，不考虑梗死灶大小；

②载体动脉无粥样硬化斑块或任何程度狭窄；

③同侧近端颅内或颅外动脉有易损斑块或>50%的狭窄，孤立穿支动脉急性梗死灶归类到不明原因（多病因）；

④有心源性栓塞证据的孤立穿支动脉区梗死灶归类到不明原因（多病因）；

⑤排除了其他病因。

4）其他病因（Other Etiologies，OE）

存在其他特殊疾病（如血管相关性疾病、感染性疾病、遗传性疾病、血液系统疾病、血管炎等）的证据，这些疾病与本次卒中相关，且可通过血液学检查、脑脊液检查以及血管影像学检查证实，同时排除大动脉粥样硬化或心源性卒中的可能性。

5）病因不确定（Undetermined Etiology，UE）

以下因素可考虑为本型：

①未发现能解释本次缺血性卒中的病因；

②多病因：发现两种以上病因，但难以确定哪一种与该次卒中有关；

③无确定病因：未发现确定的病因，或有可疑病因但证据不够强，除非再做更深入的检查；

④检查欠缺：常规血管影像或心脏检查都未能完成，难以确定病因。

下面将以大动脉粥样硬化型脑梗死为重点，介绍脑梗死的相关问题。

（二）大动脉粥样硬化型脑梗死

动脉粥样硬化是脑梗死最常见的病因，但符合 TOAST 分型标准的大动脉粥样硬化型脑梗死患者并不是很多。在美国 43 万例首次脑梗死发病研究中，大动脉粥样硬化型脑梗死约占 16%。白种人颅内动脉粥样硬化性狭窄较少，近 2/3 大动脉粥样硬化型脑梗死由颈动脉病变所致。与白种人不同，中国人颅内动脉粥样硬化性狭窄较常见，甚至比颈动脉粥样硬化性狭窄还要多见。

1.病因及发病机制

动脉粥样硬化是大动脉粥样硬化型脑梗死的根本病因。年龄增长、高血压、高脂血症、糖尿病、吸烟等是动脉粥样硬化重要的危险因素。脑动脉粥样硬化主要发生在管径 500 μm 以上的动脉，以动脉分叉处多见，如颈总动脉与颈内、外动脉分叉处，大脑前、中动脉起始段，椎动脉在锁骨下动脉的起始部，椎动脉进入颅内段，基底动脉起始段及分叉部。

脑动脉粥样硬化的病理变化，从动脉内中膜增厚，形成粥样硬化斑块，到斑块体积逐渐增大,血管狭窄,甚至闭塞。粥样硬化斑块分为易损斑块和稳定斑块两种类型。目前认为,易损斑块破裂是动脉粥样硬化导致血栓栓塞事件的重要原因。血管内皮损伤及血小板激活并在受损的内皮上黏附和聚集是动脉血栓形成的基础,血流缓慢(尤其是涡流)和血液凝固性增高在血栓形成中也起着重要作用。脑动脉阻塞后是否导致脑梗死,与缺血脑组织的侧支循环和缺血程度有关,也与缺血持续时间和缺血脑组织对缺血的耐受性有关。

大动脉粥样硬化型脑梗死有多种发病机制:

①心原位血栓形成:大动脉粥样硬化型脑梗死最主要的发病机制。血栓性阻塞导致大动脉急性闭塞或严重狭窄,发展相对较慢,其症状常在数小时或数天不断进展,临床主要表现为大面积脑梗死。

②动脉-动脉栓塞:为动脉粥样硬化血管壁上的血栓栓子发生脱落,阻塞远端的动脉。

③斑块内破裂出血:单纯斑块内破裂出血导致血管急性完全闭塞较少,常合并局部血栓形成导致脑梗死,或导致血管严重狭窄,在合并低灌注时出现局部脑缺血核心区梗死,或在缺血核心区发生梗死的同时出现血管交界区分水岭梗死。

④低灌注:大动脉粥样硬化导致的严重血管狭窄没有明显改变,但合并低灌注导致血管交界区发生分水岭梗死。

⑤载体动脉病变堵塞穿支动脉:动脉粥样硬化病变或血栓形成累及载体动脉分支开口,导致穿支动脉闭塞发生脑梗死。

2.病理

颈内动脉系统脑梗死占80%,椎-基底动脉系统脑梗死占20%。好发闭塞的血管依次为颈内动脉、大脑中动脉、大脑后动脉、大脑前动脉及椎-基底动脉等。闭塞血管内可见动脉粥样硬化改变、血栓形成或栓子。局部血液供应中断引起的脑梗死多为白色梗死(即贫血性梗死)。如果闭塞的血管再开通,再灌流的血液可经已损害的血管壁大量渗出,使白色梗死转变成红色梗死(即出血性梗死)。

脑梗死首先表现为凝固性坏死,然后是坏死组织液化,最后有可能形成囊腔。脑细胞死亡有坏死性细胞死亡和细胞凋亡(程序性细胞死亡)两种方式。这两种细胞死亡方式可以并存,通常坏死性细胞死亡主要发生在脑梗死发病数小时内,而凋亡在发病数周内都可出现。脑梗死1天后,梗死灶开始出现边界模糊水肿区,并出现大量炎性细胞浸润。脑梗死1~2天后,大量毛细血管和内皮细胞增生,中性粒细胞被巨噬细胞替代。脑梗死3~5天脑水肿达高峰,大面积梗死时脑组织高度肿胀,可向对侧移位,导致脑疝形成。在脑梗死发生的数天内,巨噬细胞数量迅速增加,吞噬大量细胞和组织碎片,并最终返回血液循环。7~14天,脑梗死的坏死组织转变为液化的蜂窝状痰腔。3~4周后,小病灶形成胶质瘢痕,大病灶可形成中风囊。

3.病理生理

局部脑缺血由中心坏死区及周围缺血半暗带组成。中心坏死区由于脑缺血非常严重,已达到致死性缺血缺氧程度,脑细胞很快出现死亡;缺血半暗带的神经功能受损,且随着缺血时间延长和缺血程度加重,将会进一步发生梗死;如果能在短时间内,迅速恢复缺血半暗带血供或采用其他有效治疗,则该区脑组织的损伤是可逆的,神经细胞有可能存活并恢复功能。缺血半暗带具有动态的病理生理学过程,随着缺血时间的延长和严重程度的加重,中心坏死区越来越大,缺血半暗带越来越小。大部分缺血半暗带存活的时间仅有数小时,因此,急性脑梗死的治疗必须在发病早期进行。如果脑组织已经发生坏死,这部分脑组织的功能必然出现损害,以后所有的治疗方法都将无济于事,或只能让周围健存的脑组织进行有限的部分功能代偿。

脑梗死闭塞的血管发生自然再开通十分常见。脑组织一旦发生缺血,即使很快恢复供血,还会发生一系列"瀑布式"缺血级联反应,继续造成脑损害。挽救缺血半暗带是急性脑梗死治疗的一个主要目的;而恢复缺血脑组织的供血和对缺血脑组织实施保护是挽救缺血半暗带的两个基本治疗途径。

有效挽救缺血半暗带脑组织的治疗时间,称为治疗时间窗(Therapeutic Time Window,TTW)。在严格选择病例的条件下,急性缺血性脑卒中溶栓治疗的时间窗一般不超过 6 h;机械取栓的治疗时间窗一般不超过 8 h,个别患者可延长至 24 h。如果血运重建的时间超过其TTW,则不能有效挽救缺血脑组织,甚至可能因再灌注损伤和继发脑出血而加重脑损伤。

4.临床表现

1)一般特点

多见于中老年;常在安静或睡眠中发病,部分患者有 TIA 前驱症状如肢体麻木、无力等,局灶性体征多在发病后 10 余小时或 1～2 日达到高峰,临床表现取决于梗死灶的大小和部位,以及侧支循环和血管变异。患者一般意识清楚。当发生基底动脉血栓或大面积脑梗死时,可出现意识障碍,甚至危及生命。

2)不同脑血管闭塞的临床特点

(1)颈内动脉闭塞的表现

其严重程度差异较大。症状性闭塞可表现为大脑中动脉和(或)大脑前动脉缺血症状。若大脑后动脉起源于颈内动脉而不是基底动脉时,可使颈内动脉闭塞时出现整个大脑半球的缺血。颈内动脉缺血可出现单眼一过性黑矇,偶见永久性失明(视网膜动脉缺血)或Horner 征(颈上交感神经节后纤维受损)。颈部触诊可发现颈动脉搏动减弱或消失,听诊有时可闻及血管杂音,高调且持续到舒张期的血管杂音提示颈动脉严重狭窄,但血管完全闭塞时血管杂音消失。

(2)大脑中动脉闭塞的表现

①主干闭塞:可出现病灶对侧偏瘫、偏身感觉障碍及偏盲三偏症状,伴双眼向病灶侧凝视,优势半球受累出现失语,非优势半球受累出现体象障碍,并可出现意识障碍,大面积脑梗死继发严重脑水肿时,可导致脑疝,甚至死亡。

②皮质支闭塞：上部分支闭塞导致病灶对侧面部、上下肢瘫痪和感觉缺失，但下肢瘫痪较上肢轻，而且足部不受累，双眼向病灶侧凝视程度轻，伴 Broca 失语（优势半球）和体象障碍（非优势半球），通常不伴意识障碍；下部分支闭塞较少单独出现，导致对侧同向性上四分之一视野缺损，伴 Wernicke 失语（优势半球），急性意识模糊状态（非优势半球），无偏瘫。

③深穿支闭塞：最常见的是纹状体内囊梗死，表现为对侧中枢性均等性轻偏瘫、对侧偏身感觉障碍，可伴对侧同向性偏盲。优势半球病变出现皮质下失语，常为基底节性失语，表现为自发性言语受限、音显小、语调低、持续时间短暂。

（3）大脑前动脉闭塞的表现

①分出前交通动脉前的主干闭塞：可因对侧动脉的侧支代偿而不出现症状，但当双侧动脉起源于同一个大脑前动脉主干时，就会造成双侧大脑半球的前、内侧梗死，导致双下肢截瘫、二便失禁、意志缺失、运动性失语和额叶人格改变等。

②分出前交通动脉后的大脑前动脉远端闭塞：导致对侧的足和下肢的感觉运动障碍，而上肢和肩部的瘫痪轻，面部和手部不受累。感觉丧失以辨别觉丧失为主，也可不出现。可能出现尿失禁（旁中央小叶受损）、淡漠、反应迟钝、欣快和缄默等（额极与胼胝体受损），对侧出现强握及吸吮反射和痉挛性强直（额叶受损）。

③皮质支闭塞：导致对侧中枢性下肢瘫，可伴感觉障碍（胼周和胼缘动脉闭塞）；对侧肢体短暂性共济失调、强握反射及精神症状（眶动脉及额极动脉闭塞）。

④深穿支闭塞：导致对侧中枢性面舌瘫、上肢近端轻瘫（内囊膝部和部分内囊前肢受损）。

（4）大脑后动脉闭塞的表现

因血管变异多和侧支循环代偿差异大，故症状复杂多样。主干闭塞可以出现皮质支和穿支闭塞的症状，但其典型临床表现是对侧同向性偏盲、偏身感觉障碍，不伴有偏瘫，除非大脑后动脉起始段的脚间支闭塞导致中脑大脑脚梗死才引起偏瘫。

①单侧皮质支闭塞：引起对侧同向性偏盲，上部视野较下部视野受累常见，因黄斑区的视皮质代表区为大脑中、后动脉双重供应，故黄斑区视力不受累。优势半球受累可出现失读（伴或不伴失写）、命名性失语、失认等。

②双侧皮质支闭塞：可导致完全型皮质盲，有时伴有不成形的视幻觉、记忆受损（累及颞叶）、不能识别熟悉面孔（面容失认症）等。

③大脑后动脉起始段的脚间支闭塞：可引起中脑中央和下丘脑综合征，包括垂直性凝视麻痹、昏睡甚至昏迷；旁正中动脉综合征，主要表现是同侧动眼神经麻痹和对侧偏瘫，即 Weber 综合征（病变位于中脑基底部，动眼神经和皮质脊髓束受累）；同侧动眼神经麻痹和对侧共济失调、震颤，即 Claude 综合征（病变位于中脑被盖部，动眼神经和结合臂）；同侧动眼神经麻痹和对侧不自主运动和震颤，即 Bened 如综合征（病变位于中脑被盖部，动眼神经、红核和结合臂）。

④大脑后动脉深穿支闭塞：丘脑穿通动脉闭塞产生红核丘脑综合征，表现为病灶侧舞蹈样不自主运动、意向性震颤、小脑性共济失调和对侧偏身感觉障碍；丘脑膝状体动脉闭塞产生丘脑综合征（丘脑的感觉中继核团梗死），表现为对侧深感觉障碍、自发性疼痛、感觉过度、轻偏瘫、共济失调、手部痉挛和舞蹈-手足徐动症等。

（5）椎基底动脉闭塞的表现

血栓性闭塞多发生于基底动脉起始部和中部，栓塞性闭塞通常发生在基底动脉尖。基底动脉或双侧椎动脉闭塞是危及生命的严重脑血管事件，引起脑干梗死，出现眩晕、呕吐、四肢瘫痪、共济失调、肺水肿、消化道出血、昏迷和高热等。脑桥病变出现针尖样瞳孔。

5.特殊类型脑梗死的常见类型

（1）大面积脑梗死

通常由颈内动脉主干、大脑中动脉主干或皮质支闭塞所致，表现为病灶对侧完全性偏瘫、偏身感觉障碍及向病灶对侧凝视麻痹。病程呈进行性加重，易出现明显的脑水肿和颅内压增高征象，甚至发生脑疝死亡。

（2）分水岭脑梗死（Cerebral Water Shed Infarction，CWSI）

分水岭脑梗死是由相邻血管供血区交界处或分水岭区局部缺血导致，也称边缘带脑梗死，多因血流动力学原因所致。典型病例发生于颈内动脉严重狭窄伴全身血压降低时；此时，局部缺血脑组织的血供严重依赖于血压，小的血压波动即可能导致卒中或 TIA。通常症状较轻，纠正病因后病情易得到有效控制。可分为以下类型：

①皮质前型：见于大脑前、中动脉分水岭脑梗死，病灶位于额中回，可沿前后中央回上部带状走行，直达顶上小叶。表现为以上肢为主的偏瘫及偏身感觉障碍，伴有情感障碍、强握反射和局灶性癫痫，优势侧半球病变还可出现经皮质运动性失语。

②皮质后型：见于大脑中、后动脉或大脑前、中、后动脉皮质支分水岭区梗死，病灶位于顶、枕、颞叶交界区。常见偏盲、象限盲，以下象限盲为主，可有皮质性感觉障碍，无偏瘫或瘫痪较轻。约半数病例有情感淡漠、记忆力减退或 Gerstmann 综合征（优势半球角回受损）。优势半球侧病变出现经皮质感觉性失语，非优势半球侧病变可见体象障碍。

③皮质下型：见于大脑前、中、后动脉皮质支与深穿支分水岭区梗死或大脑前动脉回返支（Heubner 动脉）与大脑中动脉豆纹动脉分水岭区梗死，病灶位于大脑深部白质、壳核和尾状核等。表现为纯运动性轻偏瘫或感觉障碍、不自主运动等。

（3）出血性脑梗死

出现性脑梗死是指由于脑梗死灶内的动脉自身滋养血管同时缺血，导致动脉血管壁损伤、坏死，在此基础上，如果血管腔内血栓溶解或其侧支循环开放等原因使已损伤血管血流得到恢复，则血液会从破损的血管壁漏出，引发出血性脑梗死，常见于大面积脑梗死后。

（4）多发性脑梗死

多发性脑梗死是指两个或两个以上不同供血系统脑血管闭塞引起的梗死。当存在高黏血症和高凝状态时，患者的多个脑动脉狭窄可以同时形成血栓，导致多发性脑梗死。一般由反复多次发生脑梗死所致。

6.辅助检查

对初步诊断脑卒中的患者,如果在溶栓治疗时间窗内,最初辅助检查的主要目的是进行溶栓指征的紧急筛查。血糖化验对明确溶栓指征是必需的。如果有出血倾向或不能确定是否使用了抗凝药,还必须化验全血细胞计数(包括血小板)、凝血酶原时间(PT)、国际标准化比值(INR)和活化部分凝血活酶时间(APTT)。脑 CT 平扫是最重要的初始辅助检查,可排除脑出血和明确脑梗死诊断。

卒中常规实验室检查的目的是排除类卒中或其他病因,了解脑卒中的危险因素。所有患者都应做的辅助检查项目有头颅 CT 平扫或 MRI,血糖,全血细胞计数、PT、INR 和 APTT,肝肾功能,电解质,血脂,心肌酶谱等心肌缺血标志物,氧饱和度,心电图,胸部 X 线检查。

部分患者必要时可选择的检查项目有毒理学筛查、血液酒精水平、妊娠试验、动脉血气分析(若怀疑缺氧)、腰穿(怀疑蛛网膜下腔出血而 CT 没显示,或怀疑脑卒中继发于感染性疾病)、脑电图(怀疑癫痫发作)等。

(1)头颅 CT

急诊头颅 CT 平扫可准确识别绝大多数颅内出血,并帮助鉴别非血管性病变(如脑肿瘤),是疑似脑卒中患者首选的影像学检查方法。多数病例发病 24 h 后脑 CT 逐渐显示低密度梗死灶,发病后 2~15 日可见均匀片状或楔形的明显低密度灶。大面积脑梗死有脑水肿和占位效应,出血性梗死呈混杂密度。发病后 2~3 周为梗死吸收期,由于病灶水肿消失及吞噬细胞浸润可与周围正常脑组织等密度,CT 上难以分辨,称为"模糊效应"。增强 CT 扫描有诊断意义,梗死后 5~6 日出现增强现象,1~2 周时最明显,约 90% 的梗死灶显示不均匀强化。头颅 CT 是最方便、快捷和常用的影像学检查手段,缺点是对脑干、小脑部位病灶及较小梗死灶分辨率差。

(2)多模式 CT

灌注 CT 等多模式 CT 检查可区别可逆性和不可逆性缺血,帮助识别缺血半暗带,但其在指导急性脑梗死治疗方面的作用目前还没有确定。

(3)核磁共振 MRI

普通 MRI(T1 加权、T2 加权及质子相)在识别急性小梗死灶和后颅窝梗死方面明显优于平扫脑 CT。MRI 可清晰显示早期缺血性梗死,梗死灶 T1 呈低信号、T2 呈高信号,出血性梗死时 T1 加权像有高信号混杂。MRI 弥散加权成像(DWI)在症状出现数分钟内就可显示缺血灶,虽然超早期显示的缺血灶有些是可逆的,但在发病 3 h 以后显示的缺血灶基本代表了脑梗死的大小。灌注加权成像(PWI)可显示脑血流动力学状况和脑组织缺血范围。弥散-灌注不匹配(PWI 显示低灌注区而无与其相应大小的 DWI 异常)可提示可能存在的缺血半暗带大小。T2 加权梯度回波磁共振成像(GRE-T2×WI)和磁敏感加权成像(SWI)可以发现脑 CT 不能显示的无症状性微出血。MRI 还有无电离辐射和不需注射造影剂的优点。其缺点是费用较高,检查时间较长,一些患者有检查禁忌证(如有心脏起搏器、金属植入物或幽闭恐惧症等)。

(4)血管病变检查

血管病变检查常用检查方法包括颈动脉双功超声、经颅多普勒(TCD)、磁共振血管成(MRA)、CT血管成像(CTA)和数字减影血管造影(DSA)等。颈动脉双功超声对发现颅外颈动脉血管病变,特别是狭窄和斑块,很有帮助。TCD对评估颅内外血管狭窄、闭塞、痉挛或侧支循环有一定帮助,也用于检查微栓子和监测治疗效果,缺点是受操作人员技术水平和骨窗影响较大。CTA和MRA可以发现血管狭窄、闭塞及其他血管病变,如动脉炎、脑底异常血管网病(烟雾病)、动脉瘤和动静脉畸形等,以及评估侧支循环状态,为卒中的血管内治疗提供依据。但MRA对远端或分支显示不清。DSA是脑血管病变检查的"金标准",缺点为有创和存在一定风险。

(5)其他检查

对心电图正常但可疑存在阵发性心房纤颤的患者可行动态心电图监测。超声心动图和经食管超声可发现心脏附壁血栓、心房黏液瘤、二尖瓣脱垂和卵圆孔未闭等可疑心源性栓子来源。蛋白C、蛋白S、抗凝血酶Ⅲ等化验可用于筛查遗传性高凝状态。糖化血红蛋白、同型半胱氨酸、抗凝脂抗体等其他化验检查有利于发现脑梗死的危险因素,对鉴别诊断也有价值。

7.诊断及鉴别诊断

第一步,需明确是否为卒中。中年以上的患者,急性起病,迅速出现局灶性脑损害的症状和体征,并能用某一动脉供血区功能损伤解释,排除非血管性病因,临床应考虑为急性脑卒中。

第二步,需明确是缺血性还是出血性脑卒中。头颅CT或MRI检查可排除脑出血和其他病变,帮助进行鉴别诊断。当影像学检查发现责任梗死灶时,即可明确诊断。当缺乏影像学责任病灶时,如果症状或体征持续24 h以上,也可诊断急性脑梗死。

第三步,需明确是否适合溶栓治疗。卒中患者首先应了解发病时间及溶栓治疗的可能性。若在溶栓治疗时间窗内,应迅速进行溶栓适应证筛查,对有指征者实施紧急血管再灌注治疗。

此外,还应评估卒中的严重程度(如NIHSS卒中量表),了解脑梗死发病是否存在低灌注及其病理生理机制,并进行脑梗死病因分型。

鉴别诊断主要需与以下疾病相鉴别:

①脑出血:多于活动中起病、病情进展快、发病当时血压明显升高常提示脑出血,CT检查发现出血灶可明确诊断(表3.12)。

表 3.12　脑梗死与脑出血的鉴别要点

项目	脑梗死	脑出血
发病年龄	多为 60 岁以上	多为 60 岁以下
起病状态	安静或睡眠中	动态起病(活动中或情绪激动)
起病速度	10 余小时或 1~2 天症状达到高峰	10 min 至数小时症状达到高峰
全脑症状	轻或无	头痛、呕吐、嗜睡、打哈欠等颅压高症状
意识障碍	无或较轻	多见且较重
神经体征	多为非均等性偏瘫(大脑中动脉主干或皮质支)	多为均等性偏瘫(基底核区)
CT 检查	脑实质内低密度病灶	脑实质内高密度病灶
脑脊液	无色透明	可有血性

②脑栓塞:起病急骤,局灶性体征在数秒至数分钟达到高峰,常有栓子来源的基础疾病,如心源性(心房颤动、风湿性心脏病、心肌梗死等)、非心源性(空气、脂肪滴等)。大脑中动脉栓塞最常见。

③颅内占位病变:颅内肿瘤、硬膜下血肿和脑脓肿可呈卒中样发病,出现偏瘫等局灶性体征,颅内压增高征象不明显时易与脑梗死混淆,须提高警惕。CT 或 MRI 检查有助于确诊。

8.治疗

挽救缺血半暗带,避免或减轻原发性脑损伤,是急性脑梗死治疗的最根本目标。对有指征的患者,应尽早实施再灌注治疗。临床医师应根据患者发病时间、病因、发病机制、卒中类型、病情严重程度、伴发的基础疾病、脑血流储备功能和侧支循环状态等具体情况,制订最佳个体化治疗方案。

1)一般处理

(1)吸氧和通气支持

维持氧饱和度>94%。对脑干梗死和大面积脑梗死等病情危重患者或有气道受累者,需要气道支持和辅助通气。轻症、无低氧血症的卒中患者无须常规吸氧。

(2)心电监测

脑梗死后 24 h 内应常规进行心电图检查,有条件者可根据病情进行 24 h 或更长时间的心电监护,以便早期发现阵发性心房纤颤或严重心律失常等心脏病变。避免或慎用增加心脏负担的药物。

(3)体温控制

体温>38 ℃的患者应给予退热措施。发热主要原因为下丘脑体温调节中枢受损、并发感染或吸收热、脱水等情况。对中枢性发热患者,应以物理降温为主(冰帽、冰毯或乙醇擦浴),必要时予以人工亚冬眠治疗;如存在感染,应给予抗生素治疗。

(4)血压控制

约70%脑梗死患者急性期血压升高,主要原因是病前存在高血压、疼痛、恶心呕吐、颅内压增高、尿潴留、焦虑、卒中后应激状态等。多数患者在卒中后24 h内血压自发降低。病情稳定而无颅内高压或其他严重并发症的患者,24 h后血压水平基本可反映其病前水平。

急性脑梗死血压的调控应遵循个体化、慎重、适度原则。

①准备溶栓者,血压应控制在SBP<180/100 mmHg。

②发病72 h内,通常SBP≥200 mmHg或DBP≥100 mmHg,或伴有急性冠脉综合征、急性心衰、主动脉夹层、先兆子痫/子痫等其他需要治疗的合并症,才可进行缓慢降压治疗,且在卒中发病最初24 h内降压一般不应超过原有血压水平的15%。可选用拉贝洛尔、尼卡地平等静脉药物,避免使用引起血压急剧下降和不易调控血压的药物,如舌下含服短效硝苯地平。

③卒中后若病情稳定,持续血压≥140/90 mrnHg,可于发病数天后恢复发病前使用的降压药物或开始启动降压治疗。

④对于卒中后低血压和低血容量,应积极寻找和处理原因,必要时采用扩容升压措施,可静脉输注0.9%氯化钠溶液纠正低血容量,纠正可能引起心输出量减少的心律失常。

(5)血糖

脑卒中急性期高血糖较常见,可以是原有糖尿病的表现或应激反应。血糖超过10 mmol/L时,应给予胰岛素治疗,并加强血糖监测,注意避免低血糖,血糖值可控制在7.7~10 mmol/L。发生低血糖(<3.36 mmol/L)时,可用10%~20%的葡萄糖口服或静脉注射纠正。

(6)营养支持

卒中后呕吐、吞咽困难等可引起脱水及营养不良,导致神经功能恢复减慢。应重视卒中后液体及营养状况评估。急性脑卒中入院7天内应开始肠内营养,对营养不良或有营养不良风险的患者可使用营养补充剂。不能正常经口进食者可鼻饲,持续时间长者(>2~3周)可行经皮内镜下胃造口术管饲补充营养。

2)特异性治疗

特异性治疗是指针对缺血损伤病理生理机制中某一特定环节进行的干预。

(1)静脉溶栓

静脉溶栓是目前最主要的恢复血流措施,rtPA和尿激酶(urokinase)是目前使用的主要溶栓药。

①rtPA静脉溶栓:发病3 h内或3~4.5 h,应按照适应证和禁忌证严格筛选患者,尽快给予rtPA静脉溶栓治疗。

使用方法:rtPA0.9 mg/kg(最大剂量90 mg)静脉滴注,其中10%在最初1 min内静脉推注,其余持续滴注 1 h。溶栓药用药期间及用药 24 h 内应严密监护患者,定期进行血压和神经功能检查。如出现严重头痛、高血压、恶心和呕吐或神经症状体征明显恶化,考虑合并脑出血时,应立即停用溶栓药物并行头颅 CT 检查。

适应证:有急性脑梗死导致的神经功能缺损症状;症状出现<3 h;年龄≥18 岁;患者或家属签署知情同意书。

禁忌证:既往有颅内出血史;近 3 个月有重大头颅外伤史或卒中史;可疑蛛网膜下腔出血;已知颅内肿瘤、动静脉畸形、动脉瘤;近 1 周内有在不易压迫止血部位的动脉穿刺,或近期颅内、椎管内手术史;血压升高:SBP≥180 mmHg,或 DBP≥100 mmHg;活动性内出血;急性出血倾向,包括血小板计数低于 100×10^9/L 或其他情况,如 48 h 内接受过肝素治疗(APTT 超出正常范围上限);已口服抗凝药,且 INR>1.7 或 PT>15 s;目前正在使用凝血酶抑制剂或 Xa 因子抑制剂,各种敏感的实验室检查异常(如 APTT、INR、血小板计数或恰当的 Xa 因子活性测定等);血糖<2.7mmol/L;头颅 CT 提示多脑叶梗死(低密度影>1/3 大脑半球)。

相对禁忌证:轻型卒中或症状快速改善的卒中;妊娠;病性发作后出现的神经功能损害症状;近 2 周内有大型外科手术或严重外伤;近 3 周内有胃肠或泌尿系统出血;近 3 个月内有心肌梗死史。

国内外卒中指南对发病 3~4.5 h rtPA 标准静脉溶栓疗法均给予了最高推荐,但目前循证医学的证据还不够充分。因时间延长,其疗效只有 3 h 内 rtPA 标准静脉溶栓疗法的一半;因入选溶栓的标准更严格,其症状性脑出血发生率相似。

适应证:有急性脑梗死导致的神经功能缺损症状;症状持续时间在发病 3~4.5 h;年龄为 18~80 岁;患者或家属签署知情同意书。

禁忌证:同 3 h 内 rtPA 静脉溶栓。

相对禁忌证:年龄>80 岁;严重卒中(NIHSS>25);口服抗凝药(不考虑 INR 水平);有糖尿病和缺血性卒中病史。

②尿激酶静脉溶栓:尿激酶静脉溶栓治疗发病 6 h 内急性脑梗死相对安全、有效。如没有条件使用 rtPA,且发病在 6 h 内,对符合适应证和禁忌证的患者,可考虑静脉给予尿激酶。

使用方法:尿激酶 100 万~150 万 IU,溶于生理盐水 100~200 mL,持续静脉滴注 30 min。

适应证:有急性脑梗死导致的神经功能缺损症状;症状出现<6 h;年龄为 18~80 岁;意识清楚或嗜睡;脑 CT 无明显早期脑梗死低密度改变;患者或家属签署知情同意书。

禁忌证:同 3 h 内 rtPA 静脉溶栓。

(2)血管内介入治疗

血管内介入治疗包括动脉溶栓、桥接、机械取栓、血管成形和支架术等。对 rtPA 标准静脉溶栓治疗无效的大血管闭塞患者,在发病 6 h 内给予补救机械取栓。对于最后看起来正常的时间为 6~24 h 的前循环大血管闭塞患者,在特定条件下也可进行机械取栓。对非致残性卒中患者(改良 Rankin 量表评分为 0~2),如果有颈动脉血运重建的二级预防指征,且没有早期血运重建的禁忌证时,应在发病48 h~7 天进行颈动脉内膜切除术或颈动脉血管成形和支架置入术,而不是延迟治疗。

（3）抗血小板治疗

常用的抗血小板聚集剂包括阿司匹林和氯吡格雷。未行溶栓的急性脑梗死患者应在48 h 内尽早服用阿司匹林(150~325 mg/d),但在阿司匹林过敏或不能使用时,可用氯吡格雷替代。一般2 周后按二级预防方案选择抗栓治疗药物和剂量。如果发病24 h 内,患者NIHSS评分<3,应尽早给予阿司匹林联合氯吡格雷治疗21 天,以预防卒中的早期复发。

由于目前安全性还没有确定,通常大动脉粥样硬化型脑梗死急性期不建议阿司匹林联合氯吡格雷治疗,在溶栓后24 h 内也不推荐抗血小板或抗凝治疗,以免增加脑出血风险。合并不稳定型心绞痛和冠状动脉支架置入是特殊情况,可能需要双重抗血小板治疗,甚至联合抗凝治疗。

（4）抗凝治疗

一般不推荐急性期使用抗凝药来预防卒中复发、阻止病情恶化或改善预后。但对于合并高凝状态、有形成深静脉血栓和肺栓塞风险的高危患者,可使用预防剂量的抗凝治疗。对于大多数合并房颤的急性缺血性脑卒中患者,可在发病后4~14 天开始口服抗凝治疗,进行卒中二级预防。

（5）脑保护治疗

脑保护剂包括自由基清除剂、阿片受体阻断剂、电压门控性钙通道阻断剂、兴奋性氨基酸受体阻断剂、镁离子和他汀类药物等,可通过降低脑代谢、干预缺血引发细胞毒性机制减轻缺血性脑损伤。但目前还没有一种脑保护剂被多中心、随机双盲的临床试验研究证实有明确的疗效。他汀类药物在内皮功能、脑血流、炎症等方面发挥神经保护作用,推荐急性脑梗死病前已服用他汀的患者,继续使用他汀。

（6）扩容治疗

纠正低灌注,适用于血流动力学机制所致的脑梗死。

（7）其他药物治疗

其他药物治疗包括降纤治疗、中药制剂、针灸、丁基苯酞和人尿激肽原酶。其中,降纤治疗、中药制剂和针灸,目前尚缺乏大规模临床试验证据;丁基苯酞和人尿激肽原酶是近年国内开发的两个新药,对脑缺血和微循环均有一定改善作用。

3）急性期合并症处理

（1）脑水肿和颅内压增高

治疗目标是降低颅内压、维持足够脑灌注(脑灌注压>70 mmHg)和预防脑疝发生。物理方案:推荐床头抬高20°~45°,避免和处理引起颅内压增高的因素,如头颈部过度扭曲、激动、用力、发热、癫痫、呼吸道不通畅咳嗽、便秘等。药物方案:可使用20%甘露醇每次125~250 mL 静滴,每6~8 h 一次;对心、肾功能不全患者可改用呋塞米20~40 mg 静脉注射,每6~8 h 一次;可酌情同时使用甘油果糖,每次250~500 mL 静滴,1~2 次/天;还可用注射用七叶皂苷钠和白蛋白辅助治疗。

对于发病48 h内、60岁以下的恶性大脑中动脉梗死伴严重颅内压增高患者,施行去骨瓣减压术是有效挽救生命的措施。60岁以上患者手术减压可降低死亡和严重残疾,但独立生活能力并未显著改善。对具有占位效应的小脑梗死患者,施行去骨瓣减压术可有效防治脑茄和脑干受压。去骨瓣减压术的最佳时机尚不明确,一般将脑水肿引起的意识水平降低作为选择手术的标准。

(2)梗死后出血

脑梗死出血转化发生率为8.5%~30%,其中有症状的为1.5%~5%。症状性出血转化应停用抗栓治疗等致出血药物,无症状性脑出血转化一般抗栓治疗可以继续使用。需抗栓治疗时,应权衡利弊,一般可于症状性出血病情稳定后数天或数周后开始抗血小板治疗;对再发血栓风险相对较低或全身情况较差者,可用抗血小板药物代替华法林。除非合并心脏机械瓣膜,症状性脑出血后至少4周内应避免抗凝治疗。

(3)癫痫

不推荐预防性应用抗癫痫药物。孤立发作一次者或急性期痛性发作控制后,不建议长期使用抗癫痫药物。卒中后2~3个月再发的癫痫,按常规进行抗癫痫长期药物治疗。

(4)感染

脑卒中患者(尤其存在意识障碍者)急性期容易发生呼吸道、泌尿系等感染,感染是导致病情加重的重要原因。应实施口腔卫生护理以降低卒中后肺炎的风险。患者采用适当的体位,经常翻身叩背及防止误吸是预防肺炎的重要措施。肺炎的治疗主要包括呼吸支持(如氧疗)和抗生素治疗;尿路感染主要继发于尿失禁和留置导尿,尽可能避免插管和留置导尿,间歇导尿和酸化尿液可减少尿路感染。一旦发生感染,应及时根据细菌培养和药敏试验使用敏感抗生素。

(5)上消化道出血

高龄和重症脑卒中患者急性期容易发生应激性溃疡,建议常规应用静脉抗溃疡药;对已发生消化道出血患者,应进行冰盐水洗胃、局部使用止血药(如口服或鼻饲云南白药等);对出血量多引起休克者,必要时输注新鲜全血或红细胞成分输血,以及进行胃镜下止血或手术止血。

(6)深静脉血栓形成(Deep Vein Thrombosis,DVT)和肺栓塞(Pulmonary Embolism,PE)

高龄、严重瘫痪和房颤均增加DVT风险,DVT增加PE风险。应鼓励患者尽早活动,下肢抬高,避免下肢静脉输液(尤其是瘫痪侧)。对发生DVT和PE风险高的患者,可给予较低剂量的抗凝药物进行预防性抗凝治疗,如低分子肝素4 000 IU左右,皮下注射,1次/日。

(7)吞咽困难

约50%的卒中患者入院时存在吞咽困难。为防治卒中后肺炎与营养不良,应重视吞咽困难的评估与处理。患者开始进食、饮水或口服药物之前,应筛查吞咽困难,识别高危误吸患者。对怀疑误吸的患者,可进行造影、光纤内镜等检查来确定误吸是否存在,并明确其病理生理学机制,从而指导吞咽困难的治疗。

（8）心脏损伤

脑卒中合并的心脏损伤是脑心综合征的表现之一,主要包括急性心肌缺血、心肌梗死、心律失常及心力衰竭。应密切观察心脏情况,必要时进行动态心电监测和心肌酶谱检查,及时发现心脏损伤,并及时治疗。措施包括减轻心脏负荷,慎用增加心脏负担的药物,注意输液速度及输液量,对高龄患者或原有心脏病患者甘露醇用量减半或改用其他脱水剂,积极处理心脏损伤。

9.早期康复治疗

早期康复治疗应制订短期和长期康复治疗计划,分阶段、因地制宜地选择治疗方法。

10.早期开始二级预防

不同病情患者卒中急性期长短有所不同,通常规定卒中发病 2 周后即进入恢复期。对于病情稳定的急性卒中患者,应尽可能早期安全启动卒中的二级预防,并向患者进行健康教育。

三、出血性脑卒中

出血性脑卒中包括脑出血（Intracerebral Hemonhage,ICH）、蛛网膜下腔出血（Subarachnoid Hemorrhage,SAH）和其他脑出血（如硬膜下出血）。本节将以脑出血为重点,介绍出血性脑卒中的相关问题。脑出血（ICH）是指非外伤性脑实质内出血,发病率为每年（60~80 人）/10万人,在我国占全部脑卒中的 20%~30%。虽然脑出血发病率低于脑梗死,但其致死率却高于后者,急性期病死率为 30%~40%。

（一）病因及发病机制

1.病因

最常见病因是高血压合并细小动脉硬化,其他病因包括动-静脉血管畸形、脑淀粉样血管病变、血液病（如白血病、再生障碍性贫血、血小板减少性紫癜、血友病等）、抗凝或溶栓治疗等。

2.发病机制

高血压脑出血的主要发病机制是脑内细小动脉在长期高血压作用下发生慢性病变破裂所致。长期高血压可使脑细小动脉发生玻璃样变性、纤维素样坏死,甚至形成微动脉瘤或夹层动脉瘤,在此基础上血压骤然升高时易导致血管破裂出血。豆纹动脉和旁正中动脉等深穿支动脉,自脑底部的动脉直角发出,承受压力较高的血流冲击,易导致血管破裂出血,故又称出血动脉。非高血压性脑出血,由于其病因不同,故发病机制各异。

一般高血压性脑出血在 30 min 内停止出血,血肿保持相对稳定,其临床神经功能缺损仅在出血后 30~90 min 进展。近年研究发现,72.9% 的脑出血患者出现不同程度的血肿增大,少数高血压性脑出血发病后 3 h 内血肿迅速扩大,血肿形态往往不规则,密度不均一,尤其是使用抗凝治疗及严重高血压控制不良时,其临床神经功能缺损的进展可延长至 24~48 h。多发性脑出血多见于淀粉样血管病、血液病和脑肿瘤等患者。

（二）病理

绝大多数高血压性脑出血发生在基底核的壳核及内痰区,约占脑出血的 70%,脑叶、脑干及小脑齿状核出血各占约 10%。壳核出血常侵入内囊,如出血量大也可破入侧脑室,使血液充满脑室系统和蛛网膜下腔;丘脑出血常破入第三脑室或侧脑室,向外也可损伤内囊;脑桥或小脑出血则可直接破入到蛛网膜下腔或第四脑室。

高血压性脑出血受累血管依次为大脑中动脉深穿支豆纹动脉、基底动脉脑桥支、大脑后动脉丘脑支、供应小脑齿状核及深部白质的小脑上动脉分支、顶枕交界区和颞叶白质分支。非高血压性脑出血出血灶多位于皮质下。

病理检查可见血肿中心充满血液或紫色葡萄浆状血块,周围水肿,并有炎细胞浸润。血肿较大时,引起颅内压增高,可使脑组织和脑室移位、变形,重者形成脑拙。幕上的半球出血,血肿向下挤压下丘脑和脑干,使之移位,并常常出现小脑幕疝。如下丘脑和脑干等中线结构下移可形成中心疝,如小脑大量出血可发生枕大孔疝。1~6 个月后血肿溶解,胶质增生,小出血灶形成胶质瘢痕,大出血灶形成椭圆形中风囊。囊腔内有含铁血黄素等血红蛋白降解产物和黄色透明黏液。

（三）临床表现

1.一般表现

ICH 常见于 50 岁以上患者,男性稍多于女性,冬季发病率较高,多合并高血压病史。情绪激动或活动中突然发病多见,发病后病情常于数分钟至数小时内达到高峰。少数可在安静状态下发病。前驱症状一般不明显。ICH 患者发病后多有血压明显升高。由于颅内压升高,常有头痛、呕吐和不同程度的意识障碍,如嗜睡或昏迷等。

2.局限性定位表现

局限性定位表现取决于出血量和出血部位。

（1）基底核区出血

①壳核出血:最常见,占 ICH 病例的 50%~60%,系豆纹动脉尤其是其外侧支破裂所致,分为局限型(血肿仅局限于壳核内)和扩延型。常有病灶对侧偏瘫、偏身感觉缺失和同向性偏盲,还可出现双眼球向病灶对侧同向凝视不能,优势半球受累可有失语。

②丘脑出血:占 ICH 病例的 10%~15%,系丘脑膝状体动脉和丘脑穿通动脉破裂所致,分为局限型(血肿仅局限于丘脑)和扩延型。常有对侧偏瘫、偏身感觉障碍,通常感觉障碍重于运动障碍。深浅感觉均受累,而深感觉障碍更明显。有特征性眼征,如上视不能或凝视鼻尖、眼球偏斜或分离性斜视、眼球会聚障碍和无反应性小瞳孔等。小量丘脑出血致丘脑中间腹侧核受累可出现运动性震颤和帕金森综合征样表现;累及丘脑底核或纹状体可呈偏身舞蹈-投掷样运动;优势侧丘脑出血可出现丘脑性失语、精神障碍、认知障碍和人格改变等。

③尾状核头出血:较少见,多由高血压动脉硬化和血管畸形破裂所致,一般出血量不大,多经侧脑室前角破入脑室。常有头痛、呕吐、颈强直、精神症状,神经系统功能缺损症状并不多见,故临床酷似蛛网膜下腔出血。

(2)脑叶出血

脑叶出血占脑出血的 5%~10%,常由脑动静脉畸形、血管淀粉样病变、血液病等所致。出血以顶叶最常见,其次为颞叶、枕叶、额叶,也有多发脑叶出血的病例。如额叶出血可有偏瘫、尿便障碍、Broca 失语、摸索和强握反射等;颞叶出血可有 Wernicke 失语、精神症状、对侧上象限盲、癫痫;枕叶出血可有视野缺损;顶叶出血可有偏身感觉障碍、轻偏瘫、对侧下象限盲,非优势半球受累可有构象障碍。

(3)脑干出血

①脑桥出血:约占脑出血的 10%,多由基底动脉脑桥支破裂所致,出血灶多位于脑桥基底部与被盖部之间。大量出血(血肿>5 mL)累及双侧被盖部和基底部,常破入第四脑室,患者迅即出现昏迷、双侧针尖样瞳孔、呕吐咖啡样胃内容物、中枢性高热、中枢性呼吸障碍、眼球浮动、四肢瘫痪和去大脑强直发作等。小量出血可无意识障碍,表现为交叉性瘫痪和共济失调性偏瘫,两眼向病灶侧凝视麻痹或核间性眼肌麻痹。

②中脑出血:少见,常有头痛、呕吐和意识障碍,轻症表现为一侧或双侧动眼神经不全麻痹、眼球不同轴、同侧肢体共济失调,也可表现 Weber 或 Benedikt 综合征;重症表现为深昏迷,四肢弛缓性瘫痪,可迅速死亡。

③延髓出血:更为少见,临床表现为突然意识障碍,影响生命体征,如呼吸、心率、血压改变,继而死亡。轻症患者可表现不典型的 Wallenberg 综合征。

(4)小脑出血

小脑出血约占脑出血的 10%。多由小脑上动脉分支破裂所致。常有头痛、呕吐,眩晕和共济失调明显,起病突然,可伴有枕部疼痛。出血量较少者,主要表现为小脑受损症状,如患侧共济失调、眼震和小脑语言等,多无瘫痪;出血量较多者,尤其是小脑蚓部出血,病情迅速进展,发病时或病后 12~24 h 出现昏迷及脑干受压征象,双侧瞳孔缩小至针尖样、呼吸不规则等。暴发型则常突然昏迷,在数小时内迅速死亡。

(5)脑室出血

脑室出血占脑出血的 3%~5%,分为原发性和继发性脑室出血。原发性脑室出血多由脉络丛血管或室管膜下动脉破裂出血所致,继发性脑室出血是指脑实质出血破入脑室。常有头痛、呕吐,严重者出现意识障碍如深昏迷、脑膜刺激征、针尖样瞳孔、眼球分离斜视或浮动、四肢弛缓性瘫痪及去脑强直发作、高热、呼吸不规则、脉搏和血压不稳定等症状。临床上易误诊为蛛网膜下腔出血。

(四)辅助检查

1.头颅 CT 和 CTA

颅脑 CT 扫描是诊断 ICH 的首选方法,可清楚显示出血部位、出血量大小、血肿形态、是否破入脑室以及血肿周围有无低密度水肿带和占位效应等。病灶多呈圆形或卵圆形均匀高密度区,边界清楚,脑室大量积血时多呈高密度铸型,脑室扩大。1周后血肿周围有环形增强,血肿吸收后呈低密度或瘀性变。脑室积血多在2~3周完全吸收,而较大的脑实质内血肿一般需6~7周才可彻底消散。脑出血后,动态CT检查还可评价出血的进展情况,并进行及时处理,减少因血肿扩大救治不及时给患者转归所带来的影响。

2.头颅 MRI 和 MRA

对发现结构异常,明确脑出血的病因很有帮助。MRI 对检出脑干和小脑的出血灶和监测脑出血的演进过程优于 CT 扫描,对急性脑出血诊断不及 CT。脑出血时,MRI 影像变化规律如下:

①超急性期(<24 h)为长 T1、长 T2 信号,与脑梗死、水肿不易鉴别。

②急性期(2~7 天)为短 T1 短 T2 信号。

③亚急性期(8 天~4 周)为短 T1、长 T2 信号。

④慢性期(>4 周)为长 T1、长 T2 信号。MRA 可发现脑血管畸形、血管瘤等病变。

3.脑脊液检查

脑出血患者一般无须进行腰椎穿刺检查,以免诱发脑疝形成。如需排除颅内感染和蛛网膜下腔出血,可谨慎进行。

4.数字减影血管造影(DSA)

脑出血患者一般不需要进行 DSA 检查,除非疑有血管畸形、血管炎或 moyamoya 病又需外科手术或血管介入治疗时才考虑进行。DSA 可清楚显示异常血管和造影剂外漏的破裂血管及部位。

5.其他检查

其他检查包括血常规、血液生化、凝血功能、心电图检查和胸部 X 线摄片检查。外周白细胞可暂时增高,血糖和尿素氮水平也可暂时升高,凝血活酶时间和部分凝血活酶时间异常提示有凝血功能障碍。

(五)诊断及鉴别诊断

1.诊断

中老年患者在活动中或情绪激动时突然发病,迅速出现局灶性神经功能缺损症状以及头痛、呕吐等颅高压症状,应考虑脑出血的可能;结合头颅 CT 检查,可以迅速明确诊断。

2.鉴别诊断

①应与其他类型的脑血管疾病,如急性脑梗死、蛛网膜下腔出血等鉴别(表3.13)。

表 3.13　蛛网膜下腔出血与脑出血的鉴别要点

项目	蛛网膜下腔出血	脑出血
发病年龄	粟粒样动脉瘤多发于 40~60 岁；动静脉畸形青少年多见，常在 10~40 岁发病	50~65 岁多见
常见病因	粟粒样动脉瘤、动静脉畸形	高血压、脑动脉粥样硬化
起病速度	急骤，数分钟症状达到高峰	数十分钟至数小时达到高峰
血压	正常或增高	通常显著增高
头痛	极常见，剧烈	常见，较剧烈
昏迷	常为一过性昏迷	重症患者持续性昏迷
局灶体征	颈强直、Kernig 征等脑膜刺激征阳性，常无局灶性体征	偏瘫、偏身感觉障碍及失语等局灶性体征
眼底	可见玻璃体膜下片状出血	眼底动脉硬化，可见视网膜出血
头部 CT	脑池、脑室及蛛网膜下腔高密度出血征	脑实质内高密度病灶
脑脊液	均匀一致血性	均匀一致血性

②对发病突然、迅速昏迷且局灶体征不明显者，应注意与引起昏迷的全身性疾病，如中毒（乙醇中毒、镇静催眠药物中毒、一氧化碳中毒）及代谢性疾病（低血糖、肝性脑病、肺性脑病和尿毒症等）鉴别。

③对有头部外伤史者，应与外伤性颅内血肿相鉴别。

（六）治疗

治疗原则为安静卧床、脱水降颅压、调整血压、防治继续出血、加强护理防治并发症，以挽救生命，降低死亡率、残疾率和减少复发。

1.内科治疗

（1）一般处理

一般应卧床休息 2~4 周，保持安静，避免情绪激动和血压升高。有意识障碍、消化道出血者，宜禁食 24~48 h，必要时应排空胃内容物。注意水电解质平衡、预防吸入性肺炎和早期积极控制感染。明显头痛、过度烦躁不安者，可酌情适当给予镇静止痛剂。便秘者可选用缓泻剂。

（2）降低颅内压

脑水肿可使颅内压增高，并致脑症形成，是影响脑出血死亡率及功能恢复的主要因素。

积极控制脑水肿、降低颅内压（Intracranial Pressure，ICP）是脑出血急性期治疗的重要环节。不建议采用激素治疗减轻脑水肿。

（3）调整血压

一般认为，ICH 患者血压升高是机体针对 ICP 为保证脑组织血供的一种血管自动调节反应。随着 ICP 的下降，血压也会下降，因此降低血压应首先以进行脱水降颅压治疗为基础。但如果血压过高，又会增加再出血的风险，因此需要控制血压。调控血压时，应考虑患者的年龄、有无高血压史、有无颅内高压、出血原因及发病时间等因素。

一般来说，当收缩压>200 mmHg 或平均动脉压>150 mmHg 时，要用持续静脉降压药物积极降低血压；当收缩压>180 mmHg 或平均动脉压>130 mmHg 时，如果同时有疑似颅内压增高的证据，要考虑监测颅内压，可用间断或持续静脉降压药物来降低血压，但要保证脑灌注压大于 60~80 mmHg；如果没有颅内压增高的证据，降压目标则为 160/90 mmHg 或平均动脉压 110 mmHg。降低血压不能过快，要加强监测，防止因血压下降过快引起脑低灌注。脑出血恢复期应积极控制高血压，尽量将血压控制在正常范围内。

（4）止血治疗

止血药物（如氨基己酸、氨甲苯酸、巴曲酶等）对高血压动脉硬化性出血的作用不大。如果有凝血功能障碍，可针对性给予止血药物治疗。例如，肝素治疗并发的脑出血可用鱼精蛋白中和，华法林治疗并发的脑出血可用维生素 Kl 拮抗。

（5）亚低温治疗

亚低温治疗是脑出血的辅助治疗方法，可能有一定效果，可在临床当中试用。

（6）其他

抗利尿激素分泌异常综合征，又称稀释性低钠血症，可发生于约 10% 的 ICH 患者。因经尿排钠增多，血钠降低，从而加重脑水肿。应限制水摄入量在 800~1 000 mL/d，补钠 9~12 g/d。脑耗盐综合征系因心钠素分泌过高所致的低钠血症，治疗时应输液补钠。低钠血症宜缓慢纠正，否则可导致脑桥中央髓鞘溶解症。中枢性高热大多采用物理降温。下肢深静脉血栓形成高危患者，一般在 ICH 出血停止、病情稳定和血压控制良好的情况下，可给予小剂量的低分子肝素进行预防性抗凝治疗。

2.外科治疗

严重脑出血危及患者生命时，内科治疗通常无效，外科治疗则有可能挽救生命；但如果患者预期幸存，外科治疗较内科治疗通常增加严重残疾风险。主要手术方法包括去骨瓣减压术、小骨窗开颅血肿清除术、钻孔血肿抽吸术和脑室穿刺引流术等。目前，对于外科手术适应证、方法和时机选择尚无一致性意见，主要应根据出血部位、病因、出血量及患者年龄意识状态、全身状况确定。一般认为，手术宜在早期（发病后 6~24 h）进行。通常，下列情况需要考虑手术治疗：

①基底核区中等量以上出血（壳核出血≥30 mL，丘脑出血≥15 mL）；

②小脑出血≥10 mL 或直径≥3 cm，或合并明显脑积水；

③重症脑室出血(脑室铸型);

④合并脑血管畸形、动脉瘤等血管病变。

3.康复治疗

脑出血后,只要患者的生命体征平稳、病情不再进展,宜尽早进行康复治疗。早期分阶段综合康复治疗对恢复患者的神经功能,提高生活质量有益。详见本章"四、脑卒中健康管理策略与方案"。

四、脑卒中健康管理策略与方案

脑卒中健康管理是指通过康复管理、健康宣教等多种方式,对脑卒中患者展开系统性、高效性、持续性及个性化的保健服务,从而降低疾病复发率、死亡率,提高患者生存率,改善其生活质量。

(一)脑卒中康复的管理

脑卒中康复的管理涉及多学科、多部门的合作,包括脑卒中的三级康复体系、公众健康教育、脑卒中的二级预防和脑卒中的康复流程。

1.脑卒中的三级康复体系

脑卒中的三级康复可使患者获得更好的运动功能、日常生活活动能力(Activities of Daily Living,ADL)和生活质量(Quality of Life,QOL),减少并发症,是我国现阶段适合推广的脑卒中康复治疗体系。

"一级康复"是指患者早期在医院急诊室或神经内科的常规治疗及早期康复治疗;"二级康复"是指患者在康复病房或康复中心进行的康复治疗;"三级康复"是指在社区或家中的继续康复治疗。

1)医院及康复中心

所有需要康复治疗的脑卒中患者都应进入多学科团队组成的卒中单元(综合卒中单元或卒中康复单元)进行正规治疗。急救中心可以选择建立急性卒中单元,大型综合医院或大型康复中心应该选择建立综合卒中单元,基层医院和中小型康复中心选择建立卒中康复单元。卒中单元(Stroke Unit)是脑卒中住院患者的组织化医疗管理模式,采取多学科、多专业人员的团队工作方式,强调早期康复治疗。除脑卒中常规治疗外,能够为卒中患者提供肢体功能训练、语言训练、ADL训练、认知训练、心理治疗和健康教育等全面的管理及系统的康复。卒中单元模式包括急性期卒中单元(Acute Stroke Unit)、综合卒中单元、卒中康复单元(Rehabilitation Stroke Unit)等。

2)社区康复机构

脑卒中患者出院后在社区内进行康复治疗同样具有康复疗效。要充分考虑患者和看护者的愿望和要求,在专业机构康复治疗结束之后,与患者居住地的对口康复机构衔接,实现三级康复的系统服务,使患者享有终身康复。

2.脑卒中的三级康复

1)脑卒中的一级康复——脑卒中的早期康复

一级康复是指患者早期在医院急诊室或神经内科的常规治疗及早期康复治疗。一级康复多在发病后 14 天以内开始。此阶段多为卧床期,主要进行良肢位摆放、关节被动活动、早期床边坐位保持和坐位平衡训练。如果患者能够痊愈,或者出院后只需康复指导即可在家庭或社区进行康复训练,就可以直接出院回家。如果患者日常生活大部分需要他人帮助,或者出院后得不到康复指导或社区康复训练,建议患者转移至康复医学科或专门的康复中心继续进行康复。脑卒中一级康复管理流程见图3.4。

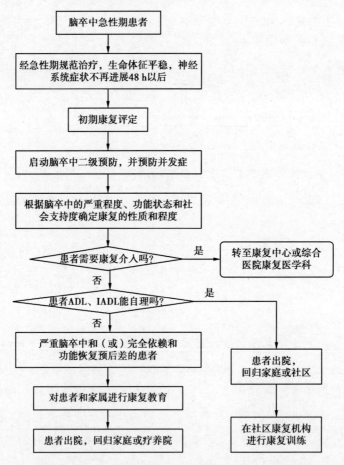

图 3.4　脑卒中一级康复管理流程图［引自《中国脑卒中康复治疗指南(2011 完全版)》］

2)脑卒中的二级康复——脑卒中恢复期的康复

二级康复一般在康复中心和综合医院中的康复医学科后,首先由康复医生采集病史,对患者进行全身查体和功能评价,在运动、感觉、交流、认知、ADL 及社会支持度等方面进行筛查。

根据患者的筛查结果,确定康复小组成员。康复小组成员应当由有经验的专业人员组成。小组成员分别对患者进一步检查,确定其障碍的性质和程度。康复小组召开评定会,综合患者的情况,制订康复计划并开始实施治疗。此阶段的训练内容主要是坐位平衡、移乘、站立、重心转移、跨步、进食、更衣、排泄等以及全身协调性训练、立位平衡、实用步行、手杖使用及上下楼梯等。经过一段时间的训练,再对患者康复效果进行评价。如果效果不好,需要查找无效原因,以便确定下一步措施。如果患者治疗有效且为进入社区康复做好了准备,就可以进入社区进行康复。如果不能回归社区生活,建议继续住院康复治疗。脑卒中二级康复管理流程见图3.5。

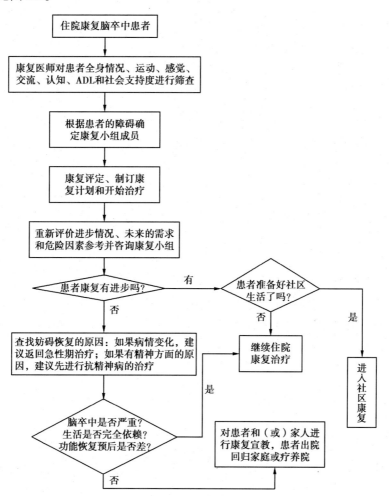

图 3.5　脑卒中二级康复管理流程图[引自《中国脑卒中康复治疗指南(2011 完全版)》]

3)脑卒中的三级康复——脑卒中的社区康复

患者经过一段时间专业康复后,如果可以进行社区生活,就可以考虑让患者出院。康复医生应当准备一份患者诊治经过的总结,明确出院后的康复治疗计划。社区康复医生在二级康复的基础上,根据患者居住环境制订康复计划并负责实施训练。如果患者功能恢复达到平台期,可对患者及其家属进行康复宣教,使患者可在家中进行常规的锻炼以维持功能。

如果患者功能仍有改善的空间,建议重新评价患者的功能,制订新的康复计划并继续康复治疗。脑卒中三级康复管理流程见图 3.6。

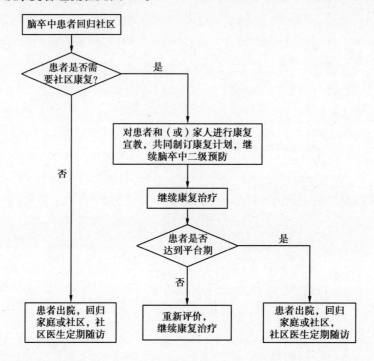

图 3.6　脑卒中三级康复管理流程图[引自《中国脑卒中康复治疗指南(2011 完全版)》]

(二)脑卒中的二级预防

脑卒中的一级预防是指首次脑血管病发病的预防,即对有卒中倾向、尚无卒中病史的个体,通过早期改变不健康的生活方式,积极控制各种可控危险因素,达到使脑血管病不发生或推迟发生的目的。

脑卒中的二级预防是指再次脑血管病发病的预防。通常将 TIA 患者作为卒中二级预防对待。主要措施如下:

①调控可干预的危险因素:基本与一级预防相同,包括控制血压、戒烟、膳食控制等。但对不伴已知冠心病的非心源性卒中患者,推荐更积极地强化他汀类药物治疗,降低 LDL-C 至少 50% 或目标 LDL-C < 70 mg/dL(1.81 mmol/L),以获得最大益处。症状性颈动脉狭窄 > 50%,且围术期并发症和死亡风险估计 < 6% 时,可考虑进行 CEA 或 CAS。对于能参加体力活动的缺血性卒中或 TIA 患者,每周要进行 1~3 次至少 30 min 的中等强度体力活动,通常定义为使运动者出汗或心率显著增高的剧烈活动。

②抗血小板聚集治疗:非心源性卒中推荐抗血小板治疗。可单独使用阿司匹林(50~325 mg/天),或氯吡格雷(75 mg/天),或小剂量阿司匹林和缓释的双嘧达莫(分别为 25 mg 和 200 mg,2 次/天)。

③抗凝治疗:对于已明确诊断心源性脑栓塞或脑梗死伴心房颤动的患者,一般推荐使用

华法林或新型抗凝药物进行抗凝治疗。

④干预短暂性脑缺血发作：反复 TIA 发作患者发生卒中风险极大，应积极寻找并治疗 TIA 的病因。

※思考题

1.脑血栓形成急性期的治疗方法有哪些？静脉溶栓的适应证是什么？

2.脑出血的治疗原则是什么？

3.简述脑梗死与脑出血的鉴别要点。

4.脑卒中的二级康复管理流程是什么？

（常广磊）

参考文献

[1]贾建平,陈生弟.神经病学[M].8 版.北京:人民卫生出版社,2018.

[2]《中国卒中中心报告 2020》编写组.《中国卒中中心报告 2020》概要[J].中国脑血管病杂志,2021,18(11):737-743.

[3]中华医学会神经病学分会神经康复学组,中华医学会神经病学分会脑血管病学组,卫生部脑卒中筛查与防治工程委员会办公室.中国脑卒中康复治疗指南(2011 完全版)[J].中国医学前沿杂志(电子版),2012,4(6):55-76.

[4]罗颖萍,叶见安,詹艳华,等.脑卒中健康管理模式的研究现状及展望[J].中国社区医师,2022,38(15):3-5.

第四章　代谢性疾病健康管理

第一节　肥胖症

肥胖症(Obesity)是指机体总脂肪含量过多和(或)局部脂肪含量增多及分布异常,是由遗传和环境等因素共同作用而导致的慢性代谢性疾病。早在1948年,世界卫生组织已将它列入疾病分类名单,肥胖症已是全球最大的慢性疾病。根据2022年的数据,全球有超过10亿人患有肥胖症。中国是全世界肥胖人口增加速度最快的国家之一。《中国居民营养与慢性病状况报告(2020年)》数据显示,中国成人中已经有超过一半的人存在超重或肥胖,成年居民(≥18岁)超重率为34.3%、肥胖率为16.4%。肥胖是引起高血压、糖尿病、心脑血管病、某些肿瘤等多种慢性非传染性疾病的重要危险因素和病理基础。

一、病因

肥胖症是能量的摄入超过能量消耗以致体内脂肪过多蓄积的结果。科学研究发现,受遗传、社会环境因素的影响,不同个体对能量摄入、消耗和体重调节的反应不同。社会环境因素包括经济、文化、国家政策、社区、家庭、卫生保健体系等。遗传和社会环境因素相互作用共同影响个体的生理和心理健康,并且表现为个体特有的生活方式。因此,肥胖者的生活方式是多种因素相互作用的结果。

(一)遗传因素

多项研究表明,单纯性肥胖具有遗传倾向,肥胖者的基因可能存在多种变化或缺陷。一些对双胞胎、领养子女家庭和家系的调查发现,肥胖有一定的家族聚集性,但至今未能确定其遗传方式和分子机制,不能完全排除共同饮食、生活习惯的影响。双亲均为肥胖者,子女中有 70%~80% 的人表现为肥胖；双亲之一（特别是母亲）为肥胖者，子女中有 40% 的人较胖。人群的种族、性别不同和年龄差别对致肥胖因子的易感性不同。研究表明，遗传因素对肥胖形成的作用占 20%~40%。

目前认为，"节俭基因学说"和"节俭表型"是肥胖发生的重要机制。节俭基因（Thrifty Gene）学说认为，人类的祖先为适应贫穷和饥饿的环境，逐渐形成储存剩余能量的能力，在长期进化过程中，遗传选择能量储存关联基因使人类在食物短缺的情况下生存下来。当能量储存基因型暴露于食物供给丰富的现代生活方式时，即转化为对机体损害的作用，引起（腹型）肥胖和胰岛素抵抗。近年来，基于个体的适应性变化提出了另一种解释：在胎儿期的营养缺乏如宫内营养不良环境下，个体产生调节或适应性反应，引起机体的组织结构、生理功能和代谢的持续变化，即"程序化"（Programming）过程，这样的个体对生活方式的改变更加敏感。这一理论被称为节俭表型（Thrifty Phenotype）。

（二）社会环境因素

全球超重肥胖率的普遍上升与社会环境因素的改变有关。在中国，可选择的食物品种日益丰富，购买现成的加工食品及快餐食品的人越来越多；在外就餐的情况增多，高脂高盐食品摄入过多。

政策、新闻媒体、文化传统、科教宣传、媒体广告等，对膳食选择和身体活动都会产生很大影响。广告中的高脂、高糖和高盐的食品对食物选择有很大影响。

（三）生活方式

不良生活方式是肥胖患病率增加的主要原因，主要是热量摄入增多和体力活动减少。膳食是人体获得能量的重要途径。膳食的数量和构成是影响人体能量摄入的重要因素。随着我国经济发展，食物供应充足丰富，人们对能量的基本需求满足后，膳食模式发生了很大变化。动物性食物和各种深加工食物的摄入量增加，谷类食物摄入量减少，富含膳食纤维和微量营养素的新鲜蔬菜和水果的摄入量没有显著改善。膳食总能量摄入超过消耗量，且脂肪提供能量的比例显著增加。膳食结构的变化使得肥胖的发生风险增大。

饮食行为、每日进食的时间分布以及饮食的社会环境因素也是影响肥胖发生的重要因素。不吃早餐常常造成午餐和晚餐摄入的食物较多，导致每日的食物摄入总量增加，最终使多余的能量在体内转化为脂肪而储存起来。进食速度快，大脑摄食中枢未能及时传入信号做出相应调节，未能及时产生饱足感，不能很好地控制进食量。此外，经常性的暴饮暴食、夜间加餐、喜欢零食或含糖饮料，尤其是感到生活乏味或在看电视时进食过多零食等不良进食行为是许多人发生肥胖的重要原因。由于食物丰富，家庭中的备餐量往往超出实际需要量，为了避免浪费而将多余的食物吃下，也可能是造成进食过量的原因之一。

同时，随着经济的快速发展和城市化进程的推进，居民生活方式发生变化，静态生活的时间显著增加是导致肥胖的主要原因之一。职业性和家务性身体活动强度下降、时间减少；交通方式的改变导致交通性身体活动强度下降；坐着看电视、电影和玩手机是人们的主要休闲消遣方式,造成了休闲性活动量下降。

二、病理生理

1.脂肪细胞和脂肪组织

脂肪细胞是一种高度分化的细胞,可以合成和储存中性脂肪,而且能分泌数十种脂肪细胞因子,包括瘦素、抵抗素、脂联素、肿瘤坏死因子-α(TNF-α)、血浆纤溶酶原激活物抑制因子-1(PAI-1)、血管紧张素原和游离脂肪酸(FFA)等。肥胖病人脂肪细胞数量增多(增生型)、体积增大(肥大型)或数量增多体积增大(增生肥大型),伴脂肪组织炎症反应,如吞噬细胞和其他免疫细胞浸润,脂肪因子分泌增多,出现胰岛素抵抗和低度的系统炎症(C反应蛋白、白介素-6、TNF-α等因子轻度升高)。

2.脂肪的分布

肥胖病人脂肪分布有性别差异。男性脂肪主要分布在内脏和上腹部皮下,称为“腹型”或“中心性”肥胖。女性脂肪主要分布于下腹部、臀部和股部皮下,称为“外周性”肥胖,停经后则脂肪分布与男性相似。中心性肥胖病人发生代谢综合征的危险性较大,而外周性肥胖病人减肥更为困难。

3.“调定点”上调

研究表明,中枢神经系统存在调节机体能量平衡的“调定点”,通过调节摄食行为和能量代谢影响体重变化。由于体重调定点的存在,短期体重增加或减少将自动代偿,体重倾向于恢复到调定点水平。长期高热量、高脂肪饮食,体重增加后,即使恢复正常饮食,也不能恢复到原先体重。因此,持续维持高体重可引起适应,体重调定点不可逆升高,即调定点上调。可逆性(轻度和短期)体重增加是现有细胞大小增加的结果。当引起脂肪增加的情况改变后,脂肪细胞减少其平均大小而体重恢复原有水平。不可逆性(重度和持续)体重增加可能伴有脂肪细胞数目增加。

三、临床表现

肥胖症可见于任何年龄、性别。轻中度肥胖症多无明显症状,重度肥胖可有不耐热、活动能力减低、活动性气促、打鼾等表现。体格检查的发现包括:头向后仰时,枕部皮褶明显增厚;胸圆,乳腺外形因皮下脂肪厚而增大;站立时,腹部前凸出于胸部平面,脐孔深凹。短时间明显肥胖者在下腹部两侧、双大腿、上臂内侧上部和臀部外侧可见紫纹。严重肥胖者的臀部、腋部和大腿内侧皮肤粗厚而多皱褶,形如黑棘皮病。

肥胖是多种疾病的基础疾病,常与血脂异常、脂肪肝、高血压、冠心病、糖耐量异常或糖尿病等疾病同时发生,引起代谢综合征。肥胖症还可伴随或并发阻塞性睡眠呼吸暂停综合征、胆囊疾病、高尿酸血症和痛风、骨关节病、静脉血栓、生育功能受损(女性出现多囊卵巢综合征性、男性阴茎勃起障碍),以及某些肿瘤(女性乳腺癌、子宫内膜癌,男性前列腺癌、结肠和直肠癌等)发病率增高等,且麻醉或手术并发症增多。严重肥胖症病人可出现自卑、抑郁等精神问题,社会适应不良。

继发性肥胖一般有特殊临床表现,并能提示病因。引起继发性肥胖的疾病很多,如Cushing 综合征、下丘脑疾病、原发性甲减、GH(Growth Hormone)缺乏症、GH 抵抗综合征、糖原贮积症、假性甲旁减等。

四、诊断

(一)诊断

详细询问病史,包括个人饮食、生活习惯、体力活动、病程、家族史、引起肥胖的用药史、有无心理障碍等,引起继发性肥胖疾病史,如皮质醇增多症、甲状腺功能减退症等。并发症和伴发病须进行相应检查,如糖尿病或糖耐量异常、高血压、痛风、胆石症、阻塞性睡眠呼吸暂停综合征等。

肥胖程度评估最常采用人体测量学指标(身体质量指数、腰围等)。目前,尚无关于肥胖症的统一诊断标准,较为常用的指标如下:

①身体质量指数(Body Mass Index,BMI):通过测量身高、体重评估身体肥胖程度,BMI(kg/m^2)=体重(kg)/$[身高(m)]^2$。需注意的是,BMI 不能准确地描述体内脂肪的分布情况,不能区分脂肪和肌肉的含量,肌肉发达的人往往容易被误判。

中国肥胖工作组和中国糖尿病学会将 BMI<18.5 kg/m^2 定义为体重过低,BMI 在 18.5~23.9 kg/m^2 为正常,BMI 在 24.0~27.9 kg/m^2 为超重,BMI≥28 kg/m^2 为肥胖。

②腰围(Waist Circumference,WC),衡量脂肪在腹部蓄积(即中心性肥胖)程度的简单、常用指标,是 WHO 推荐的用于评价中心型肥胖的首选指标,与 CT 测量的内脏肥胖含量显著相关。

受试者站立位,双足分开 25~30 cm,测量髂前上棘和第 12 肋下缘连线的中点水平。男性腰围≥90 cm,女性腰围≥85 cm 作为中心性肥胖的切点。

③理想体重(Ideal Boby Weight,IBW):IBW(kg)= 身高(cm)-105 或男性 IBW(kg)=[身高(cm)-100]×0.9、女性 IBW(kg)=[身高(cm)-100]×0.85。

实际体重为理想体重的±10%为正常,超过理想体重的 10.0%~19.9%为超重,超过理想体重的 20.0%为肥胖。

④其他:腰臀比(Waist/Hip Ratio,WHR)用于评估中心性肥胖。该指标和腹部内脏脂肪堆积的相关性低于腰围。还有生物电阻抗测定法、双能 X 线(DEXA)吸收法测定体脂总量等评估肥胖的方法。

(二)鉴别诊断

必须注意,在排除继发性肥胖后,单纯性肥胖的诊断才能成立。继发性肥胖有原发疾病的临床特征,成人单纯性肥胖应主要与非典型性 Cushing 综合征、多囊卵巢综合征、下丘脑性肥胖、甲状腺功能减退、性腺功能减退症、催乳素瘤等鉴别。

五、治疗

减重治疗的主要手段包括认知行为治疗、医学营养治疗、运动治疗、药物治疗和手术治疗。减重治疗应从改变生活方式开始，其中最有效且必备的方法包括饮食干预、体力活动和行为辅导，对具备适应证的患者推荐采用合理的药物治疗或进行减重手术。

（一）健康教育与认知行为治疗

行为干预是指一系列运用心理学和健康行为学原理塑造良好的个体健康行为，矫正不良生活方式的干预措施。在分析肥胖者摄食行为特征和运动类型的基础上，合理培养正确行为，帮助肥胖患者建立支持性环境，提供实施持续的行为改变，最终达成减重的目的。其中，健康教育、自我监测、动机访谈、同伴支持等方式均有助于成年肥胖者的饮食行为改变。

（二）营养治疗

营养治疗是肥胖的最基本治疗方法，对于轻度和中度肥胖，可以取得一定疗效。营养治疗主要是限制患者摄入的热量，维持机体摄入与消耗之间的负平衡状态，并保证供给充足的营养素，如必需氨基酸、维生素、矿物质等。尤其应注意足量蛋白质供给，以减少体重下降造成的蛋白质丢失。

首先，确定合适的热量摄入。每日所需总热量＝理想体重（kg）×每千克体重所需热量（kcal/kg）。超重（肥胖）人群每日热量供给推荐量如下：长期卧床者为 15 kcal/kg，轻体力劳动者 20~25 kcal/kg，中体力劳动者为 30 kcal/kg，重体力劳动者为 35 kcal/kg。

其次，控制适当的营养素分配比例，蛋白质、脂肪、碳水化合物分别占总热量的 15%~20%、20%~30%、50%~55%。蛋白质应以优质蛋白为主，如蛋、奶、肉、鱼及大豆蛋白质。摄入足够新鲜蔬菜（400~500 g/d）和水果（100~200 g/d），并适当增加高纤维素含量、非吸收食物及无热量液体以满足饱腹感。纠正暴饮暴食等不良饮食习惯，避免高糖、高盐、高脂、腌制、烟熏食品的摄入。

常用的减重膳食主要包括限制热量平衡膳食（Calorie Restrict Diet，CRD）、低热量膳食（Low Calorie Diet，LCD）、极低热量膳食（Very-low Calorie Diet，VLCD）、高蛋白质膳食（High Protein Diet，HPD）及轻断食膳食（Intermittent Fasting）等。

限制热量平衡膳食在限制能量摄入的同时保证基本营养需求，结构应具有合理的营养素分配比例。CRD 有 3 种方法：

①在目标摄入量的基础上按一定比例递减（减少 30%~50%）。

②在目标摄入量的基础上每日减少 500 kcal。

③每日热量供给 1 000~1 500 kcal。该方法适用于所有需要体重控制者。

低热量膳食也称为限制热量饮食，在满足蛋白质、维生素、矿物质、膳食纤维和水的基础上，适量减少脂肪和碳水化合物的摄取，成人每日摄入热量不低于 1 000 kcal。极低热量膳食指每日只摄入 400~800 kcal 热量，主要来自蛋白质，而脂肪和碳水化合物的摄入受到严格限制。该方法可短期内有效降低体重，改善糖脂代谢。该方法不适合妊娠期和哺乳期妇女及生长发育期的青少年。

高蛋白质膳食每日蛋白质摄入量占总热量的 20%~30% 或 1.5 g/kg。该方法有助于改善单纯性肥胖伴血脂异常,适用于单纯性肥胖病人。

轻断食膳食指 1 周内 5 天正常饮食、其他 2 天(非连续)摄取平日热量的 1/4(女性 500 kcal/d,男性 600 kcal/d)的膳食模式。该方法适用于伴有糖尿病、高脂血症、高血压的肥胖病人,不适用于存在低血糖风险、低血压和体质弱的病人,长期使用可能导致营养不良或酮症。

这些特殊膳食模式是为了满足特殊人群、特殊时期的生理需求,治疗与营养相关的病理改变而在一定时期或短期内采取的膳食方式。因此,使用特殊膳食需注意:

①不适用于所有人,需根据代谢状态和身体状况在医生指导和临床监测下进行;

②不建议用于青少年、老人、孕妇及严重器官功能障碍及无自我控制能力人群;

③目前,尚无研究证据显示特殊膳食长期的健康效益。

所有饮食营养减重方式均具有减重作用,但对于不同的肥胖患者有不同的临床效果。饮食干预方式的选择主要基于个人健康状况、喜好、生活习惯等背景信息,避免引起减重期出现的不良反应。

(三)运动治疗

采用合理的运动干预(有氧运动、抗阻运动、有氧合并抗阻运动等)并长期坚持可有效防控肥胖。根据患者具体情况确定运动方式和运动量,制订个体化减重运动处方。

制订减重运动处方的流程如下:

①确定患者的肥胖原因、程度和健康状况。

②确定安全运动强度和有效运动强度。若有条件,可通过运动负荷试验确定其安全运动强度。

③制订科学有效的减重运动处方。

运动处方应包含 6 个基本要素:运动项目、运动强度、运动持续时间、运动频率、运动注意事项和运动方案的调整。

运动减重存在显著的剂量-效应关系。超重和肥胖个体每周至少进行 150 min 中等强度运动以达到适度减重的效果。如要达到减重≥5% 的效果,每周运动时间应达到 300 min,运动强度应为中-高强度,运动量或运动能量消耗达 2 000 kcal/周及以上。值得注意的是,肥胖是运动损伤的高危因素,不恰当的运动可能造成患者关节、肌肉、骨骼的运动损伤,对患者长期生活质量产生不良影响。适合肥胖患者的运动包括游泳、乒乓球、自行车、舞蹈、柔道、徒步旅行等运动。

中重度以上肥胖患者常合并存在脂肪肝、2 型糖尿病、高血压和冠心病等肥胖相关疾病。这些肥胖症患者运动时,应首先保证运动安全性(需评估运动风险、控制运动强度等),然后才是有效性。此类肥胖患者首选的运动是长时间的中等强度有氧运动,运动能力较差者可选择低强度有氧运动;每周 2~3 次的抗阻力训练也能产生显著的积极作用。由于运动量与健康促进作用、心血管疾病死亡风险存在剂量依赖关系,因此,在无禁忌证情况下,建议更大运动量以带来更多健康收益。

（四）减肥药物治疗

伴有合并症的患者可尝试使用一种减肥药物治疗。建议在药物治疗12周后对患者进行评估。如果使用药物最大剂量治疗12周后患者体重降低小于治疗前体重的5%说明药物治疗无效，应停止继续使用减肥药物。建议中国人采取药物治疗肥胖的适应证为：BMI ≥ 28 kg/m² 或 BMI ≥ 24 kg/m² 伴有合并症，经过3~6个月的综合生活方式干预仍不能减重5%，甚至体重仍有上升趋势者，可考虑药物辅助治疗。

目前，奥利司他、利拉鲁肽、司美格鲁肽是被国家市场监督管理总局（SFOA）批准在国内可获得的减重药物。奥利司他为胰脂肪酶抑制剂，可抑制胰酶和胃脂酶，使肠脂肪水解与吸收减少约30%，其疗效与安全性较为肯定。常用剂量为120 mg，每日3次，餐中服用。长期服用要注意脂溶性维生素的补充。与低脂饮食配合体重减轻更多。不良反应主要有脂肪吸收不良性腹泻和脂溶性维生素吸收障碍。利拉鲁肽是胰高糖素样肽-1（GLP-1）类似物，可抑制食欲并减少能量摄入。2023年7月及2024年6月，SFDA分别批准了利拉鲁肽（利鲁平）和司美格鲁肽（诺和盈）的减肥适应证。SFDA批准了利拉鲁肽（利鲁平）的减肥适应证，可用于需要长期体重管理的成人患者。对于初始 BMI ≥ 30 kg/m²（肥胖）或 ≥ 27 kg/m²（超重）并伴有至少一种体重相关的合并症（如高血压、2型糖尿病或血脂异常）的成人，可作为低热量饮食和增加运动的辅助治疗，国人常用剂量为2.4mg/天，皮下注射。司美格鲁肽是一款新型长效 GLP-1 类似物，半衰期长达7天，每周注射一次。

部分降糖药物（如二甲双胍、阿卡波糖）有一定减轻体重作用，但目前只在肥胖伴2型糖尿病的患者中推荐，并没有作为治疗单纯性肥胖的推荐药物。

（五）减重手术治疗

近年来，严重肥胖患者尤其是伴有合并症时，减重手术已经成为有力的治疗手段。腹腔镜可调控性胃束带术、腹腔镜袖状胃切除术、Roux-en-Y胃旁路术、胆胰分流（BPD）作为主要的减重和代谢手术方式已经广泛应用。《中国肥胖及2型糖尿病外科治疗指南（2019版）》提出单纯肥胖病人手术适应证：

①BMI ≥ 37.5 kg/m²，建议积极手术；

②32.5 kg/m² ≤ BMI < 37.5 kg/m²，推荐手术；

③27.5 kg/m² ≤ BMI < 32.5 kg/m²，经改变生活方式和内科治疗难以控制，且至少符合2项代谢综合征组分，或存在合并症，综合评估后可考虑手术。

减重手术的总体安全性较好，术后较常出现的代谢异常主要是维生素及微量元素的缺乏，需予以定期随访评估。

六、健康管理策略与方案

研究显示，体重减少5%~15%或更多可以显著改善胰岛素抵抗、高血糖、高血压、血脂异常等代谢异常，降低2型糖尿病、心血管疾病、代谢相关脂肪性肝病、多囊卵巢综合征等多种超重或肥胖相关疾病风险,减少疾病治疗药物的使用。因此,建议将减少体重5%～15%及以上作为体重管理的目标。制订减重目标时,需要根据患者疾病情况,并与患者达成共识。超重或肥胖人群体重管理流程见图4.1。

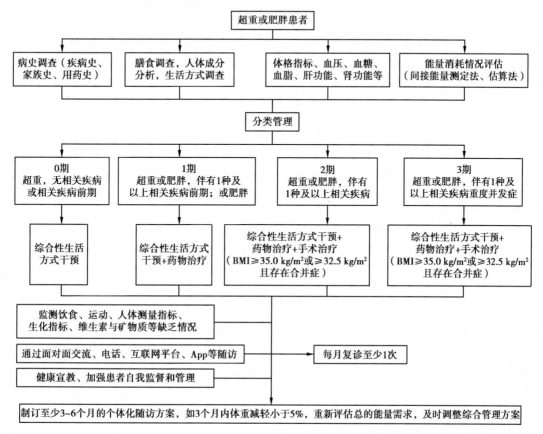

图4.1 超重或肥胖人群体重管理流程

※思考题

1.简述肥胖程度评估方法。

2.简述肥胖营养治疗的要点。

3.试述肥胖健康管理策略与流程。

（罗蓉　钟立）

参考文献

[1]葛均波,徐永健,王辰.内科学[M].9版.北京:人民卫生出版社,2018.

[2]王辰,王建安.内科学[M].3版.北京:人民卫生出版社,2015.

[3]中华医学会内分泌学分会,中华中医药学会糖尿病分会,中国医师协会外科医师分会肥胖和糖

尿病外科医师委员会,等.基于临床的肥胖症多学科诊疗共识(2021年版)[J].中华消化外科杂志,
2021,20(11):1137-1152.

[4]中华医学会健康管理学分会,中国营养学会临床营养分会,全国卫生产业企业管理协会医学营
养产业分会,等.超重或肥胖人群体重管理流程的专家共识(2021年)[J].中华健康管理学杂志,2021,
15(4):317-322.

第二节　糖尿病

糖尿病(Diabetes Mellitus,DM)是一组由多病因引起以慢性血糖增高为特征的代谢性疾病。由于胰岛素分泌和(或)利用缺陷所引起的糖、蛋白质、脂肪代谢紊乱,以及继发的水和电解质代谢紊乱,可引起多系统损害,导致眼、肾、神经、心脏、血管等组织器官慢性进行性病变、功能减退甚至衰竭;病情严重或应激时,可发生急性严重代谢紊乱,如糖尿病酮症酸中毒(DKA)、高渗高血糖综合征。

据国际糖尿病联合会(IDF)最新发布的《全球糖尿病地图(第10版)》估算,2021年全球有5.37亿20~79岁成人患有糖尿病,占全世界该年龄段人口的10.5%。其中,2型糖尿病占绝大多数(超过90%)。目前,中国是全球糖尿病成人患者数量最多的国家,达1.41亿人,每4名成年糖尿病患者中就有1名来自中国;其次为印度、巴基斯坦,预计这一趋势仍将保持到2045年。中国的患病率也略高于全球水平,约为13%。2021年,糖尿病导致了全球670万人死亡。这相当于每5 s就有1人死于糖尿病。糖尿病尽早诊断,对预防或延迟并发症、避免过早死亡和提高生活质量至关重要。然而糖尿病患者中,近半数尚未确诊。中国糖尿病患者未确诊率高达51.7%(7 280万人)。此外,全球还有超过10%成人已处于2型糖尿病的高风险中。IDF也特别提到,患有糖尿病的儿童和青少年的人数逐年增加。2022年,全球有875万1型糖尿病患者,其中152万人年龄在20岁以下。

一、糖尿病的分型

按照WHO(1999年)发布的糖尿病病因学分型体系,根据病因学证据将糖尿病分为4种类型,即1型糖尿病(T1DM)、2型糖尿病(T2DM)、特殊类型糖尿病和妊娠期糖尿病。其中,以2型糖尿病(T2DM)为主,1型糖尿病(T1DM)和其他类型糖尿病少见(表4.1)。

表4.1　糖尿病病因学分类

1.1 型糖尿病
包括免疫介导型、特发性 T1DM

2.2 型糖尿病
3.特殊类型糖尿病
①胰岛 β 细胞功能单基因缺陷:青少年的成人起病型糖尿病(MODY)、线粒体基因突变糖尿病、其他基因; ②胰岛素作用的基因缺陷:A 型胰岛素抵抗、妖精貌综合征、Rabson-Mendenhall 综合征、脂肪萎缩型糖尿病等; ③胰源性糖尿病:胰腺炎、创伤(胰腺)切除术、胰腺肿瘤、胰腺囊性纤维化病、血色病、纤维钙化性胰腺病等; ④内分泌疾病:肢端肥大症、库欣综合征、胰高血糖素瘤、嗜铬细胞瘤、甲状腺功能亢进症、生长抑素瘤、醛固酮瘤及其他; ⑤药物或化学品所致的糖尿病:Vacor(N-3 吡啶甲基 N-P 硝基苯尿素)、喷他脒、烟酸、糖皮质激素、甲状腺激素、二氮嗪、β 肾上腺素能激动剂、噻嗪类利尿剂、苯妥英钠、α-干扰素及其他; ⑥感染:先天性风疹、巨细胞病毒感染及其他; ⑦不常见的免疫介导性糖尿病僵人(Stiff-man)综合征、抗胰岛素受体抗体及其他; ⑧其他与糖尿病相关的遗传综合征、Friedreich 共济失调、Huntington 舞蹈病、Laurence-Moon-Beidel 综合征、强直性肌营养不良、卟啉病、Prader-Willi 综合征、Turner 综合征等
4.妊娠期糖尿病
这是指妊娠期间发生的不同程度的糖代谢异常,不包括孕前已诊断糖尿病的病人,后者称为糖尿病合并妊娠

二、病因及发病机制

糖尿病的病因和发病机制极为复杂,至今未完全阐明。不同类型其病因有明显差异,即使在同一类型中也存在异质性。总的来说,遗传因素及环境因素共同参与其发病。胰岛素由胰岛 β 细胞合成和分泌,经血液循环到达体内各组织器官的靶细胞,与特异受体结合并引发细胞内物质代谢效应。在这一过程中,任何一个环节发生异常均可导致糖尿病。

(一)1 型糖尿病

绝大多数是自身免疫性 1 型糖尿病,遗传因素和环境因素共同参与其发病。某些外界因素(如病毒感染、化学毒物和饮食等)作用于遗传易感性高的个体,激活 T 淋巴细胞介导的一系列自身免疫反应,引起选择性胰岛 β 细胞破坏和功能衰竭,体内胰岛素分泌不足进行性加重,最终导致糖尿病。近年来证实,随着儿童青少年超重和肥胖发病率的升高,部分 T1DM 也存在胰岛素抵抗,后者在 T1DM 的发病和(或)加速病情恶化中也起一定作用。T1DM 的发病环节和临床表现具有高度异质性。

1.遗传因素

遗传在 1 型糖尿病的发病中有一定作用。对 1 型糖尿病同卵双胎长期追踪的结果表明，发生糖尿病的一致率可达 50%；然而从父母到子女的垂直传递率却很低，如双亲中一人患 1 型糖尿病，其子女患病的风险率仅为 2%～5%。

T1DM 遗传易感性涉及 50 多个基因，包括 *HLA* 基因和非 *HLA* 基因，现尚未被完全识别。已知位于 6 号染色体短臂的 *HLA* 基因为主效基因，贡献了遗传易感性的 50%，其他为次效基因。HLA-Ⅰ、Ⅱ类分子参与了 CD4$^+$T 淋巴细胞及 CD8$^+$杀伤 T 淋巴细胞的免疫耐受和免疫损伤，从而参与了 T1DM 的发病。90%～95% 的 1 型糖尿病患者携带 HLA-DR3、-DR4 或-DR3/-DR4 抗原，而在正常人中仅为 40%～50%。这提示 HLA-DR3、-DR4 是 1 型糖尿病发生的遗传背景。而在多数人群，与 1 型糖尿病相关性最强的 *HLA* 等位基因是 *DQBI * 0302* 和（或）*DQBI * 0201*。因此，目前认为 *HLA-DQ* 和 *HLA-DR* 是 1 型糖尿病的致病等位基因。

2.环境因素

与 1 型糖尿病发病有关的环境因素主要有病毒感染、致糖尿病化学物质及饮食因素等。环境因素以病毒感染最为重要。

（1）病毒感染

已发现腮腺炎病毒、柯萨奇 B4 病毒、风疹病毒、巨细胞病毒、脑-心肌炎病毒及肝炎病毒等与 1 型糖尿病的发病有关。其发病机制可能是：

①病毒直接破坏胰岛 β 细胞，并在病毒损伤胰岛 β 细胞后激发自身免疫反应，后者进一步损伤 β 细胞。

②病毒作用于免疫系统，诱发自身免疫反应。在这些发病机制中，可能都有遗传因素参与，使胰岛 β 细胞或免疫系统易受病毒侵袭，或使免疫系统对病毒感染产生异常应答反应。病毒感染诱发自身免疫反应的机制可能与病毒抗原和宿主抗原决定簇的结构存在相同或相似序列有关。

（2）致糖尿病化学物质

对胰岛 β 细胞有毒性作用的化学物质或药物（如 Vacor、四氧嘧啶、链脲佐菌素、喷他脒等）作用于胰岛 β 细胞，导致 β 细胞破坏。例如，β 细胞表面是 1 型糖尿病的 HLA-DQ 易感基因，β 细胞即作为抗原呈递细胞而诱发自身免疫反应，导致选择性胰岛 β 细胞损伤，并引发糖尿病。

（3）饮食因素

有报道认为，牛奶喂养的婴儿发生 1 型糖尿病的风险高，可能是牛奶与胰岛 β 细胞表面的某些抗原相似所致。"分子模拟机制"（Molecular Mimicry）认为，当抗原决定簇相似而又不完全相同时，能诱发交叉免疫反应，破坏免疫耐受性，激发自身免疫反应，甚至产生自身免疫性病变。牛奶蛋白只对携带 *HLADQ/DR* 易感基因的个体敏感，引发的自身免疫反应使胰岛 β 细胞受损，进而导致 1 型糖尿病。

3.自身免疫因素

1 型糖尿病的自身免疫因素包括体液免疫（自身抗体）和细胞免疫两个方面，但两者之间又有密切联系。

（1）体液免疫（自身抗体）

约90%新发病的1型糖尿病患者循环血中存在多种抗胰岛β细胞自身抗体。目前,至少发现了10种,其中研究得较多的是胰岛细胞自身抗体(Islet Cell Autoantibody,ICA)、胰岛素自身抗体(IAA)、谷氨酸脱羧酶自身抗体(GADA)、蛋白质酪氨酸磷酸酶样蛋白抗体(IA-2A)和锌转运体8自身抗体(ZnT8A)。这些抗体均是胰岛β细胞自身免疫损伤的标志物。在糖尿病发病前,某些抗体已存在于血清中,因而对预测1型糖尿病有一定意义。ICA是胰岛4种细胞共有的抗胞浆组分抗体;GADA和IAA则相对独立,但IAA与外源性胰岛素引起的抗体相同。

（2）细胞免疫

细胞免疫在1型糖尿病发病中的作用比体液免疫更重要。新发病的1型糖尿病患者在胰岛炎症浸润细胞和β细胞表面可观察到HLA-DR抗原的异常表达和(或)IL-2受体与胰岛细胞表面HLA-1类抗原的过度表达,而外周血的CD4+/CD8+比例,以及IL-1、TNF-α、INFγ水平升高。

目前认为,1型糖尿病是一种由淋巴细胞介导的、以免疫性胰岛炎和选择性胰岛β细胞损伤为特征的自身免疫性疾病,特异性抗原、组织相容性抗原和T淋巴细胞受体构成三元复合体(Complex),共同参与免疫反应,以特异性免疫识别为条件,激活T淋巴细胞,启动胰岛β细胞的损毁过程。T1DM存在着遗传异质性,对于遗传背景不同的亚型,其病因、发病机制及临床表现不尽相同。

（二）2型糖尿病

2型糖尿病发病的基本环节:胰岛β细胞功能缺陷和胰岛素抵抗比较清楚,但引起这两个基本病理生理特点的机制尚不太清楚。

1.遗传和环境因素

遗传因素在2型糖尿病的病因中较1型糖尿病明显。同卵双胎患2型糖尿病一致率为90%;双亲中一人患2型糖尿病,其子女患病的风险率为5%~10%;父母皆患病,子代发病风险达70%~80%。

大多数2型糖尿病为多个基因和多种环境因素共同参与并相互作用的多基因多因素复杂病(Complex Disease),一般有以下特点:

①参与发病的基因多,但各参与基因的作用程度不同;起主要作用者为主效基因(Major Gene or Master Gene),作用较小者为次要基因(Minor Gene),即各个基因对糖代谢的影响程度与效果不同,各基因间可呈正性或负性交互作用;

②不同患者致病易感基因的种类不同,非糖尿病者也可有致病易感基因,但负荷量较小;

③各易感基因分别作用于糖代谢的不同环节。

这些特点赋予2型糖尿病的异质性,给遗传学病因研究带来极大障碍。

流行病学研究表明,肥胖、高热量饮食、体力活动不足和增龄是2型糖尿病的主要环境因素,高血压、血脂异常患者的2型糖尿病患病风险增加。在这些环境因素中,肥胖居于中心地位。因为它既是许多环境因素的结果,又可能是多环境因素的原因。肥胖与2型糖尿病有密切关系。患2型糖尿病的日本人和中国人中30%有肥胖,北美人中60%~70%存在肥胖。流行病学调查显示,肥胖者的外周组织胰岛素受体数目减少、葡萄糖氧化利用或非氧化利用障碍、胰岛素对肝糖输出的抑制作用降低和游离脂肪酸代谢增高均可影响葡萄糖的利用,需分泌更多的胰岛素代偿缺陷。虽然肥胖者均存在胰岛素抵抗,但内脏型肥胖较外周肥胖、脂肪细胞体积增大较数目增多更易发生胰岛素抵抗。在遗传背景的影响下,长期而严重的胰岛素抵抗最终导致β细胞功能衰竭。

2.胰岛素抵抗和胰岛β细胞功能缺陷(胰岛素分泌不足)

胰岛素抵抗和胰岛β细胞功能缺陷是2型糖尿病的基本特征。研究导致两个方面缺陷的候选基因功能和致病原理,是探讨2型糖尿病发病机制的重要途径。虽然目前已经发现*TCF7L2*(Transcription Factor 7-like 2)基因的致病作用最大,但迄今尚未发现主效基因。

(1)胰岛素抵抗

2型糖尿病的胰岛素抵抗主要发生在受体和受体后水平,并可能至少来自4个方面。

①胰岛素受体底物-1(Insulin Receptor Substance 1,IRS-1)和IRS-2:胰岛素与其受体结合后信号向细胞内传导,首先使IRS的酪氨酸残基磷酸化而被激活,活化的IRS再与含有sHz结构域的效应蛋白结合成多亚基信号转导复合物,使信号逐级放大,并向多个方向传递胰岛素的生物信息,使其发挥代谢调节作用。IRS-1和IRS-2在胰岛素信号转导中的表型为联合基因-剂量效应(Combined Gene-dosage Effects),需有IRS-1和IRS-2双等位基因(Diallelic)突变才使胰岛素信号在细胞内转导受阻而引起胰岛素抵抗。IRS-1基因至少有4种突变(Aia 513 Pro、Gly 819 Arg、Gly 972 Arg和Arg1221 Cys;IRS-2为Gly1057Asp)与胰岛素抵抗关联。

②葡萄糖转运蛋白4(Glucose Transporter 4,GLUT4):GLUT4存在于肌肉和脂肪细胞中。在胰岛素作用下,磷酸化IRS-1激活磷脂酰肌醇3激酶(Phosphatidylinositol 3 Kinase,PI3K),使GLUT4转位到细胞浆膜,加速葡萄糖的易化转运(Facilitated Transport)增加肌肉对葡萄糖的摄取。GLUT4基因变异可使GLUT4表达和转位受阻,导致受体后胰岛素抵抗。

③胰岛素受体:胰岛素与其受体α亚单位结合后,激活酪氨酸激酶,刺激β亚单位酪氨酸残基磷酸化,从而传递胰岛素的多种生物效应。编码α和β亚单位的基因位于染色体19q。现已发现50多个突变位点与许多伴有糖尿病的遗传综合征相关,造成不同部位的胰岛素受体或受体后抵抗。

④解耦联蛋白(Uncoupling Protein,UCP):又称为产热素(Thermogenin),是线粒体膜的一种质子转运蛋白,主要在棕色脂肪、骨骼肌等代谢活跃的组织表达。UCP被激活后,线粒体膜内外侧的质子电化梯度减弱或消失,呼吸链的氧化-磷酸化解耦联,ATP用于生物氧化

的大部分化学能以热能方式释放,同时导致体脂消耗。UCP 基因突变或多态性变异使其表达不足和(或)功能障碍,导致外周组织脂肪酸和葡萄糖代谢能力降低而导致胰岛素抵抗。

(2)β 细胞功能缺陷

β 细胞功能缺陷在 T2DM 的发病中起关键作用,β 细胞对胰岛素抵抗的失代偿是导致 T2DM 发病的最后共同机制。从糖耐量正常到 IGT 再到 T2DM 的进程中,β 细胞功能呈进行性减退。β 细胞功能缺陷主要表现为:

①胰岛素分泌量的缺陷:T2DM 早期空腹胰岛素水平正常或升高,葡萄糖刺激后胰岛素分泌代偿性增多;随着疾病进展,胰岛素最大分泌水平降低。

②胰岛素分泌模式异常:静脉注射葡萄糖后(IVGTT 或高糖钳夹试验),第一时相胰岛素分泌减弱或消失;口服葡萄糖耐量试验中,早时相胰岛素分泌延迟、减弱或消失;疾病早期,第二时相(或晚时相)胰岛素分泌呈代偿性升高及峰值后移。病情进一步发展则对葡萄糖和非葡萄糖刺激反应均减退。

③胰岛素脉冲式分泌缺陷:胰岛素快速分泌减弱及昼夜节律紊乱。

④胰岛素分泌质的缺陷:胰岛素原(胰岛素)的比例增加。

目前,造成胰岛 β 细胞缺陷的病因和易感因素、导致 β 细胞损害的启动因素和加重机制仍不明确。可能涉及多因素,且可能主要是由基因决定的。在糖尿病发病过程中,线粒体功能异常、三羧酸循环碳的提供和消耗异常、AMPK/丙二酰辅酶 A、TG/FFA 循环、β 细胞合成和分泌胰岛素的生物学过程的障碍、子宫内或生命早期的内分泌激素改变和营养不良等引起的 β 细胞数量减少等都可能是 β 细胞缺陷的先天因素;糖脂毒性、氧化应激、内质网应激等则可能是 β 细胞缺陷的始动因素;而糖脂毒性、氧化应激和内质网应激、胰岛炎症、糖基化终末产物在胰岛堆积、胰岛脂肪和(或)淀粉样物质沉积等,导致 β 细胞对葡萄糖的敏感性下降、β 细胞低分化(或转分化)和(或)过度凋亡等使 β 细胞的结构和功能进一步恶化。

(3)胰岛 α 细胞功能异常和肠促胰素分泌缺陷

胰岛中,α 细胞分泌胰高血糖素在保持血糖稳态中起重要作用。正常情况下,进餐后血糖升高刺激早时相胰岛素分泌和胰高血糖素样多肽-1(GLP-1)分泌,抑制 α 细胞分泌胰高血糖素,从而使肝糖输出减少,防止出现餐后高血糖。T2DM 病人由于胰岛 β 细胞数量明显减少,α、β 细胞比例显著增加;同时 α 细胞对葡萄糖的敏感性下降,从而导致胰高血糖素分泌增多,肝糖输出增加。

肠促胰素 GLP-1 由肠道 L 细胞分泌,主要生物作用包括刺激 β 细胞葡萄糖介导的胰岛素合成和分泌、抑制胰高血糖素分泌。其他生物学效应包括延缓胃内容物排空、抑制食欲及摄食、促进 β 细胞增殖和减少凋亡、改善血管内皮功能和保护心脏功能等。GLP-1 在体内迅速被 DPP-Ⅳ 降解而失去生物活性,其血浆半衰期不足 2 min。已证实,T2DM 病人负荷后 GLP-1 的释放曲线低于正常个体;提高 T2DM 病人 GLP-1 水平后,可观察到葡萄糖依赖性的促胰岛素分泌和抑制胰高血糖素分泌,并可恢复 α 细胞对葡萄糖的敏感性。

综上所述,2 型糖尿病发病涉及胰岛素作用和胰岛素分泌两个方面的缺陷,两者与遗传因素和环境因素均有关,环境因素通过遗传因素起作用。糖尿病遗传易感个体的早期即存在胰岛素抵抗。在漫长的生活过程中,由于不利环境因素的影响或疾病本身的演进,胰岛素抵抗逐渐加重。为弥补胰岛素作用的日益减退及防止血糖升高,β 细胞的胰岛素呈代偿性分泌增多(高胰岛素血症)。在此过程中,β 细胞增殖和凋亡均增加,但后者更甚。当 β 细胞分泌能力不足以代偿胰岛素抵抗时,即出现糖代谢紊乱。首先是餐后血糖升高(IGT 期)。当胰岛素抵抗进一步加重,β 细胞因长期代偿过度而衰竭时,血糖进一步升高,终致糖尿病。高血糖又可抑制葡萄糖介导的 β 细胞胰岛素分泌反应,增强胰岛素抵抗(葡萄糖毒性,Glucose Toxicity),并形成胰岛素分泌与作用缺陷间恶性循环。

三、病理生理

胰岛 β 细胞胰岛素分泌能力和(或)胰岛素生物作用缺陷致胰岛素绝对或相对不足,引起一系列代谢紊乱是糖尿病的主要病理生理变化。

1.糖类代谢

葡萄糖磷酸化减少,进而导致糖酵解、磷酸戊糖旁路代谢及三羧酸循环减弱,糖原合成减少、分解增多。以上代谢紊乱使肝、肌肉和脂肪组织摄取利用葡萄糖的能力降低,空腹及餐后肝糖输出增加;又因葡萄糖异生底物增多及磷酸烯醇式丙酮酸激酶活性增强,肝糖异生增加,因而出现空腹及餐后高血糖。胰岛素缺乏使丙酮酸脱氢酶活性降低,葡萄糖有氧氧化减弱,能量供给不足。

2.脂肪代谢

由于胰岛素缺乏或作用不足,脂肪组织摄取葡萄糖及清除血浆甘油三酯的能力下降,脂肪合成代谢减弱,脂蛋白脂酶活性低下,血浆游离脂肪酸和甘油三酯浓度增高。胰岛素极度缺乏时,激素敏感性脂酶活性增强,脂肪的动员和分解加速,血游离脂肪酸浓度进一步增高。肝细胞摄取脂肪酸后,因再酯化通路受抑制,脂肪酸与辅酶 A 结合生成脂肪酰辅酶 A,经 β-氧化生成乙酰辅酶 A。因草酰乙酸生成不足,乙酰辅酶 A 进入三羧酸循环受阻而大量缩合成乙酰乙酸,进而转化为丙酮和 β-羟丁酸。丙酮、乙酰乙酸和 β-羟丁酸三者统称为酮体。当酮体生成超过组织利用限度和排泄能力时,形成酮症,进一步发展可导致酮症酸中毒。血脂异常与胰岛素抵抗密切相关。脂肪组织胰岛素抵抗可使胰岛素介导的抗脂解效应和葡萄糖摄取降低,FFA 和甘油释放增加。腹部内脏脂肪血液流入门静脉,使肝脏暴露在高 FFA 浓度环境中,导致肝糖异生作用旺盛,胰岛素抵抗和肝合成 VLDL 增加。

3.蛋白质代谢

肝脏、肌肉等组织摄取氨基酸减少,蛋白质合成减弱,分解加速,导致负氮平衡。血浆成糖氨基酸(丙氨酸、甘氨酸、苏氨酸和谷氨酸)降低,反映糖异生旺盛,成为肝糖输出增加的主要来源。血浆成酮氨基酸(亮氨酸、异亮氨酸和缬氨酸等支链氨基酸)增高,提示肌肉组织摄取这些氨基酸合成蛋白质的能力降低,导致乏力、消瘦、组织修复和抵抗力降低,儿童生长发育障碍。同时,胰高糖素分泌增加,且不为高血糖所抑制。胰高糖素促进肝糖原分解、糖异生、脂肪分解和酮体生成,对上述代谢紊乱起恶化作用。经胰岛素治疗血糖良好控制后,血浆胰高糖素可降至正常或接近正常水平。2 型糖尿病与 1 型糖尿病有相同的代谢紊乱,但前者的胰岛素分泌属于相对减少,其程度一般较轻。有些患者的基础胰岛素分泌正常,空腹时肝糖输出不增加,故空腹血糖正常或轻度升高,但在进餐后出现高血糖。另一些患者进餐后胰岛素分泌持续增加,分泌高峰延迟,餐后 3~5 h 的血浆胰岛素呈现不适当升高,引起反应性低血糖,并可成为患者的首发症状。在急性应激或其他诱因的作用下,2 型糖尿病患者也可发生酮症酸中毒、高渗性高血糖状态或混合型(高血浆渗透压和酮症)急性代谢紊乱。

四、临床表现

(一)基本临床表现

1.代谢紊乱症状群

血糖升高后,因渗透性利尿引起多尿,继而口渴多饮;外周组织对葡萄糖利用障碍,脂肪分解增多,蛋白质代谢负平衡,逐渐出现乏力、消瘦,儿童生长发育受阻;病人常有易饥、多食。故糖尿病的临床表现常被描述为"三多一少",即多尿、多饮、多食和体重减轻,典型的"三多一少"症状常见于 1 型糖尿病。部分患者会出现体力减退、精神萎靡、乏力、易疲劳、易感冒等全身症状,可有非特异性心悸、气促、心律不齐、心动过缓/过速、心前区不适等。血糖升高较快时,可使眼房水、晶状体渗透压改变而引起屈光改变致视物模糊。但多数病人无任何症状,仅于健康检查或因各种疾病就诊化验时发现高血糖,常见于超重和肥胖的 2 型糖尿病人。

2.并发症和(或)伴发病

详见下文。

(二)常见类型糖尿病的临床特点

1.1 型糖尿病(T1DM)

(1)免疫介导性 T1DM(1A 型)

诊断时,临床表现变化很大,可以是轻度非特异性症状、典型"三多一少"症状或昏迷。多数青少年病人起病较急,症状较明显;如未及时诊断治疗,当胰岛素严重缺乏时,可出现糖尿病酮症酸中毒(详见下文"DKA")。多数 T1DM 病人起病初期都需要胰岛素治疗,使代谢恢复正常,但此后由于 β 细胞功能得到部分恢复,可能有持续数周至数个月不等的时间需要的胰岛素剂量很小,即所谓"蜜月期"。某些成年病人起病缓慢,早期临床表现不明显,经历一段或长或短的不需胰岛素治疗的阶段,称为"成人隐匿性自身免疫性糖尿病(Latent Autoimmune Diabetes in Adults,LADA)"。多数 1A 型病人血浆基础胰岛素水平低于正常,葡萄糖刺激后胰岛素分泌曲线低平。胰岛 β 细胞自身抗体检查可能阳性。

（2）特发性 T1DM（1B 型）

通常急性起病，β 细胞功能明显减退甚至衰竭，临床上表现为糖尿病酮症甚至酸中毒，但病程中 β 细胞功能可以好转以至于一段时期无需继续胰岛素治疗。β 细胞自身抗体检查阴性。病因未明，其临床表型的差异反映出病因和发病机制的异质性。诊断时，需排除单基因突变糖尿病。

2.2 型糖尿病（T2DM）

T2DM 为一组异质性疾病。可发生在任何年龄，但多见于成人，常在 40 岁以后起病；多数起病隐匿，症状相对较轻，半数以上无任何症状；不少病人因慢性并发症、伴发病或仅于健康检查时发现。常有家族史。很少自发性发生 DKA，但在应激、严重感染、中断治疗等诱因下也可发生。临床上与肥胖症、血脂异常、高血压等疾病常同时或先后发生。由于诊断时病人所处的疾病病程不同，其 β 细胞功能表现差异较大，有些早期病人进食后胰岛素分泌高峰延迟，餐后 3~5 h 血浆胰岛素水平不适当地升高，引起反应性低血糖，可成为这些病人的首发临床表现。

3.某些特殊类型糖尿病

（1）青年人中的成年发病型糖尿病（MODY）

MODY 是一组高度异质性的单基因遗传病。目前，已确定至少有 13 个亚型。其主要临床特征为：

①有三代或以上家族发病史，且符合常染色体显性遗传规律；

②发病年龄小于 25 岁；

③无酮症倾向，至少 5 年内不需用胰岛素治疗。

（2）线粒体基因突变糖尿病

临床特征为：

①母系遗传；

②发病早，β 细胞功能逐渐减退，自身抗体阴性；

③身材多消瘦；

④常伴神经性耳聋或其他神经肌肉表现。

（3）糖皮质激素所致糖尿病

部分病人使用糖皮质激素后可诱发或加重糖尿病，常常与剂量和使用时间相关。多数病人停用后糖代谢可恢复正常。无论以往是否有糖尿病，使用糖皮质激素时均应监测血糖，及时调整降糖方案，首选胰岛素控制高血糖。

4.妊娠糖尿病 GDM

通常是在妊娠中、末期出现，一般只有轻度无症状性血糖增高。GDM 妇女分娩后，血糖一般可恢复正常，但未来发生 T2DM 的风险显著增加，故 GDM 病人应在产后 4~12 周筛查糖尿病，并长期追踪观察。

五、并发症

(一)急性严重代谢紊乱

糖尿病酮症酸中毒（Diabetic Ketoacidosis，DKA）和高渗高血糖综合征是糖尿病的急性并发症，因延误诊断和缺乏合理处置而造成死亡的情况仍较常见，尤其是高渗高血糖综合征，病情危重、并发症多，病死率高于 DKA。本书对 DKA 和高渗高血糖综合征不做详细阐述，详见相关参考文献。

(二)慢性并发症

糖尿病慢性并发症是因为长期慢性高血糖所致的脏器损伤。目前，慢性并发症的分类不完全统一，糖尿病并发症的发生与糖尿病发病的时间长短关系密切，未经治疗或治疗不当者常在发病 10 年后出现程度不等慢性并发症；已发现的糖尿病慢性并发症只是冰山一角，其他慢性并发症可能已经或正在形成，因而一种慢性并发症的出现往往预示其他并发症的存在。除糖尿病本身外，慢性并发症的发生、发展和严重程度还受许多遗传易感性和环境因素的影响，因此人种间和个体间的表型存在差异。绝大多数慢性并发症是不可逆转的，临床防治只能延缓或阻止其进展，不能被根除。

慢性并发症发病机制极其复杂，尚未完全阐明，认为与遗传易感性、胰岛素抵抗、高血糖、慢性低度炎症状态、血管内皮细胞功能紊乱、血凝异常等多种因素有关。高血糖导致血管损伤与多元醇途径激活、晚期糖基化终末产物形成增加、蛋白激酶 C 途径激活及己糖胶通路激活等有关；高血糖时，线粒体电子传递链过氧化物产生过量引起氧化应激，是以上各条途径的共同机制。

1.糖尿病微血管病变

微血管是指微小动脉和微小静脉之间、管腔直径在 $100~\mu m$ 以下的毛细血管及微血管网。微血管病变是糖尿病的特异性并发症，其典型改变是微血管基底膜增厚和微循环障碍。其主要危险因素包括长糖尿病病程、血糖控制不良、高血压、血脂异常、吸烟、胰岛素抵抗等；遗传背景在发病中也起重要作用。微血管病变可累及全身各组织器官，主要表现在视网膜、肾、神经和心肌组织，其中以糖尿病肾病和视网膜病变尤为重要。

（1）糖尿病肾病

慢性肾脏病（CKD）包括各种原因引起的慢性肾脏结构和功能障碍。糖尿病肾病是指由糖尿病所致的 CKD，病变可累及全肾（包括肾小球、肾小管、肾间质等）。糖尿病微血管病变主要引起肾小球病变，病理改变有 3 种类型：

①结节性肾小球硬化型：有高度特异性；

②弥漫性肾小球硬化型：最常见，对肾功能影响最大，但特异性较低，类似病变也可见于系膜毛细血管性肾小球肾炎和系统性红斑狼疮等疾病；

③渗出性病变：特异性不高，也可见于慢性肾小球肾炎。

近年发现,肾小管间质病变(如肾间质纤维化、肾小管萎缩等)的发生可以早于肾小球病变,且在肾功能损害进展中起重要作用。肾活检所见组织学改变与临床表现和肾功能损害程度之间缺乏恒定的相关性。

我国 20%~40% 的糖尿病患者合并糖尿病肾病,现已成为 CKD 和终末期肾病的主要原因。糖尿病肾病的危险因素包括不良生活习惯、年龄、病程、血糖、血压、肥胖(尤其是腹型肥胖)、血脂、尿酸、环境污染物等。肾功能减退和患者全因死亡风险增加显著相关。糖尿病肾病诊断主要依赖于尿白蛋白和估算的肾小球滤过率(eGFR)测定,现认为糖尿病肾病肾小球受损用尿白蛋白排泄率和肾小球滤过率(GFR)两个指标分别评估。尿白蛋白/肌酐(ACR)<30 mg/g 为正常,30~299 mg/g 或尿白蛋白排泄量 30~299 mg/24 h 为轻度或 1 级升高;ACR>300 mg/g 或者 300 mg/24 h 为明显或 2 级升高。GFR 受损的标准参照慢性肾脏病的标准进行。糖尿病肾病的治疗措施以降糖和降压为基础的综合治疗,规律随访和适时转诊可改善预后。

(2)糖尿病视网膜病变

糖尿病视网膜病变(Diabetic Retinopathy,DR)是常见的糖尿病慢性并发症,也是成人失明的主要原因。DR 尤其是增殖期 DR(PDR),是糖尿病特有的并发症,罕见于其他疾病。目前,推荐采用 2002 年国际眼病学会制定的 DR 分级标准,依据散瞳后检眼镜检查,将糖尿病视网膜改变分为两大类、六期。Ⅰ期:微血管瘤、小出血点;Ⅱ期:出现硬性渗出;Ⅲ期:出现棉絮状软性渗出;Ⅳ期:新生血管形成、玻璃体积血;Ⅴ期:纤维血管增殖、玻璃体机化;Ⅵ期:牵拉性视网膜脱离、失明。以上Ⅰ~Ⅲ期为非增殖期视网膜病变(NPDR),Ⅳ~Ⅵ期为增殖期视网膜病变(PDR)。当出现 PDR 时,常伴有糖尿病肾病及神经病变。存在微动脉瘤可作为鉴别 DR 与糖尿病合并其他眼底病变的指标。

T2DM 患者也是其他眼部疾病早发的高危人群。这些眼病包括白内障、青光眼、屈光改变、虹膜睫状体病变、视网膜血管阻塞、视网膜黄斑病及缺血性视神经病变等。

2.动脉粥样硬化性心血管疾病(ASCVD)

ASCVD 包括冠心病、脑血管疾病和周围血管疾病,糖尿病患者的心血管疾病也是糖尿病患者的主要死亡原因。糖尿病是心血管疾病的独立危险因素,糖尿病患者常常合并高血压、血脂紊乱等心血管疾病的重要危险因素,糖尿病患者发生心血管疾病的风险增加 2~4 倍。动脉粥样硬化和动脉钙化主要侵犯主动脉、冠状动脉、脑动脉、肾动脉和外周动脉,引起冠心病、缺血性脑血管病、高血压及夹层动脉瘤;由于糖尿病呈高凝状态,出血性脑血管病相对少见;外周动脉粥样硬化常以下肢动脉为主,表现为下肢发凉、疼痛、感觉异常和间歇性跛行,严重者可致肢体坏疽。大动脉钙化以收缩压升高、舒张压正常或降低、脉压明显增大和血管性猝死为特征。

3.糖尿病神经病变

糖尿病神经病变是糖尿病常见的慢性并发症。糖尿病神经病变以远端对称性多发性神经病变(DSPN)最具代表性。糖尿病神经病变主要分为以下 3 种类型：

（1）弥漫性神经病变

①DSPN：双侧远端对称性肢体疼痛、麻木、感觉异常等，最常见类型为大神经纤维和小神经纤维同时受累，部分可为以大神经纤维或小神经纤维受累为主的临床表现。

②自主神经病变：可累及心血管、消化、泌尿生殖等系统，还可出现体温调节、泌汗异常及低血糖无法感知、瞳孔功能异常等。

（2）单神经病变

可累及单颅神经或周围神经。颅神经损伤以上睑下垂（动眼神经）最常见，其他包括面瘫（面神经）、眼球固定（外展神经）、面部疼痛（三叉神经）及听力损害（听神经）等。单发周围神经损伤包括尺神经、正中神经、股神经和腓总神经等。

（3）神经根神经丛病变

最常见为腰段多发神经根神经丛病变，常表现为单侧、以肢体近端为主的剧烈疼痛，伴有单侧、近端肌无力、肌萎缩。

4.糖尿病足

糖尿病足是指初诊糖尿病或已有糖尿病病史的患者，足部出现感染、溃疡或组织的破坏，通常伴有下肢神经病变和（或）周围动脉病变（PAD）。轻者表现为足部畸形、皮肤干燥和发凉、胼胝（高危足）；重者可出现足部溃疡、坏疽。糖尿病足是糖尿病严重和治疗费用高的慢性并发症之一，重者可以导致截肢和死亡。目前，糖尿病足常用的分级方法主要是 Wagner 分级（表 4.2）。

表 4.2　不同 Wagner 分级糖尿病足的临床表现

Wagner 分级	临床表现
0 级	有发生足溃疡的危险因素，但目前无溃疡
1 级	足部表浅溃疡，无感染征象，突出表现为神经性溃疡
2 级	较深溃疡，常合并软组织感染，无骨髓炎或深部脓肿
3 级	深部溃疡，有脓肿或骨髓炎
4 级	局限性坏疽（趾、足跟或前足背），其特征为缺血性坏疽，通常合并神经病变
5 级	全足坏疽

5.感染

糖尿病容易并发各种感染，血糖控制差者更易发生也更严重。肾盂肾炎和膀胱炎多见于女性病人，容易反复发作，严重者可发生肾及肾周脓肿、肾乳头坏死。疖、痈等皮肤化脓性感染可反复发生，有时可引起脓毒血症。皮肤真菌感染（如足癣、体癣）也常见。真菌性阴道炎和巴氏腺炎是女性病人常见并发症,多为白念珠菌感染所致。糖尿病合并肺结核的发生率显著增高,病灶多呈渗出干酪性,易扩展播散,且影像学表现多不典型,易致漏诊或误诊。

6.其他

口腔疾病也是常见的糖尿病并发症,年龄≥30岁的口腔疾病病人不少存在糖代谢异常。糖尿病病人某些癌症(如肝癌、胰腺癌、膀胱癌等)的患病率升高。此外,抑郁、焦虑和认知功能损害等也较常见。

六、实验室检查

1.尿糖测定

尿糖阳性是诊断糖尿病的重要线索。但尿糖阳性只是提示血糖值超过肾糖阈(约10mmol/L),因而尿糖阴性不能排除糖尿病可能。并发肾脏病变时,肾糖阈升高,虽然血糖升高,但尿糖阴性。肾糖阈降低时,虽然血糖正常,尿糖可阳性。

2.尿酮体测定

初发病者尿酮体阳性提示可能为1型糖尿病,对2型糖尿病或正在治疗的患者,提示疗效不满意或出现了急性代谢紊乱。

3.血糖测定和口服葡萄糖耐量试验(Oral Glucose Tolerance Test,OGTT)

血糖升高是诊断糖尿病的主要依据,也是判断糖尿病病情和控制情况的主要指标。血糖值反映的是瞬间血糖状态,常用葡萄糖氧化酶法测定。抽静脉血或取毛细血管血,可用血浆、血清或全血。例如,血细胞比容正常,血浆、血清血糖数值比全血血糖可升高15%。诊断糖尿病时,必须用静脉血浆测定血糖;治疗过程中,随访血糖控制情况可用便携式血糖计测定末梢血糖。

当血糖高于正常范围而又未达到糖尿病诊断标准时,须进行OGTT。OGTT应在清晨空腹进行(空腹指无任何热量摄入8 h以上),成人口服75g无水葡萄糖,溶于250~300 mL水中,5~10 min饮完,测定空腹及开始饮葡萄糖水后2 h静脉血浆葡萄糖。儿童服糖量按1.75 g/kg计算,总量不超过75 g。

可影响OGTT结果准确性的因素:试验前连续3天膳食中糖类摄入受限、长期卧床或极少活动、应激情况、应用药物(如噻嗪类利尿剂、β受体阻断剂、糖皮质激素等)、吸烟等。因此,急性疾病或应激情况时,不宜行OGTT;试验过程中,受试者不喝茶及咖啡、不吸烟、不做剧烈运动;试验前3天内摄入足量碳水化合物;试验前3~7天停用可能影响结果的药物。

4.糖化血红蛋白(GHbA1)和糖化血浆白蛋白测定

GHbA1是葡萄糖或其他糖与血红蛋白的氨基发生非酶催化反应(一种不可逆的蛋白糖化反应)的产物,其量与血糖浓度呈正相关。GHbA1有a、b、c 3种,以GHbA1c(HbA1c)最为主要。正常人HbA1c占血红蛋白总量的3%~6%,不同实验室之间其参考值有一定差异。血糖控制不良者HbA1c升高,并与血糖升高的程度和持续时间相关。由于红细胞在血液循环中的寿命约为 120 天,因此 HbA1c 反映病人近 8~12 周平均血糖水平。

《中国 2 型糖尿病防治指南(2020 年版)》提出,在有严格质量控制的实验室,采用标准化检测方法测定的 HbA1c 可以作为糖尿病的补充诊断标准。需要注意 HbA1c 受检测方法、有否贫血和血红蛋白异常疾病、红细胞转换速度、年龄等诸多因素的影响。另外,HbA1c 不能反映瞬时血糖水平及血糖波动情况,也不能确定是否发生过低血糖。

血浆蛋白(主要为白蛋白)同样也可与葡萄糖发生非酶催化的糖化反应而形成果糖胺(Fructos Amine,FA),其形成的量也与血糖浓度和持续时间相关,正常值为 1.7~2.8 mmol/L。由于白蛋白在血中半衰期为 19 天,故 FA 反映患者近 2~3 周平均血糖水平为糖尿病病人近期病情监测的指标。

5.胰岛 β 细胞功能检查

①胰岛素释放试验:正常人空腹基础血浆胰岛素为 35~145 pmol/L(5~20 mU/L),口服 75 g 无水葡萄糖后,血浆胰岛素在 30~60 min 上升至高峰,峰值为基础值的 5~10 倍,3~4 h 恢复到基础水平。本试验反映基础和葡萄糖介导的胰岛素释放功能。胰岛素测定受血清中胰岛素抗体和外源性胰岛素干扰。

②C 肽释放试验:试验方法同"胰岛素释放试验"。正常人空腹基础值不小于 400 pmol/L,高峰时间同上,峰值为基础值的 5~6 倍,也反映基础和葡萄糖介导的胰岛素释放功能。C 肽测定不受血清中的胰岛素抗体和外源性胰岛素影响。

6.自身免疫抗体测定

1 型糖尿病患者抗谷氨酸脱羧酶抗体(GADA)、胰岛细胞抗体(ICA)、胰岛素抗体(IAA)、IA-2A 及 ZnT8 等抗体可呈阳性,早期阳性率高,对诊断有帮助;随着病程延长,阳性率逐渐降低。在一级亲属,如上述抗体阳性,对预测糖尿病发病有一定的价值。

7.其他

糖尿病人随着病程进展,多有各种并发症与伴发病,应根据相应病情选择的辅助检查,定期对眼部特别是眼底、周围神经及动脉粥样硬化性大血管病变和相应伴发病等进行筛查。这些对病情的评估、治疗方案的制订及预后的判断都十分重要。

七、诊断

(一)糖尿病的诊断

静脉血浆空腹血糖、随机血糖或 OGTT 2 h 血糖是诊断糖尿病的主要依据。血糖的正常值和糖代谢异常的诊断切点是依据血糖值与糖尿病和糖尿病特异性并发症(如视网膜病变)发生风险的关系来确定。应注意单纯检查空腹血糖,糖尿病漏诊率高,应加查餐后血糖,必要时进行 OGTT。诊断时,应注意是否符合糖尿病诊断标准、分型、有无并发症(及严重程度)和伴发病或加重糖尿病的因素存在。目前,我国采用国际上通用的 WHO 糖尿病专家委员会(1999)提出的诊断和分类标准,见表4.3、表4.4。

表4.3　糖代谢状态分类

糖代谢状态	静脉血浆葡萄糖/(mmol · L⁻¹)	
	空腹血糖	糖负荷后2 h血糖
正常血糖	<6.1	<7.8
空腹血糖受损	≥6.1,且<7.0	<7.8
糖耐量减低	<7.0	≥7.8且<11.1
糖尿病	≥7.0	≥11.1

注:空腹血糖受损和糖耐量减低统称为糖调节受损,也称糖尿病前期;空腹血糖正常参考范围下限通常为3.9 mmol/L。

表4.4　糖尿病的诊断标准

诊断标准		静脉血浆葡萄糖或 HbA1c 水平
典型糖尿病症状	加上随机血糖	≥11.1 mmol/L
	或加上空腹血糖	≥7.0 mmol/L
	或加上 OGTT 2 h 血糖	≥11.1 mmol/L
	或加上 HbA1c	≥6.5%
无糖尿病典型症状者		需改日复查确认

注:OGTT 为口服葡萄糖耐量试验;HbA1c 为糖化血红蛋白。典型糖尿病症状包括烦渴多饮、多尿、多食、不明原因体重
下降;随机血糖是指不考虑上次用餐时间,一天中任意时间的血糖,不能用来诊断空腹血糖受损或糖耐量减低;空腹
状态是指至少8 h没有进食热量。

①糖尿病诊断是基于空腹血糖(Fasting Plasma Glucose,FPG)、随机血糖(任意时间点)
或 OGTT 中2 h 血糖值(2 Hours Plasma Glucose,2hPG)进行。空腹指至少8 h 内无任何热量
摄入;任意时间指一日内任何时间,无论上一次进餐时间及食物摄入量。糖尿病症状指多
尿、烦渴多饮和难以解释的体重减轻。FPG 在 3.9~6.0 mmol/L 为正常;6.1~6.9 mmol/L 为
空腹血糖受损;≥7.0 mmol/L 应考虑糖尿病。OGTT 2 h PG<7.7 mmol/L 为正常糖耐量;7.8
~11.0 mmol/L为IGT;≥11.1 mmol/L 应考虑糖尿病。

②糖尿病的临床诊断推荐采用葡萄糖氧化酶法测定静脉血浆葡萄糖。

③对于无糖尿病症状、仅一次血糖值达到糖尿病诊断标准者,须在另一天复查核实而确
定诊断;若复查结果未达到糖尿病诊断标准,应定期复查。IFG 或 IGT 的诊断应根据3个月
内的两次 OGTT 结果,用其平均值来判断。严重疾病或应激情况下,可发生应激性高血糖,
但常为暂时性和自限性,须在应激消除后复查才能明确其糖代谢状况。

④儿童糖尿病诊断标准与成人相同。

⑤妊娠糖尿病强调对具有高危因素的孕妇(GDM 个人史、肥胖、尿糖阳性或有糖尿病家族史者),孕期首次产前检查时,使用普通糖尿病诊断标准筛查孕前未诊断的 T2DM,如达到糖尿病诊断标准即可判断孕前就患有糖尿病。如初次检查结果正常,则在孕 24~28 周进行 75 gOGTT,筛查有无 GDM;达到或超过下列至少一项指标:FPG ≥5.1 mmol/L,1 h PG ≥ 10.0 mmol/L和(或)2 h PG≥8.5 mmol/L 可诊断为 GDM。

(二)糖尿病的分型

最重要的是鉴别 T1DM 和 T2DM,由于两者缺乏明确的生化或遗传学标志,分型主要根据临床特点和发展过程,从发病年龄、起病急缓、症状轻重、体重、有否酮症酸中毒倾向、是否依赖外源胰岛素维持生命等方面,结合胰岛 β 细胞自身抗体和 β 细胞功能检查结果进行临床综合分析判断。两者的区别都是相对的,有些病人诊断初期可能同时具有 T1DM 和 T2DM 的特点,暂时很难明确归为 T1DM 或 T2DM。这时,可先做一个临时性分型,用于指导治疗。然后,依据对治疗的初始反应和 β 细胞功能的动态变化再重新评估和分型。此外,目前临床上诊断的 T2DM 可能是一组异质性疾病。随着对糖尿病发病机制研究的深入,将来很可能会有相当一部分归入特殊类型糖尿病。MODY 和线粒体基因突变糖尿病有一定临床特点,但确诊有赖于基因检测。

(三)并发症和伴发病的诊断

对糖尿病的各种并发症及经常伴随出现的肥胖、高血压、血脂异常、脂肪肝、阻塞性睡眠呼吸暂停、癌症、认知功能障碍、焦虑症、抑郁症等也须进行相应检查和诊断,以便及时治疗。T1DM 应根据症状和体征进行其他自身免疫性疾病筛查。

八、治疗

由于糖尿病的病因和发病机制尚未完全阐明,目前仍缺乏病因治疗。糖尿病治疗的近期目标是控制高血糖和相关代谢紊乱,以消除糖尿病症状和防止急性严重代谢紊乱;远期目标是预防和(或)延缓糖尿病慢性并发症的发生和发展,维持良好健康和学习、劳动能力,保障儿童生长发育,提高病人的生活质量、降低病死率和延长寿命。

(一)糖尿病教育

糖尿病是一种长期慢性疾病,患者的日常行为和自我管理能力是影响糖尿病控制状况的关键因素之一。因此,糖尿病的控制不是传统意义上的治疗而是系统的管理。每位糖尿病患者一旦确诊即应接受糖尿病教育,教育的目标是使患者充分认识糖尿病并掌握糖尿病的自我管理能力。糖尿病教育应以患者为中心,尊重和响应患者的个人爱好、需求和价值观,以此指导临床决策。糖尿病自我管理教育的总体目标是支持决策制定、自我管理行为、问题解决和与医疗团队积极合作。糖尿病患者自我管理教育可提高患者病情控制水平,最终改善临床结局、健康状况和生活质量。

糖尿病自我管理教育的方式包括个体教育、集体教育、个体和集体教育相结合及远程教育,可以是大课堂式、小组式,也可以是个体式。小组式或个体化的教育针对性更强。教育内容包括饮食、运动、血糖监测和自我管理能力的指导。

糖尿病的教育和指导应是长期和及时的,特别是当血糖控制较差、需调整治疗方案或因出现并发症需进行胰岛素治疗时,必须给予具体的教育和指导。教育应尽可能标准化和结构化,并结合各地条件做到"因地制宜"。糖尿病教育应包括以下基本内容:

①糖尿病的自然进程。

②糖尿病的临床表现。

③糖尿病的危害及如何防治急慢性并发症。

④个体化的治疗目标。

⑤个体化的生活方式干预措施和饮食计划。

⑥规律运动和运动处方。

⑦饮食、运动、口服药、胰岛素治疗及规范的胰岛素注射技术。

⑧血糖测定结果的意义和应采取的干预措施。

⑨SMBG(自我血糖监测)、尿糖监测(当血糖监测无法实施时)和胰岛素注射等具体操作技巧。

⑩口腔护理、足部护理、皮肤护理的具体技巧。

⑪特殊情况应对措施,如疾病、低血糖、应激和手术。

⑫糖尿病妇女受孕计划及监护。

⑬糖尿病患者的社会心理适应。

⑭糖尿病自我管理的重要性。

(二)医学营养治疗

医学营养治疗(Medical Nutrition Therapy,MNT)是对糖尿病或糖尿病前期患者的营养问题采取特殊干预措施,参与患者的全程管理。其包括进行个体化营养评估、营养诊断、制订相应营养干预计划,并在一定时期内实施及监测。糖尿病及糖尿病前期患者均需要接受个体化医学营养治疗。应在评估患者营养状况的基础上,设定合理的医学营养治疗目标和计划,控制总能量的摄入,合理、均衡分配各种营养素,达到患者的代谢控制目标,并尽可能满足个体饮食喜好。

1.糖尿病医学营养治疗目标

对糖尿病患者制订营养教育与管理的个体化目标与计划,与运动、戒烟一起作为糖尿病及其并发症防治的基础。

①达到并维持合理体重,获得良好的血糖、血压、血脂的控制以及延缓糖尿病并发症的发生。

②促进并维持健康饮食习惯,强调选择合适的食物,并改善整体健康。提供营养均衡的

膳食。为满足个人背景、文化等需求,可选择更多类型的营养丰富的食物,并能够进行行为改变。

2.糖尿病医学营养治疗程序

1)控制总能量摄入

糖尿病前期或糖尿病患者应当接受个体化能量平衡计划,目标是既要达到或维持理想体重,又要满足不同情况下的营养需求。对于所有超重或肥胖的糖尿病患者,应调整生活方式,控制总能量摄入,至少减轻体重的5%。建议糖尿病患者能量摄入参考通用系数方法,按照每日25~30 kcal/kg(标准体重)计算能量摄入,再根据患者身高、体重、性别、年龄、活动量、应激状况等进行系数调整(表4.5)。

表4.5 不同身体活动水平的成人糖尿病患者每日能量供给量

单位:[kJ(kcal)/kg 标准体重]

身体活动水平	体重过低	正常体重	超重或肥胖
重	188~209(45~50)	167(40)	146(35)
中	167(40)	125~146(30~35)	125(30)
轻	146(35)	104~125(25~30)	84~104(20~25)
休息状态	104~125(25~30)	84~104(20~25)	62~84(15~20)

注:理想体重(Ideal Boby Weight,IBW):IBW(kg)=身高(cm)-105;男性:IBW(kg)=[身高(cm)-100]×0.9,女性:IBW(kg)=[身高(cm)-100]×0.85。

对于糖尿病患者来说,并不推荐特定的膳食模式。地中海膳食、素食、低碳水化合物膳食、低脂肪低能量膳食均在短期有助于体重控制,但要求在专业人员的指导下完成,并结合患者的代谢目标和个人喜好(如风俗、文化、宗教、健康理念、经济状况等),同时监测血脂、肾功能以及内脏蛋白质的变化。

2)合理分配营养物质

(1)碳水化合物

研究显示,碳水化合物所提供能量占总能量的50%~55%时,全因死亡风险最低。考虑到我国糖尿病患者的膳食习惯,建议大多数糖尿病患者膳食中碳水化合物所提供的能量占总能量的50%~65%。餐后血糖控制不佳的糖尿病患者,可适当降低碳水化合物的供能比。不建议长期采用极低碳水化合物膳食。在控制碳水化合物总量的同时,应选择低血糖生成指数碳水化合物,可适当增加非淀粉类蔬菜、水果、全谷类食物,减少精加工谷类的摄入。全谷类应占总谷类的一半以上。全谷类摄入与全因死亡、冠心病、T2DM及结直肠癌风险呈负相关。进餐应定时定量。注射胰岛素的患者应保持碳水化合物摄入量与胰岛素剂量和起效时间相匹配。应增加膳食纤维的摄入量。成人每天膳食纤维摄入量应大于 14 g/1 000 kcal。膳食纤维摄入量与全因死亡、冠心病、T2DM 及结直肠癌风险呈负相关。严格控制蔗糖、果糖制品(如玉米糖浆)的摄入。喜好甜食的糖尿病患者可适当摄入糖醇和非营养性甜味剂。

（2）脂肪

不同类型的脂肪对血糖及心血管疾病的影响有较大差异,故难以精确推荐膳食中脂肪的供能。一般认为,膳食中脂肪提供的能量应占总能量的 20%~30%。如果是优质脂肪(如单不饱和脂肪酸和 n-3 多不饱和脂肪酸组成的脂肪),脂肪供能比可提高到 35%。应尽量限制饱和脂肪酸、反式脂肪酸的摄入量。单不饱和脂肪酸和 n-3 多不饱和脂肪酸(如鱼油、部分坚果及种子)有助于改善血糖和血脂,可适当增加。参考《中国居民膳食指南(2022)》,应控制膳食中胆固醇的过多摄入。

（3）蛋白质

肾功能正常的糖尿病患者,推荐蛋白质的供能比为 15%~20%,并保证优质蛋白占总蛋白的一半以上。有显性蛋白尿或肾小球滤过率下降的糖尿病患者,蛋白质摄入应控制在每日 0.8 g/kg 体重。

（4）盐

糖尿病患者食盐摄入量限制在每天 5 g 以内,合并高血压的患者可进一步限制摄入量。同时,应限制摄入含盐高的食物,如味精、酱油、盐浸等加工食品、调味酱等。

（5）微量营养素

糖尿病患者容易缺乏 B 族维生素、维生素 C、维生素 D 以及铬、锌、硒、镁、铁、锰等多种微量营养素,可根据营养评估结果适量补充。长期服用二甲双胍者应防止维生素 B_{12} 缺乏。无微量营养素缺乏的糖尿病患者,无须长期大量补充维生素、微量元素以及植物提取物等制剂,其长期安全性和改善临床结局的作用有待验证。

（6）饮酒

不推荐糖尿病患者饮酒。若饮酒,应计算酒精中所含的总能量。女性一天饮酒的酒精量不超过 15 g,男性不超过 25 g(15 g 酒精相当于 350 mL 啤酒、150 mL 葡萄酒或 45 mL 蒸馏酒)。每周饮酒不超过 2 次。糖尿病患者应警惕酒精可能诱发的低血糖,尤其是服用磺脲类药物或注射胰岛素及胰岛素类似物的患者应避免空腹饮酒并严格监测血糖。

3）合理餐次分配

确定每日饮食总容量和糖类、蛋白质、脂肪比例后,按每克糖类、蛋白质产热 4kcal,每克脂肪产热 9kcal,结合个体生活习惯,可按每日三餐分配为 1/5、2/5、2/5 或 1/3、1/3、1/3 等模式,将热量换算为特定食物后制订食谱。规律饮食、定时定量。

（三）运动治疗

运动锻炼在 2 型糖尿病(T2DM)患者的综合管理中占重要地位。规律运动可增加胰岛素敏感性、改善体成分及生活质量,有助于控制血糖、减少心血管危险因素而且对糖尿病高危人群一级预防效果显著。流行病学研究结果显示,规律运动 8 周以上可将 T2DM 患者糖化血红蛋白降低 0.66%;坚持规律运动的糖尿病患者死亡风险显著降低。

T2DM 患者运动时,应遵循以下原则:

①运动治疗宜在相关专业人员指导下进行。运动前进行必要的健康评测和运动能力评估,有助于保证运动治疗的安全性和科学性。

②成年 T2DM 患者每周至少 150 min(如每周运动 5 d、每次 30 min)中等强度(50%~70%最大心率,运动时有点费力,心跳和呼吸加快但不急促)的有氧运动。即使 1 次进行短时的体育运动(如 10 min),累计 30 min/d,也是有益的。

③中等强度的体育运动包括健步走、太极拳、骑车、乒乓球、羽毛球和高尔夫球等。较高强度的体育运动包括快节奏舞蹈、有氧健身操、游泳、骑车上坡、足球、篮球等。

④如无禁忌证,每周最好进行 2~3 次抗阻运动(两次锻炼间隔≥48 h),锻炼肌肉力量和耐力。锻炼部位应包括上肢、下肢、躯干等主要肌肉群,训练强度宜中等。联合进行抗阻运动和有氧运动可获得更大程度的代谢改善。

⑤运动处方的制订需遵循个体化原则。运动项目要与患者的年龄、病情、喜好及身体承受能力相适应,并定期评估,适时调整运动计划。运动可穿戴设备的使用(如计步器),有助于提升运动依从性。运动前后要加强血糖监测,运动量大或激烈运动时,应建议患者临时调整饮食及药物治疗方案,以免发生低血糖。运动中,要注意及时补充水分。

⑥养成健康的生活习惯。培养活跃的生活方式,如增加日常身体活动、打破久坐行为、减少静坐时间,将有益的体育运动融入日常生活。

⑦严重低血糖、糖尿病酮症酸中毒等急性代谢并发症、合并急性感染、增殖性视网膜病变、严重心脑血管疾病(不稳定性心绞痛、严重心律失常、一过性脑缺血发作)等情况下禁止运动,病情控制稳定后方可逐步恢复运动。

⑧T2DM 患者只要感觉良好,一般不必因高血糖而推迟运动。如果在进行剧烈的体力活动时,血糖大于 16.7 mmol/L,则应谨慎,确保其补充充足的水分。

(四)戒烟

吸烟不仅是导致癌症、呼吸系统和心脑血管系统疾病的重要危险因素,也与糖尿病及其并发症的发生发展密切相关。吸烟是糖化血红蛋白(HbA1c)升高的独立危险因素,吸烟数量每增加 20 包/年,HbA1c 升高 0.12%。此外,父母吸烟(被动吸烟)会增加儿童和青少年的肥胖和胰岛素抵抗风险。吸烟还会增加糖尿病各种并发症的发生风险,尤其是大血管病变。吸烟还可损伤肾小球的结构和功能,增加尿蛋白和糖尿病肾病的发生。

戒烟能显著降低心血管疾病发生率及全因死亡率。戒烟还能延缓糖尿病肾病的发展。尽管有研究显示,戒烟在短期内会导致 2 型糖尿病(T2DM)患者体重增加、血糖升高,但这一作用随着时间延长会逐渐减弱,在 3~5 年后基本消失,并不能掩盖戒烟对糖尿病患者的有益影响及长期获益。戒烟措施包括行为干预和药物干预。

1.行为干预

①对糖尿病患者进行常规教育,告知患者吸烟的危害、对糖尿病的不利影响、戒烟的益处及戒烟的措施等。

②向患者开放戒烟的短期咨询和戒烟热线。

③评估患者吸烟的状态及尼古丁依赖程度,从而制订相应的戒烟目标。

④为患者提供心理和行为支持,包括争取其家人及朋友或病友的群体支持,为患者制订个体化饮食及运动治疗方案和戒烟计划,并定期进行随访。

⑤对戒烟成功者进行6~12个月的随访(如打电话等形式),有助于防止复吸。

2.药物干预

可以使用尼古丁替代治疗、安非他酮、伐尼克兰等药物帮助患者戒烟。这些药物可以增加戒烟的成功率,可以在戒烟专家指导下使用。此外,这些药物干预可能会延迟戒烟后的体重增加。因此,戒烟者可以首先关注戒烟,然后再关注体重管理。

(五)病情监测

病情监测包括血糖监测、其他 CVD 危险因素和并发症的监测。

血糖监测基本指标包括空腹血糖、餐后血糖和 HbA1c。建议病人应用便携式血糖仪进行自我血糖监测(SMBG),指导调整治疗方案。持续血糖监测(CGM)可作为无症状低血糖和(或)频发低血糖病人 SMBG 的补充。HbA1c 用于评价长期血糖控制情况,也是临床指导调整治疗方案的重要依据之一。病人初诊时都应进行常规检查,开始治疗时每 3 个月检测 1 次,血糖达标后每年也应至少监测 2 次。也可用糖化血清白蛋白来评价近 2~3 周的血糖控制情况。

对于糖尿病前期和糖尿病的人群,评估并治疗其他心血管疾病危险因素。病人每次就诊时均应测量血压;每年至少 1 次全面了解血脂以及心、肾、神经、眼底等情况,尽早给予相应处理。

(六)糖尿病药物治疗

糖尿病药物治疗包括口服药物和注射制剂两大类。

在饮食和运动不能使血糖控制达标时,应及时应用降糖药物治疗。口服降糖药物主要有促胰岛素分泌剂(磺脲类和格列奈类)、双胍类、噻唑烷二酮类、α-糖苷酶抑制剂、二肽基肽酶-Ⅳ抑制剂(DPP-Ⅳ抑制剂)和钠-葡萄糖共转运蛋白 2 抑制剂(SGLT-2 抑制剂)。

注射制剂有胰岛素及胰岛素类似物、胰高血糖素样多肽-1 受体激动剂(GLP-1 受体激动剂)。

1.口服降糖药物

T2DM 是进展性的疾病,为使血糖控制达标,临床上多数病人需药物治疗,且常常需要多种口服降糖药物的联合治疗。

（1）双胍类（Biguanides）

目前，广泛应用的是二甲双胍。二甲双胍是 T2DM 病人控制高血糖的一线用药和联合用药中的基础用药。二甲双胍通过激活单磷酸腺苷活化的蛋白激酶（AMPK）信号系统而发挥多方面的代谢调节作用。主要药理作用是通过抑制肝葡萄糖输出，改善外周组织对胰岛素的敏感性，增加对葡萄糖的摄取和利用而降低血糖，并可改善血脂谱、增加纤溶系统活性、降低血小板聚集性、使动脉壁平滑肌细胞和成纤维细胞生长受抑制等，可能有助于延缓或改善糖尿病血管并发症。二甲双胍可以使 HbA1c 下降 1%～2%，但不增加体重。

（2）促胰岛素分泌剂

①磺脲类（Sulfonylureas，SUs）：主要作用为刺激 β 细胞分泌胰岛素，其作用于 β 细胞膜上的 ATP 敏感的钾离子通道（K_{ATP}），促进钙离子内流及细胞内钙离子浓度增高，刺激含有胰岛素的颗粒外移和胰岛素释放，使血糖下降。其促胰岛素分泌作用不依赖于血糖浓度。SUs 降血糖作用的前提是机体尚保存一定数量有功能的 β 细胞。磺脲类药物可以使 HbA1c 降低 1%～2%。

②格列奈类：非磺脲类促胰岛素分泌剂。此类药物也作用在胰岛 β 细胞膜上的 K_{ATP}，但结合位点与 SUs 不同，是一类快速作用的促胰岛素分泌剂，主要通过刺激胰岛素的早时相分泌而降低餐后血糖，具有吸收快、起效快和作用时间短的特点，主要用于控制餐后高血糖，也有一定降低空腹血糖作用。在餐前或进餐时口服。可降低 HbA1c 0.3%～1.5%。

（3）噻唑烷二酮类（Thiazolidinediones，TZDs，格列酮类）

噻唑烷二酮类主要通过激活过氧化物酶体增殖物激活受体 γ（PPARγ）起作用，增加靶组织对胰岛素作用的敏感性而降低血糖。TZDs 促进脂肪重新分布，使脂肪组织从内脏组织转移至皮下组织，可能与其提高胰岛素敏感性的作用有关。TZDs 可以使 HbA1c 下降1.0%～1.5%。

（4）α-葡萄糖苷酶抑制剂（AGI）

食物中淀粉、糊精和双糖（如蔗糖）的吸收需要小肠黏膜刷状缘的 α-葡萄糖苷酶，AGI 可抑制这一类酶从而延迟碳水化合物吸收，降低餐后高血糖。AGI 可使 HbA1c 降低 0.5%～0.8%，不增加体重。

（5）DPP-Ⅳ抑制剂

该类药物通过抑制 DPP-Ⅳ活性而减少 GLP-1 的失活，提高内源性 GLP-1 水平，可降低 HbA1c 0.5%～1.0%。单独使用不增加低血糖发生的风险，也不增加体重。

（6）钠-葡萄糖共转运蛋白 2（SGLT-2）抑制剂

通过抑制近段肾小管管腔侧细胞膜上的钠-葡萄糖共转运蛋白 2（SGLT-2）的作用而抑制葡萄糖重吸收，降低肾糖阈、促进尿葡萄糖排泄，从而达到降低血糖的作用。

2.注射制剂

（1）胰岛素

胰岛素是控制高血糖的重要和有效手段。

①适应证：T1DM；各种严重的糖尿病急性或慢性并发症；手术、妊娠和分娩；新发病且与

T1DM 鉴别困难的消瘦糖尿病病人；新诊断的 T2DM 伴有明显高血糖，或在糖尿病病程中无明显诱因出现体重显著下降者；T2DM β 细胞功能明显减退者；某些特殊类型糖尿病。

②胰岛素和胰岛素类似物的分类：根据来源和化学结构的不同，可分为动物胰岛素、人胰岛素和胰岛素类似物。按作用起效快慢和维持时间，胰岛素（包括人和动物）又可分为短效、中效、长效和预混胰岛素；胰岛素类似物分为速效、长效和预混胰岛素类似物。

（2）GLP-1 受体激动剂

GLP-1 受体激动剂与胰腺 β 细胞的 GLP-1 受体结合后，可呈葡萄糖依赖性地刺激胰岛素合成和分泌，减少胰高血糖素释放；还可作用于中枢神经系统 GLP-1 受体，进而减少食物摄入，并通过促进棕色脂肪组织的生热作用和白色脂肪组织分解增加能量消耗，延迟胃排空。

九、健康管理策略与方案

糖尿病管理强调以病人为中心的协同管理模式，管理团队应包括内分泌科医师、护士、营养师、运动学专家及其他专科医师，病人从中得到全面专业治疗，并积极参与整个治疗过程。在糖尿病诊疗过程中，要充分考虑病人的临床特征及病人的偏好、需求、价值取向。所有临床决策均需病人共同参与制订。

糖尿病健康管理应重视对糖尿病病人的综合医学评估和合并症评估。在病人首次就诊时，应进行完整的医学评估，后续随访也应定期评估，包括并发症和合并症情况和管理、社会心理状态、病人自我管理情况、营养状态、社会支持等。使新诊断的糖尿病病人达到良好血糖控制可延缓糖尿病微血管病变的发生、发展；早期良好控制血糖可能对动脉粥样硬化性心血管疾病有长期的保护作用（代谢记忆效应），尚可保护。细胞功能以及改善胰岛素敏感性；全面控制 T2DM 的危险因素可明显降低动脉粥样硬化性心血管疾病和微血管病变的发生风险和死亡风险。故糖尿病管理须遵循早期和长期、积极而理性、综合治疗和全面达标、治疗措施个体化等原则（表4.6）。

表4.6 中国 2 型糖尿病的综合控制目标

测量指标		目标值
毛细血管血糖/(mmol·L^{-1})	空腹	4.4~7.0
	非空腹	<10.0
糖化血红蛋白/%		<7.0
血压/mmHg		<130/80
总胆固醇/(mmol·L^{-1})		<4.5
高密度脂蛋白胆固醇/(mmol·L^{-1})	男性	>1.0
	女性	>1.3

测量指标		目标值
甘油三酯/(mmol·L^{-1})		<1.7
低密度脂蛋白胆固醇/(mmol·L^{-1})	未合并动脉粥样硬化性心血管疾病	<2.6
	合并动脉粥样硬化性心血管疾病	<1.8
身体质量指数/(kg·m^{-2})		<24.0

注:1 mmHg=0.133 kPa;此表引自《中国2型糖尿病防治指南(2020年版)》。

对糖尿病健康管理效果应定期评估,了解健康管理对象干预方案执行情况,并明确患者代谢控制状况及并发症和伴发病的情况。注意询问患者膳食情况和体重是否有变化、是否有糖尿病症状、是否有低血糖症状、是否存在并发症及伴发病的症状、对现有健康管理方案是否满意。应测量患者的血压、心率,并检查下肢及足部皮肤。每3个月测量体重、腰围和臀围。

建议血糖控制良好者每6个月测定1次HbA1c,血糖控制不佳或近期调整治疗方案者3个月测定1次HbA1c;血脂、肝功能、肾功能、血尿酸、尿常规、UACR正常者可每年复查1次这些指标,异常者可根据具体情况确定复查的频次(表4.7)。

表4.7　2型糖尿病患者常见检查的推荐频率

检查频率	问诊	体检	尿液	糖化血红蛋白	肝功能	肾功能	血脂	超声	心电图	动态血压监测	眼底	神经病变
初诊	√	√	√	√	√	√	√	√	√	√	√	√
每次就诊时	√	√										
半年1次				√								
1年1次			√		√	√	√	√	√	√	√	√

糖尿病健康管理程序见图4.2。

2型糖尿病由糖尿病前期发展而来。糖尿病前期患者将来发生糖尿病、心脑血管疾病、微血管病变、肿瘤、痴呆等疾病的风险增高。有效干预糖尿病前期可明显减少其转化为糖尿病的可能性。因此,及时发现血糖正常的高危人群和糖尿病前期人群并进行有效管理是预防糖尿病发生的关键。依据发生糖尿病的风险高低进行分层管理,具体包括:

①极高风险人群:HbA1c>6%者;

②高风险人群:IFG+IGT人群(无论是否合并其他的糖尿病危险因素),或者单纯IFG或IGT合并1种及以上的其他糖尿病危险因素者;

③低风险人群:单纯的 IFG 或 IGT 人群对于糖尿病前期人群,应进行生活方式干预,必要时给予药物治疗。

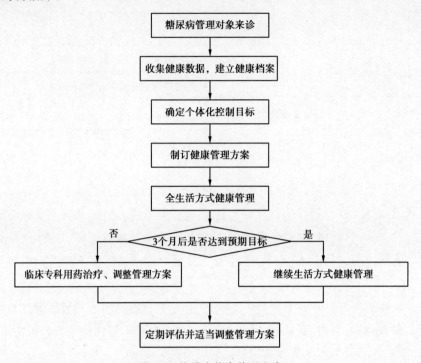

图 4.2　糖尿病健康管理程序

根据糖尿病前期人群的风险分层,低风险者先实施生活方式干预,6 个月后未达到预期干预目标可考虑启动药物干预;高风险和极高风险者可考虑在生活方式干预的同时启动药物干预。阿卡波糖是目前唯一在我国获得 IGT 适应证的药物。

※思考题

1.简述糖尿病的分类。

2.简述糖尿病的诊断标准。

3.试述糖尿病的生活方式干预方案。

（罗蓉　钟立）

参考文献

[1]葛均波,徐永健,王辰.内科学[M].9 版.北京:人民卫生出版社,2018.

[2]王辰,王建安.内科学[M].3 版.北京:人民卫生出版社,2015.

[3]中华医学会糖尿病学分会.中国 2 型糖尿病防治指南(2020 年版)[J].中华内分泌代谢杂志,2021,37(4):311-398.

第三节　血脂异常

血脂是血清中的胆固醇、甘油三酯(Triglyceride,TG)和类脂(如磷脂)等的总称,与临床密切相关的血脂主要是胆固醇和 TG。血脂不溶于水,必须与特殊的蛋白质,即载脂蛋白(Apoprotein,Apo)结合形成脂蛋白才能溶于血液,被运输至组织进行代谢。脂蛋白分为 CM、VLDL、IDL、LDL 和 HDL。此外,还有一种脂蛋白称为 Lp(a)。脂蛋白的物理特性、主要成分、来源和功能见表 4.8。临床上,血脂检测的常规项目为 TC、TG、LDL-C 和 HDL-C。ApoA1、ApoB、Lp(a)等已被越来越多临床实验室作为血脂检测项目。

血脂异常(Dyslipidemia)是指血浆中的脂蛋白异常,通常表现为甘油三酯(TG)、总胆固醇(TC)、低密度脂蛋白胆固醇(LDL-C)和载脂蛋白 ApoB 升高,高密度脂蛋白胆固醇(HDL-C)、ApoA1 下降。

以动脉粥样硬化性心血管疾病(Atherosclerotic Cardiovascular Disease,ASCVD)为主的心血管疾病(Cardiovascular Disease,CVD)是我国城乡居民第一位死因,低密度脂蛋白胆固醇(Low-density Lipoprotein Cholesterol, LDL-C)是 ASCVD 的致病性危险因素。面对我国 ASCVD 疾病负担不断上升的趋势,血脂管理刻不容缓。

近年来,我国成人血脂异常患病率一直维持在较高水平。2018 年全国调查结果显示,≥18岁成人血脂异常总患病率为 35.6%,与 2015 年全国调查的血脂异常患病率相比依然有所上升。血脂异常的防治对降低心血管病患病率、提高生活质量具有重要意义。

表 4.8　脂蛋白的物理及生物学特性和功能

| 分类 | 密度/ (g·mL^{-1}) | 直径/nm | 主要脂质成分/% | | | | 载脂蛋白 | | 主要来源 | 功能 |
			TG	胆固醇酯	磷脂	胆固醇	主要	其他		
CM	<0.950	80~100	90~95	2~4	2~6	1	B48	A1、A2、A4、A5	小肠合成	将食物中的 TG 和胆固醇从小肠转运至其他组织
VLDL	0.950~1.006	30~80	50~65	8~14	12~16	4~7	B100	A1、C2、C3、E、A5	肝脏合成	转运内源性 TG 至外周组织,经脂酶水解后释放游离脂肪酸

续表

分类	密度/ (g·mL^{-1})	直径 /nm	主要脂质成分/%				载脂蛋白		主要来源	功能
			TG	胆固醇酯	磷脂	胆固醇	主要	其他		
IDL	1.006~1.019	25~30	25~40	20~35	16~24	7~11	B100	C2、C3、E	VLDL 中 TG 经脂酶水解后形成	属 LDL 前体，部分经肝脏代谢
LDL	1.019~1.063	20~25	4~6	34~35	22~26	6~15	B100	—	VLDL 和 IDL 中 TG 经脂酶水解后形成	胆固醇的主要载体，经 LDL 受体介导而被外周组织摄取和利用
HDL	1.063~1.210	8~13	7	10~20	55	5	A1	A2、C3、E、M	主要是肝脏和小肠合成	促进胆固醇从外周组织移去，转运胆固醇至肝脏或其他组织再分布
Lp(a)	1.055~1.085	25~30	4~8	35~46	17~24	6~9	Apo(a)	B100	在肝脏或肝外 Apo(a)通过二硫键与 LDL 形成的复合物	功能尚不完全清楚

注:CM—乳糜微粒;VLDL—极低密度脂蛋白;IDL—中间密度脂蛋白;LDL—低密度脂蛋白;HDL—高密度脂蛋白;
Lp(a)—脂蛋白(a);Apo(a)—载脂蛋白(a);TG—甘油三酯。

一、病因和发病机制

脂质来源、脂蛋白合成、代谢过程关键酶异常或降解过程受体通路障碍等,均可导致血脂异常。临床上,根据引起血脂异常的原因将血脂异常分为原发性血脂异常和继发性血脂异常。

(一)原发性血脂异常

原发性血脂异常是指无明确可引起血脂异常的继发因素,如疾病、药物等所致的血脂异常。原发性血脂异常大多是由于单一基因或多个基因突变所致,具有家族聚集性,有明显的遗传倾向,特别是单一基因突变者,故临床上又称为遗传性或家族性高脂血症。

家族性高胆固醇血症(Familial Hypercholesterolemia,FH)属于单基因、常染色体遗传性胆固醇代谢异常,多为显性遗传,隐性遗传罕见。目前,公认的 FH 致病基因包括 3 个显性遗传基因:*LDLR*、*ApoB*、*PCSK*9,1 个隐性遗传基因:*LDLR* 衔接蛋白 1(LDL Receptor Adaptor

Protein 1，*LDLRAP*1）。≥90%的 FH 患者为 *LDLR* 致病性突变所致，其次为 *ApoB* 致病性突变，后者在我国 FH 患者中比例较高。随着基因测序技术的发展，越来越多的基因，如信号转导衔接蛋白1、溶酶体酸脂肪酶、马铃薯块茎储藏蛋白样磷脂酶结构域-5、ApoE 等被认为可能也与 FH 的发病相关。

FH 基因型可分为杂合子型 FH（Heterozygous FH，HeFH）、纯合子型 FH（Homozygous FH，HoFH）、复合杂合子型和双重杂合子型 FH 4 种类型，以 HeFH 为多见。估测 HeFH 患病率 1/250~1/200、HoFH 为 1/（16 万~32 万）。由于 FH 患者从出生就处于高血清 LDL-C 水平暴露状态，所以，ASCVD 风险明显增加。家族性高 TG 血症由单一基因突变所致，通常是参与 TG 代谢的脂蛋白脂酶（Lipoprotein Lipase，LPL）或 *ApoC*2 或 *ApoA*5 基因突变导致，表现为重度高 TG 血症（TG>10mmol/L），其发病率约为 1/100 万。轻中度高 TG 血症通常具有多个基因突变特性。

（二）继发性（获得性）血脂异常

继发性血脂异常通常是指由导致血清脂质和脂蛋白代谢改变的潜在的系统性疾病、代谢状态改变、不健康饮食以及某些药物引起的血脂异常。继发性血脂异常与原发性血脂异常可能产生相似的后果。如摄取富含饱和脂肪酸和胆固醇的饮食可引起胆固醇水平升高，酒精过量可导致高 TG 血症。药物可引起继发性血脂异常，如糖皮质激素、雌激素、维甲酸、环孢素、抗抑郁药物、血管内皮生长因子抑制剂、芳香化酶抑制剂等。引起血脂异常的疾病主要有肥胖、糖尿病、肾病综合征、甲状腺功能减退症、肾功能衰竭、肝脏疾病、系统性红斑狼疮、糖原累积症、骨髓瘤、脂肪萎缩病、急性卟啉病、多囊卵巢综合征等。

二、临床表现

血脂异常可见于不同年龄、性别的人群，明显血脂异常病人常有家族史。血脂水平随年龄增长而升高，至 50~60 岁达到高峰，其后趋于稳定或有所下降。中青年女性血脂水平低于男性，但绝经期后显著升高，常高于同龄男性。

①黄色瘤：早发性角膜环和眼底改变黄色瘤是一种异常的局限性皮肤隆起，由脂质局部沉积引起，颜色可为黄色、桶黄色或棕红色，多呈结节、斑块或丘疹形状，质地柔软，最常见于眼睑周围。血脂异常病人可出现角膜环，位于角膜外缘呈灰白色或白色，由角膜脂质沉积所致，常发生于 40 岁以下。严重的高 TG 血症可出现脂血症眼底改变。

②动脉粥样硬化脂质：在血管内皮下沉积引起动脉粥样硬化，导致心脑血管和周围血管病变。某些家族性血脂异常可于青春期前发生冠心病，甚至心肌梗死。严重的高 CH 血症可出现游走性多关节炎。

③严重的高 TG 血症（>10mmol/L）可引起急性胰腺炎。

三、诊断

（一）诊断

根据病史、体征和血脂测定即可确诊。目前，我国血脂异常的诊断采用《中国血脂管理指南（2023年）》中血脂合适水平及异常分层标准。

在常用的血脂指标中，与 ASCVD 发病风险呈因果关系且作为临床首要治疗靶点的血脂指标是 LDL-C。对于 ASCVD 风险不同人群，LDL-C 的合适水平和升高的判断标准不同，启动降脂药物治疗的 LDL-C 水平和 LDL-C 的治疗目标也有所不同。我国≥18 岁成人大部分为 ASCVD 低危人群，因此，表 4.9 列出了适用于 ASCVD 低危人群的主要血脂指标的参考标准。

表 4.9　中国 ASCVD 一级预防低危人群主要血脂指标的参考标准*

分类	TC /(mmol·L^{-1})	LDL-C /(mmol·L^{-1})	HDL-C /(mmol·L^{-1})	TG /(mmol·L^{-1})	非 HDL-C /(mmol·L^{-1})	Lp(a) /(mg·L^{-1})
理想水平	—	<2.6	—	—	<3.4	—
合适水平	<5.2	<3.4	—	<1.7	<4.1	<300
边缘升高	≥5.2且<6.2	≥3.4且<4.1	—	≥1.7且<2.3	≥4.1且<4.9	—
升高	≥6.2	≥4.1	—	≥2.3	≥4.9	≥300
降低	—	—	<1.0	—	—	—

注：①ASCVD—动脉粥样硬化性心血管疾病；TC—总胆固醇；LDL-C—低密度脂蛋白胆固醇；HDL-C—高密度脂蛋白胆固醇；TG—甘油三酯；Lp(a)—脂蛋白(a)。

②*—参考标准仅针对 ASCVD 一级预防低危人群。表中所列数值是干预前空腹 12 h 测定的血脂水平。

③—表示无。

从实用角度出发，血脂异常可进行简易的临床分类，可分为高 TC 血症、高 TG 血症、混合型高脂血症(TC 及 TG 均增高)和低 HDL-C 血症。

（二）筛查

血脂筛查的频率和检测指标建议如下：

①<40 岁成年人每 2~5 年进行 1 次血脂检测(包括 TC、LDL-C、HDL-C 和 TG)，≥40 岁成年人每年至少应进行 1 次；

②ASCVD 高危人群应根据个体化防治的需求进行血脂检测；

③在上述人群接受的血脂检测中，应至少包括 1 次 Lp(a)检测；

④血脂检测应列入小学、初中和高中体检的常规项目；

⑤FH 先证者的一级和二级亲属均应进行血脂筛查，增加 FH 的早期检出率。

血脂检查的重点对象为：

①有 ASCVD 病史者；

②存在多项 ASCVD 危险因素(如高血压、糖尿病、肥胖、吸烟)的人群；

③有早发 CVD 家族史者(指男性一级直系亲属在 55 岁前或女性一级直系亲属在 65 岁

前患 ASCVD），或有家族性高脂血症患者；

④皮肤或肌腱黄色瘤及跟腱增厚者。

四、治疗

（一）治疗原则

1.根据 ASCVD 危险程度确定干预策略

依据 ASCVD 发病风险采取不同强度的干预措施是防治血脂异常的核心策略。ASCVD 总体风险是多种危险因素复杂交互作用的结果。全面评价 ASCVD 总体风险是制定血脂异常个体化干预策略的基础。ASCVD 总体风险评估流程见图4.3。

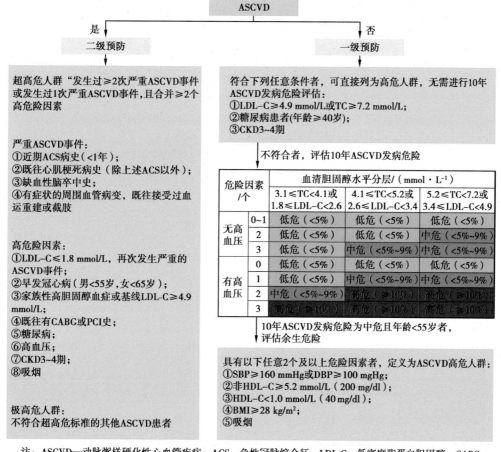

注：ASCVD—动脉粥样硬化性心血管疾病；ACS—急性冠脉综合征；LDL-C—低密度脂蛋白胆固醇；CABG—冠状动脉旁路移植术；PCI—经皮冠状动脉介入治疗；TC—总胆固醇；CKD—慢性肾脏病；HDL-C—高密度脂蛋白胆固醇；BMI—体重指数。1 mmHg=0.133 kPa。危险因素的水平均为干预前水平。危险因素包括吸烟、低HDL-C、年龄≥45岁/55岁（男性/女性）。<40岁的糖尿病患者危险分层参见"特殊人群糖尿病"部分。

图 4.3　中国成人 ASCVD 总体发病风险评估流程图（摘自《中国血脂管理指南（2023 年）》）

2.将降低 LDL-C 作为首要降脂靶点

评估 ASCVD 风险的常规血脂指标包括 TC、LDL-C、HDL-C 和 TG。在绝大多数降脂干预研究中,均采用 LDL-C 作为观察降脂效果与 ASCVD 风险下降关系的指标。荟萃分析显示,LDL-C 每降低 1 mmol/L,ASCVD 事件降低 20%～23%。因此,我国的血脂管理指南也推荐 LDL-C 作为降脂治疗的首要目标。

3.血脂干预靶点目标值

根据 ASCVD 总体危险分层,设定调脂治疗干预靶点的目标值(表4.10)。

表 4.10　降脂靶点的目标值

风险等级	LDL-C 推荐目标值
低危	<3.4 mmol/L
中高危	<2.6 mmol/L
极高危	<1.8 mmol/L,且较基线降低幅度>50%
超高危	<1.4 mmol/L,且较基线降低幅度>50%

(二)生活方式干预

降脂治疗中,首先推荐健康生活方式,包括合理膳食、适度增加身体活动、控制体重、戒烟和限制饮酒等,其中合理膳食对血脂影响较大。关于 ASCVD 预防中的膳食推荐,较为一致的认识是要限制饱和脂肪酸及反式脂肪的摄入,增加水果、蔬菜、全谷薯类、膳食纤维及鱼类的摄入。对于 ASCVD 中高危人群和高胆固醇血症患者,应特别强调减少膳食胆固醇的摄入,每天膳食胆固醇摄入量应在 300 mg 以下。

(三)药物治疗

当生活方式干预不能达到降脂目标时,应考虑加用降脂药物。

1.他汀类药物

他汀类药物又称 3-羟基 3-甲基戊二酰辅酶 A 还原酶抑制剂,能够抑制胆固醇合成限速酶,即 3-羟基 3-甲基戊二酰辅酶 A 还原酶,减少胆固醇合成,同时上调细胞表面 LDLR 加速血清 LDL 分解代谢。因此,他汀类药物能显著降低血清 TC、LDL-C 和 ApoB 水平,也能轻度降低血清 TG 水平和升高 HDL-C 水平。他汀类药物是降胆固醇治疗的基础,适用于高胆固醇血症、混合型高脂血症和 ASCVD 的防治。

目前,我国临床上有洛伐他汀、辛伐他汀、普伐他汀、氟伐他汀、阿托伐他汀、瑞舒伐他汀和匹伐他汀。不同种类与剂量的他汀类药物降胆固醇幅度有一定差别,但其剂量增倍,LDL-C降低效果只增加6%,而且有潜在的副作用,如肝功能损害、肌病及新发糖尿病等。结合我国人群对大剂量他汀类药物的耐受性较欧美人群差,不建议使用高强度大剂量他汀类药物,推荐起始使用常规剂量或中等强度他汀类药物。对于他汀类药物不耐受者,可使用天然降脂药血脂康作为起始降脂治疗。

例如,在采用中等强度他汀类药物基础上仍不达标,则考虑联合治疗[联合胆固醇吸收抑制剂和(或)PCSK9 抑制剂]。

大多数病人对他汀类耐受性良好。少数接受大剂量治疗的病人可出现转氨酶升高、肌痛、肌炎、血清肌酸激酶升高,极少数可发生横纹肌溶解而致急性肾衰竭。长期应用他汀类药物有增加新发糖尿病的风险。他汀不宜与环孢素、雷公藤、环磷酰胺、大环内酯类抗生素及吡咯类抗真菌药(如酮康唑)等合用。儿童、孕妇、哺乳期妇女和准备生育的妇女不宜服用。

2.胆固醇吸收抑制剂

胆固醇吸收抑制剂在肠道刷状缘水平通过与尼曼匹克 C1 相互作用从而抑制饮食和胆汁胆固醇在肠道的吸收,而不影响脂溶性营养素的吸收,包括依折麦布和海博麦布。研究证实,依折麦布与他汀类药物联合时,相较于安慰剂,LDL-C 水平可进一步降低 18%~20%。该药耐受性良好,常见不良反应为一过性头痛和消化道症状。妊娠期和哺乳期妇女禁用。

3.前蛋白转化酶枯草溶菌素 9 抑制剂(PCSK9 抑制剂)

PCSK9 是肝脏合成的分泌型丝氨酸蛋白酶,可与 LDLR 结合并使其降解,从而减少 LDLR 对血清 LDL-C 的清除。通过抑制 PCSK9,可阻止 LDLR 降解,促进 LDL-C 的清除。已上市的 PCSK9 抑制剂主要有 PCSK9 单抗,而 PCSK9 小干扰 RNA,即 Inclisiran,在欧美已批准上市。

PCSK9 单抗的作用机制是靶向作用于 PCSK9 蛋白。PCSK9 抗体结合血浆 PCSK9,减少细胞表面的 LDLR 分解代谢,从而降低循环 LDL-C 水平。目前,获批上市的有两种全人源单抗,分别是依洛尤单抗(Evolocumab)和阿利西尤单抗(Alirocumab)。依洛尤单抗 140 mg 或阿利西尤单抗 75 mg,每两周 1 次皮下注射,安全性和耐受性好,最常见的副作用包括注射部位发痒和流感样症状。

4.普罗布考

普罗布考通过掺入 LDL 颗粒核心中,影响脂蛋白代谢,使 LDL 易通过非受体途径被清除。常用剂量为 0.5g/次,2 次/天。主要适用于 FH 患者,尤其是 HoFH 及黄色瘤患者,有减轻皮肤黄色瘤的作用。常见不良反应为胃肠道反应,也可引起头晕、头痛、失眠、皮疹等,极为少见的严重不良反应为 QT 间期延长。室性心律失常、QT 间期延长、血钾过低者禁用。目前,主要联合其他降脂药物用于治疗 FH 患者,以减轻皮肤黄色瘤发生及严重程度。

5.胆酸螯合剂

胆酸螯合剂为碱性阴离子交换树脂,可阻断肠道内胆汁酸中胆固醇的重吸收。临床用法:考来烯胺 5 g/次,3 次/天;考来替泊 5 g/次,3 次/天;考来维仑 1.875 g/次,2 次/天。与他汀类药物联用,可明显提高降脂疗效。常见不良反应有胃肠道不适、便秘、影响某些药物的吸收。此类药物的绝对禁忌证为异常 β 脂蛋白血症和血清 TG>4.5 mmol/L。

6.其他降脂药

脂必泰是一种红曲与中药(山楂、泽泻、白术)的复合制剂,具有降低胆固醇的作用,该药的不良反应少见。多甘烷醇是从甘蔗蜡中提纯的一种含有8种高级脂肪伯醇的混合物,常用剂量为10~20 mg/d,降脂作用起效较弱且慢,不良反应少见。

7.贝特类药物

贝特类药物通过激活 PPARα 和激活 LPL 而降低血清 TG 水平和升高 HDL-C 水平。常用的贝特类药物有(含缓释剂型)非诺贝特、苯扎贝特、吉非罗齐(吉非贝齐)。常见不良反应与他汀类药物相似,包括肝脏、肌肉和肾毒性等。

8.烟酸类药物

烟酸类药物大剂量时具有降低 TC、LDL-C 和 TG 以及升高 HDL-C 的作用。降脂作用与抑制脂肪组织中激素敏感酶活性、减少游离脂肪酸进入肝脏和降低 VLDL 分泌有关。最常见的不良反应是颜面潮红,其他有皮肤瘙痒、皮疹、肝脏损害、高尿酸血症、高血糖、棘皮症和消化道不适等。慢性活动性肝病、活动性消化性溃疡和严重痛风者禁用。

9.高纯度 ω-3 脂肪酸

ω-3 脂肪酸通过减少 TG 合成与分泌及 TG 掺入 VLDL 和增强 TG 从 VLDL 颗粒中清除来降低血清 TG 浓度。不同成分的 ω-3 脂肪酸产品降低 TG 的疗效相似,临床主要用于治疗高 TG 血症。ω-3 脂肪酸羧酸制剂(含 DHA 和 EPA)和 ω-3 脂肪酸乙酯化制剂(含 DHA 和 EPA,以及只含 EPA 的 IPE),均被批准用于严重高 TG 血症(≥5.6 mmol/L)成人患者。

10.降脂药物联合应用

降脂药物联合应用是血脂异常干预策略的基本趋势,主要目的是提高血脂达标率,进一步降低 ASCVD 风险,减少降脂药物的不良反应发生率。目前,可选择的主要联合应用方案包括:

①他汀类药物与胆固醇吸收抑制剂联合;

②他汀类药物与 PCSK9 抑制剂联合;

③他汀类药物与高纯度 IPE 联合等。

11.降脂治疗的其他措施

脂蛋白分离、肝移植、部分回肠旁路手术和门腔静脉分流术,作为辅助治疗措施用于 FH 患者。脂蛋白血浆置换效果肯定。

(四)特殊人群血脂异常的管理

1.高血压

高血压是动脉粥样硬化的重要危险因素,高血压患者动脉内皮细胞功能障碍及内膜增厚均可加速动脉粥样硬化发生发展。在一级预防中,高血压患者降脂目标需要根据评估的 ASCVD 风险确定。在进行人群 ASCVD 风险评估时,将有无高血压特别列出,强调对高血压患者血脂管理的重要性。应根据危险分层,确定高血压个体相应的 LDL-C 目标值,予以积极降胆固醇治疗。

2.糖尿病

糖尿病是 ASCVD 的重要独立危险因素。有研究提示,血脂异常对糖尿病患者 ASCVD 风险影响最大。糖尿病患者的血脂异常特点为 TG 升高,HDL-C 降低,LDL-C 正常或轻度升高。糖尿病患者推荐采用 LDL-C 和非 HDL-C 同时作为降脂目标。≥40 岁的糖尿病患者均为高危,1 型糖尿病病程≥20 年可作为高危。而<40 岁的糖尿病患者,应结合 ASCVD 其他因素(高血压、吸烟、HDL-C)和(或)靶器官损害确定 ASCVD 风险;如患者有≥3 个危险因素或合并靶器官损害,也应视为 ASCVD 高危;对于 ASCVD 风险为中、低危的糖尿病患者,均应将 LDL-C 控制在 2.6 mmol/L 以下(表 4.11)。

表 4.11　糖尿病患者血脂目标值推荐

糖尿病合并 ASCVD 患者	LDL-C<1.4 mmol/L
ASCVD 风险为高危的糖尿病患者*	LDL-C<1.8 mmol/L
ASCVD 风险为低、中危的糖尿病患者	LDL-C<2.6 mmol/L
糖尿病患者以非 HDL-C 为次要目标,目标值为相应的 LDL-C 目标值+0.8 mmol/L	

注:①ASCVD—动脉粥样硬化性心血管疾病;LDL-C—低密度脂蛋白胆固醇;HDL-C—高密度脂蛋白胆固醇。

②＊—ASCVD 高危的患者指年龄≥40 岁的糖尿病患者,20～39 岁糖尿病有≥3 种危险因素或合并靶器官损害,或者 1 型糖尿病病程≥20 年可作为 ASCVD 高危。

③主要危险因素:高血压、血脂异常、吸烟、肥胖、早发冠心病家族史。靶器官损害:蛋白尿、肾功能损害、左心室肥厚或视网膜病变。

3.慢性肾脏病

合并 CKD 的 CVD 患者死亡风险显著增高。CKD 3～4 期患者直接归于 ASCVD 高危人群。CKD 患者的血脂特点为 TG 升高明显而 HDL-C 降低及 sdLDL 颗粒明显增加。CKD 因影响 Lp(a)代谢而使患者 Lp(a)水平明显升高。但他汀类药物治疗对 ASCVD 风险的降低受患者肾功能状态的影响,在轻中度肾功能不全患者中,他汀类药物治疗能显著降低其 ASCVD 风险。CKD 患者是他汀类药物引起肌病的高危人群,尤其是在肾功能进行性减退或估算肾小球滤过率(eGFR)<30 mL/(min·1.73 m^2)时,并且发病风险与他汀类药物剂量密切相关,故应避免大剂量应用。贝特类药物可升高肌酐水平,中重度 CKD 患者与他汀类药物联用时,可能增加肌病风险。

五、健康管理策略与方案

血脂异常管理流程包括筛查、风险评估、确定控制目标、干预治疗和分类随访五大内容,涵盖了血脂异常管理的各个环节,实现个体血脂全流程管理(图 4.4)。

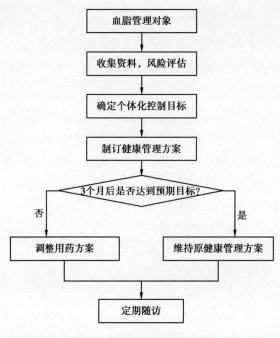

图 4.4　血脂异常管理流程

※思考题

1.简述我国 ASCVD 一级预防低危人群主要血脂指标的参考标准。

2.简述根据 ASCVD 总体危险分层设定调脂治疗的达标值。

3.试述 ASCVD 总体风险评估流程。

（钟立）

参考文献

[1]葛均波,徐永健,王辰.内科学[M].9 版.北京:人民卫生出版社,2018.

[2]王辰,王建安.内科学[M].3 版.北京:人民卫生出版社,2015.

[3]中国血脂管理指南修订联合专家委员会.中国血脂管理指南(2023 年)[J].中华心血管病杂志,2023,51(3):221-255.

第四节　高尿酸血症

尿酸由饮食摄入(约 20%)和体内分解(约 80%)的嘌呤化合物经肝脏代谢产生。尿酸

经肾小球滤过、近端肾小管重吸收、分泌和分泌后再吸收,未吸收部分从尿液中排出。正常情况下,体内尿酸产生和排泄保持平衡,凡导致尿酸生成过多和(或)排泄减少的因素均可导致高尿酸血症(Hyperuricemia,HUA)。

高尿酸血症是指成人在正常嘌呤饮食情况下,不分男女,非同日 2 次空腹血尿酸水平超过 420 μmol/L。近年来,我国 HUA 患病率呈现增长趋势,男性高于女性,城市高于农村,沿海高于内陆,患病率较前呈年轻化趋势。2018—2019 年,中国慢性病及危险因素监测数据表明,我国成人居民 HUA 患病率为 14.0%,男性与女性患病率分别为 24.5%和 3.6%;患病高峰年龄段为:男性 18~29 岁、30~39 岁及 ≥70 岁(患病率分别为 32.3%、28.4%、19.5%),女性18~29 岁、60~69 岁及 ≥70 岁(患病率分别为 4.2%、4.4%、8.0%)。

一、病因和发病机制

根据尿酸形成的病理生理机制,将高尿酸血症分为尿酸生成增多和尿酸排泄减少两大类,有时两者并存。

(一)尿酸生成增多

食物引起的尿酸生成与食物中的嘌呤含量成正比。富含嘌呤的食物主要包括动物肝脏、肾脏、凤尾鱼等。机体内源性嘌呤的产生同样引起尿酸的升高。体内可以通过多个生化步骤从头合成腺嘌呤单磷酸核苷(IMP)。酰胺磷酸核糖转移酶(amidoPRT)与磷酸核糖焦磷酸合成酶(PRPP)以及谷氨酰胺是决定生成和尿酸产生速率的主要途径。调节嘌呤生成的次要途径通过次黄嘌呤磷酸核糖转移酶(HPRT),与磷酸核糖焦磷酸合成酶共同催化腺嘌呤和鸟嘌呤分别形成腺嘌呤单磷酸核苷(IMP)和鸟嘌呤单磷酸核苷(GMP)。血尿酸水平与人体重新合成嘌呤的速率密切相关,磷酸核糖焦磷酸合成酶(PRPP)起着重要作用。磷酸核糖焦磷酸合成酶(PRPP)活性增强和次黄嘌呤磷酸核糖转移酶(HPRT)活性降低是两个伴性遗传的嘌呤代谢缺陷,引起嘌呤产生过多、高尿酸血症、高尿酸尿症。嘌呤核苷的分解加速也可以引起高尿酸血症。当细胞转换减速、增殖性疾病、细胞死亡状态下,如白血病、恶性肿瘤细胞毒性药物化疗后、溶血、横纹肌溶解等疾病,嘌呤核苷分解加速引起高尿酸血症。高尿酸血症还可以来自骨髓肌 ATP 大量分解,见于剧烈运动后、严重的癫痫持续状态发作后,Ⅲ型、Ⅴ型和Ⅶ型糖原贮积症。另外,心肌梗死、急性呼吸衰竭均可引起 ATP 分解加速产生大量嘌呤,引起高尿酸血症。

(二)尿酸排泄减少

尿酸约 2/3 通过肾脏排泄,其余 1/3 通过肠道、胆道等肾外途径排泄。约 90%持续高尿酸血症的病人存在肾脏处理尿酸的缺陷而表现为尿酸排泄减少。与非痛风病人相比,痛风病人尿酸排泄降低 40%,而且痛风病人尿酸排泄的血尿酸阈值高于非痛风病人。肾小球滤过率降低是慢性肾功能不全时引起高尿酸血症的原因,但不是大多数高尿酸血症的原因。某些药物或物质可引起尿酸经肾小管重吸收增加。尿酸通过肾小管近端上皮细胞刷状缘的钠偶联单羧酸转运体 1 和 2[SMCT1、SMCT2(SLC5A8,SLC5Al2)]重吸收。一些羧化物通过这些转运体促进尿酸的再吸收增加,如机体存在吡嗪-2-羧酸甲酯(吡嗪酰代谢产物)、烟酸、乳酸、β-羟丁酸、乙酰乙酸情况下,血尿酸水平升高。尿酸转运体1(UT1)和有机阴离子转运体4(OAT4)负责远曲小管尿酸的重吸收。当机体阴离子增高时,引起远曲肾小管尿酸盐吸收增加。水杨酸(阿司匹林)即通过这一机制引起血尿酸增高。肾小管细胞葡萄糖转运体9(GLUT9)介导葡萄糖/果糖与尿酸的共转运,可以解释摄入富含果糖和葡萄糖饮料增加高尿酸血症诱发痛风的机制。酒精既可增加尿酸的产生,又能降低尿酸的排泄。

过量饮酒可以通过增加肝脏ATP分解,促进尿酸形成并阻断尿酸从肾小管的分泌。因此,大量饮酒可以引起高尿酸血症。某些酒精饮料中嘌呤含量增高(如啤酒)也是引起高尿酸的因素之一。进食肉类食品、果糖均可增加痛风的风险。

二、病理生理

正常情况下,人体血液中尿酸的饱和浓度为420 μmol/L。当血尿酸超过饱和浓度,单钠尿酸盐(Monosodium urate,MSU)晶体析出可直接黏附、沉积于关节及周围软组织、肾组织和血管等部位,趋化巨噬细胞、中性粒细胞;细胞与晶体相互作用后释放致炎症因子[如白细胞介素(interleukin,IL)-1β、IL-6等]以及基质金属蛋白酶9、水解酶等,血尿酸在关节局部形成尿酸钠晶体并沉积,诱发局部炎症反应和组织破坏,即痛风。尿酸在肾脏沉积引发急性肾病、慢性间质性肾炎或肾结石称为尿酸性肾病。高尿酸血症是慢性肾病、高血压、心脑血管疾病及糖尿病等疾病的独立危险因素。高尿酸血症与痛风是一个连续、慢性的病理生理过程,其临床表型具有显著的异质性。随着新的更敏感、更特异的影像学检查方法的广泛应用,无症状高尿酸血症与痛风的界限渐趋模糊。

三、临床表现

根据病程,可将高尿酸血症痛风分为4期:
①无症状HUA期;
②痛风性关节炎急性发作期;
③痛风性关节炎发作间歇期;
④慢性痛风性关节炎期。
2018年《欧洲抗风湿病联盟(European League Against Rheumatism,EULAR)痛风诊断专家建议》将高尿酸血症分为无症状期和有症状期(图4.5)。

1.无症状期

仅有波动性或持续性高尿酸血症,从血尿酸增高至症状出现的时间可长达数年至数十年,有些可终身不出现症状,但随着年龄增长痛风的患病率增加,并与高尿酸血症的水平和持续时间有关。

2.痛风性关节炎

中青年男性多见,常常首发于第一跖趾关节,或踝、足背、膝等关节。起病急骤,24 h内发展至高峰。初次发病常累及单个关节,持续数天至数周可完全自然缓解。反复发作则受累关节逐渐增多,症状持续时间延长,关节炎发作间歇期缩短。

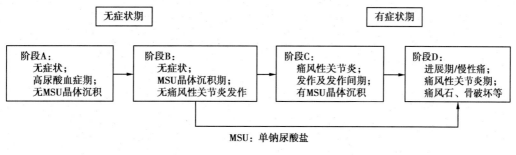

图 4.5　高尿酸血症分期

3.痛风石

未经治疗的患者常在首发症状 10 年后出现痛风石,常出现于第一跖趾、耳廓、前臂伸面、指关节、肘关节等部位。痛风石可小如芝麻,也可大如鸡蛋,挤压后可破溃或形成瘘管,有白色豆腐渣样排出物。

4.肾脏病变主要表现

①痛风性肾病:起病隐匿,早期仅有间歇性蛋白尿。随着病情的发展而呈持续性,伴有肾浓缩功能受损时夜尿增多,晚期可发生肾功能不全,表现为水肿、高血压、血尿素氮和肌酐升高。少数病人表现为急性肾衰竭,出现少尿或无尿,最初 24 h 尿酸排出增加。

②尿酸性肾石病:10% ~ 25%的痛风病人肾有尿酸结石,呈泥沙样,常无症状,结石较大者可发生肾绞痛、血尿。当结石引起梗阻时,导致肾积水、肾盂肾炎、肾积水或肾周围炎,严重者可致急性肾衰竭。感染可加速结石的增长和肾实质的损害。

四、实验室和其他检查

1.血尿酸测定

血尿酸采用尿酸氧化酶法测定。血尿酸浓度超过约 420 μmol/L(7 mg/dL) 定义为高尿酸血症。

2.关节液检查

急性期关节囊或关节滑膜囊积液偏振光显微镜下可见负性双折光的针形尿酸钠晶体,具有确诊价值。

3.关节超声检查

超声检查主要用于痛风性关节炎的诊断,发现尿酸盐结晶沉积和(或)痛风性骨侵蚀等关节损害,动态评估降尿酸治疗的疗效。

（1）特异性表现

①关节或肌腱内的痛风石样沉积,表现为被低回声边界包围的卵圆形点状高回声(云雾

状高回声区）。

②双轨征：关节软骨表面的线状致密高回声。

（2）非特异性表现

①关节积液，滑液中出现点状高回声（暴风雪征）。

②滑膜增厚，伴或不伴血流信号增多。

③骨侵蚀。

4.X 线片

早期急性关节炎可见软组织肿胀，反复发作后可出现关节软骨缘破坏、关节面不规则。晚期可致关节间隙狭窄；痛风石沉积者可见骨质呈凿孔样缺损，边缘锐利，骨质边缘可有骨质增生反应。

五、诊断与鉴别诊断

（一）诊断

对于高尿酸血症及痛风，应根据患者的血尿酸水平及出现的临床症状、体征，根据患者疾病活动期和严重程度确定 HUA 的疾病分期。

诊断时，应详细询问患者 HUA 的起病时间、痛风发作的次数和频率、既往治疗，采集肥胖、2 型糖尿病、高血压、高脂血症、肾病、泌尿系结石、心脑血管疾病等伴发疾病及治疗状况，每日能量摄入量、膳食结构、饮食习惯和偏好等，一级亲属是否患有 HUA 或痛风，用药史及药物过敏史。

体格检查应常规测量身高、体重、腰围、臀围、血压等，检查患者关节，尤其是曾经有痛风性关节炎发作的部位有无红肿、痛风石和关节畸形等。

辅助检查应常规检查血尿常规、肝肾功能（估算肾小球滤过率）、血脂、血糖。必要时，可进行糖耐量试验以确定糖代谢状况。可进行关节部位超声、双能 CT、X 线等检查以评估关节部位的病变情况。有条件的情况下，可进行尿酸排泄率或排泄分数、*HLA-B * 5801* 基因、关节囊或关节滑膜囊积液偏振光显微镜检测等。

日常饮食下，非同日两次空腹血尿酸水平>420 μmol/L 即可诊断为高尿酸血症。痛风诊断采用 2015 年美国风湿病学会（ACR）/欧洲抗风湿病联盟（EULAR）痛风分类标准。

第一步：纳入标准（只在符合本条件情况下，采用下列的评分体系），至少一次外周关节或滑囊发作性肿胀、疼痛或压痛。

第二步：充分标准（如果具备，则可直接分类为痛风而无须下列其他要素），有症状的关节或滑囊中存在单钠尿酸盐晶体（如在滑液中）或痛风石。

第三步：评分标准（不符合充分标准情况下使用），见表 4.12。

表 4.12　2015 年美国风湿病学会（ACR）/欧洲抗风湿病联盟（EULAR）痛风评分标准

项目		分类	评分
临床	症状发作曾累及的关节/滑囊	踝关节或中足（作为单关节或寡关节的一部分发作而没有累及第一跖趾关节）	1
		累及第一跖趾关节（作为单关节或寡关节发作的一部分）	2
关节炎发作特点（包括以往的发作）	受累关节发红（患者自述或医生观察到）	符合左栏 1 个特点	1
	受累关节不能忍受触摸、按压	符合左栏 2 个特点	2
	受累关节严重影响行走或无法活动	符合左栏 3 个特点	3
发作或曾经发作的时间特征（无论是否抗炎治疗,符合下列≥2 项为 1 次典型发作）	到达疼痛高峰的时间<24 h	1 次典型的发作	1
	症状在≤14 d 内缓解	典型症状复发（即≥2 次）	2
	发作间期症状完全消退（恢复至基线水平）	—	—
痛风石的临床证据	透明皮肤下的皮下结节有浆液或粉笔灰样物质,常伴有表面血管覆盖,位于典型的部位:关节、耳廓、鹰嘴黏液囊、指腹、肌腱（如跟腱）	存在	4
实验室检查	血尿酸（SUA）:通过尿酸酶方法测定 理想情况下,应该在患者没有接受降尿酸治疗时和症状发生 4 周后进行评分（如发作间期）;如果可行,在这些条件下进行复测,并以最高的数值为准	<240 μmol/L	−4
		360 μmol/L≤SUA<480 μmol/L	2
		480 μmol/L≤SUA<600 μmol/L	3
		≥600 μmol/L	4
	有症状关节或滑囊进行滑液分析（需要由有经验的检查者进行检测）	单钠尿酸盐阴性	−2
影像学	尿酸盐沉积在（曾）有症状的关节或滑囊中的影像学证据:超声中"双轨征"或双能 CT 显示有尿酸盐沉积	存在（任何 1 个）	4

续表

项目		分类	评分
影像学	痛风相关关节损害的影像学证据：双手和(或)足在传统影像学表现有至少1处骨侵蚀	存在	4

注：①表中分值相加≥8分即可分类为痛风。

②症状发作是指包括外周关节(或滑囊)的肿胀、疼痛和(或)压痛在内的有症状时期。

③透明软骨表面不规则的回声增强，且与超声波束的声波作用角度相独立(注意：假阳性的"双轨征"可能出现在软骨表面，改变超声波束的声波作用角度时会消失)。

④在关节或关节周围的位置存在颜色标记的尿酸盐，使用双能CT扫描获取影像，在80 kV和140 kV扫描能量下获取数据，使用痛风特异性软件应用2个材料分解算法分析颜色标记的尿酸盐，阳性结果被定义为在关节或关节周围的位置存在颜色标记的尿酸盐，应排除甲床、亚毫米波、皮肤、运动、射束硬化和血管伪影造成的假阳性。

⑤侵蚀被定义为骨皮质的破坏伴边界硬化和边缘悬挂突出，不包括远端指间关节侵蚀性改变和鸥翼样表现。

(二)鉴别诊断

1.继发性高尿酸血症

如仅发现有高尿酸血症，必须首先排除继发性高尿酸血症，应详细询问病史以排除各种药物导致的血尿酸增高。

继发性高尿酸血症或痛风具有以下特点：

①儿童、青少年、女性和老年人更多见；

②高尿酸血症程度较重；

③40%的病人24 h内尿酸排出增多；

④肾脏受累多见，痛风肾、尿酸结石发生率较高，甚至发生急性肾衰竭；

⑤痛风性关节炎症状往往较轻或不典型；

⑥有明确的相关用药史。

2.关节炎

①类风湿关节炎：青、中年女性多见，四肢近端小关节常呈对称性梭形肿胀畸形，晨僵明显。血尿酸不高，类风湿因子阳性，X线片出现凿孔样缺损少见。

②化脓性关节炎与创伤性关节炎：前者关节囊液可培养出细菌；后者有外伤史。两者血尿酸水平不高，关节囊液无尿酸盐结晶。

③假性痛风：系关节软骨钙化所致，多见于老年人，膝关节最常受累。血尿酸正常，关节滑囊液检查可发现有焦磷酸钙结晶或磷灰石，X线可见软骨呈线状钙化或关节旁钙化。

六、治疗

原发性高尿酸血症与痛风的防治目的如下：

①控制高尿酸血症,预防尿酸盐沉积；

②迅速终止急性关节炎的发作；

③防止尿酸结石形成和肾功能损害。

（一）非药物治疗

①提倡健康饮食,鼓励患者多食用新鲜蔬菜、鸡蛋,适量食用低脂、脱脂奶制品、富含 ω-3 多不饱和脂肪酸的鱼类、豆类及豆制品(肾功能不全者须在专科医师指导下食用)。限制动物性高嘌呤食物的摄入。饮食建议见表 4.13。

表 4.13　高尿酸血症患者的饮食建议

饮食建议	食物种类
鼓励食用	蔬菜,鸡蛋,低脂、脱脂奶及其制品
限制食用	牛、羊、猪肉,富含嘌呤的海鲜,调味糖、甜点、调味盐(酱油和调味汁),葡萄酒、果酒
避免食用	含果糖饮料,动物内脏,白酒、啤酒、黄酒

②心肾功能正常者须多饮水,维持每日尿量 2 000~3 000 mL。可饮用低脂、脱脂牛奶及乳制品,避免饮用可乐、橙汁、苹果汁等含果糖饮料或含糖软饮料。

③可食用含果糖较少的水果,如樱桃、草莓、菠萝、桃子等。

④限制酒精摄入,禁饮啤酒、黄酒和烈酒。

⑤肥胖患者建议以每月减重 1.5~3.0 kg 的速度将体重控制在理想范围(身体质量指数:18.5~23.9)。

⑥鼓励适量运动。建议每周至少进行 150 min 中等强度的有氧运动[每次 30 min,每周 5 次,心率在(220−年龄)×(50%~70%)范围内]。应避免剧烈运动以免诱发痛风,运动后及时补充水分。

⑦戒烟,避免被动吸烟。

（二）药物治疗

HUA 经非药物干预疗效不佳时,采用药物治疗。药物治疗方案须遵循个体化、分层、达标、长程管理的原则,逐步调整剂量,避免短期内血尿酸水平波动过大诱发急性痛风。药物治疗起始时机和治疗目标见表 4.14。

表 4.14　药物降尿酸治疗的时机和目标值

临床表现	起始时机	治疗目标
痛风性关节炎发作≥2 次；或痛风性关节炎发作 1 次，且合并以下任何 1 项：年龄<40 岁、有痛风石或关节腔尿酸盐沉积、尿酸性肾结石或肾功能损害[eGFR<60 mL/(min·1.73 m²)]、高血压、糖耐量异常或糖尿病、血脂紊乱、肥胖、冠状动脉粥样硬化性心脏病、卒中、心功能不全	立即开始	SUA<360 μmol/L；出现痛风石、慢性痛风性关节炎，或痛风性关节炎频繁发作（≥2 次/年）者治疗目标 SUA<300 μmol/L；不建议 SUA 降至<180 μmol/L
痛风性关节炎发作 1 次或无痛风发作，但出现以下任何一项：尿酸性肾结石或肾功能损害[eGFR<60 mL/(min·1.73 m²)]、高血压、糖耐量异常或糖尿病、血脂紊乱、肥胖、冠状动脉粥样硬化性心脏病、卒中、心功能不全	SUA>480 μmol/L	
无	SUA>540 μmol/L	SUA<420 μmol/L；不建议 SUA 降至<180 μmol/L

注：eGFR—估算肾小球滤过率；SUA—血尿酸。

1.降尿酸治疗

目前，我国临床上常用的降尿酸药物主要包括抑制尿酸合成和促进尿酸排泄两类，须根据病因、合并症以及肝、肾功能状况选择药物，并注意药物的相互作用。

（1）抑制尿酸生成药物

该类药物通过抑制黄嘌呤氧化酶活性，减少尿酸合成。常用药物包括别嘌醇和非布司他。

①别嘌醇：成人初始剂量为 50~100 mg/d，每 2~4 周测血尿酸水平 1 次，未达标患者每次可递增 50~100 mg，最大剂量为 600 mg/d。肾功能不全患者起始剂量每日不超过 eGFR[mL/(min·1.73 m²)]×1.5 mg。eGFR 为 15~59 mL/(min·1.73 m²)的患者推荐剂量为 50~100 mg/d；eGFR<15 mL/(min·1.73 m²)患者禁用。别嘌醇可引起皮肤过敏反应及肝肾功能损伤，严重者可发生致死性剥脱性皮炎、重症多形红斑型药疹、中毒性表皮坏死松解症等超敏反应综合征。*HLA-B*5801* 基因阳性、老年、大剂量起始应用别嘌醇、应用噻嗪类利尿剂和肾功能不全是别嘌醇发生超敏反应综合征的危险因素。*HLA-B*5801* 基因在中国（汉族）人、韩国人、泰国人中阳性率显著高于白种人，推荐在别嘌醇治疗前进行该基因筛。

②非布司他：新型选择性黄嘌呤氧化酶抑制剂。初始剂量为 20~40 mg/d，2~4 周后血尿酸不达标者，逐渐加量，最大剂量为 80 mg/d。因其主要通过肝脏清除，在肾功能不全和肾移植患者中具有较高的安全性，轻、中度肾功能不全[eGFR 为 30~89 mL/(min·1.73 m²)]患者无须调整剂量，重度肾功能不全[eGFR<30 mL/(min·1.73 m²)]患者慎用。不良反应包括肝功

能损害、恶心、皮疹等。目前,多项研究表明,非布司他对于心血管系统的影响尚无定论。在合并心脑血管疾病的高龄患者中,从小剂量起始,同时关注心血管事件风险。

（2）促尿酸排泄药物

苯溴马隆通过抑制肾小管尿酸转运蛋白-1（URAT1）及葡萄糖转运蛋白9（GLUT9）,抑制肾小管尿酸重吸收,增加尿酸排泄,降低血尿酸水平。苯溴马隆的成人起始剂量为 25~50 mg/d,2~4 周后根据血尿酸水平调整剂量至 50 mg/d 或 100 mg/d,早餐后服用;可用于轻中度肾功能异常或肾移植患者,eGFR 为 20~60 mL/（min·1.73 m^2）患者推荐 50 mg/d;eGFR<20 mL/（min·1.73 m^2）或尿酸性肾结石患者禁用。服用时,须碱化尿液,将尿液 pH 值调整至 6.2~6.9,心肾功能正常者维持尿量>2 000 mL/d。苯溴马隆可能具有潜在的心血管保护作用,其不良反应有胃肠不适、腹泻、皮疹和肝功能损害等。

2.碱化尿液治疗

对于接受降尿酸药物,尤其是促尿酸排泄药物治疗的患者及尿酸性肾结石患者,推荐将尿 pH 值维持在 6.2~6.9,以增加尿中尿酸溶解度。

①枸橼酸盐制剂包括枸橼酸钾、枸橼酸氢钾钠和枸橼酸钠。枸橼酸盐是尿中最强的内源性结石形成抑制物,同时可碱化尿液,增加尿酸在尿液中的溶解度,溶解尿酸结石并防止新结石的形成。

②碳酸氢钠适用于肾功能不全合并 HUA 和（或）痛风患者。起始剂量为 0.5~2.0 g/次,口服,1~4 次/天,与其他药物相隔 1~2 h 服用。其主要不良反应为胀气、胃肠道不适,高钾血症时可选择使用。

3.痛风急性发作期的药物治疗

急性发作期治疗目的是迅速控制关节炎症状。急性期应卧床休息,抬高患肢、局部冷敷。尽早给予药物控制急性发作,越早治疗效果越佳。秋水仙碱、非甾体类抗炎药（NSAIDs）、糖皮质激素是急性关节炎发作的一线治疗药物。

（1）秋水仙碱

秋水仙碱通过抑制白细胞趋化、吞噬作用及减轻炎性反应发挥止痛作用。痛风发作12 h 内需尽早使用;36 h 后疗效显著降低,不作为首选药物。起始负荷剂量为 1.0 mg 口服,1 h 后追加 0.5 mg,12 h 后按照 0.5 mg/次,1~3 次/天,口服。

（2）非甾体类抗炎药（NSAIDs）

NSAIDs 包括非选择性环氧化酶（COX）抑制剂和 COX-2 选择性抑制剂 2 种。若无禁忌证,推荐早期足量使用 NSAIDs 速效制剂。非选择性 COX 抑制剂存在消化道溃疡、胃肠道穿孔、上消化道出血等不良反应。对于不耐受非选择性 COX 抑制剂的患者,可选用 COX-2 选择性抑制剂,其胃肠道不良反应可降低 50%;活动性消化道溃疡和（或）出血,或既往有复发性消化道溃疡和（或）出血病史者为所有 NSAIDs 使用禁忌证。COX-2 选择性抑制剂可能引起心血管事件的危险性增加,合并心肌梗死、心功能不全者避免使用。NSAIDs 使用过程中须监测肾功能,慢性肾衰竭[eGFR<30 mL/(min·1.73 m²)]未透析患者不建议使用。

（3）糖皮质激素

研究表明,糖皮质激素与口服NSAIDs治疗急性痛风性关节炎疗效相似,不良反应无显著差异。口服泼尼松0.5 mg/(kg·d),连续用药5~10天后停药,或者0.5 mg/(kg·d)用药2~5天后逐渐减量,总疗程为7~10天。不宜口服时,可静脉使用糖皮质激素。应注意预防和治疗高血压、糖尿病,预防水钠潴留、感染、消化道不良反应等,避免使用长效制剂。急性发作仅累及1~2个大关节、全身治疗效果不佳者,可考虑关节腔内注射短效糖皮质激素,避免短期内重复使用。

（4）其他治疗

秋水仙碱、NSAIDs或糖皮质激素治疗无效的难治性急性痛风,或患者使用上述药物有禁忌时,可考虑IL-1受体拮抗剂,包括阿那白滞素、利纳西普、卡那单抗等。其中,卡那单抗被欧洲药品管理局批准用于发作频繁且对秋水仙碱、NSAIDs或糖皮质激素不耐受或疗效不佳的痛风患者,使用方法为150 mg/d单剂量皮下注射。另外,局部冰敷可作为辅助治疗,协同改善症状。

（5）联合治疗

对于严重痛风发作患者[视觉模拟评分(VAS)≥7分,多关节受累或1个以上大关节受累],可在抗炎症药物(秋水仙碱、NSAIDs、糖皮质激素)中选择2种联合治疗。联合方案可以酌情选择2种药物足剂量,或1种药物足量联合1种药物预防剂量。药物的联合方案推荐NSAIDs联合秋水仙碱、糖皮质激素联合秋水仙碱、任何1种药物口服联合糖皮质激素关节腔注射。不推荐糖皮质激素联合NSAIDs口服,以防发生消化道不良反应。

七、健康管理策略与方案

高尿酸血症患者综合健康管理的目标是控制血尿酸水平,预防尿酸盐沉积;避免急性关节炎的发作;防止尿酸结石形成和肾功能损害,减少心脑血管疾病风险。确诊后,应立即对患者进行宣教及生活方式干预。根据患者的血尿酸水平及出现的临床症状、体征,进行综合管理。

首先,应对患者进行疾病评估,规范的疾病评估有助于明确HUA的原因和病情,及时发现相关并发症,尽早给予多学科诊疗,改善患者预后。复诊时,应评估患者的依从性、疗效、不良反应,酌情调整治疗方案。

患者管理是HUA及痛风防治的基础,患者与医师共同制订并执行治疗方案。出现严重并发症或合并症、治疗效果不佳时,及时转诊至上一级医疗机构或由专科医师诊治。

（一）HUA患者管理

①普及HUA相关常识。
②给予饮食、运动等方面的健康指导,制订个体化的生活方式干预。
③筛查并预防痛风及并发症。

④与专科医师合作,多学科共同制订共患病治疗方案,尽量避免使用引起血尿酸升高的药物。

⑤药物治疗须长程控制,血尿酸持续达标。接受药物治疗的患者必须同时接受健康的生活方式干预。

（二）痛风患者管理

①痛风性关节炎患者首先遵循 HUA 管理原则。

②医师须告知患者生活中可能的诱发因素,提出预防措施,并制订个体化的急性发作时紧急处理方案。

③处于急性痛风发作期的患者,已接受降尿酸药物治疗者无须停药;尚未开始降尿酸者,可以在充分抗炎的基础上立刻启动药物降尿酸治疗,也可以在痛风急性发作缓解后再考虑启动药物降尿酸治疗。

④初始药物降尿酸治疗者应酌情给予预防痛风急性发作的药物。

（三）高危人群管理

一级亲属患有 HUA 或痛风者,久坐、高嘌呤高脂饮食等不良生活方式者,肥胖、代谢异常性疾病(如糖代谢异常、血脂紊乱、非酒精性脂肪肝等)、心脑血管疾病[如高血压、冠状动脉粥样硬化性心脏病(简称"冠心病")、心力衰竭(简称"心衰")、卒中等]以及慢性肾脏病者均属于高危人群,须建立定期筛查方案,普及 HUA 和痛风医学知识,提高防治意识,定期监测血尿酸水平,尽早发现并诊治 HUA 或痛风。

※思考题

1.简述原发性高尿酸血症与痛风的分期。

2.简述原发性高尿酸血症与痛风的防治目的。

3.试述原发性高尿酸血症患者健康管理原则。

（钟立）

参考文献

[1]葛均波,徐永健,王辰.内科学[M].9 版.北京:人民卫生出版社,2018.

[2]王辰,王建安.内科学[M].3 版.北京:人民卫生出版社,2015.

[3]中华医学会内分泌学分会.中国高尿酸血症与痛风诊疗指南(2019)[J].中华内分泌代谢杂志,2020,36(1):1-13.

[4]中国民族卫生协会重症代谢疾病分会,高尿酸血症相关疾病诊疗多学科共识专家组.中国高尿酸血症相关疾病诊疗多学科专家共识(2023 年版)[J].中国实用内科杂志,2023,43(6):461-480.

第五章　呼吸系统疾病健康管理

※学习目标

①了解慢阻肺、阻塞性睡眠呼吸暂停的流行病学特点、病因。
②熟悉慢阻肺、阻塞性睡眠呼吸暂停的发病机制、临床表现和诊断标准。
③掌握慢阻肺、阻塞性睡眠呼吸暂停的防治与管理策略。

第一节　阻塞性睡眠呼吸暂停

一、流行病学特点

阻塞性睡眠呼吸暂停(Obstructive Sleep Apnea,OSA)是指睡眠时上气道塌陷阻塞引起的呼吸暂停和低通气,通常伴有打鼾、睡眠结构紊乱、频繁发生血氧饱和度下降、白天思睡、注意力不集中等病症,并可导致高血压、冠心病、糖尿病、脑血管病、认知功能障碍等多器官多系统损害。此综合征是最常见的睡眠呼吸紊乱疾病。当以呼吸暂停低通气指数(Apnea-hypopnea Index,AHI)≥5次/h为诊断标准时,普通人群中OSA患病率为9%～38%。然而,由于OSA的知晓率较低,其在人群中的真实患病率可能远高于此。OSA与多种心血管疾病、代谢性疾病的发生发展密切相关。文献报道,高血压、冠心病、心力衰竭和心房颤动等心血管疾病的患者中,OSA的患病率在40%～80%,约60%的2型糖尿病住院患者合并OSA;肥胖是OSA的高危因素,60%～90%的OSA患者伴肥胖,OSA在肥胖人群中的患病率约为40%。在接受减肥手术的人群中,OSA患病率高达80.5%。

OSA可发生在任何年龄阶段,其中以中年肥胖男性发病率最高。随着社会人口老龄化的加剧和人们生活方式的改变,我国OSA的患病率呈逐年上升趋势。据推算,我国目前成年人OSA的患病人数高达1.76亿,其中中重度OSA患者超过5 000万人。OSA不仅严重影响患者的生活质量和工作效率,而且易并发心脑血管疾病,具有潜在的危险性,小儿严重者可影响其生长发育。

二、病因

OSA 是一种多病因的睡眠呼吸障碍疾病,其确切的病因尚不明确,但上气道解剖结构狭窄以及功能调控障碍被认为是其关键的致病因素。此外,多种其他因素也在 OSA 的发病中发挥着作用。目前,认为主要有以下 3 个方面。

(一)已知的高危因素

1.遗传因素

OSA 是多基因遗传病,遗传因素通过影响上气道结构和神经-肌张力调控等中间致病环节导致个体发病。已发现多个基因与 OSA 相关联,如影响软组织分布特征、颌面结构的基因等,具体关联机制尚不明确。

2.肥胖

肥胖是 OSA 发病的独立危险因素。肥胖者咽腔局部脂肪也增加,导致上气道狭窄;脂肪堆积导致气管纵向牵拉力减小,增加咽腔软组织的顺应性,导致睡眠时易塌陷;同时,肥胖影响呼吸泵功能,导致典型的肥胖低通气。

3.上气道及邻近组织结构异常

如鼻腔及鼻咽部狭窄:包括所有导致鼻腔和鼻咽部狭窄或阻塞的因素,如鼻中隔偏曲、鼻息肉、慢性鼻-鼻窦炎、鼻甲肥大、腺样体肥大、鼻咽狭窄或闭锁等。儿童腺样体肥大可导致鼻塞、张口呼吸,可影响其颅面结构的发育,若及时纠正,导致颅面部发育异常而使病情进一步加重。口咽腔狭窄:腭扁桃体肥大、软腭肥厚、咽侧壁肥厚、悬雍垂过长、舌根肥厚、舌体肥大等,均可引起该部位的狭窄。由于口咽部由软组织组成,无软骨或骨性支架,因此,口咽部狭窄在 OSA 发病中占有重要的地位。喉咽和喉腔狭窄:如婴儿型会厌、会厌组织的塌陷等。上下颌骨发育不良、畸形,也是 OSA 的常见及重要病因。

(二)上气道扩张肌功能异常

上气道扩张肌功能的有效维持是睡眠时保持气道开放的关键因素。在上气道扩张肌中,最重要的是舌下神经支配的颏舌肌(Genioglossus,GG),其他还包括腭帆张肌(Tensor Veli Palatini,TVP)以及下颌前伸肌群等。上气道扩张肌张力降低是 OSA 患者气道反复塌陷阻塞的重要原因,但造成 OSA 患者上气道扩张肌张力异常的因素有待进一步确定。

(三)呼吸中枢调节异常

这主要表现为睡眠过程中呼吸驱动异常降低或对高 CO_2、高 H^+ 及低氧的反应异常,可为原发,也可继发于长期睡眠呼吸暂停和(或)低通气而导致的睡眠低氧血症。

某些全身性因素或疾病也可通过影响上述 3 种因素而诱发或加重本病,如甲状腺功能低下、肢端肥大症、糖尿病等。对于某一患者而言,常为多种病因共同作用的结果,但各因素所占的比例不同。一般上气道结构异常为发病基础;肌张力异常在结构异常的基础上发生作用;长期睡眠低氧血症可导致呼吸中枢调节功能异常,故病史越长,病情越重,此因素所占比例越大。

三、病理生理

OSA 患者由于睡眠时反复发生上气道塌陷阻塞而引起呼吸暂停和(或)低通气,从而引发一系列的病理生理改变。

(一)低氧及二氧化碳潴留

当呼吸暂停发生后,血氧分压逐渐下降,二氧化碳分压逐渐上升。低氧可导致儿茶酚胺分泌增高,导致高血压的形成。低氧还可以导致心律失常、促红细胞生成素升高、红细胞升高、血小板活性升高、纤溶活性下降,从而诱发冠心病和脑血栓等。低氧还可以导致肾小滤过率增加,使夜尿增加,并且能使排尿反射弧受到影响。在儿童患者表现为遗尿,少数成人OSA 患者也偶有遗尿现象。总之,低氧对机体的影响几乎是全身性的,OSA 所引起的病理生理改变也几乎是全身性的。

(二)睡眠结构紊乱

由于睡眠过程中反复发生呼吸暂停和(或)低通气,反复出现微觉醒,造成睡眠结构紊乱,Ⅲ、Ⅴ期睡眠和快速眼动(Rapid Eye Movement,REM)期睡眠明显减少,使患者的睡眠效率下降,从而导致白天思睡、乏力、注意力不集中、记忆力减退,长期影响可使患者发生抑郁、烦躁、易怒等性格改变。机体内的许多内分泌激素,如生长激素、雄性激素、儿茶酚胺、心房利钠肽、胰岛素等的分泌都与睡眠有关。OSA 患者由于睡眠结构紊乱,会影响这些激素的分泌。生长激素的分泌与Ⅲ、Ⅴ期睡眠密切相关。Ⅲ、Ⅴ期睡眠减少,生长激素分泌就减少,严重影响儿童的生长发育。在成人患者,生长激素分泌过少也可引起机体的代谢紊乱,使脂肪过度增加,肥胖加重,进一步加重睡眠呼吸暂停的发生,形成恶性循环。OSA 患者睾酮分泌减少,加之 REM 期睡眠减少等因素造成的性器官末梢神经损害,可引起性欲减退、阳痿等性功能障碍。

(三)胸腔压力的变化

发生睡眠呼吸暂停时,吸气时胸腔内负压明显增加。由于心脏及许多大血管均在胸腔内,因而胸腔内压的剧烈波动会对心血管系统产生巨大的影响,如心脏扩大和血管摆动等,同时由于胸腔高负压的抽吸作用,使胃内容物易反流至食管和(或)咽喉部,引起反流性食管炎、咽喉炎。对于儿童患者,长期的胸腔高负压还可引起胸廓发育的畸形。

四、临床表现

(一)症状

①睡眠时,打鼾和床伴目击的睡眠呼吸暂停:几乎所有的 OSA 患者都有习惯性打鼾,习惯性打鼾是 OSA 最强的预测指标。睡眠呼吸暂停表现为睡眠打鼾过程中出现鼾声停止,时间从数秒到数十秒不等,之后突然出现高调鼾声,结束一次呼吸暂停,如此周而复始。因鼾

声响亮而干扰他人睡眠或床伴目击的睡眠呼吸暂停是 OSA 患者就诊的最常见原因。

②日间思睡(Excessive Daytime Sleepiness,EDS):指在预期应该清醒或警觉的情况下出现难以克制的睡意,是 OSA 患者最常见的主诉之一。轻者表现为轻度困倦、乏力,对工作、生活无明显的影响;重者可有不可抑制的思睡,在驾驶甚至谈话过程中出现入睡现象。

③夜间口干、流涎、多汗、磨牙,夜尿增多或遗尿,部分重症患者可出现性功能障碍。

④晨起头痛、晨起口干、疲劳。

⑤认知功能受损和性格改变,一般见于病程较长的患者。

⑥儿童患者还可出现颌面发育畸形、生长发育迟缓、胸廓发育畸形、学习成绩下降等表现。

（二）体征

①一般征象:成年患者多数比较肥胖或明显肥胖,颈部短粗,部分患者有明显的上、下颌骨发育不良。部分患者外鼻窄小,水平直视可见鼻孔向上翘起,同时伴有上唇外翘。儿童患者一般发育较同龄人差,可有颅面发育异常,还可见胸廓发育畸形。

②上气道征象:咽腔尤其是口咽腔狭窄,可见扁桃体肥大、软腭肥厚松弛、悬雍垂肥厚过长、舌根或(和)舌体肥厚、舌根淋巴组织增生、咽侧索肥厚等;部分患者还可见腺样体肥大、鼻中隔偏曲、鼻甲肥大、鼻息肉等。

（三）实验室检测

1.多导睡眠监测(Polysomnograph,PSG)

多导睡眠监测是目前评估睡眠相关疾病的重要手段。其中,整夜 PSG 监测是诊断 OSA 的"金标准"。其监测指标主要包括以下项目:

①脑电图、眼电图和下颌肌电图:用于判定患者的睡眠状态、睡眠时相,区分 REM 期和 NREM(Non-rapid Eye Movement,NREM)期睡眠,以了解患者的睡眠结构并计算患者的睡眠有效率和 AHI。

②口鼻呼吸气流:监测睡眠过程中呼吸状态的指标,以判断有无呼吸暂停和低通气。

③胸腹呼吸运动:监测呼吸暂停发生时有无呼吸运动的存在,与口鼻气流共同判断呼吸暂停或低通气的性质,以区分阻塞性、中枢性和混合性呼吸暂停。

④血氧饱和度:监测患者睡眠期间血氧水平及变化。

⑤体位:检测患者睡眠过程中的体位,以了解体位与呼吸暂停或低通气的关联性。

⑥胫前肌肌电:主要用于鉴别不宁腿综合征。该综合征患者夜间睡眠过程中发生反复规律性腿动,引起睡眠的反复觉醒,睡眠结构紊乱,从而导致白天思睡。

2.思睡程度评价

思睡程度评价包括主观评价及客观评价两类。主观评价主要有 Epworth 思睡量表(Epworth Sleepiness Scale,ESS)和斯坦福思睡量表(Stanford Sleepiness Scale,SSS),现多采用 ESS 思睡量表。客观评价方法可采用多次睡眠潜伏期实验(Multiple Sleep Latency Test,

MSLT)评价,即通过让患者白天进行一系列的小睡来客观判断其白天思睡程度的一种检查方法。

五、诊断

(一)定性诊断

诊断 OSA 主要根据病史、体征和 PSG 监测结果综合判定。根据 AHI 和夜间血氧饱和度将 OSA 分为轻、中、重度,其中以 AHI 作为主要判断标准,夜间最低血氧饱和度(SaO_2)作为参考(表 5.1)。

表 5.1　成人 OSA 的病情分度

程度	AHI/(次·h^{-1})	最低 SaO_2/%
轻度	5~15	85~90
中度	15~30	80~85
重度	>30	<80

以 AHI 为标准对 OSA 进行病情程度评判,注明低氧血症情况。例如,AHI 为 28 次/h,最低 SaO_2 为 86%,则报告为"中度 OSA 合并轻度低氧血症"。

(二)阻塞平面的定位诊断及相关检查

目前,检查评估 OSA 的上气道阻塞的原因、状况和阻塞部位的主要方法有以下 5 种。

1.纤维或电子内镜技术与 Müller 检查法相结合

此方法是普遍应用的清醒状态下定位诊断方法。通过判定引起气道狭窄的结构性原因并推断睡眠时气道可能发生塌陷及阻塞的部位。Müller 检查法即患者捏鼻闭口深呼吸,用以模拟上气道阻塞状态喉咽腔塌陷的情况。其优点是可直接观察上气道形态、结构和表面特征,同时模拟上气道阻塞状态下咽腔塌陷情况,观察咽壁顺应性的改变。其局限性在于清醒时,人为模拟负压检查与真实睡眠时咽部阻塞特点存在差别,且无法避免内镜本身对气道动力学的干扰。在清醒时,下咽部、舌根平面阻塞检出率可能较睡眠时低。

2.睡眠上气道-食管压力监测

该方法是目前最准确的定位诊断方法,通过置入上气道和食管内的多个压力传感器持续测量局部的压力波动,并将压力波动信号转换为电信号进行记录及分析,以此动态反映患者的呼吸驱动力变化及监测潜在的气道阻塞平面。其优点在于精确性优于非睡眠时间内完成的定位评估,还可整夜睡眠时持续监测,能够对睡眠期间所有阻塞性呼吸事件进行定位评估,更全面地反映阻塞平面的构成比。其缺点在于属于有创检查,监测结果与自然睡眠相比存在误差,无法反映同时多平面阻塞时最低阻塞平面以上阻塞平面的情况。

3.药物诱导睡眠内镜检查

通过镇静药物诱导受试者进入模拟睡眠状态,在此状态内镜直接观察上呼吸道阻塞的部位、构成结构和程度。其优点是可在近似睡眠的状态下三维、动态地观察咽腔,直接识别构成阻塞的结构,并且可以用于直接观察无创正压通气治疗、口腔矫治器治疗的效果,能精确测量出患者的阻塞长度和高度。其缺点是非整夜观察,且镇静药物可能对睡眠分期造成影响,很难对快速眼动睡眠期的阻塞情况进行观察。

4.上气道 CT、MRI

可以对上气道进行二维和三维的观察、测量,更好地了解上气道的形态结构特点。CT 检查具有多平面重建、容积重建等图像后处理技术等优势,可从矢状面、冠状面及三维层面对上气道进行测量,且拍摄时的仰卧位更接近于患者自然睡眠时的气道状态。CT 检查相比 X 线片放射剂量大,对软组织的分辨率不如 MRI。MRI 对软组织分辨率高于 CT,成像效果好,可通过矢状面、冠状面、横截面等任意层面成像及三维重建以进行上气道的测量。但 MRI 费用高,检查时间长,有禁忌证,佩戴心脏起搏器、体内留有金属物品者不能做 MRI 检查。

5.上气道 X 线检查

用于上气道测量的 X 线片一般包括鼻咽侧位片、头颅定位侧位片及头颅定位正位片,主要用于评价气道的形态特点。该检查方法相对简单、经济且可广泛使用。

(三)鉴别诊断

OSA 需与下列情况进行鉴别:

①单纯鼾症:夜间有不同程度的打鼾,但 AHI<5 次/h,且一般无思睡、疲乏等日间症状。

②肥胖低通气综合征:主要表现为过度肥胖,清醒时动脉血气分析提示存在 CO_2 潴留($PaCO_2$>45 mmHg),多数患者合并 OSA。

③不宁腿综合征和睡眠中周期性肢体运动障碍:患者主诉多为失眠和白天思睡,多伴有觉醒时的下肢感觉异常,PSG 监测有典型的周期性肢体运动障碍。每次持续 0.5~5 s,每 20~40 s 出现一次,每次发作持续数分钟到数小时。

六、治疗

根据病因、病情程度、阻塞平面和全身情况的不同,采用个体化多学科综合治疗。

(一)行为治疗

行为治疗(Behavioral Therapy)是指通过个人的行为改善上呼吸道阻塞,治疗或协助治疗 OSA 的行为。行为治疗包括睡眠体位治疗、非外科减重治疗和改变生活方式。其中,非外科减重治疗和改变生活方式是 OSA 治疗的基石。改变生活方式包括健康饮食、运动锻炼、戒烟、戒酒等方面。

1.睡眠体位治疗

有些个体,上气道塌陷的差异可以随着体位的变化而变化,总体 AHI>5 次/h,仰卧位 AHI 大于非仰卧位的 2 倍即为仰卧位相关阻塞性睡眠呼吸暂停(Supine Position Related Obstructive Sleep Apnea,SPROSA)。有研究报告显示,超过 50% 的 OSA 仰卧位 AHI 至少是非仰卧位的 2 倍。SPROSA 可归因于不利的气道构型、肺体积缩小和气道功能障碍(扩张肌无力)。建议患者调整睡眠姿势,尽量采取侧卧,可减少舌根后坠,减轻呼吸暂停症状。

2.非外科减重治疗

肥胖与 OSA 之间相互作用的机制复杂。多项研究显示,包括运动和饮食诱导的体重减轻,可以使轻、中、重度 OSA 患者不同程度获益,降低 AHI,改善夜间氧饱和度。因此,改变生活方式或非外科治疗的减重是 OSA 的基本治疗。

3.健康饮食指导

低碳水化合物或地中海饮食(Mediterranean Diet)对超重和肥胖个体的益处超出了减肥的公认益处。地中海饮食,是泛指希腊、西班牙、法国和意大利南部等处于地中海沿岸的南欧各国以蔬菜水果、鱼类、五谷杂粮、豆类和橄榄油为主的饮食风格。研究发现,地中海饮食能减少患心脏病的风险,保护大脑免受血管损伤,降低中风和记忆力减退的风险。

4.运动锻炼

与活动少的人相比,体力活动多的人患 OSA 的风险更低。一种观点认为,适度的运动可以使体液重新分布,减少腿部体液的积累和夜间体液的移动。夜间躺下时,体液重新分配到颈部,导致上呼吸道周围组织压力增加,上呼吸道体积缩小,增加其可塌陷性。还有一种观点认为,无减轻体重的运动训练可能因其对中心性肥胖的明显影响而减轻睡眠呼吸暂停的严重性。中心性肥胖的积极变化是代谢综合征标志物改善的最有力的预测指标。故建议 OSA 患者适量运动,减轻体重,可一定程度缓解 OSA 症状。

5.戒烟

吸烟是 OSA 的独立危险因素,可能的机制包括吸烟可导致慢性黏膜炎症,表现为细胞的肥大,黏膜的水肿,纤毛功能受损使鼻部阻力增加;吸烟可诱发小气道的重塑,造成肺功能降低;吸烟会引起血液中一氧化碳血红蛋白增高,导致氧化血红蛋白解离曲线左移,血红蛋白与氧气结合更紧密,使组织用氧更加困难;长期暴露在吸烟的环境会减弱组织对缺氧的敏感性,使机体因缺氧觉醒的能力变差,从而削弱机体的自主恢复能力;吸烟造成的气道炎症、对上气道肌肉的影响及夜间尼古丁撤退所致的"反弹效应"等都是 OSA 的不利影响因素。因此,建议 OSA 患者尽量戒烟。

6.戒酒

OSA 的发病和饮酒之间存在密切联系,摄入乙醇加重 OSA 的可能机制:乙醇抑制舌下神经、自主神经、舌咽神经导致呼吸道上皮细胞肿胀以及口咽部肌肉张力降低;乙醇作用于延髓,降低呼吸功能;乙醇抑制低碳酸血疗对颈动脉窦化学感受器的刺激;还可能抑制大脑皮质的神经元。因此,建议 OSA 患者尽量戒酒。

（二）非手术治疗

①无创正压通气(Noninvasive Positive Pressure Ventilation,NPPV):无须建立人工气道如气管插管、气管切开,在上气道结构和功能保持完整的情况下实施的气道内正压通气,包括持续气道正压(Continuous Positive Airway Pressure,CPAP)、双水平气道正压(Bi-level Positive Airway Pressure,BiPAP)、适应性伺服通气(Adaptive Servo Ventilation,ASV)等多种通气模式,是 OSA 的最主要治疗手段之一。

②口腔矫治器(Oral Appliance):适用于单纯鼾症及轻中度的 OSA 患者,特别是有下颌后缩者。即于睡眠时佩戴特定的口内装置,通过改变颌面可动组织,使之产生空间移位,以扩大舌根后气道。长期佩戴有引起颞颌关节损害的危险,重度颞颌关节炎或功能障碍、严重牙周病、严重牙列缺失者不宜使用。

③鼻咽通气管:使用中空的柔软的硅胶支架代替"气流性机械支架",从而建立上气道的人工通道。"气流性机械支架"是指持续正压通气治疗 OSA,当持续正压通气压力大于上气道塌陷的作用力时,给易塌陷的上气道提供了一个"气流性机械支架"。鼻咽通气管治疗 OSA 存在的最大问题是依从性的问题,患者每天需要自行植入鼻咽通气管,操作不方便。该治疗不适用于鼻中隔偏曲较重及双侧下鼻甲明显肥厚的患者。

（三）手术治疗

手术治疗是治疗 OSA 的重要手段之一。依据狭窄和阻塞平面的不同,可选择不同的术式:若鼻腔鼻咽平面阻塞,可行鼻中隔偏曲矫正术、鼻腔扩容术、腺样体切除术等;若口咽平面阻塞,可行悬雍垂腭咽成形术(Uvulo Palato Pharyngo Plasty,UPPP)及改良术式、硬腭截断软腭前移术、软腭小柱植入(Pillar System)、舌根牵引术、舌骨悬吊术、上气道低温等离子打孔消融术等;针对颌面畸形,可行颌骨前徙术等;对于某些严重的 OSA 患者,气管切开术也是一种较好的选择。以上手术方式可单独或联合、同期或分期进行。

七、健康管理策略与方案

（一）OSA 的筛查对象

1.高危人群

具有下列任何一项及以上的危险因素者,即为 OSA 高危人群:

①性别:中老年男性和绝经后女性;

②具有典型 OSA 症状;

③具有明显的 OSA 体征;

④存在 OSA 相关合并疾病;

⑤一级亲属中有 OSA 患者。

OSA 高危人群的特征见表 5.2。

表 5.2　OSA 高危人群的特征

OSA 相关症状	OSA 体征	OSA 合并疾病
习惯性打鼾	肥胖	高血压
日间思睡	颈围大	冠心病
可观察到的呼吸暂停	下颌后缩	卒中
夜间喘息或憋醒	小下颌	心力衰竭
晨起头痛	舌体肥大	心房颤动
醒后乏力	悬雍垂和软腭增大	肺动脉高压
夜尿增多	扁桃体肥大	2 型糖尿病
注意力下降	—	代谢综合征
记忆力减退	—	失眠
性功能减退	—	焦虑、抑郁

2.无症状 OSA 高危人群

这类人群有以上 OSA 高危因素之一,但无典型的 OSA 相关的症状表现,或未意识到自己的症状而未主动就医的人群。尽管当前暂未有高质量的证据支持无症状 OSA 的全面筛查,但鉴于我国 OSA 患病群体庞大,且人口老龄化加剧带来的 OSA 患病率进一步升高,预防和确诊严重不足的状况,筛查我国高危人群中无症状 OSA 将对疾病的防控起到积极作用。

3.OSA 危害大的人群

对某些职业人群,OSA 除了个体健康影响,还会带来公共安全问题,如职业司机、飞行员、消防员、从事危险工作(如高空作业、伐木等)的人员。这些人群均属于 OSA 筛查对象。

(二)OSA 的筛查工具和方法

1.筛查问卷

①柏林问卷:该问卷包括 3 个类别。类别Ⅰ包含夜间打鼾和呼吸暂停共 5 个问题;类别Ⅱ有 4 个关于日间过度思睡的问题,其中 1 个是驾驶时思睡情况;类别Ⅲ有 2 个问题,包括是否患有高血压或身体质量指数(Body Mass Index,BMI)>30 kg/m² 。如果有 2 个以上类别为阳性,则认为该个体为 OSA 高风险。当使用 AHI≥5 次/h 作为 OSA 诊断标准的截点时,柏林问卷灵敏度为 76%,特异度为 45%,诊断准确度为 56%~70%,容易产生假阴性结果。

此外,该筛查问卷条目较多,相对复杂,见表5.3。

表5.3　柏林问卷

BERLIN QUESTIONNAIRE

Height(m)_____　　　Weight (kg)_____　　　Age_____　　　Male/Female

Please choose the correct response to each question.

CATEGORY1

1.Do you snore?

☐a.Yes

☐b.No

☐c.Don't know

If you snore：

2.Your snoring is：

☐a.Slightly louder than breathing

☐b.As loud as talking

☐c.Louder than talking

☐d.Very loud-can be heard in adjacent rooms

3.How often do you snore?

☐a.Nearly every day

☐b.3−4 times a week

☐c.1−2 times a week

☐d.1−2 times a month

☐e.Never or nearly never

4.Has your snoring ever bothered other people?

☐a.Yes

☐b.No

☐c.Don't Know

5.Has anyone noticed that you quit breathing during your sleep?

☐a.Nearly every day

☐b.3−4 times a week

☐c.1−2 times a week

☐d.1−2 times a month

☐e.Never or nearly never

CATEGORY 2

6.How often do you feel tired or fatigued after your sleep?

☐a.Nearly every day

☐b.3−4 times a week

☐c.1−2 times a week

☐d.1−2 times a month

☐e.Never or nearly never

7.During your waking time, do you feel tired, fatigued or not up to par?

☐a.Nearly every day

☐b.3−4 times a week

☐c.1−2 times a week

☐d.1−2 times a month

☐e.Never or nearly never

8. Have you ever nodded off or fallen asleep while driving a vehicle?

☐a.Yes

☐b.No

If yes：

9.How often does this occur?

☐a.Nearly every day

☐b.3−4 times a week

☐c.1−2 times a week

☐d.1−2 times a month

☐e.Never or nearly never

CATEGORY 3

10.Do you have high blood pressure?

☐Yes

☐No

☐Don't know

②STOP-Bang 问卷:该问卷是一种能有效预测中重度 OSA 的筛查工具,简单快捷、使用方便,具有较高的灵敏度,在外科术前筛查中广泛应用,见表5.4。该问卷共包括 8 个问题:响亮的鼾声、疲倦、可观察到的呼吸暂停、高血压、BMI>35 kg/m²,年龄>50 岁、颈围>40 cm、男性。STOP-Bang 问卷评分≥3 分,则提示 OSA 高危。STOP-Bang 问卷作为 OSA 的筛查工具在不同地域、不同人种中得到广泛应用,包括普通人群、睡眠门诊、术前筛查等多种场景。一项来自睡眠门诊的数据显示,STOP-Bang 问卷对 AHI≥5 次/h、15 次/h 和 30 次/h 灵敏度分别为94.9%、96.5%和97.7%,且 STOP-Bang 问卷评分越高,患重度 OSA 的可能性越大。对不同严重程度 OSA 诊断的灵敏度和诊断效能,STOP-Bang 问卷优于柏林问卷。但应注意的是,对于如心房颤动等合并 OSA 但思睡症状少见为特点的患者,STOP-Bang 问卷诊断准确度较差,应谨慎使用。

表 5.4　STOP-Bang 问卷

问题	是	不是
1.你打鼾的声音大吗,比说话的声音大或者关上门都能听见?		
2.你白天感到疲劳、劳累或困倦吗?		
3.有人发现你睡眠中有呼吸暂停吗?		
4.你有高血压吗?		
5.你的身体质量指数 BMI(体重/身高的平方)大于 35 吗?		
6.你的年龄大于 50 岁?		
7.你的颈围超过 40 cm?		
8.你是男性?		

③Epworth 思睡量表(Epworth Sleepiness Scales,ESS):该表用于量化成人日间思睡的程度,见表5.5。该量表内容简短,共 8 个问题,以 0~3 分的等级表示 8 项白天不同场景中打瞌睡的程度(0=从不,1=有时,2=经常,3=极易),计算 8 个问题的总得分,得分越高,表示日间思睡越严重。ESS≥9 分提示存在日间思睡。当使用 AHI≥5 次/h 作为 OSA 诊断截点时,ESS 诊断 OSA 灵敏度为 27%~72%,特异度为 50%~76%,准确度为 51%~59%。值得注意的是,如果单独使用 ESS 量表来预测 OSA 的风险容易产生假阴性结果。因为相当多的 OSA 患者并没有日间思睡的主诉,而且 OSA 严重程度并不总与日间思睡程度呈正相关。ESS 思睡量表单独筛查 OSA 的作用受限。

表 5.5　Epworth 思睡量表

以下情况发生打盹、嗜睡的可能	评分(0 为从不,1 为有时,2 为经常,3 为极易)
①坐着阅读书刊	

以下情况发生打盹、嗜睡的可能	评分(0 为从不,1 为有时,2 为经常,3 为极易)
②看电视	
③在公共场合坐着不动(开会或看戏)	
④乘坐公共交通工具超过 1 h,中间不休息	
⑤如条件许可,午后静卧休息时	
⑥坐着与人谈话	
⑦午餐未饮酒,餐后安静地坐着	
⑧塞车或等红绿灯时	

注:8 种情况分数相加,总分在 1~24 分。总分>6 分,思睡;总分>10 分,明显思睡;总分>16 分,严重思睡。

综上所述,建议将 STOP-Bang 问卷作为 OSA 常用筛查量表,不单独使用 ESS 量表。STOP-Bang 问卷可用于体检机构、外科手术前、基层医疗机构、社区人群的高危 OSA 筛查。

2.睡眠检测工具

(1)PSG

PSG 是诊断 OSA 的金标准,但存在耗时费力、价格昂贵、专业技术要求高、等待检查时间长等问题。OSA 高危人群的筛查更适宜采用简单易行、方便快捷、低成本的筛查手段。PSG 多用于 OSA 筛查后确诊。对于筛查出的 OSA 高风险人群,若临床怀疑有其他睡眠障碍、神经肌肉疾病、充血性心力衰竭、呼吸系统疾病、阿片类药物使用、肥胖低通气综合征等严重伴发疾病时,首选 PSG 进行确诊。

(2)家庭睡眠呼吸暂停监测(Home Sleep Apnea Test,HSAT)

HSAT 包括 Ⅱ、Ⅲ 型的便携式睡眠监测,临床上用于高度怀疑中重度 OSA 的诊断。HSAT 操作简便,费用较低,不受床位限制,较 PSG 对患者睡眠影响更小,无需技术人员值守,且具有较高灵敏度及特异度,也能在远程医疗中发挥重要作用。Ⅲ 型设备是目前临床上在 OSA 诊断中应用最为广泛的 HSAT 设备。对于中重度 OSA 高危人群,可使用 HSAT 作为确诊手段。由于 HSAT 可能低估 OSA 的严重程度,若 HSAT 测试结果为阴性,高度怀疑 OSA 时,需 PSG 确诊。出于卫生经济学考虑,目前不推荐在无症状、无合并症大规模人群调查中使用 HSAT 进行 OSA 筛查,但在院内存在 OSA 高危因素的情况下,可考虑使用 HSAT 进行 OSA 筛查和诊断。

(3)Ⅳ型睡眠监测

Ⅳ 型睡眠监测采取持续单(双)信号通道记录,可连续记录 1 或 2 个生理参数,最常采集的信号是脉搏血氧饱和度。Ⅳ 型睡眠监测是一种简单、客观的 OSA 筛查工具,更接近自然睡眠状态,故患者接受程度高,可及性强。国内一项将可疑 OSA 患者用Ⅳ型可穿戴式设备与 PSG 对比研究结果显示,这种单通道血氧饱和度Ⅳ型睡眠监测对 OSA 的诊断具有较好的灵敏度和特异度。以 AHI≥5 次/h 作为诊断标准,其对 OSA 诊断的灵敏度、特异度分别为 93%、77%;当使用 AHI≥15 次/h 作为中重度 OSA 的诊断标准,灵敏度、特异度分别为 92%、89%。Ⅳ型睡眠监测设备小巧、便携,几乎不影响睡眠,可及性及可接受性较高,诊断能力低于Ⅲ型设备,筛查价值大于诊断价值,因此在大规模人群的 OSA 筛查中具有巨大的潜力(表5.6)。

表 5.6　OSA 各类筛查工具的用途与优缺点

筛查工具	用途	优点	缺点
睡眠量表: ①柏林问卷; ②STOP-Bang 问卷; ③ESS 思睡量表	均仅用于筛查	①在初级保健人群中开发的,是流行病学和临床研究中常用的问卷; ②具有高的灵敏度,不易漏诊,问卷简洁,使用方便; ③能够评估日间思睡及严重程度	①灵敏度较低,易产生假阴性结果,问卷条目较多,相对复杂; ②特异度相对低; ③易产生假阴性结果,筛查能力有限,因 OSA 严重程度并不总与评分正相关
睡眠监测工具: ①PSG; ②HSAT; ③Ⅳ型睡眠监测	①和②均为 OSA 确诊工具,可用于筛查;③仅用于筛查	①OSA 诊断的金标准; ②无需技术员值守,可在睡眠室外进行睡眠监测,并进行诊断性评价; ③简单、客观,患者接受程度高,可及性强	①检查耗时、操作复杂、价格昂贵、需专业技术人员值守; ②可能低估 OSA 严重程度,无法及时处理睡眠监测中的异常情况; ③单(双)通道信号提供的信息有限,不能将其作为 OSA 的诊断性评估工具

3.OSA 的筛查机构

目前,在睡眠专科缺少、医技人员缺乏的情况下,逐步培训具备 OSA 筛查能力的人员,完善具备筛查能力的机构,并鼓励采用各种宣传方式和途径,向公众传播 OSA 的疾病防治知识,提高公众对 OSA 的识别意识和就诊积极性。

(1)基层医疗机构

基层医疗机构是 OSA 防治的首道防线。应初步完善包括村卫生室、乡镇卫生院、社区卫生服务中心、县级及县级以下医院的 OSA 识别和筛查能力。在常规健康管理和公共卫生工作中,应主动开展 OSA 风险筛查,及时发现 OSA 高危人群,包括初步完善人员培训制度,建立 OSA 筛查点及筛查路径,完善 OSA 慢病管理体系。

(2)医院

OSA 高危人群往往分布于医院的呼吸科、心内科、内分泌科、耳鼻喉科、神经科等各个科室。需要提高相关科室医务人员的 OSA 风险筛查意识,对 OSA 高危人群开展初步的评估,必要时建议专科就诊。

（3）体检中心

建议有条件的体检中心在常规体检中开展 OSA 高危人群筛查并给与健康管理建议，对明确的 OSA 高危人群建议专科就诊。

（4）自我筛查

积极推广各种形式的科普和义诊提高公众对 OSA 疾病的认知度和自我识别能力，包括不限于讲座、网络媒体、画册、社区宣传栏等各种形式的宣传活动，以促使患者自我筛查及主动就医。

4.OSA 的筛查流程

OSA 高危人群筛查及管理流程见图 5.1。

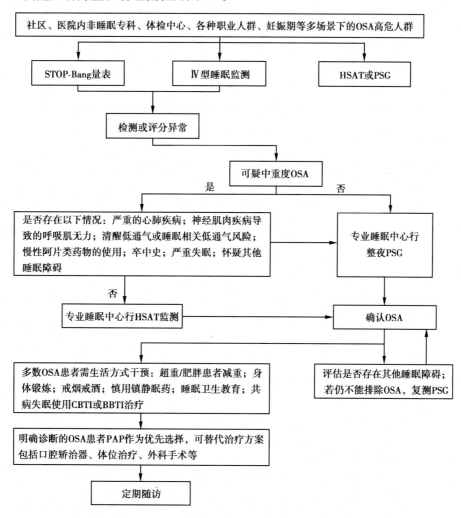

注：OSA 为阻塞性睡眠呼吸暂停；HSAT 为家庭睡眠呼吸暂停监测；PSG 为多导睡眠图；
CBTI 为失眠认知行为治疗；BBTI 为失眠简明行为治疗；PAP 为气道正压通气

图 5.1　OSA 高危人群筛查及管理流程图

5.OSA 高危人群管理

由于 OSA 的高患病率以及与导致发病率和死亡显著增高的多种疾病关联,对 OSA 的确诊和管理是 OSA 高危人群筛查后的重要任务。OSA 高危人群筛查后管理包括诊断后 OSA 患者管理和具备 OSA 高危因素的人群管理。睡眠呼吸专科或睡眠中心的医技人员必须具备对 OSA 全面的管理能力,包括患者的评估、治疗方案的制定。熟练掌握包括生活方式指导、睡眠卫生教育、气道正压通气(Positive Airway Pressure,PAP)治疗与随访等方法。与大多数慢性病一样,生活方式干预是 OSA 管理的重要措施。

(1)减重

超重(肥胖)是 OSA 常见且可逆的风险因素。以媒体、宣传册等形式让患者了解肥胖的危害。建议对超重(肥胖)的 OSA 患者进行全面的生活方式干预,包括低热量饮食、运动或增加体力活动以及行为干预。低热量饮食可根据患者的喜好定制饮食谱,以提高依从性,减少热量的摄入。运动可以独立于体重减轻而改善 OSA 以及相关健康结局,建议每周至少进行 150 min 的中等强度的有氧运动。

(2)睡眠卫生

改善睡眠卫生可能缓解 OSA 相关的症状。良好的睡眠卫生包括建立规律的睡眠、保持充足的睡眠;睡前限制饮酒和含咖啡因的饮料,适当运动、合理膳食、避免睡前情绪激动以及保持卧室舒适的睡眠环境等。

(3)危险因素控制

戒烟戒酒及慎用镇静安眠类药物。

(4)共病失眠的治疗

共病失眠的 OSA 患者,有条件的情况下推荐失眠认知行为治疗(Cognitive Behavioral Therapy for Insomnia,CBTI)。CBTI 内容包括刺激控制、睡眠限制、放松训练、认知疗法、睡眠卫生教育,能缓解入睡困难,增加总睡眠时间,改善睡眠质量,并可长期维持疗效。若无法完成 CBTI,可使用失眠简明行为治疗(Brief Behavioral Treatment for Insomnia,BBTI),特别是在门诊和社区场景下。BBTI 选取 CBTI 最核心、最有效的行为干预组分睡眠限制和刺激控制,在改善失眠的同时可缩短治疗时长。

6.OSA 确诊患者随访管理

对明确诊断并接受 PAP 治疗的 OSA 患者,建议在睡眠医学专科或已开展睡眠诊疗的基层医疗机构进行定期随访。分别在 PAP 使用的 1~2 周,第 1、3、6 个月及以后每年 1 次进行随访。在 OSA 患者 PAP 初始治疗阶段进行门诊或远程监测和随访,包括监测症状改善、治疗依从性、残余 AHI、漏气量、呼吸事件及调整治疗参数等。非 PAP 治疗的 OSA 患者,如口腔矫治器、外科手术等,在相应科室进行随访同时,需定期在睡眠医学专科诊疗中心随访监测治疗效果。对于明确诊断但不接受治疗的 OSA 患者或拒绝明确诊断的 OSA 高危患者,可由相应的筛查机构给予生活方式教育及危险因素控制指导。给予可能的疾病进展迹象提示,如 OSA 相关症状加重、出现合并症等情况时及时就诊。

※思考题

1.OSA 的行为治疗有哪些?

2.OSA 的筛查对象和筛查内容有哪些?

（孙荣）

参考文献

[1]叶京英.睡眠呼吸障碍治疗学[M].北京:人民卫生出版社,2022.

[2]孙虹,张罗.耳鼻咽喉头颈外科学[M].9 版.北京:人民卫生出版社,2018.

[3]中华医学会呼吸分会睡眠呼吸障碍学组,中国医学装备协会呼吸病学装备技术专业委员会睡眠呼吸设备学组.成人阻塞性睡眠呼吸暂停高危人群筛查与管理专家共识[J].中华健康管理学杂志,2022,16(8):520-528.

第二节 慢性阻塞性肺疾病的健康管理

慢性阻塞性肺疾病(Chronic Obstructive Pulmonary Disease,COPD),我国简称"慢阻肺",是一种异质性肺部状态,其特征是慢性呼吸系统症状(呼吸困难、咳嗽、咳痰),原因与气道异常(支气管炎、细支气管炎)和(或)肺部(肺气肿)相关,通常表现为持续性、进行性加重的气流阻塞。截至 2020 年,慢阻肺已成为世界第三大致死原因,在我国有近 1 亿人罹患慢阻肺,40 岁及以上人群患病率达 13.7%,较 2007 年 8.2%呈显著上升趋势,形势十分严峻。2002 年,全球慢性阻塞性肺疾病创议组织(Global Initiatiue for Chronic Obstructive Lung Disease,GOLD)倡议设立了世界慢阻肺日,定于每年 11 月第三周的周三,举行世界慢性阻塞性肺疾病日纪念活动,旨在呼吁人们共同行动,重视慢阻肺疾病防控,提高慢阻肺患者生活质量。

一、病因

慢阻肺的病因目前尚不清楚,主要倾向于是由基因个人因素-环境因素相互作用的结果。这种相互作用可能损害肺部和(或)改变其正常的发育(衰老)过程。

（一）个体因素

1.遗传因素

慢阻肺有遗传易感性。α1-抗胰蛋白酶重度缺乏与非吸烟者的肺气肿形成有关,迄今我

国尚未见 α1-抗胰蛋白酶缺乏引起肺气肿的正式报道。某些基因(如编码 MMP12、GST 的基因)的多态性可能与肺功能的下降有关,全基因扫描显示 α 尼古丁乙酰胆碱受体、刺猬因子相互作用蛋白(HHIP)等与慢阻肺或肺功能相关。研究发现 82 个与慢阻肺有关的基因位点,不同的基因与慢阻肺的不同病理或临床特征关联,从遗传基因的角度支持慢阻肺存在异质性。

2.年龄和性别

年龄是慢阻肺的危险因素,年龄越大,慢阻肺患病率越高。慢阻肺患病率在男女性别之间的差异报道不一致。有文献报道,女性对烟草烟雾的危害更敏感。

3.肺生长发育

妊娠、出生和青少年时期直接和间接暴露于有害因素时,可以影响肺的生长,肺的生长发育不良是慢阻肺的危险因素。

4.支气管哮喘(简称"哮喘")和气道高反应性

哮喘不仅可以和慢阻肺同时存在,也是慢阻肺的危险因素,气道高反应性也参与慢阻肺的发病过程。

5.低身体质量指数

目前,报道低身体质量指数也与慢阻肺的发病有关,身体质量指数越低,慢阻肺的患病率越高。吸烟和身体质量指数对慢阻肺存在交互作用。

(二)环境因素

1.烟草

吸烟是慢阻肺最重要的环境致病因素。与非吸烟者比较,吸烟者的肺功能异常率较高,第一秒用力呼气容积(FEV1)年下降率较快,死亡风险增加,且被动吸烟也可能导致呼吸道症状及慢阻肺的发生。孕妇吸烟可能会影响子宫内胎儿发育和肺脏生长,并对胎儿的免疫系统功能有一定影响。

2.燃料烟雾

柴草、煤炭和动物粪便等燃料产生的烟雾中含有大量有害成分,如碳氧化物、氮氧化物、硫氧化物和未燃烧完全的碳氢化合物颗粒与多环有机化合物等,燃烧时产生的大量烟雾可能是不吸烟女性发生慢阻肺的重要原因。燃料所产生的室内空气污染与吸烟具有协同作用。改用清洁燃料同时加强通风,能够延缓肺功能下降的速率,减少慢阻肺发病的危险度。

3.空气污染

空气污染物中的颗粒物质(PM)和有害气体物质(二氧化硫、二氧化氮、臭氧和一氧化碳等)对支气管黏膜有刺激和细胞毒性作用。空气中 PM2.5 的浓度超过 35 μg/m³ 时,慢阻肺的患病危险度明显增加。空气中 SO_2 的浓度可随着 PM 的升高而升高,且与慢阻肺急性加重次数呈正相关。

4.职业性粉尘

当职业性粉尘(二氧化硅、煤尘、棉尘和蔗尘等)的浓度过大或接触时间过久,可导致慢阻肺的发生。职业环境接触的刺激性物质、有机粉尘及过敏原等可导致气道反应性增高,通过这一途径参与慢阻肺的发病。

5.感染和慢性支气管炎

呼吸道感染是慢阻肺发病和加剧的重要因素,病毒和(或)细菌感染是慢阻肺急性加重的常见原因。儿童期反复下呼吸道感染与成年时肺功能降低及呼吸系统症状的发生有关。有学者观察到,慢性支气管炎增加发生慢阻肺的可能性,并可能与急性加重的次数和严重程度有关。

6.社会经济地位

慢阻肺的发病与患者的社会经济地位相关。室内外空气污染程度不同、营养状况等与社会经济地位的差异可能存在一定内在联系。

二、发病机制

慢阻肺的发病机制尚未完全阐明,主要包括吸入烟草烟雾等有害颗粒或气体可引起的气道氧化应激、炎症反应以及蛋白酶/抗蛋白酶失衡等,多种途径相互作用共同导致慢阻肺的发生和发展。

1.氧化应激机制

许多研究表明,慢阻肺患者的氧化应激增加。氧化物主要有超氧阴离子、羟根、次氯酸、H_2O_2和一氧化氮等,可通过直接作用并破坏许多生化大分子如蛋白质、脂质、核酸等,导致细胞功能障碍或细胞死亡,还可以破坏细胞外基质,引起蛋白酶-抗蛋白酶失衡,促进炎症反应。

2.炎症机制

在正常人群中,炎症反应是肺部的防御机制,但过度炎症反应是慢阻肺发病的重要机制,主要由于慢性炎症导致慢阻肺患者肺结构性变化,小气道狭窄和肺实质破坏,最终导致肺泡与小气道的附着受到破坏,降低肺弹性回缩能力;同时,过度的炎症反应引起氧化(抗氧化)平衡失调、蛋白酶(抗蛋白酶)的失衡,最终导致肺泡附着物破坏(肺气肿)、黏膜和支气管周的炎症和纤维化(闭塞性细支气管炎);气道炎症越重,肺功能的下降越快;不同炎症细胞导致的病理改变,包含了巨噬细胞将吸烟与慢阻肺炎症机制关联起来,中性粒细胞加剧了肺气肿的发生和黏液高分泌相关,淋巴细胞-CD8+细胞中细胞毒性物质的表达和活性增强,与肺泡的损伤和疾病进展相关,小气道上皮细胞可导致 TGF-β(转化生长因子-β)转化,诱导局部纤维化;最后,慢阻肺的气道炎症驱动慢阻肺疾病的进展。气道、肺实质及肺血管的慢性炎症是慢阻肺的特征性改变。中性粒细胞的活化和聚集是慢阻肺炎症过程的一个重要环节。

3.蛋白酶-抗蛋白酶失衡机制

蛋白酶增多或抗蛋白酶不足均可导致组织结构破坏,产生肺气肿。研究显示,慢阻肺患者蛋白酶体活性增强,在重度肺气肿受试者肺组织中泛素化蛋白质和去泛素化酶积聚,运用调节蛋白质失衡药物可降低泛素化蛋白质的积累,减轻肺部炎症以及细胞凋亡。在慢阻肺伴严重肺气肿的吸烟患者肺组织中,与蛋白质泛素化相关的基因富集。蛋白质的合成与降解失衡可能导致肺气肿的形成。研究表明,在伴有肺气肿的受试者肺组织中检测到泛素化蛋白质的不溶性聚集。

4.其他机制

除上述3种机制外,自主神经功能失调、营养不良、气温变化等都有可能参与慢阻肺的发生、发展。最终产生两种重要病变:小气道病变,包括小气道炎症、小气道纤维组织形成、小气道管腔黏液栓等,使小气道阻力明显升高;肺气肿病变,使肺泡对小气道的正常拉力减小,小气道较易塌陷;同时,肺气肿使肺泡弹性回缩力明显降低。这种小气道病变与肺气肿病变共同作用,造成慢阻肺特征性的持续性气流受限。

三、病理生理

慢阻肺主要病理生理学改变包括气流受限、气体陷闭和气体交换异常,可伴有黏液高分泌、气道上皮纤毛功能障碍、全身的不良效应等。严重者可合并肺动脉高压、慢性肺源性心脏病和呼吸衰竭。慢阻肺患者往往同时存在多种全身合并症,并与疾病严重程度相关。

1.气流受限及气体陷闭

进行性发展的不可逆的气流受限为慢阻肺病理生理的核心特征,表现为 FEV1/FVC 以及 FEV1 的降低,与小气道阻力增加和肺泡弹性回缩力下降相关。气流受限使呼气时气体陷闭于肺内,致肺过度充气和胸腔内压增高,导致肺泡通气量下降及心室充盈异常,进而引起劳力性呼吸困难和活动耐量的下降。过度充气在慢阻肺早期即可出现,是劳力性呼吸困难的主要机制。

2.气体交换异常

慢阻肺的气体交换异常存在多种机制。气流受限致肺过度充气和肺容量增加,降低吸气肌肉力量;气道阻力增加导致呼吸负荷增加;两者的共同作用可导致呼吸负荷与肌肉力量之间的失衡,通气驱动力减弱,使肺泡通气量明显下降。肺实质的广泛破坏,肺毛细血管床减少,使通气/血流比率失调,气体交换进一步恶化,出现低氧血症常同时伴有高碳酸血症。这一系列的病理生理改变在慢阻肺急性加重时会进一步紊乱,导致患者出现严重的呼吸困难。

3.黏液高分泌和纤毛功能失调

烟草烟雾和其他有害物质刺激导致杯状细胞数量增加,黏膜下腺体增大,进而出现黏液高分泌;吸烟可使柱状上皮鳞状化生,纤毛变短而不规则,引起纤毛运动障碍。黏液高分泌和纤毛功能失调是导致慢性咳嗽咳痰的重要原因。但并非所有的慢阻肺患者都有黏液高分泌,黏液高分泌也不一定都伴随气流受限。

4.肺动脉高压

随着慢阻肺的进展,慢性缺氧导致肺小动脉缺氧性收缩,内皮细胞功能障碍以及平滑肌肥大、增殖,共同参与了缺氧性肺动脉高压的发生发展,进而出现慢性肺源性心脏病和右心衰竭,提示预后不良。

四、临床表现

慢阻肺起病缓慢,病程长,一般在冬春寒冷季节发作或加重,气候变暖时可自行缓解,反复急性发作病情逐渐加重。

(一)主要临床表现

①慢性咳嗽:通常为首发症状,早期咳嗽呈间歇性,晨起明显,之后早晚或整日均有咳嗽,夜间不显著。少数患者无咳嗽症状,但肺功能显示明显气流受限。

②咳嗽:咳少量黏液性痰,晨起较多,合并感染时痰量增多。少数患者咳嗽不伴咳痰。

③气短或呼吸困难:COPD 的标志性症状,早期仅在劳累或重体力活动时出现,之后逐渐加重。

④喘息和胸闷:重度患者出现喘息症状,胸闷常于劳力后发生。

⑤全身性症状:病情较重者可出现全身症状,如腹胀纳呆、食欲减退、体重下降、外周肌肉萎缩和功能障碍、精神焦虑和(或)抑郁等。

(二)并发症的表现

①右心功能不全:当慢阻肺并发慢性肺源性心脏病失代偿时,可出现食欲不振、腹胀、下肢(或全身)浮肿等体循环淤血相关的症状。

②呼吸衰竭:多见于重症慢阻肺或急性加重的患者,由于通气功能严重受损而出现显著的低氧血症和 CO_2 潴留(Ⅱ型呼吸衰竭),此时患者可有明显发绀和严重呼吸困难;当 CO_2 严重潴留、呼吸性酸中毒失代偿时,患者可出现行为怪异、谵妄、嗜睡甚至昏迷等肺性脑病的症状。

③自发性气胸:多表现为突然加重的呼吸困难、胸闷和(或)胸痛,可伴有发绀等症状。

五、诊断标准及评估

(一)慢阻肺的筛查和早期诊断

目前,慢阻肺筛查手段和工具在临床上多种多样,主要包括以下 4 种:

①问卷调查:主要包括国际初级气道保健组织问卷(IPAG-Q)、肺功能问卷(LFQ)和慢阻肺人口筛查问卷(COPD-PS),对基层医疗机构识别高危人群具有重要意义。

②肺功能:除问卷筛查外,对于有症状或高风险人群,慢阻肺的诊断率较高,肺功能检查是早筛的重要方法,也是评估慢阻肺的"金标准",可提高早期患者的诊断率,降低因早期无

症状而出现的漏诊。诊断标准为:吸入支气管舒张剂后 FEV1/FVC<0.70,一直被作为慢阻肺的诊断标准。但临床上可能会出现老年患者过诊和年轻患者漏诊的问题,因此对于 FEV1/FVC 在 0.6~0.8 的这部分患者,临床实践中需要充分考虑疾病异质性,并结合患者自身疾病特征和其他检测方法来综合诊断。便携式手持肺功能仪也开始成为基层医疗机构的简便、可行检查手段,用于高危人群中发现早期病例。

目前,我国已由中华医学会呼吸病分会及中国医师协会呼吸医师分会联合推动在呼吸门诊候诊区设置肺功能筛查仪,以便在患者候诊时进行问卷筛查。如果筛查结果提示患者为高危人群,将同时提醒医生和患者需要进行肺功能检查。通过早筛问卷,对慢阻肺的筛查既省时又省力。

③影像学检查:胸部 CT 检查也可用于扫描和量化肺气肿。研究显示,在长期吸烟患者中,结合 CT 检查,慢阻肺诊断率更高。

④六分钟步行试验:该方法操作简便、重复性强,患者耐受好,有助于综合评估患者全身功能状态,适用于设备相对缺乏的基层医疗机构的日常肺功能监测。

(二)慢阻肺诊断标准

慢阻肺的诊断主要依据危险因素暴露史、症状、体征及肺功能检查等临床资料,并排除可引起类似症状和持续气流受限的其他疾病,综合分析确定。肺功能检查表现为持续气流受限是确诊慢阻肺的必备条件,吸入支气管舒张剂后 FEV1/FVC<70% 即明确存在持续的气流受限。

凡有慢阻肺危险因素如年龄≥40 岁、早产、出生低体质量、儿童时期反复发生下呼吸道感染、中重度吸烟、长期粉尘接触史,并存在以下临床症状:慢性咳嗽、咳痰、呼吸困难,临床医师均应考虑其罹患慢阻肺的可能,可行病史采集和体格检查项目,见表5.7。

表5.7 病史采集和基本体格检查项目

分类	项目
病史采集	年龄和性别; 咳嗽、咳痰、呼吸困难、喘憋等症状; 吸烟史及被动吸烟史,职业粉尘、生物燃料燃烧等暴露史; 既往史(哮喘史、过敏史、儿童时期下呼吸道感染史等),个人史(早产、出生低体质量); 家族史(肺气肿、慢性支气管炎、慢阻肺、哮喘); 共病(心血管病、糖尿病及代谢性疾病、肿瘤等)
体格检查	体征:呼吸频率,脉率,血氧饱和度; 全身体征:判断有无发绀,双下肢可凹性水肿等; 肺部体征:视诊胸廓前后径、肋间隙、呼吸幅度;触诊胸部语颤;叩诊肺下界和肝浊音界下降,判断有无肺部过清音;听诊呼吸音及干、湿啰音; 心脏体征:叩诊心浊音界,听诊心音、心律及右心衰竭征象

肺功能检查作为慢阻肺诊断的必查项目,当基层医疗机构不具备肺功能检查条件时,可通过慢性阻塞性肺疾病筛查问卷发现高风险人群,并转至上级医院明确诊断;非高风险人群建议定期随访,可行慢性阻塞性肺疾病筛查问卷,见表5.8。

表5.8 慢性阻塞性肺疾病筛查问卷

问题	选项	评分	得分
您的年龄	40~49 岁	0	
	50~59 岁	3	
	60~69 岁	7	
	70 岁以上	10	
您的吸烟量	0~13 包年	0	
	14~30 包年	1	
	≥30 包年	2	
您的身体质量指数	<18.5 kg/m²	7	
	18.5~23.9 kg/m²	4	
	24.0~27.9 kg/m²	1	
	≥28.0 kg/m²	0	
没有感冒时您是否常咳嗽	是	3	
	否	0	
您平时是否感觉有气促	没有气促	0	
	在平地急行或爬小坡时感觉气促	2	
	平地正常行走时感觉气促	3	
您目前是否使用煤炉或柴草烹饪或取暖	是	1	
	否	0	
您父母、兄弟或姐妹、子女中是否有人患哮喘、慢性支气管炎、慢阻肺或肺气肿	是	2	
	否	0	

注:总分≥16 分,需要进一步检查明确是否患有慢阻肺。

(三)其他相关检查

(1)胸部 CT

近年来,CT 检查普及率越来越高,为慢阻肺存在的结构病理生理异常提供了大量证据。从临床角度来看,肺气肿的分布和严重程度很容易辨别,可用于肺减容术(LVRS)或支气管内活瓣(EBV)置入的辅助决策。肺气肿的存在还与 FEV1 快速下降、病死率以及肺癌发生风险增加有关。此外,约 30%慢阻肺患者胸部 CT 可见支气管扩张,并与加重频率和病死率增加有关。尽管其他定量 CT 指标的标化程度不如肺气肿定量,但慢性阻塞性肺疾病全球倡议(GOLD 2023)也提到气道异常、非肺气肿气体陷闭、冠状动脉钙化、肺动脉扩张、骨密度、纹理特征等定量 CT 参数与慢阻肺的众多临床结局相关。可以预见,完善的定量 CT 参数体系将在慢阻肺的个体化诊疗及评估中逐渐发挥重要作用。GOLD 2023 建议对于有反复慢阻肺急性加重史、症状与气流受限严重程度不符、FEV1 低于预计值45%同时伴有显著过度充气或符合肺癌筛查标准的慢阻肺患者,应考虑胸部 CT 检查,见表5.9。

表 5.9　胸部 CT 检查在慢阻肺中的作用

分类	项目
鉴别诊断	伴有大量咳痰的频繁急性加重,需要警惕支气管扩张或不典型的感染
	症状超出了基于肺功能的疾病严重程度
肺减容术评价	如患者吸入支气管舒张剂后,FEV1%在 15%~45%,并且有过度充气的证据,支气管内活瓣置入可作为治疗选择
	对于伴有过度充气、严重的上叶为主的肺气肿以及肺康复后仍为低活动耐量的患者,外科肺减容术作为治疗选择
肺癌筛查	对于由吸烟导致的慢阻肺患者,推荐以低剂量 CT 扫描进行
	肺癌筛查

(2)胸部 X 光检查

胸部 X 光检查可以显示肺气肿,这是慢性阻塞性肺病的主要病因之一。X 光还可以排除其他肺部问题或心力衰竭。

(3)动脉血气分析

动脉血气分析可以测量肺部将氧气带入血液和排出二氧化碳的情况,可以判断慢阻肺患者缺氧情况。

(4)实验室检查

实验室检查不是用来诊断慢性阻塞性肺病的,但可以用来确定症状的原因或排除其他疾病。例如,实验室检查可用于确定是否患有遗传性疾病 α-1-抗胰蛋白酶缺乏症,这可能是某些人患上慢性阻塞性肺病的原因。如果有慢性阻塞性肺病家族史,并且在年轻时就患上慢阻肺,则可以进行该项检查。

(四)慢阻肺综合评估

一旦通过肺功能检查确诊慢阻肺,必须着重评估以下 4 个基本方面,从而指导治疗:

①气流受限的严重程度;

②当前症状的性质和严重程度;

③既往中重度慢阻肺急性加重史;

④其他疾病的存在和类型(合并症)。

同时,GOLD 2023 根据 ABCD 评估方法,将 C、D 组合并为 E 组,修订为 ABE 评估,对慢阻肺急性加重高风险人群不再按照症状程度进行区分。这种评估方法使临床医生对慢阻肺急性加重高风险人群的评估更简单明了,同时也突出了慢阻肺急性加重高风险人群管理的重要性和紧迫性(图 5.2)。

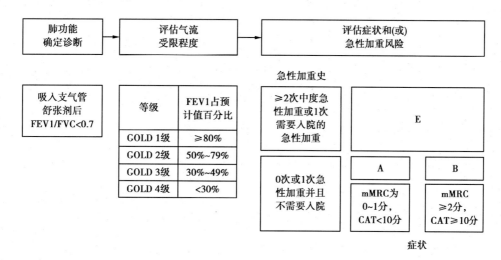

注:GOLD 按气流受限严重程度,可分为 1~4 级,按严重程度,可分为 A、B、E 3 组;mMRC 为改良版英国医学研究委员会呼吸困难量表,CAT 为慢性阻塞性肺疾病评估测试。

图 5.2　慢阻肺的分级

对于已确诊患者至少每年应进行 1 次肺功能检查并记录其动态变化,以评估气流受限的严重程度、肺功能下降速度和对治疗的反应,进而指导治疗。吸入支气管舒张剂后 FEV1 占预计值百分比(FEV1%)为气流受限严重程度分级标准,慢阻肺患者根据气流受限程度分为 1~4 级。根据患者病情需要及医疗机构实际情况,恰当选择相应的随访检查项目,见表 5.10。

表 5.10　慢阻肺患者随访评估检查项目

检查项目	详细说明
必做项目	
血常规	含嗜酸粒细胞分类及计数:确定有无感染,有无贫血,合并其他血液疾病等
肺功能检查	含支气管舒张试验:评估气流受限的严重程度、肺功能下降速度,有条件行肺容量和弥散功能测定
X 线胸片	确定肺部并发症以及与其他疾病鉴别

续表

检查项目	详细说明
心电图	评估是否有肺心病、心律失常和缺血性心脏病
血氧饱和度	评估肺的氧合状态
推荐项目(二级或三级医院完成)	
动脉血气分析	判断酸碱平衡及有无呼吸衰竭及其类型
胸部 CT 检查	排除其他具有相似症状的呼吸系统疾病; 有吸烟史或肿瘤家族史的患者,应每年做 1 次低剂量胸部 CT 筛查
超声心动图	评估心脏功能、测量心脏各房室大小,有无肺动脉高压
六分钟步行试验	评估运动耐量、预测患者急性加重和死亡风险
痰培养	评估是否存在潜在病原菌

慢阻肺合并症的评估应包括合并症的病种、严重程度、治疗情况及其效果,如基层医疗机构不具备评估条件,建议转至上一级医院,见表 5.11。

表 5.11　慢阻肺合并症相关检查

检查项目	针对的合并症	检查频率
超声心动图	心血管疾病、肺动脉高压	1 次/年或按需
下肢深静脉超声检查	静脉血栓栓塞症	1 次/年或按需
血常规及生化(空腹血糖、血脂、肌酐、尿酸)	贫血、红细胞增多症、糖尿病、高脂血症、高尿酸血症	1 次/年或按需
D-二聚体	肺栓塞及静脉血栓栓塞症	必要时或按需
B 型尿钠胎	心功能不全	必要时或按需
心电图	心律失常、肺心病	1 次/年或按需
焦虑抑郁量表	焦虑抑郁	1 次/年
胸部 CT 或 X 线胸片	肺癌、支气管舒张、肺结核	1 次/年或按需
动脉血气分析	呼吸衰竭	必要时或按需
骨密度测定	骨质疏松	必要时

续表

检查项目	针对的合并症	检查频率
STOP-Bang 问卷	阻塞性睡眠呼吸暂停	按需

（五）慢阻肺急性加重的诊断和评估

1.诊断标准

慢性阻塞性肺疾病急性加重（Acute Exacerbation of Chronic Obstructive Pulmonary Disease,AECOPD）是一种急性事件,慢阻肺患者呼吸困难和（或）咳嗽、咳痰症状加重,症状恶化发生在 14 天内,可能伴有呼吸急促和（或）心动过速,通常是因为呼吸道感染、空气污染造成局部或全身炎症反应加重,或者因损伤气道的其他原因所致。

目前,慢阻肺急性加重期的诊断主要依赖于临床表现,主要症状为呼吸困难加重,常伴有喘息、胸闷、咳嗽加剧、痰量增加、痰液颜色或黏度改变以及发热等,也可出现心悸、全身不适、失眠、嗜睡、疲乏、抑郁和意识不清等症状突然恶化,超过日常变异范围,自行调整用药不能改善,且通过临床和（或）实验室检查能排除可以引起上述症状加重的其他疾病,如慢阻肺并发症、肺内外合并症等。

2.慢阻肺急性加重期的严重程度评估

①无呼吸衰竭:呼吸频率为 20~30 次/min;不使用辅助呼吸肌;精神状态无变化;低氧血症可以通过鼻导管吸氧或文丘里面罩吸氧[吸入氧浓度（Fraction of Inspiration O_2,FiO_2）为 28%~35%]而改善;$PaCO_2$ 无增加。

②急性呼吸衰竭-不危及生命:呼吸频率>30 次/min;使用辅助呼吸肌;精神状态无变化;低氧血症可以通过文丘里面罩吸氧（FiO_2 为 25%~30%）而改善;高碳酸血症即 $PaCO_2$ 较基线升高,或升高至 50~60 mmHg。

③急性呼吸衰竭-危及生命:呼吸频率>30 次/min;使用辅助呼吸肌;精神状态的急性变化;低氧血症不能通过文丘里面罩吸氧或 FiO_2>40% 而改善;高碳酸血症即 $PaCO_2$ 较基线值升高,或>60 mmHg 或存在酸中毒（pH≤7.25）。

3.严重程度评估与分级诊疗策略

结合 AECOPD 严重程度、早期干预效果和（或）伴随疾病严重程度的不同,可以分为门急诊治疗、住院治疗或 ICU 治疗,见表 5.12。

表 5.12　AECOPD 患者严重程度评估标准和分级诊疗

临床评估标准	门急诊治疗	基层医院病房治疗	三甲医院病房治疗	重症监护病房治疗
呼吸衰竭的严重程度	无/稳定	稳定	明显,需要无创通气	明显,需要无创通气或有创通气

续表

临床评估标准	门急诊治疗	基层医院病房治疗	三甲医院病房治疗	重症监护病房治疗
pH 值	>7.35	7.30~7.35	7.20~7.30	<7.20
Glasgow Coma Scale 评分	15	15	10~14	<10
使用辅助呼吸机	无	无/少许	少许	明显使用
氧合状态	室内空气 PO_2> 60 mmHg 或 SO_2>90%	氧疗目标 PO_2> 60 mmHg 或 SO_2>90%	无创通气目标 PO_2>60 mmHg 或 SO_2>90%	无创/有创通气目标 室内空气 PO_2> 60 mmHg 或 SO_2>90%
其他疾病	无	无/有	有	有
右心功能衰竭	无	无/有	无/有	有
新发现的 心律不齐	无	无/有	无/有	无/有
肾功能不全	无	无/有	无/有	无/有
血液动力学	稳定	稳定	稳定/不稳定	常不稳定
初始治疗后症状	改善	短暂改善	短暂改善/无改善	无改善
SO_2	必要时观察	间隔2~4 h 观察	连续观察	连续观察
动脉血气分析	通常不需要监测	每8 h 监测	每2~4 h 监测	连续监测

注:AECOPD 为慢性阻塞性肺疾病急性加重;SO_2 为脉搏血氧饱和度;1 mmHg=0.133 kPa。

①Ⅰ级——门急诊治疗:80%AECOPD 患者可以在门急诊接受药物治疗,包括使用支气管舒张剂、糖皮质激素和口服抗菌药物等。

②Ⅱ级——普通病房住院治疗:适用于重症 AECOPD,但无生命危险患者。

③Ⅲ级——ICU 治疗:严重 AECOPD 患者出现急性呼吸衰竭或存在需立即进入 ICU 救治的肺内外并发症或合并症。

④基层诊疗与转诊:基层医院医师对 AECOPD 的诊断和治疗负有首诊责任,主要包括初步诊断分级和及时处理。一般不推荐远距离转诊。三甲医院要有标准配置的呼吸 ICU。

⑤基层医疗机构紧急转诊指征:高度怀疑为急性肺栓塞导致的急性加重,基层医疗机构无必需的医疗设备、技术诊治;患者意识状态改变,如出现嗜睡、谵妄或昏迷;无法纠正的呼吸衰竭,如 SpO_2<92%,或呼吸困难持续不缓解;持续性症状性心律失常,药物治疗无法改

善;循环血流动力学不稳定,如低血压状态用药后未改善。基层医疗机构转诊前应该进行紧急处置。如对于 AECOPD 患者,首先抗感染治疗并保持呼吸道通畅,控制性氧疗与必要的呼吸支持;低血压时,应用血管活性药物(如多巴胺、间羟胺)维持血压稳定;对于高度怀疑急性肺栓塞者,应给予吸氧,暂时制动,如无抗凝禁忌证,可给予低分子量肝素皮下注射。

六、治疗

(一)慢阻肺常见治疗药物

慢阻肺常见药物包括支气管扩张剂、吸入激素、口服激素、磷酸二酯酶-4 抑制剂、茶碱、抗生素,其作用时间和使用剂型见表 5.13。

表 5.13 慢阻肺稳定期常用吸入治疗药物汇总

药物名称	吸入剂类型	起效时间/min	维持时间/min	雾化制剂
β2 受体激动剂				
短效 β2 受体激动剂(SABA)				
左旋沙丁胺醇	pMDI	1~3	6~8	√
沙丁胺醇	pMDI	1~3	4~6	√
特布他林	pMDI	1~3	4~6	√
长效 β2 受体激动剂(LABA)				
茚达特罗	DPI	<5	24	
抗胆碱能药物				
短效抗胆碱能药物(SAMA)				
异丙托溴铵	pMDI	5	6~8	√
长效抗胆碱能药物(LAMA)				
噻托溴铵	DPI,SMI	<30	24	
格隆溴铵	DPI	<5	24	
LABA+LAMA				
福莫特罗/布地奈德	DPI	1~3	12	
福莫特罗/倍氯米松	pMDI	1~3	12	
沙美特罗/氟替卡松	pMDI,DPI	15~30	12	

续表

药物名称	吸入剂类型	起效时间/min	维持时间/min	雾化制剂
维兰特罗/糠酸氟替卡松	DPI	16~17	24	
ICS+LABA+LAMA				
布地奈德/富马酸福莫特罗/格隆溴铵	pMDI	<5	12	
糠酸氟替卡松/维兰特罗/乌美溴铵	DPI	6~10	24	

注:pMDI 为压力定量气雾剂;DPI 为干粉吸入剂;SMI 为软雾吸入剂。

1.支气管扩张剂

支气管扩张剂是一种通常装在吸入器中的药物,它们可以放松呼吸道周围的肌肉,缓解咳嗽和气短,使呼吸更加顺畅。根据患者病情严重程度,在活动前使用短效支气管扩张剂,或每天使用长效支气管扩张剂,或同时使用这两种药物。

①短效支气管扩张剂包括短效 β2 受体激动剂(Short-acting β2-agonist,SABA),如沙丁胺醇、特布他林;短效抗胆碱能药物(Short-acting Muscarine Anticholinergic,SAMA),如异丙托溴铵。

②长效支气管扩张剂包括长效 β2 受体激动剂(Long-acting β2-agonist,LABA),如茚达特罗、阿福莫特罗、福莫特罗、沙美特罗;长效抗胆碱能药物(Long-acting Muscarine Anticholinergic,LAMA),如噻托溴铵、格隆溴铵。

2.吸入类固醇(Inhaled Corticosteroids,ICS)

吸入皮质类固醇药物可以减轻气道炎症,有助于预防病情恶化。副作用可能包括瘀伤、口腔感染和声音嘶哑。这些药物对慢性阻塞性肺病频繁加重的患者很有用。

①吸入性类固醇:氟替卡松、布地奈德。

②复合吸入剂:氟替卡松和维兰特罗,氟替卡松、乌美拉定和维兰特罗,福莫特罗和布地奈德(信必可),沙美特罗和氟替卡松。

③3 种以上支气管扩张剂的复合吸入剂:阿克利定铵和福莫特罗、阿布特罗和异丙托品、福莫特罗和甘珀酸钠、甘珀酸和茚达特罗、奥洛他特罗和噻托溴铵、Umeclidinium 和维兰特罗。

3.口服类固醇

如果慢性阻塞性肺病在一段时间内变得更加严重,即中度或重度急性加重,口服皮质类固醇的短期疗程(如 5 天)可以防止慢性阻塞性肺病进一步恶化。长期服用这些药物会产生严重的副作用,如体重增加、糖尿病、骨质疏松症、白内障和增加感染风险。

4.磷酸二酯酶-4 抑制剂

罗氟司特是一种磷酸二酯酶-4 抑制剂,已被批准用于治疗严重慢性阻塞性肺病和慢性支气管炎症状的患者。这种药物可以减轻气道炎症,放松气道。常见的副作用包括腹泻和体重减轻。

5.茶碱

当其他治疗方法无效或费用高昂时,茶碱价格较低,有助于改善呼吸,防止慢性阻塞性肺病恶化。副作用与剂量有关,可能包括恶心、头痛、心跳加快和震颤,因此需要进行化验来监测药物的血药浓度。

6.抗生素

急性支气管炎、肺炎和流感等呼吸道感染会加重慢性阻塞性肺病的症状。抗生素有助于治疗慢性阻塞性肺病的恶化,但一般不建议用于预防。一些研究表明,某些抗生素,如阿奇霉素可以预防慢性阻塞性肺病的恶化,但副作用和抗生素耐药性可能会限制它们的使用。

(二)慢阻肺稳定期治疗

1.初始治疗方案

GOLD 2023 根据新的 A、B、E 分组,在初始治疗推荐治疗见图5.3。

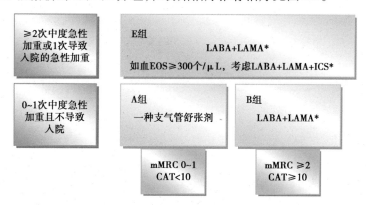

注:LABA 为长效 β2 受体激动剂;LAMA 为长效抗胆碱能药物;ICS为吸入激素;mMRC 为呼吸困难量表评分;CAT 为慢性阻塞性肺病评估表;＊为单个吸入装置治疗可能比多个装置更方便和有效。

图 5.3　慢阻肺分组治疗原则

A、B、E 组治疗策略如下:

A 组:初始治疗推荐不变,给予一种支气管舒张剂(短效或者长效)治疗,优选长效。

B 组:初始治疗推荐 LABA+LAMA。一项 RCT 显示,在研究前一年发生≤1 次中度慢阻肺急性加重、慢阻肺评估测试(CAT)≥10 min 的患者中,LABA+LAMA 在改善症状、肺功能和降低慢阻肺急性加重率上均优于单一支气管舒张剂。因此,在不存在可及性、成本和不良反应问题的情况下,LABA+LAMA 被推荐为初始用药选择。

E 组:推荐 LABA+LAMA,当血 EOS≥300 个/μl 时,推荐 LABA+LAMA+ICS。

如有 ICS 适应证,应首选 LABA+LAMA+ICS 治疗。ETHOS 研究和 IMPACT 研究均证

明，LABA+LAMA+ICS 的组合在改善肺功能、降低慢阻肺急性加重方面均优于 LABA+ICS。因此，GOLD 2023 不推荐在慢阻肺患者中单独使用 LABA+ICS，但对于已使用 ICS+LABA 的患者，如治疗效果好，可继续维持治疗。

当血 EOS≥300 个/μl，E 组患者可考虑 LABA+LAMA+ICS 初始治疗（实践性建议）。尽管文献中没有关于新诊断患者初始使用三联治疗的直接证据，但 GOLD 2023 认为，对于 EOS 计数高的患者（血 EOS≥300 个/μl），推荐初始使用三联治疗是合理的。多项大型 RCT 研究已证明，对于慢阻肺急性加重高风险患者，LABA+LAMA+ICS 较双联支气管舒张剂显著获益。因此，使用血 EOS 预测 ICS 疗效时，必须始终结合患者慢阻肺急性加重史进行考量。如慢阻肺患者伴有哮喘，应像哮喘患者一样接受 ICS 治疗；此外，对于 100 个/μl≤血 EOS<300 个/μl 的患者，赞成使用 ICS。在无反指征（反复发生肺炎、血 EOS<100 个/μl、分枝杆菌感染史）的前提下，GOLD 2023 对 ICS 的启用态度更为积极。

2.吸入装置选择和吸入前准备

慢阻肺吸入装置的个体化选择需要综合考虑患者的健康状态、使用装置的能力、最大吸气流速、手口协调操作能力、可及性、价格等各方面因素，其中以患者使用装置的能力、吸气流速和手口协调操作能力为最重要的影响因素。对于有足够的吸气流速（吸气峰流速≥30 L/min），且手口协调好的患者，可选择 DPI、pMDI（包括传统 pMDI 和共悬浮 pMDI）或 SMI 中任一种装置；手口协调不佳的患者吸入装置推荐次序依次为 DPI、pMDI+储物罐、SMI。对于吸气流速不足（吸气峰流速<30 L/min），手口协调好的患者，吸入装置推荐次序依次为 SMI、pMDI；手口协调不佳患者吸入装置推荐次序依次为 pMDI+储物罐、SMI、雾化器；需机械通气的患者吸入装置推荐次序依次为雾化器、pMDI 或 SMI（图 5.4）。

（三）急性加重期的治疗

急性加重期治疗目标主要是尽量降低本次急性加重的不良影响，预防未来急性加重的发生。超过 80%的急性加重患者可以在门诊接受药物治疗，包括使用支气管扩张剂、糖皮质激素和抗菌药物等。

1.控制性氧疗

无严重并发症的 AECOPD 患者氧疗后易达到满意的氧合水平（PaO_2>60 mmHg 或 SpO_2>90%）。但 FiO_2 不宜过高，以防 CO_2 潴留及呼吸性酸中毒。给氧途径包括鼻导管或文丘里面罩，其中文丘里面罩更能精确地调节 FiO_2。氧疗 30 min 后应复查动脉血气，以满足基本氧合又不引起 CO_2 潴留为目标。

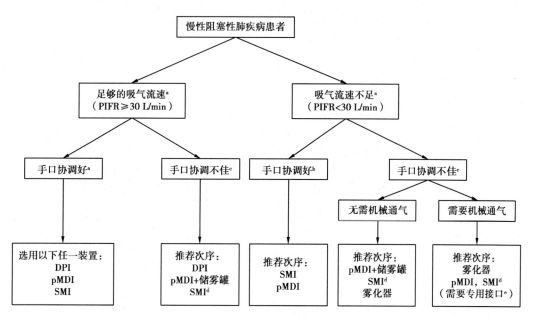

注:a.可使用吸气流速测定器,一种模拟不同吸入装置内部阻力的手持设备检测患者的吸气峰流速(PIFR);b.经适当培训后判断;c.如患者经过培训后仍无法正确进行手口配合,可考虑添加储雾罐;d.优选有加温加湿功能的雾化器;e.如呼吸机管路无储雾罐结构,pMDI和SMI需通过储雾罐与呼吸机连接;PIFR为吸气峰流速;pMDI为压力定量气雾剂(包括传统pMDI及共悬浮pMDI);SMI为软雾吸入剂;DPI为干粉吸入剂。

图5.4　吸入装置的个体化选择路径

2.经鼻高流量湿化氧疗(HFNC)

HFNC是一种通过高流量鼻塞持续提供可调控相对恒定 FiO_2(21%~100%)、温度(31~37℃)和湿度的高流量(8~80 L/min)吸入气体的治疗方式。患者在HFNC期间能够说话、进食,自我感觉较舒适,有更好的依从性。适应证:轻-中度呼吸衰竭(100 mmHg≤ PaO_2/ FiO_2 <300 mmHg,pH≥7.30),轻度呼吸窘迫(呼吸频率>24次/min),对常规氧疗或无创机械通气(NIV)不能耐受或有禁忌证者。禁忌证:心跳呼吸骤停,需紧急气管插管有创机械通气,自主呼吸微弱,昏迷,重度Ⅰ型呼吸衰竭(PaO_2/ FiO_2 <100 mmHg),中重度呼吸性酸中毒及高碳酸血症(pH<7.30)。

3.雾化吸入短效支气管舒张剂

AECOPD时,单用SABA或联用SAMA是常用的治疗方法,通常以吸入用药为佳。由于慢阻肺患者在急性加重期往往存在严重呼吸困难、运动失调或感觉迟钝,因此,以使用压力喷雾器较合适。机械通气患者可通过特殊接合器进行吸入治疗,并调整药量为正常的2~4倍,以抵消药物颗粒在呼吸机管道沉淀。临床上常用的短效支气管舒张剂雾化溶液如下:

①吸入用硫酸沙丁胺醇溶液:雾化溶液5 mg/mL。每日可重复4次。

②异丙托溴铵雾化吸入溶液:通常成人每次吸入500 μg/2 mL。

③吸入用复方异丙托溴铵溶液:雾化溶液 2.5 mL,含有异丙托溴铵 0.5 mg 和硫酸沙丁胺醇 3.0 mg,维持治疗每次 2.5 mL,3~4 次/日。对前列腺肥大患者可能导致尿潴留,应注意观察。建议出院前尽早开始应用长效支气管舒张剂,包括 LABA+LAMA、ICS+LABA+LAMA。

4.静脉使用甲基黄嘌呤类药物(茶碱或氨茶碱)

目前,由于静脉使用甲基黄嘌呤类药物(茶碱或氨茶碱)有显著不良反应,已经不建议单独用于治疗 AECOPD。

5.糖皮质激素

AECOPD 患者全身应用糖皮质激素可缩短康复时间,改善肺功能(如 FEV1)和氧合,降低早期反复住院和治疗失败的风险,缩短住院时间。口服糖皮质激素与静脉应用糖皮质激素疗效相当。通常,外周血 EOS 增高的 AECOPD 患者对糖皮质激素的治疗反应更好。AECOPD 住院患者宜在应用支气管舒张剂的基础上,加用糖皮质激素治疗。对于能正常进食的患者,建议口服用药。《AECOPD 中国专家共识(2023 版)》推荐应用泼尼松 30~40 mg/日,治疗 5~7 天。

6.抗菌药物的应用

(1)抗菌药物应用指征

①呼吸困难加重、痰量增加和痰液变脓性或 3 种症状同时出现。

②仅出现其中 2 种症状,但包括痰液变脓性。

③严重的急性加重,需要有创机械通气或 NIV。如果只有 2 种加重症状,但无痰液变脓性或者只有 1 种急性加重的症状时,一般不建议应用抗菌药物。住院 AECOPD 患者应在抗菌药物使用前送检痰或气管吸取物(机械通气患者)行微生物培养,无脓性痰液患者不推荐常规痰培养,阳性率低且结果常不可靠。

(2)抗菌药物的应用途径和时间

抗菌药物选择口服还是静脉取决于患者的进食能力和抗菌药物的药代动力学,最好给予口服治疗。呼吸困难改善和脓痰减少提示治疗有效。抗菌药物的推荐治疗疗程为 5~7 天,严重感染、合并肺炎、支气管扩张症等适当延长抗菌药物疗程至 10~14 天。

(3)初始抗菌治疗的建议

AECOPD 患者通常可分成 2 组。

A 组:无铜绿假单胞菌感染危险因素。A 组患者,主要依据 AECOPD 严重程度、当地耐药状况、费用负担和依从性综合决定,可选用阿莫西林/克拉维酸、左氧氟沙星或莫西沙星。

B 组:有铜绿假单胞菌感染危险因素。常见高危因素包括:近期住院史;经常(>4 次/年)或有近期(近 3 个月内)抗菌药物应用史;气流阻塞严重(稳定期 FEV1%pred<30%);应用口服糖皮质激素(近 2 周服用泼尼松>10 mg/d)。

B 组患者,可选用环丙沙星或左氧氟沙星足够剂量口服。重症患者选择环丙沙星和 (或)有抗铜绿假单胞菌活性的 β 内酰胺类抗菌药物,联合氨基糖苷类抗菌药物静脉滴注。

AECOPD 初始经验性抗感染药物的选择推荐参考西班牙《2021 AECOPD 诊断和治疗指南》中抗菌药物推荐,见表5.14。

表5.14 AECOPD 患者初始治疗抗生素选择

急性加重严重程度	微生物	抗菌药物选择
A.轻度急性加重	卡他莫拉菌、流感嗜血杆菌、肺炎链球菌	阿莫西林/克拉维酸、左氧氟沙星、莫西沙星
B.中度急性加重	同 A 组上述病原菌+青霉素耐药肺炎链球菌、肠杆菌	阿莫西林/克拉维酸、头孢托仑、左氧氟沙星、莫西沙星
C.严重-非常严重的急性加重,无假单胞菌属感染风险	同 A 组上述病原菌+青霉素耐药肺炎链球菌、肠杆菌	阿莫西林/克拉维酸、头孢托仑、左氧氟沙星、莫西沙
D.严重-非常严重的急性加重,伴有假单菌属感染	同 B 组上述病原菌+假单胞菌属感染	具有抗假单胞菌活性的 β 内酰胺类抗菌药物、具有抗假单胞菌活性的喹诺酮

7.经验性抗病毒治疗的问题

不推荐 AECOPD 患者进行经验性抗流感病毒治疗,包括鼻病毒。仅仅在出现流感症状 (发热、肌肉酸痛、全身乏力和呼吸道感染)时间小于 2 天并且正处于流感暴发时期的 AECOPD 高危流感患者方可尝试使用,如神经氨酸酶抑制剂等。

8.其他治疗措施

在出入量和血电解质监测下,适当补充液体和电解质;注意维持液体和电解质平衡;注意营养治疗,对不能进食者需经胃肠补充要素饮食或给予静脉营养;注意痰液引流,积极排痰治疗(如刺激咳嗽、叩击胸部、体位引流等方法);识别并治疗伴随疾病(冠状动脉粥样硬化性心脏病、糖尿病、高血压等并发症)及并发症(休克、弥漫性血管内凝血和上消化道出血等)。

9.无创机械通气(NIV)

①AECOPD NIV 的适应证和相对禁忌证见表5.15。

表 5.15　AECOPD NIV 的适应证和禁忌证

NIV 的适应证	NIV 的相对禁忌证
呼吸性酸中毒； 严重呼吸困难合并临床症状,提示呼吸肌疲劳;呼吸功增加,如应用辅助呼吸肌呼吸,出现胸腹矛盾运动,或者肋间肌群收缩； 虽然持续氧疗,但仍然有低氧血症	呼吸停止或呼吸明显抑制； 心血管系统不稳定(低血压、心律失常、心肌梗死)； 严重的血流动力学不稳定、危及生命的心律失常； 精神状态改变,不能合作；易误吸者；分泌物黏稠或大量；在 NIV 面罩不能舒适地使用时；近期面部或胃食管手术；颅面部外伤；固定的鼻咽部异常；烧伤

注:AECOPD 为慢性阻塞性肺疾病急性加重;NIV 为无创机械通气。

②NIV 治疗 AECOPD 时的监测:NIV 开始治疗后 1~2 h 是评估的最重要时期,应根据患者的临床状态和 ABG 进行评估,监测内容见表 5.16。治疗成功的标志是酸中毒和高碳酸血症的改善。

表 5.16　NIV 治疗 AECOPD 时的监测内容

项目	检测内容
一般生命体征	一般状态、神志改变等
呼吸系统	呼吸困难程度、呼吸频率、胸腹活动度、辅助呼吸机活动、呼吸音、人机协调性等
循环系统	心率、心律和血压等
通气参数	潮气量、压力、频率、吸气时间、漏气量等
血气和血氧饱和度	SpO_2、pH 值、PCO_2、PO_2 等
痰液引流	必须密切关注患者排痰能力；依据病情及痰量,定时去除面罩,进行痰液引流,鼓励咳痰
不良反应	胃肠胀气、误吸、面罩压迫、口鼻咽干燥、鼻面部皮肤压伤、排痰障碍、不耐受、恐惧(幽闭症)、气压伤等

注:NIV 为无创机械通气;AECOPD 为慢性阻塞性肺疾病急性加重;SpO_2 为脉搏血氧饱和度。

10.有创机械通气

(1)有创机械通气指征

①不能耐受 NIV 或 NIV 治疗失败(或不适合 NIV)。

②呼吸或心脏骤停。

③精神状态受损,严重的精神障碍需要镇静剂控制。

④严重误吸或持续呕吐。

⑤长期不能排出呼吸道的分泌物。

⑥严重的血流动力学不稳定,对液体疗法和血管活性药物无反应。

⑦严重的室性心律失常;威胁生命的低氧血症,不能耐受 NIV。

（2）通气模式的选择

常用的通气模式包括辅助控制通气、同步间歇指令通气（SIMV）和压力支持通气（PSV），也可试用一些新型通气模式,如比例辅助通气等。其中,SIMV+PSV 和 PSV 已有较多的实践经验,目前临床最为常用。

11.AECOPD 并发症的处理

①AECOPD 并发心力衰竭和心律失常:AECOPD 并发右心衰竭时,有效地控制呼吸道感染,应用支气管舒张剂,改善缺氧和高碳酸血症,适当应用利尿剂,常可控制右心衰竭,通常无需使用强心剂。

②利尿剂:适用于顽固性右心衰竭、明显水肿及合并急性左心衰竭的 AECOPD 患者。一般选用缓慢或中速利尿剂,以避免痰液变黏稠与低钾血症,加重呼吸抑制。

③强心剂:AECOPD 并发右心衰竭并不是应用强心剂的指征,除非 AECOPD 患者并发左心室功能障碍,但需减量使用并严密观察。主要原因是低氧血症患者应用洋地黄易于中毒,而且对右心功能衰竭效果不佳。

④心律失常的治疗:AECOPD 患者出现心律失常,主要是识别和治疗引起心律失常的原因是低氧血症、低钾血症、低镁血症、呼吸性酸中毒或碱中毒及肺源性心脏病本身,积极纠正上述诱因,心律失常即可消失。

⑤AECOPD 并发 PTE:AECOPD 患者并发 PTE 的发病率为 5.9%~16.1%。未经治疗的 PTE 患者病死率约为 30%。因为 PTE 的症状和体征均非特异性,呼吸困难和低氧血症又常可由 AECOPD 本身引起,AECOPD 患者并发 PTE 诊断困难。呼吸困难加重伴低血氧,且高流量吸氧后 PaO_2 不能升至 60 mmHg 以上常提示 PTE 可能。如果发现深静脉血栓形成,即使不做肺血管造影,亦应抗凝治疗。对于卧床、红细胞增多症或脱水的 AECOPD 患者,无论是否有血栓栓塞性疾病史,均需考虑使用肝素或低分子量肝素抗凝治疗。

⑥AECOPD 合并肺动脉高压和右心功能不全:AECOPD 患者出现双下肢对称性水肿、肺动脉瓣听诊区第二心音亢进、第三心音、收缩期三尖瓣杂音等体征支持肺动脉高压的推断。心电图可见右心室增大、肥厚、电轴右偏的图形,胸部 CT 显示右下肺动脉干增粗、肺动脉/主动脉直径比大于 1 的征象,血 BNP/NT-proBNP 升高,有助于 AECOPD 合并肺动脉高压的诊断。临床路径要求可疑肺源性心脏病患者应进行超声心动图检测。对于 AECOPD 相关肺动脉高压,目前暂无特异性治疗方法。

七、健康管理策略与方案

（一）慢阻肺的三级预防

慢阻肺是一类可防可治的疾病,为减轻慢阻肺对人类带来的危害,需加强慢阻肺的防治工作。科学的三级预防可以很大程度地减少慢阻肺的发病率,减轻慢阻肺患者的症状和住院次数,减低慢阻肺患者的死亡率。

1.一级预防

首先,尽早查明与慢阻肺易感性有关的遗传学因子及其他宿主因子。其次,预防慢阻肺的最简单、最经济、最有效的措施就是切实做好控制吸烟的工作。有证据表明,空气污染特别是其中的二氧化硫、一氧化氮、颗粒物质是引起慢阻肺的重要环境因素,要进行控制、减少、职业性危害。因此,需要做到以下4个方面:

①积极向民众群体宣传吸烟危害,并说明其带来的危害具有渐进性、累积性、隐蔽性、依赖性和选择性等特点。

②有大量的研究表明,包括儿童在内的被动吸烟也可导致慢阻肺,因此国家需要立法严格限制公共场合吸烟。

③开展必要的卫生经济学研究,权衡烟草税收与用于吸烟引起的疾病所支付的医疗费用,以及相关劳动力丧失所造成的损失之间的关系,逐年控制、减少卷烟生产量,还可以制定减少吸烟人数的目标。

④对于高危工作人群,如煤矿工人、建筑工人、棉纺工人等,需要做到必要的劳动保护措施。

2.二级预防

相对于心脑血管疾病、恶性肿瘤及糖尿病,人们对慢性阻塞性肺疾病的重视远远不够,因此目前慢阻肺临床漏诊率高且大部分高危人群早期无呼吸系统症状、缺少警觉性,易错过最佳诊治时机。采取最简单实用的技术方法,在无症状的慢阻肺高危人群中,定期进行疾病普查,以尽早检查出早期病变者。肺功能检查是诊断慢阻肺的主要客观指标,有助于早期确诊慢阻肺,有助于评估慢阻肺的严重程度及预后。因此,对于长期吸烟的、慢性咳嗽或感呼吸困难的人们,需尽早就诊呼吸科,完善肺功能检查。

3.三级预防

三级预防的目的是减少疾病对人体功能和生命质量的影响,减少并发症的产生,通过有效管理对患者进行规范化治疗和康复指导。可以在疾病缓解期时通过改善患者营养状态,从而提高机体免疫力,增强抵抗力,达到有效预防或减少呼吸道感染、减缓疾病进展的目的。应尽早为慢阻肺疾病患者制订康复锻炼计划,康复内容包括有氧训练、呼吸训练等。还需要对慢阻肺病患者及其家属进行系统教育,让其了解该疾病病程的长期性、危害性,以及长期防治的必要性、可行性,争取患者及其家庭对防治工作的理解配合与支持。

(二)健康管理方案

1.吸入治疗依从性的评估和改善依从性的措施

慢阻肺为一种慢性疾病,一旦诊断慢阻肺,就需做好长期服药的准备。在用药治疗过程中,切勿自行增药、改药、减药,甚至停药。依从性是指一个人按照医疗保健提供者的处方用药的过程。在包括慢阻肺在内的任何慢性病中,坚持治疗是一个有挑战性的问题。虽然吸入疗法是慢阻肺管理的关键组成部分,但吸入药物的依从性普遍较低,即使是在非常严重的患者中也是如此。不坚持药物治疗与慢阻肺症状控制不佳、慢阻肺急性加重风险增加、医疗保健利用率和成本增加、健康相关生活质量下降和死亡风险增加相关。

很多北方的患者一到冬季病情加重,用药时会出现气紧的情况,导致药物吸不进去;相反,夏天症状好转,患者则会忘记用药。还有一类病人,往往通过症状来判断自己病情的轻重,但实际上症状缓解并不等于慢阻肺痊愈,而慢阻肺一旦急性加重,则会对病人的肺功能造成严重影响。对于这类患者,需要提高疾病教育,交代病人应当长期用药,不能随便停药,以提高药物依从性。

2.吸入装置的正确使用

选择合适吸入药物后,在吸入装置的使用也需要重视,正确的吸入装置使用可提高用药疗效。

①缩唇训练:缩起嘴唇做吸气和呼气动作,通过唇部肌肉的有效用力,带动气体进出肺部。

②听声音:在吸入药物时,需达到一定的气流速度才可以把药物有效吸入肺部,可以通过听是否有明显的吸入气流声来判断是否有效吸入。

③需要注意:只能是一次深长且有力地吸入,是持续的进气"呼呼"声或者持续的胶囊转动声,而不是反复的"吸—呼—吸—呼"动作。如果担心吸一次没有把药粉吸干净,可以在吸完一次后,休息 1~2 min 后再吸 1 次。

④需要屏气:药粉吸入后必须立即屏气 10~15 s,否则部分药物会随着气流呼出。

3.远程康复指导

传统的线下康复治疗的实施存在诸多挑战,如医保支付问题、频繁的交通往来等。远程康复可作为传统康复的替代方法,尤其是在传染病大流行期间更加贴合时代需求。

①在慢阻肺患者康复锻炼过程中,加强"互联网+"的应用,如情景模拟、视频示范等,以指导患者的康复锻炼。

②利用互联网平台建立电子健康档案,对慢阻肺患者进行健康教育、远程评估、线上沟通及指导等,有助于及时监测患者病情变化,制订个性化随访和综合护理方案,提高自我效能、自我管理能力以及随访依从性,节省医疗资源。目前,部分医院开设有慢阻肺远程管理的 App,患者可通过登录所就诊医院的 App,定期进行评估,或有不适时进行咨询,以便尽早进行治疗干预。对于基层医院就诊患者,亦可登录 App 进行咨询。

4.定期随访与评估

一旦确诊慢阻肺,即纳入慢阻肺患者分级管理,定期对患者进行随访与评估。建议对重度以上慢阻肺(用力呼气容积 FEV1 占预计值<50%)患者每 6 个月检查 1 次,对轻度(中度)

慢阻肺(FEV1 占预计值≥50%)患者每年检查 1 次,见表 5.17。

表 5.17 慢阻肺随访频率

随访项目	A/B 组慢阻肺患者	E 组慢阻肺患者
非药物治疗	1 次/月	1 次/月
药物治疗(确诊后)	按目前医院门诊实际情况 而定,基本 1 月为宜	按目前医院门诊实际 情况而定,基本 1 月为宜
随访肺功能	1 次/年	1 次/半年
随访症状	1 次/月	1 次/月
急性加重随访(包括住院)	1 次/半年	1 次/3 月
随访合并症	1 次/年	1 次/年

5.生活方式干预

①饮食结构:多摄入抗氧化剂(新鲜蔬菜、水果及豆类等)、富含亮氨酸等支链氨基酸的优质蛋白质(乳清蛋白及其他动物蛋白)、n-3 多不饱和脂肪酸、维生素 D、低碳水化合物和低糖高脂饮食。如合并其他疾病,则应请营养学专家给予指导。

②睡眠:慢阻肺患者存在睡眠障碍,应给予综合护理干预,包括创设优质睡眠环境、改善夜间症状、医患沟通、心理干预等。认知行为疗法是有效的非药物干预方式,包括睡眠认知疗法、睡眠卫生教育、刺激控制疗法、睡眠限制和松弛治疗等。当睡眠障碍严重影响患者的日间功能且非药物干预无效时,可以考虑使用短期、适量的药物治疗。

③戒烟:推荐对愿意戒烟的慢阻肺患者采取"5A"戒烟干预方案,对没有戒烟意愿的患者采取"5R"干预措施以增强其戒烟动机。戒烟干预措施包括行为干预和药物干预。其中,尼古丁替代疗法、安非他酮、伐尼克兰能够提高 COPD 患者的持续戒烟率和戒烟率,药物干预和行为干预结合戒烟成功率更佳。

6.生活起居

①尽量生活在空气新鲜、温湿度适宜的环境,温度保持在 18~22 ℃,湿度控制在 50%~60%。减少不良的环境刺激,避免寒冷或干燥空气、烟尘、花粉及刺激性气体等。

②患者根据自身情况取适宜体位,如高枕卧位、半卧位或端坐位;必要时,安置床上桌,以便于患者休息。

③持续性咳嗽、痰液黏稠时,在心肾功能正常的情况下,宜频饮温开水,饮水量每天可达 1 500 mL 以上,以达到湿化气道、稀释痰液的目的。可按揉天突、丰隆等穴位,以豁痰利气。

④保持口腔卫生,每日清洁口腔 2 次,咳痰及进食后及时漱口,有助于预防口腔感染,增进食欲。

⑤掌握有效的咳嗽、咳痰方法,鼓励深呼吸,以减轻呼吸困难。恢复期患者腹式呼吸,开始时每日 2 次,每次 10~15 min,以后逐渐增加时间和次数,为自然呼吸;对于缩唇呼吸,吸与呼时间比例为 1∶2 或 1∶3,呼气流量能使距口唇 15~20 cm 处蜡烛火苗倾斜而不灭为度,以后可逐次延长距离至 90 cm,并逐渐延长时间,以提高肺活量,改善呼吸功能。鼓励患者多运动,以促进肠蠕动,减轻腹胀。鼓励患者下床活动,可每日散步 20~30 min,或做呼吸操、八段锦等。不能下床者可在床上进行翻身、四肢活动等主动运动,或协助进行被动运动。每日顺时针按摩腹部 10~20 min。根据病情需要,可选择足三里、中脘、内关等穴位进行按揉。

7.心理干预

推荐个性化的心理干预(全面评估患者生理、心理及社会资料,针对患者的不同特点制订个性化的信息、情感、家庭等支持内容)、支持性心理干预(劝导、安慰、鼓励、解释、支持等)、聚焦式心理干预(以问题为焦点,以目标为导向)、陪护参与式心理干预(调动患者及陪护参与的积极性,鼓励亲情陪伴,关注患者主观感受,调节负面情绪),通过言语激励、行动激励、情感支持、家庭支持等方式改善慢阻肺患者的总体疗效。

8.肺康复训练

肺康复训练是针对慢性呼吸系统疾病导致日常生活活动能力低下的患者,采取的多学科综合干预措施,旨在改善其呼吸功能,减轻疾病症状,提高日常活动耐力和促进疾病趋于稳定,提高长期健康行为的依从性。其主要为肺扩张训练,即基于意识水平进行、专注于深呼吸的吸气训练。患者通过缓慢且深呼吸(除雾化外,尽量经鼻吸气),尽量减少辅助呼吸肌收缩,可增加跨肺压梯度,改善肺泡侧支通气及肺泡之间的相互影响。

(1)肺扩张训练技术

适量运动。体位摆放:针对不同的情况也有不同的管理,如急性呼吸窘迫综合征患者俯卧位改善氧合,单侧肺病变如肺不张、肺实变等采用患侧肺向上的体位,气胸采取健侧卧位等。呼吸训练:对呼吸肌进行训练,尤其是吸气肌;改变患者的呼吸模式,采取腹式呼吸、缩唇呼吸的方式。

(2)呼吸神经生理技术

通过外部施加的本体感觉和触觉刺激,产生反射性呼吸运动反应,可以改变呼吸的速率和深度。其主要包括以下方式:

①口周压迫:对上嘴唇实施持续强有力的压力;出现 5 s 的呼吸暂停,随后出现上腹部移动、深呼吸、闭口和吞咽的现象。

②肋间牵张刺激:对下肋上缘施加压力,使肋间肌向下伸展;在拉伸下和拉伸周围区域的呼吸运动逐渐增加。

③对椎体施压:对 T2—T5 和 T7—T10 胸椎区域施加手动压力,分别出现上腹部活动度增加,呼吸加深以及上胸尖呼吸运动增加。

④腹部协同收缩:治疗师将一只手放在患者的下肋骨和同侧的一个骨盆上,用适度的压

力推,使力以直角的角度施加在患者身上;出现上腹部活动度增加,腹直肌收缩增强,以增加咳嗽的力度。

⑤背部上拉提升:将双手放在仰卧病人的后肋骨下,轻轻向上提起,出现后背部扩张度增加的现象。

(3)气道廓清技术

气道廓清技术包括物理或机械手段,通过外部或内部气流的操作,促进气管、支气管中痰的清除,并通过咳嗽排出痰。这些技术用来松动、清除分泌物,从而改善气体交换。

①咳嗽训练:患者坐位,深吸一口气后用力持续张开嘴巴进行哈气(huff),把气快速哈出来。重复进行,当痰液达到咽喉部后,再通过轻轻咳嗽,把痰咳出来。

②体位引流:根据支气管树解剖结构,将患者摆到支气管出口垂直朝下的体位,利用重力的作用,将各大支气管中痰液移动到中心气道,然后排出体外的方法。

③叩拍:主要包括拍打胸部或背部,以帮助释放黏稠的分泌物。敲击的目的是间歇性地将动能作用于胸壁和肺。这是通过用杯状手或机械设备有节奏地击打胸腔直接在肺段被引流来完成的。

④振动:手可以并排放置或放在另一只手上。在吸气的峰值时,施加振动直到胸壁收缩。

⑤高频胸壁振荡(HFCWO):通过振荡排出体内的过多的分泌物,减少肺部压力,有效改善呼吸功能。

⑥呼吸正压疗法(PEP):通过气流的振动使黏滞的分泌物松动,通过呼气时受阻力产生正压进而支撑气道,推动松解的分泌物上行至上段气管,有利于痰的咳出。常用的有Flutter、Acapella等。

(4)主动循环呼吸技术(ACBT)

①呼吸控制:使用一个放松的方式以正常的潮气量呼吸,放松上胸部和肩部。

②胸部扩张:最大吸气后屏气3 s,可将手置于剑突下,增加膈肌感觉输入,增加肺通气。

③用力呼气技术:在声门打开的情况下,以轻度到中度的力量吸气和呼气,尽量延长呼气流量。

9.急性加重的预防

对于慢阻肺患者,推荐注射流感疫苗,所有年龄大于65岁的患者推荐注射肺炎链球菌疫苗,如13价肺炎球菌结合疫苗(PCV13)和23价肺炎球菌多糖疫苗(PPSV23);对于有基础疾病的19~64岁成人,也推荐注射肺炎链球菌疫苗;PCV15、PCV20或PPSV23可以在成人免疫计划中与流感疫苗共同给药;未在青春期接种疫苗的患者,应接种百白破疫苗;对于年龄≥50岁的COPD患者,应接种带状疱疹疫苗,以预防带状疱疹的发生。

10.中医管理

慢阻肺属于中医肺胀范畴,正气虚损、瘀痰内阻是慢阻肺的基本中医病机,虚、痰、瘀贯穿疾病始终。正虚早期以气虚为主,逐渐气阴两虚,终致阴损及阳,阴阳两虚,病位主要在肺、脾、肾,涉及心、肝、大肠等脏腑。痰浊瘀血是主要的病理产物,也是重要的致病因素。

近年来,中医药治疗慢阻肺的实验与临床研究越来越规范。临床研究表明,中医药在稳定期可以通过补肺、健脾、益肾、祛瘀、化痰改善临床症状,减少急性加重。中医药外治法用于治疗慢阻肺,可改善临床症状、提高生存质量。

※思考题

1.简述慢性阻塞性肺部疾病的定义。

2.简述慢阻肺的 ABE 分级。

3.慢性阻塞性肺部疾病的三级预防有哪些?

4.慢性阻塞性肺疾病有哪些健康管理措施?

(胡明冬　陈华萍　郑晖)

参考文献

[1] CELLI B, FABBRI L, CRINER G, et al. Definition and Nomenclature of Chronic Obstructive Pulmonary Disease:Time for its Revision[J]. Am J Respir Crit Care Med, 2022,206(11):1317-1325.

[2]WANG C, XU J Y, YANG L, et al. Prevalence and risk factors of chronic obstructive pulmonary disease in China(the China Pulmonary Health[CPH]study):a national cross-sectional study[J]. Lancet, 2018,391(10131):1706-1717.

[3]中国老年学和老年医学学会.老年慢性阻塞性肺疾病管理指南[J].中西医结合研究,2023,15(3):154-164.

[4]慢性阻塞性肺疾病急性加重诊治专家组. 慢性阻塞性肺疾病急性加重诊治中国专家共识(2023 年修订版)[J]. 国际呼吸杂志,2023,43(2):132-149.

第六章 肿瘤早期筛查

①了解常见肿瘤(肺癌、胃癌、结直肠癌、乳腺癌、宫颈癌)的流行病学特点和病因。

②熟悉常见肿瘤的病理分型和临床表现。

③熟悉常见肿瘤的治疗原则。

④掌握常见肿瘤的筛查和健康管理三级预防策略。

第一节 肺 癌

肺癌(Lung Cancer)是起源于肺部支气管黏膜或腺体的恶性肿瘤,又称为原发性支气管肺癌(Primary Bronchogenic Carcinoma)。随着工业的发展和环境气候的改变,近50年来,全球的肺癌发生率明显增高,目前为全球疾病负担最重的恶性肿瘤之一。现有统计数据显示,我国肺癌的发病率和死亡率在45岁以后显著增加,并在60岁左右达到发病率高峰,以男性为主,但近年来女性的肺癌发病率呈现增加的趋势。

一、病因

肺癌的病因尚不完全明确。在已知的致病因素中,长期大量吸烟是导致肺癌最重要的风险因素。吸烟起始年龄越早、每日吸烟量越大、吸烟年限越长,则罹患肺癌的风险越高。戒烟后肺癌的危险因素会随着戒烟年数呈现下降趋势,但由吸烟带来的致病效应不能完全消除。同时,被动吸烟也会增加肺癌的患病风险。其他因素包括环境油烟、大气污染、电离辐射、职业暴露、激素水平、饮食结构、慢性肺部感染、遗传易感性及基因突变等。

1.吸烟

吸烟是公认的肺癌病因中最重要的致病因素。烟草烟雾含有7 000多种化合物,其中至少有69种化合物可增加包括肺癌在内的多种癌症发病风险,对遗传易感个体的致癌风险更大。而且,吸烟量与肺癌发病风险存在剂量-效应关系,开始吸烟年龄越小、每日吸烟量越大、持续时间越长,则肺癌的发病率越高。戒烟可以降低肺癌发病风险,但是与从不吸烟的人相比,戒烟者患肺癌的风险仍高达 9 倍。被动吸烟或环境吸烟也是肺癌发病的危险因素之一,与女性肺癌发病的相关性更加显著。

2.环境污染

广义的环境污染包括室外大环境污染和室内小环境污染。工业废气、汽车尾气等导致的空气污染(PM2.5)与肺癌发病率增加有关。

3.职业暴露

长期接触砷、铬、石棉、镍、镉、铍、二氧化硅、柴油和汽油废气及煤焦油等,或接触放射性物质如铀和镭等,均可增加肺癌发病风险,并且吸烟可明显加重这些致癌因子的致癌作用。

4.既往恶性肿瘤病史

既往患有肺癌、淋巴瘤或与吸烟相关恶性肿瘤(如膀胱癌、头颈部肿瘤)的患者发生第二原发性肺癌的风险增加。患癌后继续吸烟、胸部放射治疗、烷化剂治疗也可增加第二原发性肺癌的发病风险。

5.肺癌家族史

一级亲属患肺癌的个体罹患肺癌的风险增加,可能与某些基因位点变异有关。

6.慢性肺部疾病

①慢性阻塞性肺疾病(简称"慢阻肺"):慢阻肺增加肺癌发生风险可能与吸烟相关,但有慢性支气管炎和肺气肿家族史的非吸烟患者以及非吸烟的慢阻肺患者发生肺癌的风险仍然增加。一项队列研究显示,慢阻肺为肺癌的高风险因素,不论患者吸烟状况如何。

②肺纤维化:弥漫性肺纤维化患者发生肺癌的相对风险明显增高,支气管慢性炎症及肺纤维瘢痕病变在愈合过程中的鳞状上皮化生或增生可能发展为肺癌。

③肺结核:肺内存在陈旧性结核病灶的患者发生肺癌的风险是正常人群的 10 倍。

7.其他危险因素

电离辐射、水果和蔬菜摄入量低、缺乏体力活动、硬皮病等也与肺癌风险增高有关。

二、病理

肺癌起源于支气管黏膜或肺泡上皮。根据病灶起源位置,可分为中心型肺癌和周围型肺癌。起源于肺段支气管开口附近,靠近肺门的称为中心型肺癌;起源于肺段支气管开口远端,位于肺周围部分的称为周围型肺癌。肺癌可凸向支气管管腔内和(或)向周围组织浸润性生长,还可通过淋巴、血行转移向其他组织脏器转移。

(一)组织类型

根据 2021 年 WHO 修订的肺癌组织学标准,按照细胞组织学来源,将肺癌分为小细胞肺癌和非小细胞肺癌两类。由于生物学行为、治疗、预后的显著差异,通常小细胞肺癌(Small Cell Lung Cancer, SCLC)以外的肺癌统称为非小细胞肺癌(Non-small Cell Lung Cancer,

NSCLC)。常见的有以下4种:

①小细胞癌:与吸烟关系密切,多为老年男性,以中心型肺癌为主;属于神经内分泌来源的肿瘤,恶性程度高,生长迅速,可早期出现淋巴、血行转移,虽然对放射和化疗较敏感,但易出现耐药的情况,预后较差。

②鳞状细胞癌:与吸烟关系密切,多为男性,以中心型肺癌为主。鳞状细胞肺癌多起源于较大的支气管,因其分化程度不一,所以生长较缓慢,病程较长。可经淋巴和周围直接浸润转移,发生血行转移时间相对较晚。

③腺癌:发病率呈明显上升的趋势,已超过鳞癌成为最常见的肺癌病理类型。肺腺癌的发病年龄多较小,一般为周围型肺癌,虽生长速度较慢,淋巴转移时间相对较晚,但可早期发生血行转移。

④大细胞癌:与吸烟相关,相对少见,多为老年男性,以周围型肺癌多见,病灶多较大,可见中心坏死。大细胞癌分化程度较低,预后较差。

同一肺癌患者可能出现同时存在不同病理类型的肿瘤病灶,如腺鳞癌或非小细胞癌和小细胞癌并存的情况等。

(二)肺癌的扩散与转移

肺癌的转移主要通过直接浸润扩散、淋巴转移和血行转移。

①直接浸润扩散:肿瘤病灶可沿支气管管壁生长,造成支气管管腔的部分或全部阻塞;肿瘤病灶可通过肺叶间隙侵入相邻肺叶,并可突破脏层胸膜,造成胸膜腔的种植转移,甚至可直接侵犯胸壁、纵隔内其他组织器官。

②淋巴转移:肺癌的常见转移途径。小细胞癌早期即可出现,鳞癌多见。癌细胞经过支气管和肺血管周围淋巴管道,侵入邻近的肺段或肺叶支气管周围淋巴结,再到达肺门或隆突下淋巴结,或经过气管旁淋巴结,最后累及锁骨上前斜角肌淋巴结和颈部淋巴结。淋巴转移一般多见于病灶同侧,当转移至对侧时称为交叉转移。当肺内、肺门淋巴结无转移的情况下发生纵隔淋巴结转移时称为跳跃转移。

③血运转移:小细胞癌及腺癌常见。最常见的远处转移部位为对侧肺、骨、脑、肝、肾上腺。

三、临床表现

肺癌的临床表现与病灶发生位置、大小、是否压迫邻近组织器官以及有无转移等情况密切相关。

①早期肺癌多无任何症状,特别是周围型肺癌,往往在行胸部X片或胸部CT检查时偶然发现。随着病情的发展,可能出现咳嗽、血痰、胸痛、胸闷、发热、气促等。其中,最常见的为咳嗽。当肿瘤病灶在较大的支气管向腔内生长时,可出现刺激性咳嗽。随着病情的发展,当肿瘤病灶阻塞支气管造成继发性肺部感染后会导致咳痰,并伴有脓性痰液。中心型肺癌还可出现痰中带血点、血丝的血痰或少量咯血。由于肺癌没有特异性临床表现,因此规范治

疗两周不能痊愈的呼吸道症状都应先排除肺癌可能,特别是伴有血痰、刺激性咳嗽或原有呼吸道症状发生改变。

②局部晚期压迫或侵犯周围组织器官可能导致相应的症状和体征。压迫或侵犯膈神经,可引起该侧膈肌麻痹,导致膈肌异常上升和运动障碍;压迫或侵犯喉返神经,可引起声带麻痹,导致声音嘶哑;压迫上腔静脉,可引起上颈静脉梗阻综合征,导致面部、颈部、上肢和上胸部静脉怒张和皮下组织水肿;当出现胸膜腔种植后可能引起胸腔积液,导致气促,或因侵犯胸膜、胸壁导致持续性剧烈胸痛;当肿瘤病灶侵入纵隔并压迫位于胸廓入口的组织器官,如第一肋骨、锁骨下动静脉、臂丛神经、颈交感神经等称为肺上沟瘤(Pancoast Tumor),可导致剧烈胸肩痛、上肢静脉怒张、水肿、臂痛和上肢运动障碍,还可能导致颈交感神经综合征(Horner 综合征),出现同侧上眼睑下垂、瞳孔缩小、眼球内陷、面部无汗等临床表现。

③远处转移的临床表现与侵犯的组织器官相关。骨转移可引起骨痛、血钙或血液中碱性磷酸酶升高;脑转移可以引发头痛、恶心等神经系统症状及体征;肝转移可导致肝大、肝功能异常、凝血功能障碍等。

④副瘤综合征。当肺癌的瘤体具有内分泌功能时,可以出现非转移性的全身症状,如骨关节病综合征、Cushing 综合征、Lambert-Eaton 综合征、男性乳腺增大、多发性肌肉神经痛等。

四、治疗原则

肺癌的治疗方法有外科手术治疗、放射治疗、化学药物治疗、靶向治疗和免疫治疗等。治疗原则因肺癌的病理不同有很大差别。小细胞肺癌远处转移较早,手术治疗适用于早期(T1~2N0M0)患者。非小细胞肺癌治疗与确诊时的 TMN 分期、单发或多发病灶、病灶位置等相关,治疗原则为多学科综合治疗(表 6.1)。

表 6.1　不同分期肺癌患者的治疗原则

TMN 分期	一般治疗原则	不能耐受手术
ⅠA	手术治疗	综合治疗: 放疗、化疗、免疫治疗
ⅠB—ⅡB	手术治疗+术后化疗或靶向治疗	
Ⅲ	术前新辅助治疗(化疗、靶向、免疫治疗)+手术治疗+术后化疗+靶向或免疫治疗	
Ⅳ	根据基因筛查结果考虑靶向、化疗及免疫治疗	

1.手术治疗

非小细胞肺癌以手术治疗为主,早期肺癌可以通过外科手术治疗达到治愈的效果。已有纵隔转移的患者,术前的新辅助治疗能获得更好的临床收益。ⅣA 期($T_XN_0M_{1a}$)若为对侧肺孤立结节,可按照两个原发性肺癌进行手术评估。对于有肺外症状的患者,还应积极处理相应症状。术前的手术评估除了考虑肺内病灶因素,还需对患者心肺功能等重要器官的储备功能进行评估,以确保患者能够耐受手术治疗。

肺癌的手术方式首选解剖性肺切除术。具体的手术方式需根据肺内病灶情况和患者耐受度进行综合评估。常用的手术方式包括开胸直视手术和胸腔镜手术(Video-assisted Thoracic Surgery,VATS)。VATS 具有切口小、创伤小、恢复快的特点,并且治疗效果好,已成为我国肺癌外科治疗的主要手术方式。

2.放射治疗

放射治疗是肺癌局部治疗的方法之一。全剂量放疗联合化疗为已有纵隔淋巴结转移患者的主要治疗模式。已有远处转移的肺癌患者,放疗主要用于对症治疗,仅为姑息治疗方法。不能耐受手术治疗的高龄或心肺功能不全的患者,可以采用放疗作为局部治疗的手段。术后病检如提示切缘残留或局部晚期患者,需行术后放疗。在各种类型的肺癌中,小细胞肺癌对放疗最为敏感,鳞癌次之。

3.化学治疗

肺癌的化学治疗分为术前新辅助化疗、术后辅助化疗和系统性化疗。所有患者都应在手术前接受综合评估,肺癌的标准化疗方案为以含铂类药物的两药联合给药方案,一般需 4 个周期。具体方案需根据肺癌的病理类型和患者的一般情况而定,身体耐受度差的可选择单药化疗。对于肿瘤≥4 cm 或淋巴结阳性,且无免疫治疗禁忌证的患者,可使用化疗联合免疫治疗。

4.靶向治疗

在分子水平上,针对肿瘤特有的依赖性驱动基因异常位点进行的治疗称为靶向治疗。靶向药物在体内会特异地选择致癌位点相结合发生作用,促使肿瘤细胞特异性死亡,而不会波及肿瘤周围的正常组织细胞。因此,其具有针对性强、疗效好且副作用小的特点。目前,肺癌治疗的主要靶点有表皮生长因子受体(Epidermal Growth Factor Receptor,EGFR)、血管内皮生长因子(Vascular Endothelial Growth Factor,VEGF)、间变性淋巴瘤激酶(Anaplastic Lymphoma Kinase,ALK)和 B-Raf 原癌基因(B-Raf Proto-oncogene,BRAF)等。

5.免疫治疗

免疫治疗主要为肿瘤抗体免疫治疗,可在肿瘤细胞上表达并抑制 T 细胞介导的细胞死亡,特异性地杀伤肿瘤,让部分晚期患者获得远期生存。

其他治疗还有中药治疗。肺癌的治疗方案需由多学科根据病理类型、TMN 分期、患者的心肺功能和全身情况等进行综合评估后制定。

五、健康管理策略

肺癌的主要危险因素是吸烟,为肺癌相关死亡的最大因素,并且患病的风险与每天吸烟包数、吸烟年数和吸烟起始年龄相关。同时,暴露于烟草烟雾中(二手烟)的不吸烟者的肺癌发生风险也相应增加。其他致肺癌媒介有氡、砷、铬、石棉、煤烟、烟尘、油烟、二氧化硅等。

既往有癌症病史或肺癌家族史、肺部疾病史(慢性阻塞性肺疾病、肺纤维化病史等)、接受激素替代治疗均为肺癌风险因素。

肺癌作为生活方式相关疾病,其健康管理策略的一级预防需对有危险因素的人群进行风险控制,提高健康意识,积极治疗肺部疾病,并在高危人群(表6.2)中进行肺癌筛查。健康的饮食生活习惯、不吃霉烂变质的食物、少食腌制的食品、多吃绿黄色果蔬、保持乐观积极的心态、经常参加体育锻炼是肺癌一级预防的主要内容。另外,对于吸烟者,尽早戒烟能带来健康收益。同时,对于已戒烟,但既往长期、大量吸烟者,也应对其肺癌危险因素进行评估。对于长期暴露于肺癌致癌媒介者,应做好职业防护和定期进行评估检查。首选筛查方法为低剂量胸部CT检查,其他辅助筛查方法有肿瘤标志物、支气管镜、痰细胞学、肺癌抗体等检查。

表6.2　肺癌风险人群

风险水平	风险因素	低剂量胸部CT筛查期
高危	≥50岁;吸烟≥20包年*,伴有其他风险因素(二手烟除外);吸烟≥30包年*且近14年已戒烟;当前吸烟者	每年1次
中危	≥50岁;吸烟≥20包年*或接触二手烟者;无其他风险因素	不推荐
低危	≤49岁;吸烟≤19包年*	不推荐

注:*包年=每天吸烟包数×吸烟年数。

已有肺部症状且持续时间超过1个月者须尽早就诊。当低剂量胸部CT提示高度可疑结节后的二级预防应由放射影像科、呼吸内科及胸外科医生共同决定下一步筛查方案。通过组织活检或手术切除的病理,或根据结节类型和患者其他风险因素的多学科评估对疑似肺癌的结节进行进一步监测(图6.1)。

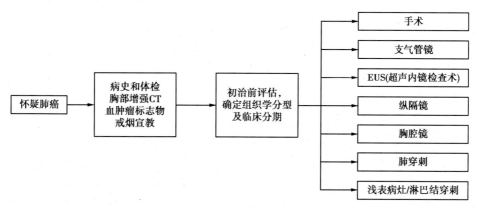

图6.1　可疑肺癌结节筛查流程图

确诊肺癌及手术后的健康管理策略三级预防应倾向于术后并发症、肿瘤复发情况随访,改善患者的生活质量,降低肺癌死亡率。

※思考题

1.已知的肺癌的致病风险因素有哪些?

2.肺癌的大体分型和常见组织类型有哪些?

3.Ⅲ期非小细胞肺癌的一般治疗原则是什么?

4.肺癌健康管理策略的一级预防有哪些?

5.肺癌高危人群首选筛查方法是什么?

（吴晓醒　胡明冬　李春艳　余纪会）

参考文献

[1]ALBAIN K S,SWANN R S,RUSCH V W,et al. Radiotherapy plus chemotherapy with or without surgical resection for stage Ⅲ non-small-cell lung cancer:a phase Ⅲ randomised controlled trial[J]. Lancet, 2009,374(9687):379-386.

[2]FORDE P M,SPICER J,LU S,et al. Neoadjuvant nivolumab plus chemotherapy in resectable lung cancer[J]. N Engl J Med, 2022,386(21):1973-1985.

[3]陆舜,王俊,王长利,等.中国肿瘤整合诊治指南(CACA):结肠癌(2022)[M].天津:天津科学技术出版社,2022.

[4]陈孝平,汪建平,赵继宗.外科学[M].9版.北京:人民卫生出版社,2018.

[5]中国临床肿瘤学会指南工作委员会.小细胞肺癌诊疗指南(2020)[M].北京:人民卫生出版社,2020.

[6]SARUWATARI K,UMEMURA S,NOMURA S,et al. Prognostic factor analysis in patients with small-cell lung cancer treated with third-line chemotherapy[J]. Clin Lung Cancer, 2016, 17(6):581-587.

[7]赫捷,魏文强. 2019 中国肿瘤登记年报[M].北京:人民卫生出版社,2021.

[8]GAY C M,STEWART C A,PARK E M,et al. Patterns of transcription factor programs and immune pathway activation define four major subtypes of SCLC with distinct therapeutic vulnerabilities[J]. Cancer Cell, 2021,39(3):346-360.e7.

第二节　胃　癌

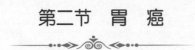

胃癌(Gastric Cancer,GC)为起源于胃黏膜上皮的恶性肿瘤,是全球发病率前五的恶性

肿瘤,其死亡率排第 4 位。胃癌在我国的发病率、死亡率均为恶性肿瘤的第 3 位,有明显的地域、性别及年龄差异。我国的胃癌高发年龄及高死亡率年龄均为 60~74 岁,西北与东部沿海地区胃癌发病率明显高于南方地区,同地区同龄段男女发病率为 2∶1。

随着医疗技术的发展、我国国家癌症防控的开展和国民健康意识的提高,早期胃癌检出率升高,胃癌死亡率出现下降,胃癌的年龄标化 5 年生存率由 2000—2004 年的 30.2% 上升至 2010—2014 年的 35.9%。我国目前的早期胃癌(T1b~2N0M0)检出率约为 20%,相较于日本、韩国 70% 的早癌检出率仍较低。

一、病因

胃癌的发生受到多种因素的影响,主要有以下因素与发病相关。

1.饮食和生活方式

近年来的流行病学研究显示,不同的饮食结构对胃癌发生的影响程度不同。水果、蔬菜、非发酵型豆制品和全谷物可能会降低胃癌患病风险;大量精制谷物、高盐摄入、腌制烟熏食品、油炸食品、烤制食物等会增加胃癌患病风险。饮食不规律、高盐饮食、热烫饮食、偏硬饮食及吃饭速度过快均会损伤胃黏膜,增加胃癌的患病率。吸烟和饮酒同样是胃癌的风险因素,同时肥胖也与胃贲门部的癌症发生发展相关。

2.感染

幽门螺杆菌(Helicobacter Pylori,H.pylori)感染被 WHO 定义为 I 类致癌病原体,与胃癌患病有密切关系。Epstein-Barr 病毒(Epstein-Barr Virus,EBV)和乙型肝炎病毒(Hepatitis B Virus,HBV)相关性胃癌被越来越多地报道。同时,人巨细胞病毒、人乳头瘤病毒、John Cunningham 病毒感染人群的胃癌发病率高于未感染人群,但其中的因果关系尚不明确,需进一步的机制研究。

3.地域环境

我国东北、华北、西北和东部沿海地区胃癌发病率明显高于南方地区,山区高于农村,农村高于城市,与不同地区饮食结构、生活方式、地理特点、人群种族、家族聚集性相关。长期职业暴露如橡胶粉尘、橡胶烟雾、硝胺、石棉、水泥以及六价铬等金属颗粒,也会增加胃癌的患病率。

4.慢性疾病和癌前病变

腺瘤型息肉、慢性萎缩性胃炎、慢性胃溃疡和胃部分切除后的残胃均是胃癌发生的癌前疾病。胃腺瘤型息肉的癌变率为 10%~20%,癌变率会在生长直径大于 2 cm 后增加。胃大部切除后 15~25 年后因残胃黏膜的慢性炎症改变而发展为残胃癌(Remnant Gastric Cancer)。癌前病变为可能发生癌变的胃黏膜病理组织学改变,并不具备恶性特征,是从正常上皮组织转变为癌过程中的病理变化。

5.遗传和基因

胃癌的遗传模式分为家族性遗传模式(聚集性、强遗传易感性)和人群遗传模式(散发性、弱遗传易感性)。胃癌患者的血缘关系亲属胃癌发病率高于对照组4倍,其一级亲属的胃癌发病率显著高于二、三级亲属。胃黏膜的癌变过程涉及多种癌基因、抑癌基因、肿瘤凋亡相关基因及肿瘤转移相关基因等的变化。已知的人表皮生长因子受体-2(Human Epidermal Growth Factor Receptor2,HER2)、VEGF、MSI或MMR状态、PD-L1在胃癌细胞中异常表达,为胃癌的靶向、免疫治疗提供了基础理论依据。

二、病理

(一)大体类型

①上皮内瘤变/异型增生:胃黏膜上皮细胞出现不同分化程度和结构异型性病变,但未突破基底膜,属于癌前病变。上皮内瘤变分为低级别和高级别内瘤变。其中,高级别上皮内瘤变为细胞出现显著的异型性及结构紊乱,属于原位癌。

②早期胃癌(Early Gastric Cancer):病变局限于黏膜或黏膜下层的侵袭性癌,伴或不伴有淋巴结转移。癌灶直径≤5 mm为微小胃癌,癌灶直径≤10 mm为小胃癌。根据病灶的形态,可分为3型:Ⅰ型(隆起型),病灶凸向胃腔;Ⅱ型(浅表型),癌灶平坦没有明显的隆起与凹陷,又分为Ⅱa(浅表隆起型)、Ⅱb(浅表平坦型)、Ⅱc(浅表凹陷型)3个亚型;Ⅲ型(凹陷性)表现为较深的溃疡(图6.2)。

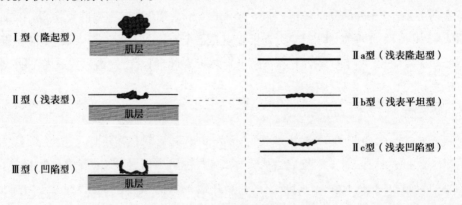

图6.2 早期胃癌病理大体分型

③进展期胃癌(Advanced Gastric Cancer):病灶浸润深度超过黏膜下层称为进展期胃癌。根据直视下胃黏膜表面病灶的形态特征和在胃壁内的浸润生长方式,按照Borrmann分型分为四型(图6.3):Ⅰ型(结节隆起型),凸向胃腔生长的边界清晰的块状癌灶;Ⅱ型(局限溃疡型),边界清晰并略微隆起的溃疡状癌灶;Ⅲ型(浸润溃疡型),边界模糊不清的溃疡状癌灶,并向周围浸润,多呈"火山口"样改变;Ⅳ型(弥漫浸润型,革囊胃),癌灶沿胃壁各层全周性浸润性生长,边界不清,导致胃壁僵硬。若全胃受累可导致胃腔缩窄、僵硬呈现革囊状,恶性程度极高,易发生早期转移,预后差。

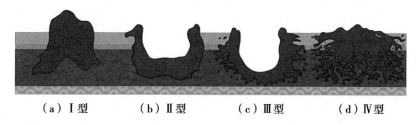

（a）Ⅰ型　　　　（b）Ⅱ型　　　　（c）Ⅲ型　　　　（d）Ⅳ型

图 6.3　胃癌 Borrmann 分型

（二）组织学类型

按照 WHO 消化系统肿瘤分型，将胃癌分为腺癌（肠型和弥漫型）、乳头状腺癌、管状腺癌、黏液腺癌、印戒细胞癌、腺鳞癌、鳞状细胞癌、小细胞癌、未分化癌和其他类型，其中，腺癌最为常见。

（三）胃癌的扩散与转移

①直接浸润扩散：当癌细胞侵及黏膜下层后，可沿组织间隙与淋巴引流向周围蔓延，贲门胃底的癌灶易侵及食管下段；胃窦癌灶可向十二指肠浸润，通常在幽门下 3 cm 以内。癌灶沿胃壁浸润性生长至突破浆膜层后，易向网膜、结肠、肝脏、脾脏、胰腺等周围组织器官扩散。

②淋巴转移：胃癌的主要转移途径。侵及黏膜下层的早期胃癌淋巴率可达 20%，进展期胃癌的淋巴转移率高达 70% 左右。胃的淋巴引流可分为 16 组及若干亚组。胃癌的淋巴转移一般是按照癌灶原发部位经淋巴网向周围淋巴结转移，再随胃体血管沿血管周围淋巴结向心性转移，甚至可以向远处重要血管周围转移，也可以发生跳跃式淋巴转移，如经胸导管向左锁骨上淋巴结转移。

③血行转移：胃癌细胞脱落后可经门静脉向肝脏转移，或经体循环向肺、胰腺、骨骼等播散，形成转移灶。

④腹膜种植转移：胃癌最常见的远处转移。胃癌病灶浸润性生长至突破浆膜层后，因癌细胞脱落并种植转移至腹膜和其他脏器浆膜上，形成转移性结节。女性胃癌患者形成的卵巢转移性肿瘤称为 Krukenberg 瘤。胃癌出现广泛性腹膜转移后可以出现大量癌性腹水。

（四）临床病理分期

胃癌的临床病理分期推荐采用美国 AJCC 和国际 UICC 联合制定的第 8 版胃癌 TMN 分期，包括临床分期（cTNM）、病理分期（pTNM）及新辅助治疗后病理分期（ypTNM）。

三、临床表现

早期胃癌多无特征性临床症状和体征，仅表现为上腹部不适，进食后腹胀或隐痛，恶心、嗳气等非特异性上消化道症状，无明显体征，查体时可能仅有上腹部深压痛。随着病情的进展，患者可能出现上腹部疼痛加剧，食欲减退、消瘦、乏力等。进展期胃癌可能因肿瘤病灶部位、侵犯周围组织等，导致不同的临床症状：贲门胃底癌可有胸骨后疼痛和进食梗阻感；胃窦靠近幽门的病灶可能导致幽门部分或完全性梗阻而发生呕吐；溃疡性病灶或病灶侵犯血管后出现贫血、大便隐血、黑便及呕血,穿孔后可能出现剧烈腹痛;女性患者 Krukenberg 瘤可导致患者月经异常。进展期至晚期胃癌查体可扪及腹部肿块;胃肠梗阻时可有胃型及振水音,部分或完全性梗阻;腹水症;锁骨上淋巴结(Virchow 淋巴结)肿大等。

四、治疗原则

胃癌的治疗采用以外科手术为主的综合性治疗。

1.早期胃癌的内镜治疗

病灶大小≤2 cm 的组织病理学显示高或中高分化、未穿透浅表黏膜下层(cT_{1a}),可在内镜下行胃黏膜切除术(Gastric Mucosal Resection,GMR)或内镜下黏膜剥离术(Endoscopic Submucosal Dissection,ESD)。目前,临床上多推荐使用 ESD,即用高频电刀将病灶周围黏膜环周切开,在黏膜下层和肌层间剥离。当存在淋巴结转移可能,肿瘤侵犯固有肌层或存在凝血障碍等不能耐受者,需行外科根治手术治疗。当术后病检提示存在淋巴血管浸润至深黏膜下层、侧缘或深缘阳性的低分化胃癌,需进一步行根治性手术治疗。

2.手术治疗

外科手术是胃癌的主要治疗手段,分为根治性手术和非根治性手术两种。

①根治性手术(Radical Surgery):以根治为目的,要求完整切除原发病灶,并彻底清扫胃周围的区域淋巴结,完成消化道重建。标准的胃癌根治性手术要求胃切缘距病灶≥3 cm,浸润性胃癌的切缘距病灶应大于 5 cm;淋巴结清扫范围为一般需达到 D2 淋巴结清扫,早期胃癌可仅行 D1 淋巴结清扫。

②非根治性手术(Non-radical Surgery):有远处转移或原发病灶无法切除合并出血、穿孔、梗阻等严重并发症时,可行姑息性手术(Palliative Surgery)以缓解症状和改善生活质量;当患者存在不可治愈因素,如不能切除的肝转移、腹膜转移等,在胃癌并发症出现前行非根治性胃切除的肿瘤减量手术。

3.药物治疗

胃癌的药物治疗分为辅助、新辅助、转化和晚期治疗,包括化疗、靶向治疗和免疫治疗。其中,常用的胃癌化疗给药途径有口服、经静脉、腹腔灌注、动脉插管区域灌注给药等,对高龄、体弱者可减量,多药联合方案优于单药治疗。

（1）辅助治疗

对于胃癌 D2 根治性手术后病理分期为Ⅱ、Ⅲ期的患者,推荐行辅助化疗,以控制残存的癌细胞,减少胃癌复发。化疗方案推荐氟尿嘧啶类联合铂类的两药联合方案。对于手术切除、清扫范围不够者,推荐术后放化疗或经多学科综合评估后制订治疗方案。

（2）新辅助治疗

已明确无远处转移的进展期食管胃结合部癌(cT3-4aNx)推荐行术前新辅助化疗以获得病理缓解。方案推荐氟尿嘧啶类联合铂类或多西他赛的两药联合方案,或多西他赛、奥沙利铂、氟尿嘧啶三药联合方案(FLOT 方案)。胃癌术前新辅助免疫治疗的安全性好,可单用或联合术前新辅助化疗治疗。术前新辅助放疗需经过多学科综合评估后制订方案。

(3)晚期胃癌转化治疗

随着医疗技术和治疗策略的发展,对于既往晚期胃癌不能Ⅰ期行根治性手术的患者开展转化治疗(Conversion Therapy),通过积极有效的化疗、放疗、分子靶向或免疫治疗等整合治疗方案,在控制原发和转移病灶的同时,为患者争取根治性手术的机会。

(4)晚期治疗

对于不可切除、复发性、合并远处转移或非根治性手术后的晚期胃癌患者,化疗可能有减缓病灶发展、改善症状的效果,推荐使用氟尿嘧啶类药物联合铂类和(或)紫杉醇类药物方案化疗。对于晚期 HER-2 阳性胃癌患者,推荐使用曲妥珠单抗联合化疗方案;PD-L1 综合阳性评分(CPS)≥5 分推荐使用化疗联合 PD-1 抑制剂免疫治疗。

五、健康管理策略

胃癌健康管理的一级预防策略是通过病因学对有高风险因素和高发地区人群开展健康宣讲、干预不良生活饮食习惯及方式,以达到减低发病率的目的。二级预防策略是通过有效筛查,在胃癌早期进行诊断和治疗,提高患者生存率和生活质量。三级预防策略为通过规范化治疗和胃癌全程管理以降低复发率,减轻晚期患者痛苦,提高其生活质量。

胃癌初次诊断时的分期与预后关系密切。早期胃癌的术后 5 年生存率可高于 90%,因此早诊断早治疗是影响预后的关键因素。由于胃癌早期并无特征性症状和体征,胃癌的健康管理策略重点是对高风险人群进行胃癌筛查。

年龄≥40 岁且有以下任意 1 项即为胃癌高风险人群:胃癌高发地区人群;H.pylori 感染;既往患有癌前疾病;胃癌患者一级亲属;存在胃癌其他环境风险。另外,无论年龄,只要有以下情况也为胃癌高风险人群:家族中至少 3 例被诊断为胃癌,其中至少 1 例被确诊为弥漫型胃癌或印戒细胞癌;家族中至少 2 例被诊断为胃癌,其中至少有 1 例在 50 岁前被诊断为弥漫型或印戒细胞癌;家族中有 35 岁前被诊断为弥漫型胃癌或印戒细胞癌的个体;家族中有同时诊断为弥漫型或印戒细胞癌合并小叶性乳腺癌的个体;家族中有 1 例被诊断为弥漫型胃癌或印戒细胞癌,另有 1 例被诊断为小叶性乳腺癌或结肠癌。

对于普通人群,我国推荐在胃癌的高发地区进行人群筛查,常用的筛查方法主要如下:

①血清学检测:血清胃蛋白酶原(Pepsinogen,PG)为慢性萎缩性胃炎的标志物,PGⅠ浓度≤70μg/L 且 PGⅠ/PGⅡ≤3.0 时需警惕胃癌的发生;

②H.pylori 感染检测;

③内镜检查:内镜检查能直观了解胃黏膜情况,内镜活检是胃癌诊断的金标准,但因其为侵入性检查,国民普及率相对较低。

※思考题

1.与胃癌发生相关的Ⅰ类致癌病原体是什么?

2.简述进展期胃癌的Borrmann分型。

3.简述胃癌的转移途径。

4.简述胃癌根治性手术的手术要求。

5.胃癌的常用筛查方法有哪些?

（吴晓醒　闵江）

参考文献

［1］国家消化系统疾病临床医学研究中心,中华医学消化内镜学分会,中华医学会健康管理学分会,等.中国早期胃癌筛查流程专家共识意见(草案)(2017年,上海)[J].中华健康管理学杂志,2018(1):8-14.

［2］中国抗癌协会胃癌专业委员会.胃癌诊治难点中国专家共识(2020版)[J].中国实用外科杂志,2020,40(8):869-904.

［3］张建平,沈健,董小刚,等.胃癌完整系膜切除术的实用膜解剖学初探[J].中华胃肠外科杂志,2019,22(10):926-931.

［4］National Comprehensive Cancer Network. NCCN clinical practice guidelines in oncology:gastric cancer(version.1.2023)[EB/OL].[2023-04-10].https://www.nccn.org/patients.

［5］徐惠绵.中国肿瘤整合诊治指南(CACA):结肠癌(2022)[M].天津:天津科学技术出版社,2022.

［6］闵江,钱昆,吴晓醒,等.腹腔镜辅助远端胃癌根治术中经右侧胰腺上方胃系膜完整切除的技巧与疗效分析[J].中华医学杂志,2018,98(42):3433-3436.

［7］Wu X, Peng B, Qian K, et al. The combination of methylenehydrofolate reductase C677T polymorphism screening and gastrointestinal tumor markers detection may be an early screening method for gastrointestinal cancer related to helicobacter pylori infection[J]. Genes & Diseases,2021,8(6):931-938.

［8］陈孝平,汪建平,赵继宗.外科学[M].9版.北京:人民卫生出版社,2018.

第三节　结直肠癌

结直肠癌(Colorectal Cancer,CRC)是常见的恶性肿瘤,在我国的高发年龄为41～65岁,男性发病率、死亡率均高于女性。我国癌症中心的统计数据显示,我国不同地域的结直肠发病率不同,呈现"东部>中部>西部"的趋势,同时城市高于农村。直肠癌的发病率比结肠癌更高,但在大城市中,结肠癌的发病率已接近直肠癌。

一、病因

结直肠癌的病因尚不完全明确,已知相关的高危因素有腺瘤性息肉、炎症性肠病、结直肠癌家族史、遗传易感性、过多脂肪蛋白质的摄入、缺乏膳食纤维、年龄、肥胖、人种、吸烟等。其中,遗传易感性在结肠癌的发病中占重要地位,如遗传性非息肉性结肠癌的错配修复基因突变携带者的家族成员为结直肠癌的高危人群。家族性肠息肉病、腺瘤(管状腺瘤、绒毛状腺瘤、管状绒毛状腺瘤、锯齿状腺瘤)、炎性肠病相关的异型增生(上皮内瘤变)、畸变隐窝灶,尤其伴异型增生者已被认为是结直肠癌的癌前期病变。

二、病理

约70%的结直肠癌是由腺瘤性息肉演变而来,其演变过程可长达10~15年,是一个多步骤、多阶段、多基因参与的过程(图6.4)。

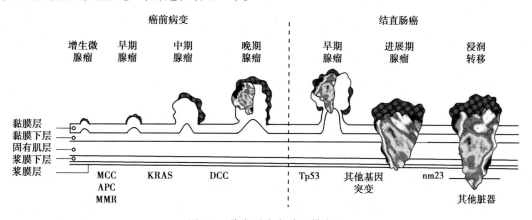

图6.4 结直肠癌变过程模式图

(一)大体分型

根据病灶的大体形态,可分为溃疡型、隆起型和浸润型3类。

①溃疡型:多见。病灶侵及肌层形成圆形或卵圆形溃疡,中央凹陷,边缘隆起,向肠壁深层及周围组织浸润性生长。早期即可有溃疡,易出血,分化程度较低,转移较早。

②隆起型:病灶主体向肠腔内生长,形成凸出肿块,表面可形成溃疡,较少向周围浸润,预后较好。

③浸润型:癌细胞沿肠壁各层弥漫性浸润性生长,局部肠壁增厚、肠腔狭窄,可无明显溃疡或隆起性肿块,分化程度低,早期易出现转移,预后较差。

(二)组织学分类

(1)腺癌

腺癌主要为管状腺癌和乳头状腺癌,占75%~85%;其次为黏液腺癌,占10%~20%。

①管状腺癌:癌细胞呈腺管或腺泡状排列,可分为高分化、中分化和低分化腺癌。

②乳头状腺癌:癌细胞为粗细不等的乳头状结构,乳头中心索为少量血管间质。

③黏液腺癌:具有分泌黏液功能的癌细胞,病灶组织中可见大量黏液,恶性程度较高。

④印戒细胞癌:癌细胞胞核偏于胞质一侧,苏木精-伊红染色(Hematoxylin-eosin Staining, HE)深,形似戒指,病灶如由弥漫成片的印戒细胞癌构成,其恶性程度高,预后差。

（2）腺鳞癌

腺鳞癌由腺癌细胞和鳞癌细胞组成,多为中至低分化,常见于直肠下段和肛管癌。

（3）未分化癌

癌细胞为弥漫性片状或团状,无腺管状结构,细胞较小,形态较相似,排列无规律,预后差。

结直肠癌的同一个病灶中可以出现两种或两种以上的组织类型,其分化程度不一定完全相同。

（三）临床病理分期

结直肠癌主要通过淋巴结转移,最先向肠壁和肠旁淋巴结转移,再到肠系膜血管根部和周围淋巴结。结直肠癌可以直接向周围组织器官进行浸润性生长,如直肠癌常侵犯膀胱、尿道、阴道等周围组织器官。当癌细胞脱落至腹腔后,可能出现腹腔种植转移。因此,对结直肠癌进行系统性分期,能明确病灶的范围,了解患者病情的发展过程,为评估患者预后和拟订治疗方案提供有效的证据。目前,多采用国际抗癌协会推荐的T(原发癌瘤)、N(区域淋巴结)、M(远处转移)分期(表6.3)。

表6.3　结直肠癌 TNM 分期系统(《AJCC 癌症分期指南》,第 8 版,2017)

分期	T	N	M
0	Tis	N0	M0
I	T1,T2	N0	M0
II	T3,T4	N0	M0
ⅢA	T1~T2,T1	N1/N1c,N2a	M0
ⅢB	T3~T4a,T2~T3,T1~T2	N1/N1c,N2a,N2b	M0
ⅢC	T4a,T3~T4a,T4b	N2a,N2b,N1~N2	M0
ⅣA	任何 T	任何 N	M1a
ⅣB	任何 T	任何 N	M1b
ⅣC	任何 T	任何 N	M1c

注:TNM 分期前缀 c 为临床分期;p 为病理分期;y 为接受新辅助治疗后的肿瘤分期,如 ypTNM 为接受新辅助治疗后的病理分期;r 为经治疗获得一段无瘤间期后出现复发。

（1）原发肿瘤（T）

①Tx：原发肿瘤无法评估；

②T0：无原发肿瘤证据；

③Tis：原位癌、黏膜内癌（累及固有层或黏膜肌层）；

④T1：肿瘤浸润黏膜下层；

⑤T2：肿瘤浸润固有肌层；

⑥T3：肿瘤浸透固有肌层至肠周组织；

⑦T4a：肿瘤浸透脏层腹膜（包括肿瘤导致的肠穿孔、肿瘤炎症区域侵及浆膜）；

⑧T4b：肿瘤直接侵犯或粘连其他器官或结构。

注：T4包括肿瘤穿透浆膜并侵犯另段肠管，或无浆膜覆盖处直接侵犯邻近器官或结构（如直肠下段侵犯前列腺等）；肉眼与其他组织结构粘连者T分期以镜下浸润最深处为准。

（2）区域淋巴结（N）

①Nx：淋巴结转移无法评估；

②N0：无区域淋巴结转移；

③N1a：1个区域淋巴结转移；

④N1b：2~3个区域淋巴结转移；

⑤N1c：肿瘤沉积于浆膜下、肠系膜或非腹膜被覆的结直肠周组织，不伴区域淋巴结转移；

⑥pN2a：4~6个区域淋巴结转移；

⑦pN2b：≥7个区域淋巴结转移。

（3）远处转移（M）

①Mx：远处转移无法评估；

②M1：有远处转移；

③M1a：一个器官或部位转移，无腹膜转移；

④M1b：两个或以上器官或部位的转移，无腹膜转移；

⑤M1c：腹膜表面转移，伴或不伴其他器官部位转移。

三、临床表现

早期结直肠癌多无特征性症状或体征。当病灶发展后，可出现消化道和全身性相关症状：排便习惯改变，大便次数增多或便秘；大便性状改变，直肠癌可出现粪便逐渐变细；腹痛，多为腹部不适感、痉挛性腹痛；腹部包块；肠梗阻相关症状，多表现为慢性低位不完全性肠梗阻，左半结肠癌有时可以急性完全性结肠梗阻为首发症状；病灶侵犯周围组织器官后，可出现相应症状和体征，如侵犯膀胱可以出现血尿；贫血、消瘦、乏力、低热等全身性症状，晚期可出现肝大、黄疸、水肿、锁骨上淋巴结肿大和恶病质等。

结肠癌的病灶位置和病理类型不同,临床表现也有所不同,这与左、右半结肠肠腔直径不同相关。右半结肠肠腔直径较大,左半结肠肠腔直径较小。右半结肠隆起型多见,易出现坏死出血、感染,多以腹痛、腹部包块和全身症状为主。左半结肠癌浸润型多见,易出现肠腔狭窄梗阻,以排便习惯、大便性状改变和肠梗阻为主要表现。左、右半结肠癌的分子生物学差异大,药物敏感性不同,预后也有所不同。

四、治疗原则

结直肠癌的治疗原则是以手术为主的综合治疗。对有条件的医疗机构,应组建由结直肠外科或胃肠外科、肝胆外科、肿瘤科、核医学科、放射影像科、营养科及其他相关专业的医生团队,对患者的一般情况及疾病的诊断、分期、发展和预后做出全面评估后制订最合适个性化综合治疗方案。

1.内镜治疗

内镜治疗适应于 Tis 和 T1(黏膜下浸润深度<1 000 μm)的早期结直肠癌。一般多采用 ESD 或 EMR 完整切除病灶,切除的标本需进行规范化的病理分析。当术后病理检查回示有以下情况时,需补行外科手术:

①基底切缘阳性;

②组织学分化差,如低分化腺癌、未分化癌、印戒细胞癌、黏液腺癌等;

③黏膜下浸润深度≥1 000 μm;

④血管、淋巴管侵犯阳性;

⑤肿瘤出芽 G2/G3。

2.手术治疗

遵循肿瘤功能外科和损伤效益比及无菌、无瘤原则。根治手术推荐遵循全结肠系膜切除(Complete Mesocolic Excision,CME)原则,即完整切除病灶部位、足够的切缘、伴行血管和区域淋巴结,需兼顾根治和器官功能保护。当发生急性梗阻,应当积极纠正水电解质紊乱和酸碱失衡,胃肠减压,早期行手术治疗。如一期根治性手术困难,可于内镜下置入支架缓解梗阻后限期行根治手术或行近端造口、远端封闭术,待术后辅助治疗后评估是否需行二期根治手术。

3.化学治疗

结直肠癌细胞对化疗药物具有高敏感性。化疗药物可选择性杀灭癌细胞,结直肠癌的化疗方案以氟尿嘧啶为基础。给药途径有经静脉全身给药、经动脉局部灌注给药和术后腹腔热灌注化疗等。

4.放射治疗

放射治疗主要用于直肠癌的局部治疗,通过放射线的聚焦杀灭照射野的癌细胞。术前的新辅助放疗可以提高患者治愈率,但会加大手术难度。术后的辅助放疗主要针对有癌细胞残留或切缘阳性不过能行二次手术的患者。对于不能耐受化疗、手术和晚期、复发的患者,可以通过放疗缓解局部症状。

5.其他治疗

通过肿瘤组织的基因(KRAS、NRAS、BRAF 等)和微卫星状态检测,结合原发灶部位,选择最佳的化疗方案联合靶向、免疫治疗能提高术前新辅助治疗的转化率和术后的生存率。对于直肠癌有梗阻暂时不能手术的患者,可采用烧灼、激光、冷冻或放置金属支架等减轻梗阻症状。

五、健康管理策略

保持健康的生活方式,对不同性别、年龄和遗传易感因素的人群进行定期体检、肿瘤筛查,可有效降低结直肠癌的发病率和死亡率。

结直肠癌健康管理的一级预防措施主要为保持健康饮食、生活方式,合理均衡的膳食,限制性饮酒,戒烟,积极锻炼,养成良好的作息时间,减少化学、物理、生物性致癌因素的接触,保持乐观心态和良好的社会精神状态。

大部分结直肠癌有从腺瘤到腺癌的长期演变过程,这为预防提供了可能。对人群进行结直肠癌筛查能提高早期癌的发现率,阻断结直肠癌的发生、发展,提高患者的生存率和生活质量。因此,结直肠癌健康管理的二级预防策略为"三早"原则,即早期发现癌前病变、早期诊断和早期治疗,减少结直肠癌的发病率和并发症,提高患者的治愈率和生活质量。三级预防策略是对结直肠癌患者进行术后全程康复随访管理和减轻晚期患者的痛苦,提高生活质量。

人群的结直肠癌筛查如下:

①一般人群:我国推荐 50~74 岁人群进行高危因素问卷调查和免疫法粪便隐血试验(Fecal Immunochemical Test,FIT)检测。如任有 1 项阳性者,需进一步行结肠镜检查;阴性者每 5~10 年进行 1 次结肠镜检查。

②高危人群:有结直肠腺瘤病史、结直肠癌家族史和炎性肠病等的人群为结直肠癌高危人群。如筛查对象有 2 个以上亲属确诊结直肠癌或进展期腺瘤(直径≥1 cm,或伴绒毛状结构、高级别上皮内瘤变),建议从 40 岁开始或比家族中最早确诊结直肠癌患者的年龄提前 10 年开始结直肠癌筛查,每 5 年进行 1 次结肠镜检。对于腺瘤性息肉综合征或致病突变基因携带者,建议每年进行结肠镜检查。对于 Lynch 综合征家系中携带致病突变者,建议 20~25 岁开始结肠镜检,每 2 年 1 次,直到 40 岁,然后每年进行 1 次结肠镜检查。

※思考题

1.简述结直肠癌的大体分型。

2.简述结直肠癌的常见组织学分类。

3.左半结肠癌的主要临床表现是什么？

4.内镜下切除早期结直肠癌后,哪些情况需补行外科手术？

5.结直肠癌健康管理的二级预防策略是什么？

(魏正强　吴晓醒)

参考文献

[1]国家癌症中心中国结直肠癌筛查与早诊早治指南制定专家组.中国结直肠癌筛查与早诊早治指南(2020,北京)[J].中华肿瘤杂志,2021,43(1):16-38.

[2] COOPER H S, DEPPISCH L M, GOURLEY W K, et al. Endoscopically removed malignant colorectalpolyps:clinicalpathological correlations[J].Gastroenterology, 1995,108(6):1657-1665.

[3]王锡山.中国肿瘤整合诊治指南(CACA):结肠癌(2022)[M].天津:天津科学技术出版社,2022.

[4]李阿建,王加琪,刘海龙,等.基于膜解剖理念的直肠癌根治手术新分型[J].中华胃肠外科杂志,2023,26(7):625-632.

[5]陈孝平,汪建平,赵继宗.外科学[M].9版.北京:人民卫生出版社,2018.

[6] ANDRÉ T, MEYERHARDT J, IVESON T, et al. Effect of duration of adjuvant chemotherapy for patients with stage Ⅲ colon cancer(IDEA collaboration):final results from a prospective,pooled analysis of six randomised,phase 3 trials[J]. Lancet Oncol, 2020,21(21):1620-1629.

第四节　肝　癌

原发性肝癌(Primary Liver Cancer,PLC)简称肝癌,是世界范围内常见的消化系统恶性肿瘤,我国的疾病负担尤为严重,占全球肝癌发病率的45.3%和死亡率的47.1%。作为我国的重大公共卫生问题,肝癌为我国恶性肿瘤发病率第5位和死亡率第2位的恶性肿瘤。患者就诊时,早中期不到30%,多为中晚期,且我国多以乙肝病毒(Hepatitis B Virus,HBV)感染-肝硬化为基础发展而来,肝内肿瘤负荷大,常合并门静脉癌栓、肝功能异常等情况,导致其治疗难度大,预后不好。我国肝癌发病率与病死率为1:(0.8~0.9),5年生存率仅为12.1%,严重危害我国国民的生命健康。

我国的肝癌发病率男性(27.6/10万人)高于女性(9.0/10万人)。江苏、上海、福建、广东和广西等温暖、多雨、潮湿的省市区为肝癌高发地区,沿海地区高于内陆地区,而东南沿海江河海口或岛屿地区又高于其他沿河地区。

一、病因

目前认为,肝癌的发生是一个多阶段、多因素协同作用的过程。肝癌的具体病因尚不明确。现有研究显示,肝炎病毒感染、食用黄曲霉毒素污染食物以及饮用污染水源是我国肝癌发生的三大相关危险因素。

1.慢性肝炎-肝硬化

无论任何原因引起的慢性肝炎和肝硬化都是肝癌的疾病危险因素。其中,特定风险因素包括 HBV 和(或)丙型肝炎(Hepatitis C Virus,HCV)引起的病毒感染、酗酒导致的酒精性肝硬化,以及特定合并症如非酒精性脂肪性肝炎、非酒精性脂肪性肝病、遗传性血色病和人类免疫缺陷病毒感染。

我国肝癌患者多经历过急性肝炎—慢性肝炎—肝硬化—肝癌的疾病过程,80%~90%肝癌合并肝硬化。

2.黄曲霉毒素

黄曲霉毒素自 20 世纪 60 年代被发现以来已经被证实可诱发动物肝癌发生。其中,黄曲霉毒素 B1 被认为是最强的致癌剂之一,诱发肝癌的最小剂量仅为每日 10 μg。现有研究显示,黄曲霉毒素可与 HBV 协同作用促进肝癌的发生发展。

3.饮用水污染

水体受到某些致癌有机物污染后可能导致肝癌的发生,如六氯苯、苯并芘、多氯联苯以及一些藻类(如蓝绿藻)等。因此,长期饮用宅沟水、塘水者的肝癌死亡率明显高于饮用井水者,但前者改饮深井水后的肝癌发病率会有下降的趋势。

4.遗传和其他因素

大量的流行病学研究显示,肝癌患者具有家族聚集现象,可能是遗传易感性与共同的生活环境协同作用的结果。其他因素如营养不良、农药、性激素、肝吸虫、微量元素的缺乏、吸烟等都可能与肝癌的发病相关。

现有研究显示,在肝癌的发生发展过程中,各危险因素单独作用的同时还有协同作用,从而增加肝癌的发病风险。例如,HCV 和 HBV 均是肝癌的独立危险因素,同时 HCV 和 HBV 可能具有协同致癌效应;慢性 HBV 和 HCV 携带者暴露于其他危险因素,如食用黄曲霉毒素污染的食物、患酒精性肝硬化和糖尿病,具有协同致癌作用,其发病危险显著升高。吸烟、饮酒与肝癌的发病危险有明显的剂量反应关系:乙型肝炎病毒表面抗原(Hepatitis B Surface Antigen,HBsAg)阳性同时酗酒、吸烟者的肝癌危险度显著高于吸烟、酗酒但 HBsAg 阴性者。这或许与慢性肝炎病毒感染导致机体对外源化学毒物的解毒能力下降,如代谢酶的改变、DNA 修复的抑制等导致机体对外源化学毒物的易感性增加相关。

二、病理

原发性肝癌指起源于肝细胞和肝内胆管上皮细胞的恶性肿瘤,主要病理类型包括肝细胞癌（Hepatocellular Carcinoma，HCC）、肝内胆管细胞癌（Intrahepatic Cholangiocarcinoma，ICC）、肝细胞胆管细胞混合癌（Combined Hepatocellular and Intrahepatic Cholangiocarcinoma，CHCC-CCA）和肝肉瘤，其中肝细胞癌最常见，约占90%，肝肉瘤罕见。

三、临床表现

肝癌发病隐匿，早期缺乏典型临床症状，中晚期临床表现也常缺乏特异性，可仅表现为腹胀、消化不良等消化系统症状，容易被忽略或误诊。最常出现的临床症状为肝区疼痛、腹胀、消瘦、纳差、乏力，其他还可能出现上腹部肿块、发热、黄疸、腹泻。晚期可能出现黄疸、腹水和下肢水肿等症状。

四、治疗原则

肝癌治疗的特点是由多学科参与的多种治疗方法同时或序贯进行的综合性个体化治疗。常见治疗方法包括肝切除术、肝移植术、消融治疗、介入治疗、放射治疗、系统抗肿瘤治疗等，需遵循循证医学证据，针对不同分期的肝癌患者选择合理的治疗方法。

（一）外科手术治疗

外科手术治疗是肝癌患者延长生存时间的主要治疗手段，包括肝切除术和肝移植术。

1.肝切除手术

需遵循彻底性和安全性原则，即完整地切除肿瘤病灶，切缘无残留；保留足够多的有功能肝组织，保证剩余肝脏具有良好的血供及血液、胆汁回流功能，以确保术后的肝功能代偿，减少手术并发症、降低手术死亡率。

2.评估

术前需对患者全身状态、肝储备功能、剩余肝体积和手术安全进行系统性评估。一般认为，肝储备功能 Child-Pugh A 级、吲哚菁绿清除试验<20%～30%，肝硬化患者剩余肝体积占标准肝脏体积>40%（无肝硬化患者为>30%）是实施手术的必要条件。同时，术前精确评估门静脉高压程度也有助于评估手术。

3.抗病毒治疗

合并 HBV 患者强调围手术期和术后的规范化抗病毒治疗；合并 HCV 患者可酌情进行抗病毒和手术治疗。围手术期的全程化规范化抗病毒治疗能够显著降低肝癌复发率，并改善远期疗效。

4.肝癌根治性切除标准

术中：

①肝静脉、门静脉、胆管以及下腔静脉未见肉眼癌栓。

②无邻近脏器侵犯，无肝门淋巴结或远处转移。

③切缘阴性，肝脏切缘距肿瘤边界≥1 cm，如切缘<1 cm，则需切除肝断面组织学检查无

肿瘤细胞残留性。

术后：

①术后 1~2 个月行超声、CT、MRI 检查（必须有其中两项）未发现肿瘤病灶。

②如术前血清甲胎蛋白（Alpha-fetoprotein，AFP）、异常凝血酶原（Abnormal Prothrombin）等血清肿瘤标志物升高者，术后 2 个月复查水平需降至正常范围内。肝切除术后血清肿瘤标记下降速度，可以早期预测手术切除的彻底性。

5.肝移植

肝移植作为肝癌根治性治疗手段之一，适用于肝功能失代偿、不适合手术切除及消融治疗的小肝癌病人。严格评估肝癌肝移植适应证是提高肝癌肝移植疗效、保证供肝资源得到公平合理应用、提高肝癌患者临床疗效的有效保障。

（二）局部消融治疗

外科手术治疗虽然是肝癌根治性治疗的首选治疗方式，但仍有多数肝癌患者由于合并有不同程度的肝硬化或不能耐受手术治疗。因此，超声引导下经皮穿刺行微波、射频、冷冻、无水酒精注射等消融治疗手段，具有肝功能影响少、机体创伤小、疗效确切的特点。适用于不宜手术的肝癌患者以及术后复发、转移性肝癌，同时也能在手术中使用。在一些早期肝癌病人中，可以获得与手术切除相类似的疗效。

（三）经肝动脉和（或）门静脉区域化疗，经肝动脉化疗栓塞术

这是肝癌常用的非手术治疗手段，主要适用于各种原因不可切除肝癌或具有高复发因素（肝脏多发肿瘤、合并肉眼或镜下癌栓、姑息性手术切术、术后 AFP 等肿瘤标志物未降至正常范围等）的肝癌患者术后辅助治疗；初始不可切除肝癌患者的转化治疗；肝癌自发性肿瘤破裂出血的患者。

（四）系统性治疗

系统性治疗又称为全身性治疗，主要指抗肿瘤治疗，包括分子靶向药物治疗、免疫治疗、化学治疗和中医中药治疗等，还包括针对肝癌基础疾病的治疗，如抗病毒治疗、保肝利胆和支持对症治疗等。

由于肝癌起病隐匿，首次就诊时仅有不到 30% 的肝癌患者适合接受根治性手术治疗。系统性治疗在中晚期肝癌的治疗过程中发挥重要的作用。系统性治疗可以控制疾病的进展，延长病人的生存时间。

五、健康管理策略

肝癌的健康管理策略主要在于对肝癌高危人群的筛查与监测。

（一）一级预防

一级预防指避免和尽量少地接触一级致癌物或危险因素，从而采取的一系列预防肝癌发生的措施。我国在肝癌高发地区实施的"管水、管粮、防肝炎"七字方针以及"防治肝炎、管粮防霉、适量补硒、改良饮水"的一级预防措施已初见成效。其具体包括:接种乙肝疫苗;慢性病毒性肝炎患者应尽早接受规范化抗病毒治疗,积极控制肝炎病毒的复制;戒酒或减少饮酒;合理饮食结构,减少油腻食物摄入;避免摄入发霉食物和肝功能损害药物;避免使用污染水源。

（二）二级预防

肝癌二级预防的主要任务为"三早",即早期发现、早期诊断、早期治疗,以阻止或减缓疾病的发展,恢复患者身体健康。

原发性肝癌作为我国亟待解决的重大公共卫生问题,早期筛查和定期检测是提高早期诊疗和长期生存率的有效措施。我国的原发性肝癌疾病高危风险人群主要有 HBV 和（或）HCV 感染、长期酗酒及酒精性肝病、非酒精性脂肪肝性肝炎、摄入黄曲霉素污染食物、血吸虫等多种原因引起的肝硬化以及有肝癌家族史。同时,40 岁以上男性、糖尿病、肥胖、吸烟和药物性肝损伤也是原发性肝癌的危险因素。对于不同疾病风险的人群,应制订个性化的健康管理策略（表6.4）。

表6.4　HBV 感染患者的肝癌疾病风险分级及筛查监控方案

风险分级	筛查人群	筛查监控方案
低危	年龄<30 岁,非活动性 HBsAg 阳性人群、慢性 HBV 感染者;抗病毒治疗获得持续病毒学应答的慢性乙型肝炎（Chronic Hepatitis B,CHB）患者	超声影像学检查（Ultrasound,US)+AFP,每年 1 次
中危	年龄:男性 30~40 岁、女性 30~50 岁,非活动性 HBsAg 阳性人群、慢性 HBV 感染者、CHB 患者（无肝癌家族史、无长期酗酒、吸烟、明确致癌物质接触史、肥胖症、糖尿病、代谢综合征、脂肪肝）;抗病毒治疗获得持续病毒学应答的乙肝肝硬化患者	US+AFP,6~12 个月 1 次
高危	年龄≥30 岁的 CHB 患者,有肝癌家族史或长期酗酒、吸烟、明确致癌物质接触史、肥胖症、糖尿病、代谢综合征、脂肪肝;年龄:男性>40 岁、女性>50 岁的非活动性 HBsAg 阳性人群、慢性 HBV 感染者、CHB 患者;未抗病毒治疗或抗病毒治疗后低病毒血症的乙肝肝硬化患者	US+AFP,3~6 个月 1 次;增强 MRI 和（或)CT 检查,6~12 个月 1 次
极高危	低病毒血症的乙肝肝硬化患者伴糖尿病或有肝癌家族史等协同危险因素;超声等影像学检查发现肝内疑似癌前病变或非典型占位性病变;血清 AFP≥20 ng/mL,伴或不伴 DCP≥40 mAU/mL 和（或)AFP-L3≥12%;影像学检查肝脏结节(1~2 cm)或病理学证实的肝脏异型增生结节	US+AFP,3 个月 1 次;增强 MRI 和/或 CT 检查,6 个月 1 次

（三）三级预防

三级预防是指对肝癌患者采取最佳的治疗措施，以求提高肝癌患者的生存率、改善生活质量等，主要遵循"积极、综合、个性化"的原则。"积极"是指对不能根治切除的大肝癌予以非切除治疗，待其缩小后再实施根治性切除；复发性肝癌的再切除；再栓塞治疗等。"综合"是指多种治疗方法的同时或序贯应用，如手术、栓塞化疗、放疗、生物免疫治疗和中医中药治疗的联合应用。"个性化"是指对于不同临床表现的肝癌患者，采取不同的治疗方法，力求达到延缓疾病进展、提高生活质量的效果。

※思考题

　　1.肝癌的相关危险因素有哪些？

　　2.简述肝癌的治疗原则和方法。

　　3.肝癌一级预防的具体措施有哪些？

　　4.肝癌二级预防的主要任务是什么？

（吴晓醒）

参考文献

[1]Sung H，Ferlay J，Siegel R L，et al. Global Cancer Statistics 2020：GLOBOCAN estimates of incidence and mortality worldwide for 36 cancers in 185 countries[J]. CA Cancer J Clin，2021，71（3）：209-249.

[2]郝新，樊蓉，郭亚兵，等. 创建医院社区一体化"金字塔"肝癌筛查模式，实现肝癌早筛早诊早治[J]. 中华肝脏病杂志，2021，29（4）：289-292.

[3]European Association for the Study of the Liver. EASL clinical practice guidelines：management of hepatocellular carcinoma[J]. J Hepatol，2018，69（1）：182-236.

[4]陈敏山.中国肿瘤整合诊治指南（CACA）：肝癌（2022）[M].天津：天津科学技术出版社，2022.

[5]中华人民共和国国家卫生健康委员会医政医管局.原发性肝癌诊疗指南（2022年版）[J].中国实用外科杂志，2022，42（3）：241-273.

[6]李阿建，王加琪，刘海龙，等.基于膜解剖理念的直肠癌根治手术新分型[J].中华胃肠外科杂志，2023，26（7）：625-632.

[7]陈孝平，汪建平，赵继宗.外科学[M].9版.北京：人民卫生出版社，2018.

第五节　乳腺癌

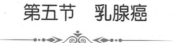

乳腺癌（Breast Cancer）为起源于乳腺各级导管和腺泡上皮的恶性肿瘤。作为全球最常

见的恶性肿瘤之一,乳腺癌居女性癌症发病率、死亡率首位。乳腺癌的高发地区多位于工业化程度高的大城市和发达国家,主要与遗传因素、生活方式及环境暴露等因素相关。但乳腺癌的高发地区死亡率往往低于发病率低的地区,这与临床诊疗水平和康复技术相关。在我国,女性乳腺癌的发病率在 30 岁后呈现逐年上升趋势,55 岁达到峰值并持续维持在高发病率状态。

一、病因

乳腺癌的发生是由遗传因素、生活方式和环境暴露等多种因素相互作用的结果。乳腺癌的易感基因突变可以增加患病风险。初潮、绝经年龄及生育、哺乳情况等生殖因素会影响乳腺癌的患病风险。乳腺癌家族史、乳腺增殖性良性疾病史、乳腺致密、辐射暴露、饮酒、体力活动少,绝经前瘦、绝经后肥胖、近期使用绝经后激素治疗(特别是雌激素+黄体酮)、近期口服避孕药都会增加乳腺癌的患病风险。

二、病理

(一)病理分型

①非浸润性癌:癌细胞未突破乳腺导管壁基底膜、腺泡基底膜或末梢乳管的导管内癌、小叶原位癌和乳头湿疹样乳腺癌(不包括浸润性癌),属于早期肿瘤,预后较好。

②浸润性特殊癌:乳头状癌、伴大量淋巴细胞浸润的髓样癌、小管癌、腺样囊性癌、黏液腺癌、大汗腺样癌、鳞状细胞癌等。

③浸润性非特殊癌:浸润性小叶癌、浸润性导管癌、硬癌、无大量淋巴细胞浸润的髓样癌、单纯癌、腺癌等,是乳腺癌中最常见类型。在我国女性乳腺癌中,浸润性导管癌占 70%。其预后与转移、基因类型等相关。

(二)转移途径

①局部扩散:癌细胞沿乳腺导管或筋膜间隙蔓延,继而侵及 Cooper 韧带和皮肤。

②淋巴转移:癌细胞经胸大肌外侧缘淋巴管向同侧腋窝淋巴转移,侵入锁骨下淋巴结及锁骨上淋巴结,再经胸导管(左)或右淋巴管进入静脉后向远处转移;癌细胞经乳内淋巴管的肋间穿支引流到胸骨旁淋巴结,进入锁骨上淋巴结后可进入静脉向远处转移。

③血行转移:乳腺癌作为全身性疾病,早期即可出现血行转移,最常见的远处转移依次为骨、肺、肝。

三、临床表现

早期乳腺癌多为单侧乳房的单发、无痛性小肿块,多由患者无意中发现。肿块一般为表面不光滑的质硬结节,与周围组织分界不清楚,在乳房内不易被推动。随着肿块的生长,可引起乳房局部隆起;如累及乳腺腺叶间与皮肤垂直的 Cooper 韧带,可将乳头向病灶一侧牵拉,出现乳头扁平、回缩、凹陷的情况。病灶进一步发展后,癌细胞若堵塞皮下淋巴管可引起淋巴回流障碍,出现真皮层水肿,皮肤呈"橘皮样"改变。

乳腺癌晚期,癌细胞如侵犯胸肌、胸肌筋膜,可导致病灶固定于胸壁不易推动。癌细胞如侵犯皮肤面积较大,可出现多发小结节,甚至成为融合团块。皮肤结节破溃后可形成溃疡,多伴有恶臭及出血。

乳腺癌的淋巴转移第一站为同侧腋窝,表现为质硬、无痛、可推动的肿大淋巴结。随着病情发展,转移淋巴结可融合成团,甚至与皮肤或深部组织粘连。癌细胞若向远处至肺、骨、肝后可出现相应的症状和体征。

某些少见特殊类型乳腺癌的临床症状与常见乳腺癌不同:炎性乳腺癌(Inflammatory Breast Cancer)的局部皮肤可出现发红、水肿、增厚、粗糙、表皮温度升高等炎症样改变,该型发展迅速,预后差;乳头湿疹样乳腺癌(Paget's Carcinoma of the Breast)最初表现为乳头瘙痒、烧灼感,随着病情发展出现乳头和乳晕的皮肤粗糙、糜烂似湿疹样,进一步形成溃疡后可有黄褐色鳞屑样痂皮覆盖,部分患者可于乳晕区扪及肿块,其恶性程度低,病情发展慢。

四、治疗原则

乳腺癌的治疗为以手术治疗为主的综合治疗原则。

(一)手术治疗

手术治疗是早期乳腺癌患者的首选治疗方式。其手术方式的选择需根据病理分型、肿瘤分期和辅助治疗条件,并充分考虑患者本人意愿后确定。对可切除患者的手术范围需达到局部及区域淋巴结最大程度的完整切除及清扫,在提高生存率的基础上再考虑外观和功能。但随着对乳腺癌的生物学行为研究的深入,目前认为乳腺癌为全身性疾病,因此尽可能缩小手术范围和根据复发风险个体化评估(表6.5)加强术后综合辅助治疗被更多的临床医生所接受并重视。

表6.5　乳腺癌术后复发风险分组

危险度	阳性淋巴结数量	ER/PR	其他情况
低危	阴性	阴性	同时具备以下条件:pT≤2 cm;组织学Ⅰ级;LVI阴性;HER-2阴性;年龄≥35岁;Ki-67≤20%或实验室中位值 HER-2阴性且不满足上述条件,但多基因检测低危
中危			不符合低/高危定义的其他情况
高危	1~3枚阳性	阳性	具备以下条件之一:组织学Ⅲ级;pT>5 cm;HER-2阳性;多基因检测高危
		阴性	任何情况
	≥4枚阳性	任何情况	任何情况

①保留乳房的乳腺癌切除术(Conservative Surgery):适用于有保乳意愿可完整切除病灶且无保乳禁忌证的临床Ⅰ、Ⅱ期乳腺癌患者。经术前新辅助治疗后降期达到保乳手术标准的需慎重考虑。病变广泛、切缘难以达到阴性或患者乳房体积较小,术后不能保持理想外形的为保乳手术禁忌证。切除范围为原发灶及周围1~2 cm的组织,确保标本的切缘无癌细胞浸润。

②乳腺癌改良根治术(Modified Radical Mastectomy):切除胸小肌,保留胸大肌,淋巴结清扫范围与根治术相仿,同时保留胸大肌和胸小肌。该方法清扫腋上组淋巴结,即胸小肌内侧锁骨下静脉淋巴结较困难。大量临床研究显示,对Ⅰ、Ⅱ期早期乳腺癌行根治术和改良根治术后的生存率无明显差异,但改良根治术由于保留了胸肌,术后外观效果更好,所以患者接受度更高,是目前常用的手术方式。

③乳腺癌根治术(Radical Mastectomy)和乳腺癌扩大根治术(Extensive Radical Mastectomy):乳腺癌根治术需完整切除病灶所在的整个乳房及同侧胸大肌、胸小肌、腋窝淋巴结(Ⅰ~Ⅲ组淋巴结);乳腺癌扩大根治术还需在根治术的基础上切除胸廓内动、静脉及其周围的胸骨旁淋巴。目前,两种手术方式临床上采用较少。

④全乳房切除术(Total Mastectomy):需完整切除病灶所在的整个乳房,包括同侧腋尾部和胸大肌筋膜。该术式适用于原位癌、微小癌及年迈不能耐受根治术的患者。

⑤前哨淋巴结活检术和腋淋巴结清扫术(Sentinel Lymph Node Biopsy and Axillary Lymph Node Dissection):前哨淋巴结(Sentinel Lymph Node,SLN)为乳腺癌病灶引流经过的第一站淋巴结。无论是保乳手术还是乳房切除术,手术前都应先行前哨淋巴结确认。临床腋淋巴结阳性的乳腺癌患者需常规行腋Ⅰ、Ⅱ组淋巴结清扫;阴性患者术中可应用示踪剂显示后予以切除活检,根据病理结果判断是否需行腋淋巴结清扫术。

⑥乳房重建与整形:适用于准备或已经接受乳房切除以及保乳手术后乳房明显变形的乳腺癌患者,能重塑乳房外形、轮廓和解剖标志,恢复外形完整。根据乳房重建的时机,可分为即刻重建、延期重建和分期即刻重建。

(二)化学治疗

作为实体瘤中对化疗最敏感的恶性肿瘤之一,化学治疗在乳腺癌的全程综合治疗过程中占有重要地位,且由于手术最大程度地去除了肿瘤负荷,化疗药物能够杀灭残存癌细胞,提高患者的生存率。

浸润性乳腺癌伴有腋窝淋巴转移的患者需术后辅助化疗治疗;腋窝淋巴结阴性患者需根据个体化复发风险评估(表6.5)、病理学分型等因素进行综合评估后制订辅助化疗方案。

蒽环类联合紫杉类药物的联合化疗方案适用于病灶分化差、分期晚的患者,如EC(表柔比星、环磷酰胺)-T(多西他赛或紫杉醇)方案。病灶分化较好、分期较早的患者可以考虑紫杉醇类化疗方案,如TC方案(多西他赛或紫杉醇、环磷酰胺)。表柔比星等蒽环类药物有心脏毒性和骨髓抑制,化疗前及化疗期间需定期完善血常规及肝、肾功。其他临床应用较多的化疗药物有长春瑞滨和铂类等。

局部晚期的乳腺癌患者可以在术前行 4~6 个疗程的新辅助化疗,以达到缩小病灶、肿瘤降期的目的,提高手术成功机会,同时探测病灶对药物的敏感性。

(三)内分泌治疗(Endocrinotherapy)

乳腺癌细胞对雌激素受体(Estrogen Receptor, ER)和(或)孕激素受体(Progesterone Receptor, PR)阳性者称为激素依赖性肿瘤,对内分泌治疗敏感。目前,常用的有他莫昔芬(Tamoxifen)、卵巢功能抑制剂和第三代芳香化酶抑制剂。其中,他莫昔芬为非甾体激素的抗雌激素药物,因其结构式与雌激素相似,因此可以在靶器官内与 ER 结合影响基因的转录,从而抑制癌细胞的生长。大量的临床数据显示,该药能降低乳腺癌术后的复发、转移。该药常见的副反应有潮热、恶心、呕吐、静脉血栓形成等。芳香化酶抑制剂能抑制肾上腺分泌的雄激素转变为雌激素过程中的芳香化过程,降低雌二醇水平,达到治疗乳腺癌的效果。芳香化酶抑制剂对绝经后患者的效果优于他莫昔芬。

(四)靶向治疗

人表皮生长因子受体-2 过度表达患者采用曲妥珠单抗联合化疗的辅助治疗,可降低术后复发转移的风险,提高无病生存期。具体方案需注重个体化,根据病灶浸润情况、ER/PR 状况、患者一般情况及年龄等因素综合考虑。

(五)放射治疗

是否需要放射治疗需根据肿瘤的临床分期和手术方式共同参考决定。病灶局部广泛切除的保乳手术后应予以适当剂量的放疗。放疗的范围一般包括全胸壁、锁骨上和锁骨下。

五、健康管理策略

由于乳腺癌的患病风险尚不完全明确,因此其健康管理策略侧重于乳腺癌的筛查,既对无症状女性开展人群普查,以达到早发现、早诊断及早治疗的目的,从而降低人群乳腺癌的死亡率。筛查分为机会性筛查和群体性筛查。因各种原因主动前往医疗保健机构就诊的适龄女性进行乳腺癌筛查,称为机会性筛查。由专业医疗人员运用医疗保健设备对某一群人群,如同一社区、单位等适龄女性进行乳腺癌筛查,称为群体性筛查。目前,多数指南推荐一般风险女性的乳腺癌筛查年龄为 40~70 岁,每 1~2 年进行一次乳腺 X 线摄影和(或)B 超检查。

考虑我国老年乳腺癌的发病率仍较高,因此有指南推荐根据个人一般情况、预期寿命等因素进行机会性乳腺癌筛查。对乳腺癌高危风险女性应提前(<40 岁)进行筛查,乳腺癌高危人群包括近亲有罹患乳腺癌或卵巢癌,既往有乳腺导管或不典型增生、小叶原位癌,30 岁前接受过胸部放疗,通过 Gail 模型结合待评估者年龄、种族、初潮年龄、初产年龄、个人乳腺疾病史、乳腺癌家族史和既往乳腺活检次数等进行乳腺癌风险评估后 5 年内发病风险 ≥ 1.67%。

※思考题

1.乳腺癌的转移途径有哪些?

2.乳腺癌局部有哪些常见的临床表现?

3.简述乳腺癌内分泌治疗和靶向治疗的适应证。

4.简述乳腺癌一般风险女性的乳腺癌筛查年龄和频率。

5.哪些为乳腺癌高危人群?

(吴晓醒)

参考文献

[1]Cancer Today. World Health Organization[EB/OL].[2022-12-08].https://gco.iarc.fr/today/home.

[2]PATHAK D R,WHITTEMORE A S. Combined effects of body size,parity,and menstrual events on breast cancer incidence in seven countries[J]. Am J Epidemiol,1992,135(2):153-168.

[3]吴昊.中国肿瘤整合诊治指南(CACA):乳腺癌(2022)[M].天津:天津科学技术出版社,2022.

[4]陈孝平,汪建平,赵继宗.外科学[M].9版.北京:人民卫生出版社,2018.

[5]LANG G T,JIANG Y Z,SHI J X,et al. Characterization of the genomic landscape and actionable mutations in Chinese breast cancers by clinical sequencing[J]. Nat Commun,2020,11(1):5679.

[6]WINTERS S,MARTIN C,MURPHY D,et al. Breast cancer epidemiology,prevention,and screening [J]. Prog Mol Biol Transl Sci,2017,151:1-32.

[7]中国研究型医院学会乳腺专业委员会中国女性乳腺癌筛查指南制定专家组.中国女性乳腺癌筛查指南(2022年版)[J].中国研究型医院,2022,9(2):6-13.

[8]靳育静,高鹰,张卿.Gail模型在我国女性乳腺癌发病风险预测中的研究:系统综述与Meta分析[J].现代肿瘤医学,2022,30(6):1017-1023.

第六节　宫颈癌

宫颈癌(Cervical Carcinoma,CC)作为女性生殖系统最常见的恶性肿瘤之一,是女性癌症死亡的第四大原因。在人乳头瘤病毒(Human Papilloma Virus,HPV)疫苗接种和宫颈癌规范化筛查率高的地区,宫颈癌的发病率和死亡率都明显降低。全球欠发达国家的宫颈癌发病率和死亡率分别为发达国家的1.7倍和2.4倍。在我国,中西部地区的晚期宫颈癌发病率和宫颈癌死亡率高于东部及沿海地区。我国宫颈癌的发病年龄多在35岁以后,随着年龄增加呈现上升趋势,55~60岁为高发年龄,65岁后呈现下降趋势。宫颈癌的发生还存在着人种和民族差异。

一、病因

宫颈癌的发生主要因素有两个方面:行为危险因素——过早的性生活、多性伴侣、性生活混乱、多孕多产、社会经济地位低下、营养不良等;生物学因素——细菌、病毒和衣原体感染等。其中,HPV感染是宫颈癌发生的必要因素。

性活跃女性一生感染HPV的机会大于70%,多为一次性感染,通常在感染后数月至2年后消退,仅有15%会呈持续感染状态。HPV感染后的结局与机体免疫状态关系密切,且只有HPV高危型感染持续状态才可能导致宫颈癌的癌前病变及宫颈癌发生,如HPV16、HPV18、HPV31、HPV33、HPV35、HPV39、HPV45等类型。

同时,还需要其他因素的协同刺激。主要的共刺激因子有吸烟;生殖系统其他微生物感染,如单纯疱疹病毒、淋球菌、衣原体或真菌感染等均会增加生殖系统对HPV的易感性;性激素影响,如口服避孕药;内、外源性因素导致的免疫功能低下。

二、病理

宫颈癌的临床分期、淋巴结转移和肿瘤细胞分化是宫颈癌预后的独立影响因素。其病理取材可采用宫颈活检,即从宫颈上夹取或搔刮取病灶组织送检。当宫颈细胞学检查多次提示异常而宫颈活组织学结果为阴性,或活组织学结果为癌前病变但不能排除浸润癌者,宫颈锥切不仅能帮助明确诊断,而且也能治疗早期病变。

临床上,宫颈癌分期分型多采用国际妇产科联合会的FIGO分期(表6.6),包括影像学和病理结果。一般临床分期越早,治疗效果越好。

表6.6 宫颈癌的临床分期(FIGO分期,2018版)

FIGO分期	分期标准
Ⅰ期	病灶局限在子宫颈
ⅠA	仅显微镜下可见浸润癌,最大浸润深度≤5 mm
ⅠA1	间质浸润深度≤3 mm
ⅠA2	3 mm<间质浸润深度≤5 mm
ⅠB	浸润癌最大浸润深度>5 mm(超出IA期),病灶局限于子宫颈
ⅠB1	间质浸润深度>5 mm,癌灶最大径线≤2 cm
ⅠB2	2 cm<浸润癌最大径≤4 cm
ⅠB3	浸润癌最大径大于4 cm
Ⅱ期	病灶浸润范围超出子宫颈,但未达骨盆壁或阴道下1/3

续表

FIGO 分期	分期标准
ⅡA	病灶侵犯阴道上 2/3,无子宫旁浸润
ⅡA1	浸润癌最大径≤4 cm
ⅡA2	浸润癌最大径>4 cm
ⅡB	有宫旁浸润,但未达骨盆壁
Ⅲ期	病灶累及阴道下 1/3 和(或)扩展至骨盆壁和(或)引起肾盂积水或肾无功能和(或)累及盆腔和(或)主动脉旁淋巴结
ⅢA	病灶累及阴道下 1/3,但未达到骨盆壁
ⅢB	病灶扩展至骨盆壁和(或)引起肾盂积水或肾无功能(除已知其他诱因)
ⅢC	无论病灶大小和扩散范围,累及盆腔和(或)主动脉旁淋巴结
ⅢC1	局限于骨盆区淋巴结转移
ⅢC2	腹主动脉旁淋巴结转移,伴或不伴骨盆区淋巴结转移
Ⅳ期	病灶侵犯膀胱或直肠黏膜和(或)超出真骨盆
ⅣA	邻居组织器官转移
ⅣB	远处转移

宫颈癌的主要转移途径为直接浸润和淋巴转移,少数晚期患者经血运转移至肺、肝、心脏、脑和皮肤。

1.直接侵润

直接侵润是宫颈癌最常见的转移途径。当癌细胞突破基底膜后可通过局部浸润或经淋巴管浸润从而侵犯周围组织器官。向下可侵犯阴道,向上可侵犯宫腔,向前侵犯膀胱,向后侵犯直肠,向两侧可浸润至子宫旁和盆壁组织。

2.淋巴转移

淋巴转移是宫颈癌最重要的转移途径。宫颈癌的淋巴结转移率与临床分期相关,Ⅰ期患者淋巴转移率为 15%~20%,Ⅱ期为 25%~40%,Ⅲ期多大于 50%。根据淋巴结转移的先后顺序,可分为一级组和二级组淋巴结:癌细胞可沿宫颈旁淋巴结转移至闭孔、髂内和髂外等一级组的区域淋巴结,再向髂总、骶前和腹主动脉旁的二级组淋巴结转移。晚期患者可向锁骨上及深、浅淋巴结转移。

宫颈癌的肿瘤组织学多采用 WHO 组织学分类(表 6.7)。现有研究显示,所有宫颈鳞状上皮内病变(Squamous Intraepithelial Lesion,SIL)均与 HPV 感染相关,分为低级别鳞状上皮内病变(Low-grade Squamous Intraepithelial Lesion, LSIL)和高级别鳞状上皮内病变(High-grade Squamous Intraepithelial Lesion，HSIL）。宫颈鳞癌与腺癌均分为 HPV 相关型和非 HPV 相关型，宫颈 HPV 相关型腺癌相对预后较好。宫颈神经内分泌肿瘤具有高度侵袭性，远处转移常见，预后较差。

表 6.7　WHO 宫颈癌及癌前病变主要病理类型和组织学分类（2020 版）

鳞状上皮肿瘤	SIL 　　LSIL 　　　　CIN1^a 　　HSIL 　　　　CIN2^b 　　　　CIN3^c 鳞状细胞癌，HPV 相关型 鳞状细胞癌，非 HPV 相关型 鳞状细胞癌，NOS^d 相关型
腺体肿瘤及癌前病变	原位腺癌，HPV 相关型 原位腺癌，非 HPV 相关型 腺癌，HPV 相关 　　普通型 　　黏液腺癌，NOS^d 　　黏液腺癌，肠型 　　黏液腺癌，印戒细胞癌 　　浸润性复层产生黏液的腺癌 　　绒毛管状腺癌 腺癌，非 HPV 相关型 　　胃型 　　透明细胞型 　　中肾管型 其他类型腺癌
其他上皮肿瘤	癌肉瘤 腺鳞癌和黏液表皮样癌 腺样基底细胞癌 宫颈癌，无法分类 神经内分泌癌 　　大细胞神经内分泌癌 　　小细胞神经内分泌癌

注：a. 宫颈上皮内瘤变，1 级（Cervical Intraepithelial Neoplasia Grade1，CIN1）。

　　b. 宫颈上皮内瘤变，2 级（Cervical Intraepithelial Neoplasia Grade2，CIN2）。

　　c. 宫颈上皮内瘤变，3 级（Cervical Intraepithelial Neoplasia Grade3，CIN3）。

　　d. 非特指（Squamous otherwise-specified，NOS）。

三、临床表现

原位癌、微小浸润性癌和部分早期浸润性癌可没有任何临床症状和体征,多由体检时发现。宫颈癌患者的主要症状为阴道分泌物增多和阴道流血。晚期患者可有疼痛,当压迫或侵犯周围组织后还可能出现相应症状。

①阴道分泌物增多:宫颈癌最早出现的症状。多为稀薄、可混有淡血性分泌物,合并感染时可有特殊气味。

②阴道流血:宫颈癌最常见的症状。早期常表现为无规律、无痛性阴道流血,或性交、排便后阴道少量流血。晚期患者可因阴道长期反复地流血,出现贫血。若病灶侵犯大血管,可导致大出血而造成患者死亡。

③疼痛:晚期宫颈癌病灶压迫或侵犯周围组织器官或神经后所致。

④其他症状:病灶体积较大,压迫髂淋巴、髂血管导致回流受阻,出现下肢水肿;病灶侵犯膀胱可导致尿频、尿痛或血尿,甚至出现膀胱阴道瘘;病灶压迫或侵犯两侧输尿管严重时,可导致无尿或尿毒症;病灶压迫或侵犯直肠后,可出现直肠刺激征,甚至出现直肠阴道瘘。

⑤体征:原位癌、微小浸润性癌和部分早期浸润性癌局部可无症状,宫颈光滑或轻度糜烂。随着病灶的发展,外生型可在宫颈见质脆易出血的菜花样赘生物;内生型因癌细胞向周围组织生长,表现为宫颈肥大、质硬和宫颈管膨大。病灶进一步浸润根部血管后因部位组织坏死脱落可形成溃疡或空洞。晚期患者可在锁骨上和腹股沟区扪及肿大淋巴结,部分患者可有肾区叩痛。

四、治疗原则

宫颈癌的治疗方案需根据患者的年龄、生育要求、一般情况、肿瘤分期、有无并发症等情况进行综合评估后制定。宫颈癌的治疗主要包括手术、放疗、化疗、靶向和免疫治疗等。早期宫颈癌(ⅠA—ⅠB2、ⅡA1)以根治性手术为主,术后病理检查提示腺癌或腺鳞癌的患者应根据病灶直径、宫颈间质浸润深度和是否有淋巴脉管间质浸润决定是否行辅助治疗;也可进行根治性放疗或同步放化疗。早期宫颈癌手术治疗和根治性放疗的 5 年生存率、死亡率和并发症发生率相似。

放疗适用于各期的宫颈癌患者,但可诱发盆腔纤维化和阴道萎缩狭窄。因此,未绝经患者,特别是年龄小于 45 岁及有保留生育要求的患者,如无手术禁忌证可选择手术治疗。对于局部晚期(ⅠB3、ⅡA2)和中晚期(ⅡB-ⅣA)宫颈癌患者,首选治疗方案为同步放化疗。ⅣB 期宫颈癌一般以化疗、免疫和靶向治疗为主的系统性治疗,部分患者可联合个体化放疗。

1.手术治疗

宫颈癌手术治疗的目的是切除宫颈的原发病灶及周围已经或可能累及的组织,减少肿瘤并发症的发生。手术的原则是彻底清除病灶,避免扩大手术范围,减少手术并发症,提高患者的生活质量。其手术方式包括子宫颈锥切术、子宫颈根治性切除术和子宫根治性切除术。目前，临床上多采用 Querleu-Morrow（QM）分型规范手术范围，另外还有 Piver 分型等（表6.8）。

表6.8　宫颈癌手术分类（QM 分型，2008 版）

QM 分型	手术方式	手术范围	适应症
A 型	有限的根治性子宫切除术	在输尿管和子宫颈之间切断侧方子宫旁组织，腹侧和背侧子宫旁组织贴近子宫切除，约切除 5 mm，切除阴道<10 mm	ⅠA1 期不伴淋巴血管侵犯
B 型	改良式根治性子宫切除术	在输尿管隧道处切断侧方子宫旁组织，不切除下腹下神经；在子宫直肠反折腹膜处切除背侧子宫旁组织，切除部分腹侧子宫旁组织，B2 式需切除子宫颈旁淋巴结；在子宫颈或肿瘤下方 10 mm 处切除阴道	ⅠA1 期伴淋巴血管侵犯、ⅠA2 期
C 型	经典的根治性子宫切除术	于髂内血管内侧切除侧方子宫旁组织；近直肠水平切断骶韧带、近膀胱水平切断膀胱子宫颈韧带、膀胱阴道韧带，完全游离输尿管，根据阴道受侵的范围调整阴道切除的长度	深肌层受侵的ⅠB1 期、ⅠB2—ⅡA 期或偏早的ⅡB 期
D 型	侧盆壁扩大切除术	盆壁切除所有的子宫旁组织，包括下腹、闭孔血管，可加切除邻近的筋膜、肌肉组织	ⅡB 期或侧方复发宫颈癌

2.放射治疗

放射治疗适用于各种病理学类型的各期宫颈癌，但对于需要保护卵巢功能的年轻早期患者，主要采用手术治疗或卵巢移位后的盆腔放疗。治疗剂量采用个体化放疗方案，即根据治疗过程中患者的症状、盆腔相关检查评估病灶变化情况，及时调整方案。根治性放疗应尽量在 8 周内完成，无禁忌证患者需行同步化疗。

3.化学治疗

化学治疗主要适用于同步放化疗、姑息性化疗和需要保留生育功能患者的新辅助化疗。化疗方案为以顺铂为基础的单药或联合化疗方案。

4.其他治疗

晚期及复发宫颈癌患者首选含铂类药物的联合化疗+靶向（贝伐珠单抗）治疗。如基因检测结果提示 PD-L1 阳性，也可以加帕博丽珠单抗治疗。PD-L1 阳性或 MSI-H/dMMR 患者在化疗期间或化疗后疾病进展的，首选派姆单抗治疗。中医药治疗可帮助缓解宫颈癌患者术后并发症及放、化疗期间的不良反应，提高患者生活质量。

五、健康管理策略

HPV 感染是宫颈癌的主要致病因素,因此宫颈癌的有效一级预防和筛查是预防浸润性宫颈癌的重要健康管理策略。

1.一级预防

接种 HPV 疫苗和有效的健康教育是预防宫颈癌发生最有效的措施。我国规定的 HPV 接种年龄为 9~45 岁。现有研究及临床经验认为,9~14 岁未感染 HPV 前接种 HPV 疫苗的女性能获得最好的效果。宫颈癌作为生殖系统恶性肿瘤,与性生活关系密切。过早性生活、不洁性行为、多性伴侣等都会增加感染 HPV 的可能。同时,吸烟、免疫功能低下也会增加 HPV 感染风险。因此,女性的健康教育应着重于避免过早性生活、不洁性行为、多性伴侣,提倡健康的生活方式。

2.二级预防

规范化筛查是宫颈癌二级预防的重要措施,包括宫颈细胞学、HPV 检测、生物标志物、阴道镜检查等。一般以宫颈细胞学、HPV 检测、阴道镜检查为主。我国推荐有条件地区的 25~65 岁女性以宫颈细胞学和 HPV 检测作为宫颈癌的初筛方法。已接种 HPV 疫苗的女性与未接种女性的筛查方式相同。

25 岁以下女性感染 HPV 后一般可自然缓解,极少数会进展成为宫颈癌。随着 HPV 疫苗的普及,未来 25 岁以下女性的宫颈病变预计将呈现下降趋势。因此,25 岁以下女性仅对高危人群进行筛查,避免过度检查和治疗。

65 岁以上女性,既往 25 年内无宫颈上皮内瘤变二级或三级病史,且 10 年内规范化宫颈癌筛查阴性者可终止筛查。规范化宫颈癌筛查阴性指连续 3 次细胞学结果为阴性,或连续 2 次细胞学联合 HPV 检查为阴性,且最近一次检查在 3~5 年内。终止筛查前要做好充分检查及记录,减少宫颈病变漏诊率。

宫颈癌高危因素为过早性生活、宫颈癌家族史、获得性免疫缺陷综合征、免疫抑制、宫内己烯雌酚暴露、既往有宫颈上皮内瘤变二级或三级病史且接受过治疗等。有以上暴露风险的女性均为宫颈癌高危人群,我国推荐对该人群每年一次细胞学检查和妇科检查。必要时,进行阴道镜检查,并缩短筛查间隔时间,初始筛查年龄可提早至 25 岁以前。

3.三级预防

三级预防分为宫颈上皮内病变和宫颈癌的治疗与管理。规范化的宫颈上皮内病变诊疗和随访管理是影响病情转归或发展的重要因素,可根据是否感染 HPV 进行分类管理、治疗和随访。宫颈癌患者应根据其分期的不同,结合患者年龄、婚育情况、阴道镜及病理学检查结果、营养状况、随诊条件、治疗条件等制订治疗和随访方案,避免治疗不足和过度治疗。

※思考题

1.宫颈癌的发生的必要因素有哪些?

2.宫颈癌预后的独立影响因素有哪些？

3.宫颈癌主要转移途径有哪些？

4.宫颈癌的常见临床表现有哪些？

5.宫颈癌一级预防中最有效的措施是什么？

（吴晓醒）

参考文献

[1] SUNG H, FERLAY J, SIEGLE R L, et al. Global cancer statistics 2020：Globocan estimates of incidence and mortality worldwide for 36 cancers in 185 countries [J]. CA Cancer J Clin, 2021, 71（3）：209-249.

[2] 中华医学会病理学分会女性生殖系统疾病学组.宫颈癌及癌前病变病理诊断规范[J].中华病理学杂志,2019,48(4):265-269.

[3] NEERJA B, JONATHAM S B, MAURICIO C F, et al. Revised FIGO staging for carcinoma of the cervix uteri[J]. Int Gynecol Obstet,2019,145(1):129-135.

[4] PARK K J. Cervical adenocarcinoma：integration of HPV status, pattern of invasion, morphology and molecular markers into classification[J]. Histopathology,2020,76(1):112-127.

[5] QUERLEU D, MORROW C. Classification of radical hysterectomy[J].Lancet Oncol,2008,9(3)：297-303.

[6] 李静,索红燕,孔为民.《国际妇产科联盟(FIGO)2018癌症报告:宫颈癌新分期及诊治指南》解读[J].中国临床医生,2019,47(6):646-649.

[7] 中国抗癌协会肿瘤内分泌专业委员会.子宫颈癌手术分期中国专家共识(2023年版)[J].中国实用妇科与产科杂志,2023,39(10):996-1002.

[8] 徐丛剑,华克勤.实用妇产科学[M].4版.北京:人民卫生出版社,2018.

第七章　骨关节疾病健康管理

※学习目标

①了解骨质疏松症、颈椎病、腰椎间盘突出症的流行病学特点。
②熟悉骨质疏松症、颈椎病、腰椎间盘突出症的发病机制及临床表现。
③掌握骨质疏松症、颈椎病、腰椎间盘突出症的筛检与防治策略。

第一节　骨质疏松症

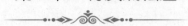

骨质疏松症(Osteoporosis)是指骨微结构改变导致骨矿物质密度低,最终使患者容易发生低冲击力下脆性骨折的一种疾病。骨质疏松会导致全身性疼痛、身高变矮及驼背畸形,而骨质疏松性骨折会导致生活质量显著下降,是老年人致残和致死的主要原因之一。在全世界,有超过2亿人患有骨质疏松症,而且发病率随着年龄的增长而增加。该病在女性的发病率高于男性。在发达国家,2%～8%的男性和9%～38%的女性受到影响。全世界每年因骨质疏松症导致的骨折约有900万例。在我国,50岁以上人群骨质疏松症患病率为19.2%,65岁以上人群骨质疏松症患病率为32%,其中女性为51.6%,男性为10.7%。与生活在低纬度地区的人相比,生活在日照较少的地区比靠近赤道的地区骨折率更高。

一、病因与分类

骨质疏松症根据发病原因分为原发性骨质疏松症与继发性骨质疏松症。

原发性骨质疏松症的发病原因和机制目前尚不完全清楚,目前认为其主要与衰老过程和雌激素水平下降有关。骨质疏松症的风险因素包括年龄增长、女性绝经早、白人或亚洲人种、脆性骨折家族史,以及体重偏低、运动量少、阳光照射不足、吸烟、营养失衡、不良饮食习惯等。

某些疾病或药物可能导致继发性骨质疏松症。这些疾病有性腺功能减退症、糖尿病、甲状腺功能亢进症或过度治疗甲状腺功能减退症、慢性肾功能衰竭、库欣综合征、胃肠道疾病等,以及任何可导致长期制动的疾病,如脊髓损伤患者在受伤后的前两周内制动的情形,或

40岁后因摔倒或外伤导致骨折后卧床等情况,患者在此期间骨质密度水平会迅速下降。可导致继发性骨质疏松症的药物包括糖皮质激素、质子泵抑制剂和抗癫痫药,其他药物如化疗药、噻唑烷类药物、促性腺激素释放激素类似物等。另外,各种原因(包括激素治疗、体重过轻和过度运动)导致的超过1年的继发性闭经也会导致骨量快速流失。

二、病理生理

骨质疏松症是由于骨吸收和骨形成失衡导致骨量下降产生的。骨重建的平衡由成骨细胞、破骨细胞和骨细胞等多细胞共同维持。雌激素水平降低会减弱对破骨细胞的抑制作用,破骨细胞的活性增强,导致骨吸收增加,这是绝经后女性容易发生骨质疏松症的机制之一。对于大多数人来说,健康人群的骨量在第3个10年达到峰值。随着年龄的增加,之后骨吸收程度会超过骨形成。此外,在老年人群中,存在对钙及维生素D吸收能力下降或饮食摄入不足,再加上活动量下降等生活方式的改变,造成骨形成减少或骨丢失加速,使骨不能达到正常的骨量,从而更容易发生骨质疏松症。骨质疏松的组织学改变,则显示骨小梁明显变薄,骨小梁尺寸减小,哈弗氏管和骨髓间隙增大。

三、临床表现

骨质疏松症的临床表现主要包括疼痛、脊柱变形和骨质疏松性骨折。

疼痛主要表现为腰背痛、关节痛或全身性骨痛,可有游走性,在夜间或负重活动时加重,严重者可导致活动受限。脊柱变形则因脊柱强度不足,导致椎体压缩,出现身高变矮及驼背畸形,严重者可因胸腔结构改变影响心、肺、腹等脏器功能。骨质疏松性骨折则是在日常生活中或受到轻微外力时发生的骨折,为脆性骨折,常见的部位有椎体、髋部、前臂远端和肱骨近端等。

四、诊断

WHO规定,中轴骨如腰椎、髋部的双能X线吸收测定(DXA)是评估骨密度水平的最佳检测部位。双能X线吸收仪扫描可在5 min内完成,辐射量极低。它可测量扫描路径上的所有钙化组织,特异性优于敏感性。

双能X线吸收扫描报告的结果含T值和Z值。其中,T值反映的是所测得的骨密度与青壮年峰值骨密度平均值之间的差异,以标准差的值来表示。WHO将女性骨密度正常值定义为T值在与青壮年峰值骨密度相差一个标准差之内,即T≥1。如T值得分在-2.5~-1,诊断为骨量减少。T值小于或等于-2.5,则诊断为骨质疏松症。我国的指南中建议,建议使用双能X线吸收法测定中轴骨(腰椎、髋部)或桡骨远端1/3的骨密度值。除T≤-2.5可作为诊断条件以外,如果髋部或椎体发生脆性骨折,或者患者T值符合骨量减少(-2.5<T<-1),但肱骨近端、骨盆或前臂远端发生脆性骨折,也可诊断骨质疏松症。另外,DXA检查的Z值与患者年龄匹配的骨密度的标准差数。它在怀疑继发性骨质疏松症时,非常有用。如果分数小于-1.5,则应检查是否有继发性骨质疏松症。

髋部骨密度低对未来骨折的预测价值最高。这是因为脊柱骨密度可能会因退行性关节病引起的钙化而假性升高。对于没有明显退行性关节疾病的年轻围绝经期妇女,脊柱密度仍然有用。在髋部检测到骨质疏松症之前,脊柱就可以显示出初步的骨质疏松症变化。

利用外周双能 X 线吸收仪和超声波可测量非高风险骨骼的密度,与髋部和脊柱的标准双能 X 线吸收仪扫描的相关性不高,并且它们在诊断或治疗决策中的作用不大,因此不作为实验室评估的首选。

另外,确诊为骨质疏松症的患者应接受骨代谢标志物、25 羟维生素 D(25OHD)、血钙水平、血碱性磷酸酶、肾功能和甲状旁腺激素水平等实验室检测,明确骨代谢水平以指导用药。

五、治疗

(一)健康宣教

建议所有患者改变生活方式。应鼓励进行负重运动和能改善平衡的运动,如瑜伽和太极拳。应进行戒烟和戒酒等生活习惯干预。

(二)药物治疗

对双能 X 线检查出 T 值小于−1 的骨量减少人群,应进行常规补充钙及维生素 D 剂。T 值为−2.5 或更低的患者应接受抗骨质疏松(防止骨吸收)的药物治疗。目前,有多种药物治疗方法。这些药物通过抗骨质吸收或合成代谢的方式发挥作用。

1.常规治疗

其主要作用是减少椎体和非椎体部位的骨折。骨质疏松症患者均可采用下列方法作为一线治疗手段。

①钙及维生素 D:患者需常规补充钙剂(每日摄入量 1 000~1 200 mg 元素钙)和维生素 D_3(直至血清 25OHD 水平在 30 μg/L 以上)。

②双膦酸盐:最常用的一类抗骨质疏松症的药物,它能抑制破骨细胞的再吸收并诱导骨细胞凋亡。常用的双膦酸盐类药物有阿仑膦酸钠、唑来膦酸、利塞膦酸钠等。

③RANKL 单克隆抗体:在临床应用也越来越广,它可抑制 RANKL 与 RANK 结合,从而抑制破骨细胞的活化,减少骨吸收,也促进成骨,从而达到双向调节骨重建的作用。我国已上市的 RANKL 单克隆抗体制剂为地舒单抗。

2.其他治疗

以下药物治疗则主要针对特殊骨质疏松人群。

①降钙素:对于存在骨质疏松性骨痛的患者来说,降钙素能有效缓解骨痛,并能抑制破骨细胞的活性,减少骨量丢失。临床常用的有鳗鱼降钙素(依降钙素)和鲑降钙素。

②选择性雌激素受体调节剂:对于女性来说,由于雌激素水平下降是导致骨质疏松的原因之一,因此可选用选择性雌激素受体调节剂(如雷洛昔芬)。但它仅能减少椎体骨折的风险,可用于预防骨质疏松症,但不用于治疗。选择性雌激素受体调节剂有别于雌激素,能减

少雌激素导致子宫内膜癌以及乳腺癌的风险。

③甲状旁腺激素类似物：如果患者不能耐受以上药物的使用，如口服药物可能出现的胃肠道不适，肾功能损害，或其他疾病不能同期使用上述药物等，可以尝试甲状旁腺激素类似物注射制剂（特立帕肽）。它能刺激成骨细胞活性，促进骨形成、增加骨密度、改善骨质量、降低椎体和非椎体骨折风险。

（三）药物治疗的注意事项

药物治疗疗程取决于治疗所用药物的具体类型。有些药物，如特立帕肽等基于激素的疗法，需要立即使用另一种药物进行后续治疗，否则停药后骨质会迅速流失。关于双膦酸盐的停药时间存在争议，目前有相关研究正在进行，以确定治疗 5 年后停药还是持续治疗对减少骨折最有益。

使用双膦酸盐类药物的患者，应避免疗程超过 3~5 年，否则可能出现髋部非典型性骨折。建议患者在出现任何大腿不适症状时立即就医，一旦出现需停止所有负重活动，拍摄股骨和髋关节全长 X 光片，注意股骨转子下和骨骺区，以及外侧皮质是否出现骨膜反应的迹象。

六、健康管理策略与方案

骨质疏松症是影响数百万老年人的重大公共卫生问题。除导致骨折外，它还会给患者带来严重的社会心理和经济后果。在骨质疏松症症状较为明显之前，体格检查很少会发现任何变化，但此时脊椎的压缩性改变已可导致身高下降和脊柱后凸。我国已将骨密度 DXA 检查纳入 40 岁以上人群的常规体检内容。骨质疏松症有许多风险因素，最好由医护人员组成的跨专业团队进行综合管理。

首先，患者教育至关重要，因为许多人并不知道这种疾病的严重后果。应建议 40 岁以上人群接受常规骨密度扫描。早期预防有助于降低高发病率。全面的病史询问和体格检查包括了解导致继发性骨质流失的潜在风险因素。此外，还应了解患者的社会史，注意吸烟史和长期饮酒史。还应注意，是否有骨质疏松症家族史，询问患者以前是否发生过骨折，重点是低冲击力的地面跌倒史和 40 岁以后的骨折。

此外，有骨质疏松风险因素或在骨质疏松性骨折风险评估测试中得分较高的患者应尽早接受筛查。WHO 开发的骨质疏松性骨折风险预测简易工具（Fracture Risk Assessment Tool，FRAX），是骨质疏松性骨折的风险评估工具。它给出了 10 年内发生重大骨折的概率。该工具可用于男性或女性，并考虑到身体质量指数、独立风险因素和继发性骨质疏松症的一些原因。它最适用于确定哪些骨质疏松症患者需要治疗，以及确定哪些 50 岁以下的患者因骨折风险高而需要接受双能 X 射线吸收扫描。

发现骨质疏松后，应敦促患者改变生活方式，遵医嘱用药。此外，还应劝诫患者戒烟、戒酒。营养指导患者摄入富含钙质的饮食并补充维生素 D。另外，还建议患者积极参加身体锻炼。

如果及早发现并治疗骨质疏松症，效果会很好。如果没有采取及时治疗，就会导致慢性疼痛和骨折。椎体骨折也很常见,可导致脊柱后凸、慢性疼痛、呼吸系统受损和患肺炎的高风险。大多数患者因无法正常工作而失去独立生活的能力。通过使用双膦酸盐、运动和富含钙的饮食,可以降低骨质疏松症的风险。总的来说,绝经后妇女仍然是髋部骨折的高危人群,这往往会导致长期的康复和甚至入住养老院。

※思考题

1.简述骨质疏松症的定义。

2.骨质疏松症的诊断标准是什么?

3.骨质疏松症的治疗手段有哪些?

4.试述骨质疏松症健康管理的要点。

(孔渝菡)

参考文献

[1]LEBOFF M S,GREENSPAN S L,INSOGNA K L,et al. The clinician's guide to prevention and treatment of osteoporosis[J]. Osteoporos Int.,2022,33(10):2049-2102.

[2]VARACALLO M A,FOX E J. Osteoporosis and its complications[J]. Med Clin North Am, 2014,98(4):817-831.

[3]VARACALLO M A,FOX E J,PAUL E M,et al. Patients' response toward an automated orthopedic osteoporosis intervention program[J]. Geriatr Orthop Surg Rehabil, 2013,4(3):89-98.

[4]VARACALLO M A, PORTER J L. Osteoporosis[M]. Treasure Island (FL): Stat Pearls Publishing,2023.

[5]KANIS J A,JOHANSSON H,HARVEY N C,et al. A brief history of FRAX[J]. Arch Osteoporosis, 2018,13(1):118.

[6]GREENSTEIN A S,GORCZYCA J T. Orthopedic surgery and the geriatric patient[J]. Clin Geriatr Med, 2019,35(1):65-92.

[7]中华医学会骨质疏松和骨矿盐疾病分会. 原发性骨质疏松症诊疗指南(2022)[J]. 中华骨质疏松和骨矿盐疾病杂志, 2022,15(6):573-611.

[8]PRINCE R L,LEWIS J R,LIM W H,et al. Adding lateral spine imaging for vertebral fractures to densitometric screening:improving ascertainment of patients at high risk of incident osteoporotic fractures[J]. J Bone Miner Res, 2019,34(2):282-289.

[9]KELLEY G A,KELLEY K S,KOHRT W M. Exercise and bone mineral density in premenopausal women:a meta-analysis of randomized controlled trials[J]. Int J Endocrinol,2013,741639.

[10]PRENTICE R L,PETTINGER M B,JACKSON R D,et al. Health risks and benefits from calcium and vitamin D supplementation:women's health initiative clinical trial and cohort study[J]. Osteoporos Int, 2013,24(2):567-580.

第二节　颈椎病

颈椎病(Cervical Spondylosis)是颈椎及其附属结构发生退行性改变的一类疾病,这些结构包括颈椎所有组成部分(即椎间盘、关节面、韧带和椎板等)。颈椎病是人体自然衰老的结果,大多数人在 50 岁以后就会发病。颈椎病的症状表现为颈部疼痛和僵硬。当神经根受到压迫时,还会伴有根性症状。随着电子产品的普及,颈部及腰部疼痛的患病率较 20 年前显著上升。柳叶刀《2021 全球疾病负担研究》显示,颈部疼痛所导致的残疾生活年数(years lived with disability,YLDs)在所有疾病中排名 15 位。关于中国人慢性疼痛的大规模横断面研究结果显示,颈椎病疼痛位于全身疼痛第 2 位,仅次于腰痛,且随年龄增加,发病率逐渐增加。WHO 估计,全世界约有 1/5 的人患有某种程度的颈部慢性疼痛。来自重庆和中国香港的数据显示,中国成年人颈椎病的患病率分别达到 42.2% 和 34.9%。

慢性颈痛可引发各种社会问题,疼痛可伴发头晕,肢体麻木,易诱发焦虑、抑郁等心理障碍,从而导致人际关系紧张、工作效率下降。这些问题又加剧患者的不适,形成恶性循环。鉴于颈痛带来的巨大疾病负担,甚至严重的残疾和经济损失,因此医疗机构需要识别出有症状颈椎病,并提供相应的干预措施。

一、病因与分类

(一)病因

颈椎病发病的主要危险因素和诱因是与年龄有关的颈部椎间盘、颈椎结构及其周围结构的退行性改变,包括椎间关节、关节面、后纵韧带和黄韧带等。这些都会导致椎管和椎间孔变窄,导致从其中穿行的神经根和血管受到压迫,严重者可压迫脊髓导致损伤。导致疾病进程加速和早发性颈椎病的因素包括严重的脊柱创伤、先天性椎管狭窄、颈部肌张力障碍(如脑瘫、痉挛性斜颈),以及特殊的体育活动(如橄榄球、足球和骑马等)。

(二)分类

①颈型颈椎病:症状以颈部疼痛、僵硬为主,常于晨起、颈部受凉后加重,可伴颈部活动受限,颈肩背部肌肉紧张、酸痛。常常为颈椎病的首发症状,X 光片上可显示颈椎生理曲度变直。

②神经根型颈椎病:出现颈部神经根压迫症状,即神经根支配区感觉或运动障碍。除颈痛外,一侧上肢可出现持续性或间歇性的疼痛或麻木,严重时可出现患肢乏力。X 光片除颈椎生理曲度变直以外,可示椎间隙变窄或椎间孔狭窄。

③椎动脉型颈椎病:椎动脉受压导致椎-基底动脉供血不足的表现,即转头或体位变化

时发作头晕、视物旋转、恶心、呕吐等。X线片常显示钩椎关节增生,颈椎节段性不稳。

④交感型颈椎病:交感神经受压引发交感神经功能紊乱。患者除颈痛外,可有头晕、头痛、恶心、眼胀、流泪、耳鸣、面部麻木、发凉,无汗或多汗,心慌、胸闷、腹胀、失眠、情绪不稳定等,临床表现多样,但各器官检查不能发现器质性病变。影像检查结果无特异性。

⑤脊髓型颈椎病:颈椎间盘中央型突出或颈椎旁韧带增厚压迫脊髓,导致感觉、运动和反射异常。患者可有躯干束带感,双下肢无力、沉重,逐渐进展出现足下"踩棉花感",行走不稳。还可表现为一侧或双侧上肢疼痛、麻木、无力,持物不稳,做精细动作困难,可有尿频、尿急、尿失禁或尿潴留、便秘等。CT或MRI常显示,颈椎间盘突出,相应部位的颈髓受压。

⑥混合型颈椎病:两种及两种以上颈椎病类型存在时,称为混合型颈椎病。

二、病理生理

颈椎病的发病是一系列级联的退行性改变过程。首先,颈椎的生物力学发生变化,导致其周围的神经和血管继发性的压迫。角蛋白-软骨素比例的增加促使蛋白多糖基质发生变化,导致椎间盘内水分、蛋白质和黏多糖流失。椎间盘脱水进一步导致髓核收缩并纤维化从而失去弹性。由于髓核失去了有效维持负重的能力,它开始通过纤维环的纤维逐渐膨出,导致椎间盘高度下降、韧带松弛、突出和椎管受压。随着椎间盘的进一步脱水,环状纤维在压缩负荷下会变得更加机械化,从而使颈椎的负荷分布发生显著变化。其结果是导致正常的颈椎前屈向反向变化,从而颈椎出现生理曲度变直,甚至颈椎后凸形成反弓。这种发展导致环状纤维从椎体边缘剥离,造成反应性骨质增生。这些骨刺或骨质增生可沿颈椎的腹侧或背侧边缘形成,然后伸入椎管和椎间孔。此外,脊柱负荷平衡的破坏会对钩椎关节和关节面产生更大的轴向负荷,从而引发关节肥大或增生,进一步加速骨刺在周围神经孔的形成。这些退行性变化最后导致颈椎前凸和活动度的丧失,以及椎管直径缩小。

三、临床表现

颈椎病的三大症状包括颈部轴性疼痛、颈部根性疼痛、颈脊髓压迫症状。

1.颈部轴性疼痛

患者通常主诉颈部僵硬和疼痛,颈部处于直立位时疼痛最剧烈,卧床休息等减轻颈部负担后疼痛缓解。在进行颈部运动,尤其是过度伸展和侧弯时,通常会加重疼痛。累及上颈椎时,患者可有向耳后耳廓的放射痛;累及下颈椎时,可有向上斜方肌或肩胛周围肌肉组织的放射痛。

2.颈部根性疼痛

这是颈神经根受压导致的放射性疼痛。根据受累神经根的不同,放射症状通常呈肌层分布,表现为单侧或双侧颈部疼痛、手臂疼痛、肩胛骨疼痛,或手臂或手部无力、麻木感等。头向受累侧或向受累侧过度伸展和侧弯会加剧疼痛。

3.颈脊髓压迫症状

通常起病隐匿,伴有或不伴有颈部疼痛(经常不伴有颈部疼痛)。最初可表现为手部无力和笨拙,导致无法完成需要精细动作协调的任务(如扣衬衫扣子、系鞋带、捡拾小物品等),进而出现走路"踩棉花样"感,步态不稳和不明原因的跌倒。在疾病进展后期,可出现泌尿系统症状(如尿失禁)。

4.其他症状

如有椎动脉受压时,患者可出现头昏、视物旋转、恶心、呕吐等症状,与体位变化或转颈活动有关;如有交感神经受到压迫,患者可出现交感神经激惹的症状,如头晕、头痛、恶心、眼胀、耳鸣、出汗、心慌、胸闷、失眠、情绪不稳定等。

四、诊断

根据患者的症状,结合以下体征和影像学检查来进行诊断,当患者的症状、体征与影像学表现三者相互之间均有对应关系时,可诊断为颈椎病。

（一）体征

①颈部活动受限:在起病急性期,颈椎活动时,颈部轴向疼痛通常较为明显,从而影响颈部活动。

②颈周软组织压痛:颈部周围的上斜方肌、颈椎旁肌肉和(或)肩胛周围肌肉中经常出现触痛的扳机点。

③臂丛神经牵拉试验(Eaten 试验):让患者颈部前屈,检查者一手放于头部患侧,另一手握住患肢的腕部,沿反方向牵拉,如感觉患肢有疼痛、麻木则为阳性,见于颈椎病(神经根型)。

④压颈试验(Spurlings 试验):又称椎间孔压迫试验,患者头部后仰并向同侧旋转,检查者用手掌在患者头顶上方进行垂直下压,这时患者出现患侧上臂的放射痛,则为 Spurling 试验阳性。该体征其对神经根型颈椎病的诊断有较高的特异性。

⑤颈脊髓压迫体征:颈椎屈曲时,脊柱向下和向四肢放射的电击样感觉为莱尔米特征(Lhermitte's Sign)阳性,与颈脊髓压迫有关。此外,霍夫曼征(Hoffman's Sign)可在颈脊髓受到压迫时出现。它是通过弹拨患者的中指远端指骨并观察拇指和(或)食指的反射性屈曲而诱发的。如果出现上运动神经元损害体征(如痉挛、反射亢进、阵挛、Babinski 征等),更提示了脊髓损伤。

⑥其他体征:双侧肢体的肌力、感觉和腱反射的评估,可以协助明确沿肌节分布的无力、沿皮节分布的感觉障碍和反射变化,将有助于确定受损的神经根和(或)受累的脊髓节段。

（二）辅助检查

①X 线检查:X 光平片通常是颈椎病的初始影像学检查。然而,X 片中发现的颈部退行性改变往往与颈部疼痛的关联并不大。常见的 X 片检查结果包括骨质增生、椎间盘间隙变

窄、终板硬化、椎间关节和关节面退行性改变以及软组织钙化(凹陷)。颈椎的正位、侧位和斜位片可评估椎间孔狭窄、颈椎生理曲度。如果考虑韧带不稳,可进行过伸过屈位摄片。

②磁共振成像(MRI):评估神经和软组织结构的最优选择。它可以显示整个颈椎,而不会对患者造成辐射。矢状面和轴状面有助于明确神经和脊髓受压的程度,还能显示病理变化(如椎间盘突出、骨刺、韧带肥厚或关节面病)。T2加权图像上的脊髓高强信号可代表水肿、炎症、缺血、髓鞘病变或神经胶质病变。通过椎管矢状径和椎体矢状径的比值可以明确椎管狭窄。即正常值为1.0,比值小于0.8提示颈椎管狭窄。

③计算机断层扫描(CT):能很好地明确骨骼的状态。在评估钩椎或关节面肥厚导致的椎间孔狭窄时,它比普通X光片更敏感。然而,在评估软组织和神经根受压方面,CT的灵敏度不如MRI。

④神经电生理:在诊断颈椎病时,肌电图中的神经传导速度以及F波、H反射可作为神经影像学检查结果的补充。它在区分神经根受压和其他可能并发的神经系统疾病(包括周围神经病、神经卡压、臂丛神经损伤、肌病和运动神经病)方面具有诊断价值。

五、治疗

颈椎病的治疗策略取决于患者体征和症状的严重程度。如果没有明显的脊髓病变,治疗的目的是缓解疼痛、改善日常生活能力以及防止其对神经结构造成永久性损伤。有症状的颈椎病应从非手术治疗开始,循序渐进地进行治疗。

(一)保守治疗

非手术治疗的主要方法是进行为期4~6周的物理治疗,包括等长和抗阻练习,以增强颈部和上背部肌肉的力量。

①药物治疗:包括口服非甾体抗炎药(NSAIDs)、类固醇制剂、肌肉松弛剂、抗惊厥药和抗抑郁药,用于缓解疼痛。对于难治性的轴性颈痛,治疗可升级为阿片类镇痛药,但由于其潜在的不良反应,不建议作为一线药物或长期使用。医疗辅具可以用于缓解症状。短期使用柔软的颈托,有时可以缓解急性颈部疼痛和痉挛。夜间使用颈椎枕可以帮助维持正常的颈椎前凸,改善椎间盘之间的生物力学负荷分布,从而提高睡眠质量。

②物理治疗:颈椎牵引、热敷、冷敷、治疗性超声波、按摩和经皮神经电刺激器(TENS)等物理疗法在治疗急性或慢性颈部疼痛方面都有一定疗效,但缺乏足够的研究证据。对于出现根性疼痛的患者,可以采用颈椎牵引来减轻因椎孔狭窄而导致的神经根压迫。

③注射疗法:疼痛扳机点注射可用于治疗累及肌筋膜的扳机点疼痛,临床表现为颈部、肩部和上臂疼痛。更具侵入性的治疗方法包括硬膜外类固醇注射(ESI)、颧骨(面肌)关节注射、内侧支阻滞和射频消融术等。然而,这些疗法缺乏高质量的研究证据支持。

(二)手术治疗

对于严重或进行性颈椎病患者,以及保守治疗失败后出现持续性轴性颈部疼痛或颈椎病的患者,应考虑进行手术治疗。这些患者还必须在神经影像学检查中发现与其临床特征相符的病理情况。手术方法取决于临床症状的严重程度和病变部位。

颈椎前路方法包括颈椎椎间盘切除术或椎体切除术,然后用自体移植物、异体移植物或人工椎间盘进行融合。前路钢板、金属保持架和合成垫片可与骨移植物结合使用,但长期疗效仍不明确。对于因中央或双侧椎间盘突出症而出现根性疼痛的患者,最好采用前路手术;而对于椎间盘外侧病变,则可选择前路或后路手术。前路颈椎椎间盘切除和融合术用于治疗脊髓病和病理压迫达 3 个水平或颈椎前凸消失的患者。

颈椎后路方法包括部分椎间盘切除术、椎板-椎间孔切开术、椎板成形术和椎板切除术。对于因骨刺形成和(或)椎间盘侧方位突出导致椎间孔狭窄的患者,仅进行椎板切除术已足够。椎板切除术或椎板成形术适用于需要在 4 个或 4 个以上颈椎水平减压或前柱已经融合的患者。保留颈椎前凸对后路手术至关重要,因为它能使脊髓在减压后向背侧移位。有颈椎后凸且不稳定的患者需要额外的颈椎后路装置来帮助恢复正常的前凸,并最大限度地增加脊髓的后移来进行保护。

六、健康管理策略与方案

颈椎病的健康管理中,需要使人们首先认识到罹患颈椎病的危险因素、疾病严重的不良后果,继而采取预防及保护措施,最终从根源上预防颈椎病的发生发展。颈椎病与不良的生活习惯密切相关,因此以治疗为主的管理模式较为单一,缺乏个性化及全面、持续性。颈椎病的健康管理不仅要对疾病进行对症治疗,而且要对疾病实施三级预防。成功的管理需要健康管理中心、骨科、康复医学科、疼痛科等多学科治疗团队的共同努力。

(一)健康教育

对颈椎病的基本知识,包括诱发因素、治疗方法、预后及预防,以及疾病疼痛管理、缓解疼痛的药物进行相应的介绍。

(二)纠正不良生活习惯

颈椎病发病及复发与不良生活习惯密切相关,包括吸烟、饮酒、寒湿环境、睡眠质量差、精神紧张、颈部不正确的锻炼、体质下降、活动量减少、免疫力下降、体位不当(如躺着看书、看电视、长期伏案工作、睡姿不当、高枕位睡眠)等诸多方面。应注意避免这些因素。

(三)运动指导

加强颈肩部肌肉的锻炼,增强颈椎的稳定性,可采取游泳和使用器械等方式进行锻炼。

(四)心理指导

世界范围内研究显示,患有慢性背部和颈部疼痛的人比那些其他慢性病患者的心理健康状况更差。疼痛患者经常表现出情绪困扰的迹象,有抑郁、焦虑、沮丧、愤怒或恐惧。认知行为疗法可帮助患者控制与慢性疼痛相关的情绪反应。在治疗过程中,可以提供具体的解决问题的策略,如自我管理已成为慢性病管理的一种重要方式,对患者自我管理进行指导,提高其认知性症状管理技巧、增强疾病治疗的信心、提高自我管理的效能。

※思考题

1.简述颈椎病的临床表现。

2.简述明确颈椎病诊断的辅助检查手段。

3.简述颈椎病的健康管理。

（孔渝菡）

参考文献

[1] SHEDID D, BENZEL E C. Cervical spondylosis anatomy: pathophysiology and biomechanics[J]. Neurosurgery, 2007,60(1 Suppl 1):S7-S13.

[2] KELLY J C, GROARKE P J, BUTLER J S, et al. The natural history and clinical syndromes of degenerative cervical spondylosis[J]. Adv Orthop,2012,2012:393642.

[3] HURWITZ E L, RANDHAWA K, YU H N, et al. The Global Spine Care Initiative: a summary of the global burden of low back and neck pain studies[J]. Eur Spine J, 2018,27(Suppl 6):796-801.

[4] FERRARA L A. The biomechanics of cervical spondylosis[J]. Adv Orthop, 2012,2012:493605.

[5] CONGER A, CUSHMAN D M, SPECKMAN R A, et al. The effectiveness of fluoroscopically guided cervical transforaminal epidural steroid injection for the treatment of radicular pain: a systematic review and meta-analysis[J]. Pain Med, 2020,1,21(1):41-54.

[6] RAO R D, CURRIER B L, ALBERT T J, et al. Degenerative cervical spondylosis: clinical syndromes, pathogenesis, and management[J]. J Bone Joint Surg Am, 2007,89(6):1360-1378.

[7] SCHNEIDER B J, MAYBIN S, STUROS E. Safety and Complications of Cervical Epidural Steroid Injections[J]. Phys Med Rehabil Clin N Am, 2018,29(1):155-169.

[8] WILSON D J, CASAR-PULLICCINO V. Spine degeneration and inflammation in musculoskeletal disease 2017—2020[M]. Cham:Springer,2017.

[9] 梅蓉,景蓉. 颈椎病健康教育管理的研究进展[J].中国医药导报, 2018,15(35):43-46.

[10] GBD 2021 Disease and Injuries Collaborators. Global incidance, prevalence, years lived with disabilitys(YLDs), disability-adjusted life-years(DALYs), and healthy life expectancy(HALE) for 371 diseases and injuries in 204 countries and territories and 811 subnational locations, 1990—2021: a systematic analysis for the global burden of disease study 2021[J]. Lancet, 2024,403(10440):2133-2161.

第三节 腰 痛

腰痛,或称下背痛(Low Back Pain,LBP)是指肋缘和臀下皱褶之间区域的疼痛。这种疼

痛可能放射到下肢导致疼痛及麻木。下背痛是最普遍、最常见的疾病之一,也是人们就医的主要原因之一。《2021 年全球疾病负担研究》认为,下背痛是全球十大疾病之一。据统计,约有 2/3 的成年人在一生中的某个阶段患有下背痛,仅次于上呼吸道疾病。它是全球致残的主要原因之一,也是日常生活活动受限和缺勤的首要原因。在欧美国家,近期的研究发现,下背痛在年轻人群中有所增加,并在 35~55 岁形成高峰期。据记录,50% 的轻体力活动者和 70% 以上的重体力活动者都有下背痛,并且是导致 45 岁以下患者停止活动的最常见原因。此外,这种情况与其他病症也有很大的关系,如抑郁、焦虑和睡眠障碍等。

下背痛好发在普通人群中,另外在某些职业人群(如护理人员),发生下背痛的概率更高,可高达 90%。在大多数情况下,下背痛是短暂的,但一旦变成慢性,就会造成活动障碍,甚至严重的残疾,给社会带来巨大的医疗和经济负担。下背痛不但对人们的健康和整体生活质量造成不良影响,还增加个人的经济花费,导致工作效率降低、缺勤率增加和职业倦怠等。下背痛造成的残疾正在不断增加。柳叶刀《2021 年全球疾病负担》调查显示,下背痛带来的伤残调整寿命年(Disability Adjusted Life Years, DALYs),在所有疾病中从 2010 年的 12 位上升到第 9 位。而下背痛所导致的残疾生活年数(YLDs)在所有疾病中排名第 1 位。

一、病因与分类

慢性腰痛的病因通常是非特异性的(高达 85%)。在大多数情况下,导致腰背痛的最主要因素是长时间工作、繁重的体力劳动。例如,重体力劳动是造成肌肉骨骼损伤的最主要风险因素,尤其是对下背部的损伤。经常从事手动整理物品、转移或抬举重物的工作人群患腰背痛的风险更高。

已知的导致腰痛的风险因素包括年龄、心理社会因素(抑郁、压力、停止工作)、教育(低教育水平)、压力过大(繁重的工作或体育活动)、吸烟、遗传原因和肥胖等。其中,早期肥胖会增加非特异性腰痛以及腰椎退行性改变的风险。

与下背痛有关的常见疾病有腰椎退行性病变(腰椎间盘突出症、胸腰椎骨性关节炎等)、脊柱关节病(强直性脊柱炎、反应性关节炎、银屑病关节炎和肠病性关节炎和炎症性肠病)、腰椎滑脱症、腰椎感染、腰骶神经根病等。

二、病理生理

腰痛可能发生在急性腰扭伤之后,也可能是反复腰部劳损造成的。在躯干屈曲姿势下,腰椎间盘反复受到挤压、扭转和负重,会增加椎间盘内部破坏和环状撕裂的风险,如腰椎间盘、关节面、肌肉筋膜、骶髂关节、韧带、神经根和肌肉的病理退变。机械、创伤、营养和遗传因素都在脊柱退行性变的一系列过程中发挥作用。

此外,下背部肌肉特别是核心肌群力量不足也会导致腰痛,即使没有腰椎退行性变也是如此。这是因为这些肌肉乏力会导致腰椎节段性不稳定,所以即使不存在结构缺陷也会引起腰痛。另外,肌群对脊柱结构的控制能力下降也会导致软组织和关节的反复损伤和退变。

以上病理变化与腰椎稳定性学说有关。该学说将腰背部划分为安全区和弹性区。安全区是指正常的功能性运动范围,而弹性区则位于椎体运动的极限区域。腰椎稳定性是指在日常功能活动中保持脊柱处于安全区的能力,而不会引起疼痛或进入弹性区。这对预防腰椎损伤至关重要,因为进入弹性区(运动极限区)将会增加腰部在负重下受伤的风险。

多裂肌的虚弱或功能障碍会导致较大的脊柱肌肉(竖脊肌)提前收缩,以试图增加脊柱的强度。竖脊肌的提前激活会在背部产生异常力量,导致背部疼痛。

因此,肌肉无力和肌群间缺乏协调性在很大程度上导致了腰背痛的发生。

三、临床表现

(一)临床表现特征

临床表现围绕疼痛的8个特征:部位、发病、特征、辐射、相关因素、时间、加重因素和严重程度。患者常表现为腰背痛,多为酸胀痛,伴下肢放射性神经痛、麻木感,以及腰椎活动受限。症状在坐位或弯腰负重时,咳嗽、打喷嚏或腹部用力时最重,站立及行走时症状减轻,平卧休息时缓解。腰椎间盘突出较重者,可伴有患侧下肢的肌萎缩,椎间盘突出导致马尾神经损伤时可发生下肢瘫痪、鞍区麻木、大小便异常或失禁。整个病程可反复发作,间歇期间可无任何症状。

(二)常规体格检查

常规体格检查应包括评估脊柱矢状面和冠状面的对称性、步态、关节活动度(屈曲、伸展、侧屈和旋转),肌肉是否萎缩,所有相关皮节的触觉和针刺觉,肌节的肌力,深部腱反射、病理征、阵挛、触痛、直腿抬高试验、股神经牵拉试验等。

(三)其他体格检查

常规的查体无法确定脊柱旁肌肉的力量和耐力,而它们却在腰背痛中起着重要作用。以下检查则可以识别这些肌群的力量不足:

①俯卧位稳定性检查:首先,患者站在检查床的末端,然后将其躯干缓慢躺下。患者可以抓住床的两侧作为支撑。然后,检查者触摸下腰椎来查找紧张的部位。接着,患者扶着床并将双脚抬离地面,使脊柱旁肌肉紧张。在脚离地时,下腰椎疼痛缓解或触诊腰部紧张的肌肉较前松弛者为阳性。

②平板支撑:患者俯卧,用前臂和脚尖将整个身体抬离床面。身体应与床面平行。在肌肉力量充足的情况下,男性可保持这种姿势2~3 min;女性可保持2~2.5 min。如达不到上述时间,说明核心肌群力量不足。

③桥式运动:患者仰卧,屈曲髋关节和膝关节,使双脚平放在床上。双臂屈曲,将手放在耳旁。躯干下部和骨盆抬离床面,以保持躯干和大腿在一条直线上。在肌肉力量充足的情况下,男性应保持该姿势3~4 min,女性应保持2.5~3 min。

(四)影像学检查

①X线检查:可发现退行性骨病、椎间盘突出、脊柱滑脱、骨折和瘤变,可作为术前检查。

②CT断层扫描:可以发现退行性骨病、脊柱滑脱、骨折和畸形愈合。它也可以发现骶髂关节的炎症,以及创伤后的假阳性结果。

③MRI核磁共振成像:为观察软组织病变的最佳成像方式。对于有根性症状的患者,它是检测椎间盘突出、椎管狭窄、骨髓炎、椎间盘炎、脊髓硬膜外脓肿、骨转移、蛛网膜炎和神经管缺陷等疾病的重要检测手段。

④肌电图(EMG):适用于主诉根性疼痛但影像学检查结果不确定的患者。

⑤放射性核素骨扫描(SPECT):尤其是在发现隐藏的感染或恶性肿瘤时更为敏感。

四、诊断与鉴别诊断

(一)诊断

根据病史,症状及体征、影像学检查三者相符即可诊断。在大多数下背痛情况中,如果没有根性疼痛症状,体格检查就足够。腰椎X光平片检查作用不大,除非考虑有外伤、椎体压缩及失稳等,否则不安排进行X光平片检查。

对有神经根压迫症状(肢体放射性疼痛及麻木)的患者进行评估时,首选的检查方法是核磁共振成像(MRI)。磁共振成像比CT更容易发现出椎间盘突出,原因有很多。首先,核磁共振成像可以在一次检查中就能看到整个腰椎(或颈椎或胸椎)。其次,矢状面图像还能呈现椎间盘间隙之间的椎管,以及椎间盘膨出或突出到椎体后方区域的情况。CT只有轴状位扫描而显示椎间盘间隙,能发现的问题就有限。最后,MRI对比度通常比CT更好,尤其是腰骶部,由于射线硬化伪影,CT很难对腰骶部进行评估。

如考虑存在强直性脊柱炎等脊柱关节病的患者需要更早进行影像学检查,因为这类疾病导致的腰痛通常会迟诊。隐匿性腰痛患者疼痛超过3个月,伴有清晨僵硬,服用非甾体抗炎药后症状缓解的患者应进一步评估HLA-B27、C反应蛋白以及骶髂关节正常的X射线或核磁共振成像扫描。

(二)鉴别诊断

需要排除下列可导致腰背区疼痛的病症:外伤史、癌症史、体重减轻、夜间痛、静脉注射药物、近期感染、既往手术、尿潴留、鞍区麻醉、骨质疏松症、皮质类固醇使用、晨僵而运动后好转、下腿部疼痛、假性跛行和坐着时疼痛缓解等。

五、治疗

腰椎间盘突出症是导致急性腰痛的最常见原因。它可导致急性根性下肢放射痛。在排除急诊病因如马尾综合征、硬膜外脓肿、骨折或恶性肿瘤、或恶性肿瘤后,应进行为期6~12周的保守治疗,大多数腰椎间盘突出症患者在6周后会有所改善。如若保守治疗效果不佳,长期因疼痛影响睡眠及生活质量,或出现双下肢乏力,大小便功能异常者,可选择手术治疗。

(一)保守治疗

使用非甾体类抗炎药物、肌肉松弛剂、普瑞巴林或加巴喷丁缓解症状。也可采用热敷、按摩和针灸、脊柱手法治疗等。鼓励患者参加体育锻炼和康复治疗师引导下的运动疗法。

（二）注射疗法

硬膜外类固醇注射也能在短期内缓解症。但是，皮质类固醇注射对下背痛有一定负面影响。大多数机械性腰痛是由于肌肉力量不足造成的。皮质类固醇会破坏胶原蛋白，从而破坏构成肌肉的组成部分。因此，不建议在关节面和椎间盘间隙注射皮质类固醇。

（三）手术治疗

如3~6个月保守治疗后症状持续存在，或神经功能恶化，可考虑采取手术治疗。对突出的椎间盘实施切除术可更快改善症状。

六、健康管理策略与方案

在腰痛的健康管理中，除了健康宣教，预防症状发作为主要内容。预防可分为三级预防。

（一）健康宣教

健康宣教主要是减少健康人群下背痛发病的危险因素，以降低疾病的发病率。其目标是调整可能导致疾病的生活方式、行为和社会条件。关于下背痛，最基本的预防技术包括参加开放的活动空间进行锻炼，如户外、健身房等，以及有关饮食、体重、酒精和烟草控制的健康教育。

（二）三级预防措施

①一级预防：重点是减少易患该类疾病的人群的发病率，目的是预防该疾病的发生，目标人群是还未患病的健康人群。初级预防技术包括风险评估，强调保持正确姿势和正确腰部用力及提举技术的重要性，有助于预防腰痛。

②二级预防：针对表现出早期症状的人群进行早期诊断。这类人群表面上看起来很健康，但实际上表现出疾病早期征兆。方法主要侧重于筛查，因为筛查可发现那些有亚临床症状的人，而不是那些有明显症状的人。二级预防措施包括对不良事件进行分析并采取行动，如出现腰扭伤，建议受伤或出现症状的人员进行早期康复治疗，以及预防影响工作。

③三级预防：重点是在疾病发生后减少疾病症状。目的是减少疾病对个人生活方式和工作效率的影响。三级预防的工作包括提供康复治疗及锻炼方法的建议、认知行为疗法和改变工作角色以防止复发。

※思考题

1.简述下背痛的临床表现的特点。

2.简述明确下背痛诊断的辅助检查手段。

3.简述下背痛的健康管理。

（孔渝菡）

参考文献

［1］HOY D,MARCH L,BROOKS P,et al. The global burden of low back pain:estimates from the Global Burden of Disease 2010 study［J］. Ann Rheum Dis, 2014,73(6):968-974.

［2］YASSI A,LOCKHART K. Work-relatedness of low back pain in nursing personnel:a systematic review［J］. Int J Occup Environ Health, 2013,19(3):223-244.

［3］AL AMER H S. Low back pain prevalence and risk factors among health workers in saudi arabia:a systematic review and meta-analysis［J］. J Occup Health, 2020,62(1):e12155.

［4］DELITTO A,GEORGE S Z,VAN DILLEN L,et al. Low back pain［J］. J Orthop Sports Phys Ther, 2012,42(4):A1-A57.

［5］MARTIN B I,DEYO R A,MIRZA S K,et al. Expenditures and health status among adults with back and neck problems［J］. JAMA, 2008,299(6):656-664.

［6］HARTVIGSEN J,HANCOCK M J,KONGSTED A,et al. What low back pain is and why we need to pay attention［J］. Lancet, 2018,391(10137):2356-2367.

［7］NORDIN M,RANDHAWA K,TORRES P,et al. The global spine care Initiative:a systematic review for the assessment of spine-related complaints in populations with limited resources and in low- and middle-income communities［J］. Eur Spine J, 2018,27(Suppl 6):816-827.

［8］CHOU R,LOESER J D,OWENS D K,et al. Interventional therapies,surgery,and interdisciplinary rehabilitation for low back pain:an evidence-based clinical practice guideline from the American pain society［J］. Spine(Phila Pa 1976), 2009,34(10):1066-1077.

［9］ENGERS A,JELLEMA P,WENSING M,et al. Individual patient education for low back pain［J］. Cochrane Database Syst Rev, 2008(1):CD004057.

第八章 流行病学基础知识

※学习目标

①了解流行病学的概念。
②熟悉流行病学的学科特点和应用。
③掌握常用的流行病学研究方法。

第一节 流行病学概述

流行病学是人类在与疾病作斗争的过程中形成和发展起来的一门应用学科,在探索疾病病因、预防控制疾病、制定和评价公共卫生策略措施,以及改善人群健康等诸多方面扮演着重要的角色。随着人类疾病谱的变化和医学模式的转变,流行病学的应用范围已经由传染性疾病扩展到慢性非传染性疾病、伤害和健康等相关领域,流行病学的理论和方法也日趋完善成熟,已经成为预防医学的基础学科和现代医学的骨干学科。

流行病学的一些基本概念可以追溯到 2 000 多年前,我国《史记》中用"疫""大疫"来描述疾病流行;同期,古希腊著名学者希波克拉底(Hippocrates)的著作中用"epidemic"一词表示疾病的流行。从 18 世纪中叶到 20 世纪 40 年代,传染病肆虐,人类的健康和生命受到极大威胁。这一时期流行病学主要以研究传染病的人群现象为主,并进行了干预试验的尝试。其中,最具有代表性的是 1854 年英国医生约翰·斯诺(John Snow)针对伦敦霍乱流行的研究。该研究开创性地使用了病例分布的标点地图法,对伦敦不同供水区居民霍乱死亡率进行了描述和分析,首次提出了"霍乱介水传播"的观点,并通过干预成功控制了霍乱的进一步流行,成为流行病学现场调查、分析与控制的经典案例。

20 世纪 40—50 年代以来,威胁人类健康的主要公共卫生问题由传染病转向慢性非传染性疾病,加之"生物—心理—社会医学模式"的逐渐形成,流行病学的研究范围也相应扩大到对慢性非传染性疾病以及健康相关状况的研究,研究内容也从研究疾病分布扩展到探讨病因。这一时期出现了许多经典的医学研究实践,如英国医师 Richard Doll 和 Austin B. Hill 对吸烟与肺癌关系的研究、美国弗雷明汉(Framingham)心血管病队列研究和涉及百万学龄儿童的脊髓灰质炎疫苗(Salk 疫苗)现场试验等。20 世纪 90 年代开始,分子生物学技术迅速发展,流行病学与分子生物学技术相结合形成了分子流行病学,从宏观和微观、环境和宿主(遗传)多个层面深入研究与疾病和健康相关的因素。近年来,大数据、人工智能等新技术不断向医学领域渗透。流行病学作为一门与数据息息相关的学科,如何挖掘、整合和利用现有的大数据资源,为临床和医疗卫生决策提供理论和方法支持,已经成为流行学研究的一个重要方向。

作为一门应用性学科,流行病学的定义随着疾病防治工作的变化而不断发展和完善。目前,较为公认的流行病学定义是:"流行病学是研究人群中疾病和健康状态的分布及其影响因素,并研究预防疾病及促进健康的策略与措施的科学。"流行病学的研究对象是具有某种特征的人群,而不是某一个个体。以人群为研究对象,探讨疾病及健康相关事件的人群分布特征及其规律性是流行病学这一学科最本质的特征。流行病学的研究内容包括各种疾病和健康状态,并以疾病和健康状态的分布及其影响因素为研究重点。流行病学的研究目的是为预防、控制和消灭疾病及促进健康提供科学的决策依据。

第二节　流行病学的研究方法

流行病学是一门应用性学科,在人群疾病预防与控制和促进健康方面发挥了重要的作用。同时,流行病学也是一门重要的医学科学研究方法学,有一套严谨的方法体系,已成为指导医学科研工作的重要方法。流行病学研究方法根据是否有人为干预分为两大类:观察性研究和实验性研究。观察性研究的基本特征是研究者客观收集人群相关疾病和暴露的资料,而不给研究对象施加任何人为的干预。观察性研究是流行病学研究的基本方法,根据研究开始时是否设置对照组,进一步分为描述性研究和分析性研究。实验性研究根据研究场所和研究对象进一步分为临床试验、社区试验和现场试验(图 8.1)。

一、描述性研究

描述性研究(Descriptive Study)是指利用已有的资料或者通过专题调查获得的资料(包括实验室检查结果),描述疾病或健康状态以及有关特征和暴露因素在不同人群、不同时间和不同地区的分布状况,获得病因线索,形成病因假设。描述性研究是流行病学研究方法中最基本、最常用的一类方法,包括病例报告、病例分析、生态学研究和现况研究等。

(一)病例报告

病例报告(Case Report)通常针对临床实践中的单个或少数(通常 5 例以下)新出现的疾病病例、已知疾病的特殊临床表现及诊断、治疗中发生的特殊情况或经验教训进行详尽描

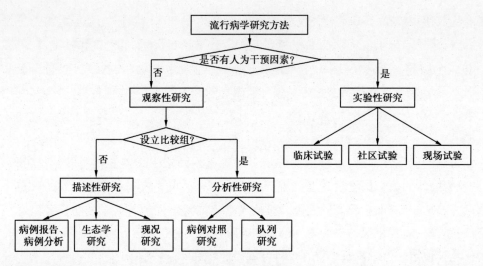

图 8.1　流行病学研究方法

述,提出可能的解释,并总结出此病例对临床医师的启示。病例报告的主要用途如下:

①发现新的疾病或提供病因的线索。例如,获得性免疫缺陷综合征(Acquired Immune Deficiency Syndrome, AIDS)的发现就是源于病例报告。1980 年 10 月到 1981 年 5 月,有病例报告在美国洛杉矶既往健康的年轻男同性恋者中发现了 5 例卡氏肺囊虫肺炎,而这种肺炎以往只在免疫系统受到抑制的老年恶性肿瘤患者中发生。这些病例报告引起了美国疾病控制中心的重视,进而发现了艾滋病。

②介绍疾病不常见的表现,增加临床医师对病例报告中所描述疾病的认知,拓宽其临床思路。例如,"以咽异物感为表现的食管型颈椎病 1 例"的报告,提示临床医师应注意食管型颈椎病的诊断与鉴别诊断。

③阐明疾病和治疗的机制。例如,有学者怀疑麻醉药氟烷能引起肝炎,但是由于暴露于氟烷后发生肝炎的频率很低,而且手术后肝炎还有许多其他原因,因此难以得出肯定的结论。后来,有病例报告显示,一名使用氟烷进行麻醉的麻醉医师反复发作肝炎并已导致肝纤维化,肝炎症状总是在他进行麻醉工作后几小时内发作。该病例暴露于小剂量氟烷时肝炎即复发,再结合临床观察、生化检验和肝组织学等方面的证据,从而证明了氟烷可引起肝炎。

(二)病例分析

病例分析(Case Analysis)是指将某一时期的一组(几例、几十例、几百例甚至几千例)相同疾病病人的临床资料进行收集、整理、描述和分析,提出研究者的见解和建议,是一种无对照的观察性研究。与病例报告相比,病例分析不要求对每一位入组的病人进行病情的详细描述,而是对所有入组病人的总体特征进行描述与分析。病例分析的主要用途如下:

①分析某种疾病的临床表现特征,如病例的年龄、性别、主要临床症状、体征及其出现的频率,主要的辅助检查指标等。

②提出新的病因线索。例如,某研究组对我国 21 家医院的 960 例类风湿性关节炎

（Rheumatoid Arthritis，RA）患者进行分析，发现与无冠状动脉粥样硬化性心脏病（简称"冠心病"）的 RA 患者相比，合并冠心病的 RA 患者年龄高、皮下结节数目多、肺间质病变发生率高、羟氯喹使用比例低、糖尿病及高血压患病率高，从而为研究 RA 患者发生冠心病的病因提供了线索，即高龄、皮下结节数目多、肺间质病变、使用羟氯喹、糖尿病、高血压可能与 RA 患者发生冠心病有关。

（三）生态学研究

生态学研究（Ecological Study）是在群体水平上研究某种因素与疾病的关系，通过描述不同人群中暴露与疾病的频率，分析该暴露因素与疾病之间的关系。生态学研究最基本的特征是收集资料时以群体为观察和分析的单位，而不是以个体为单位。研究的群体可以是学校的班级、工厂、城镇或某个区域、某个国家的整个人群。例如，在沙利度胺（反应停）与海豹状短肢畸形关系的研究中，研究者通过比较分析不同国家或地区的沙利度胺（反应停）销售量与该地区的海豹状短肢畸形儿数量，发现两者存在相关关系，因此提出孕妇服用沙利度胺（反应停）是海豹状短肢畸形病因的假设。

生态学研究无法得知个体的暴露与效应之间的关系，只能反映群体的平均水平，同时无法控制可疑的混杂因素，容易造成研究结果与真实情况不符，从而发生生态学谬误（Ecological Fallacy）。例如，20 世纪 70 年代的早期，美国口服避孕药的使用增加，而同时育龄妇女中冠心病死亡率下降约 30%。提示使用口服避孕药与致死性冠心病间有负的联系。然而，大量的分析性研究表明，使用口服避孕药者比不使用者平均致死性冠心病风险增加约 1 倍。

（四）现况研究

1.基本概念

现况研究是在某特定时点或时间内对特定范围内人群中的疾病或健康状况以及相关因素进行调查和描述，分析相关因素与疾病或健康状况的关系，从而为进一步病因研究提供线索。由于现况研究收集的资料局限于特定的时间断面，一般不是过去的暴露史或疾病情况，也不是追踪观察未来的暴露与疾病情况，因此又称为横断面研究（Cross-sectional Study）。研究所得到的频率指标一般为特定时间内群体的患病率，故又称为患病率研究（Prevalence Study）。其研究结果有助于了解人群中该疾病的流行特征，并为建立病因假设、制订疾病防治措施等提供依据。例如，想了解某市成年人群中高血压病的流行状况，为高血压防治提供依据，某研究团队从该市随机抽取 28 515 人进行调查，发现其高血压标准化患病率为 17.2%，高血压患病率随年龄、身体质量指数、腰围的增加而上升；高血压知晓率、治疗率和控制率分别为 65.8%、53.1% 和 14.9%。该研究结果提示，在高血压防治过程中，应结合肥胖的预防控制，采取综合防治措施，尤其要把改善高血压的控制率作为防治工作重点。

2.研究类型

现况研究包括普查和抽样调查两种方法。

（1）普查（Census）

普查即全面调查，是指在特定时间内对特定范围内人群中的每一位成员进行调查。开展普查需要具备一定的条件：

①所普查的疾病具有较高的患病率。

②疾病的检验方法简便易行，便于在现场实施。

③足够的人力、物资和设备。

普查有很多优点，如能够调查人群中的所有成员，不存在抽样误差；能发现普查人群中的全部病例，并给予及时的治疗；能够全面描述疾病的分布与特征，同时宣传和普及医学科学知识。但同时普查也存在一些缺点，如工作量大，组织工作复杂；调查对象多，难免漏诊或误诊；调查质量不易控制，无应答率较高；费时费力，成本较高。

（2）抽样调查（Sampling Survey）

抽样调查是指在特定时点、特定范围内的某人群总体中，按照一定的方法抽取一部分有代表性的个体组成样本进行调查，以此来估计该人群总体某种疾病的患病率及某些特征的分布情况。抽样调查的核心是确保样本能够在最大限度上代表总体。为确保样本的代表性，需要遵循随机化抽样和样本大小适当的原则。与普查相比，抽样调查省时、省力、成本低，调查质量较易控制；缺点是抽样调查的设计、实施和资料分析比较复杂，重复和遗漏不容易被发现，不适用于患病率很低的疾病的调查，也不适用于需要普查普治的疾病。

3.抽样方法

常用的随机抽样方法有单纯随机抽样、系统抽样、分层抽样、整群抽样和多阶段抽样。

①单纯随机抽样（Simple Random Sampling）：也称简单随机抽样，是最简单、最基本的抽样方法。从总体 N 个对象中，利用抽签或随机数字法抽取 n 个对象构成一个样本，总体中每个对象被抽到的概率相等（n/N）。

②系统抽样（Systemic Sampling）：又称机械抽样，按照一定顺序，机械地每隔若干单位抽取一个单位的方法。例如，从总体 1 000 个单位中抽取 100 个单位，抽样比为 100/1 000 = 1/10，抽样间隔 K = 1 000/100 = 10，采用单纯随机抽样方法从 1~10 号中随机抽取一个作为起点。例如为 6，以后每隔 10 个号抽取一个，抽取的样本编号依次为 6、16、26、36……

③分层抽样（Stratified Sampling）：先根据某种特征（如地区、年龄、性别、种族、教育水平等）将总体分为若干次级总体（层），然后从每一层内进行单纯随机抽样，组成一个样本。分层可以将一个内部变异很大的总体分成一些内部变异较小的层，保证总体中每一层都有个体被抽到。

④整群抽样（Cluster Sampling）：从总体中直接抽取若干个群组（如村、居委会、班级等）作为观察单位组成样本。被抽到的群组中的全部个体均作为调查对象。

⑤多阶段抽样（Multi-stage Sampling）：在大型流行病学调查中，常同时将上面几种抽样方法结合起来使用，把抽样过程分为不同阶段。先从总体抽取范围较大的单元，称为一级抽样单位，如省、自治区、直辖市；再从每个一级单元中抽取范围较小的二级单位（县、乡、镇、街

道等);以此类推,最后抽取范围更小的单元(如居委会、家庭等)作为调查单位。

4.估计样本量

样本大小是在研究设计时必须要注意的问题,太大或太小都不合适。确定现况研究样本量大小的因素主要是总体的疾病患病率 π、允许误差 d、显著性水平 α。

①数值变量资料样本量的估计:通过抽样调查了解人群中某些指标(如身高、体重等)的分布时,单纯随机抽样样本含量可用式(8.1)估计:

$$n = \left(\frac{Z_\alpha S}{d}\right)^2 \tag{8.1}$$

式中,n 为样本量;S 为总体标准差的估计值;d 为容许误差,即样本均数与总体均数的差值;Z_α 为检验水准 α 下的正态临界值,$\alpha = 0.05$ 时,$Z_\alpha = 1.96$。

②分类变量资料样本量的估计:对率进行单纯随机抽样时,样本含量可用式(8.2)估计:

$$n = \frac{Z_\alpha^2 PQ}{d^2} \tag{8.2}$$

式中,n 为样本量;P 为总体率的估计值;$Q = 1 - P$;d 为容许误差;Z_α 为检验水准 α 下的正态临界值。

二、分析性研究

分析性研究(Analytical Study)主要任务是检验描述性研究提出的病因假说,找出与疾病有关的影响因素,包括病例对照研究和队列研究。

(一)病例对照研究

1.基本概念

病例对照研究(Case-control Study)是根据研究按照有无所研究的疾病(或健康相关状况)将研究对象分为病例组和对照组,分别追溯其既往暴露情况,并对病例组与对照组中各因素的暴露比例进行比较。如果病例组的暴露比例与对照组的暴露比例差别有统计学意义,则认为这种暴露与所研究疾病存在统计学关联,进而分析暴露与疾病的关联强度。病例对照研究是一种回顾性、由果推因的观察性研究方法。其原理示意图见图8.2。

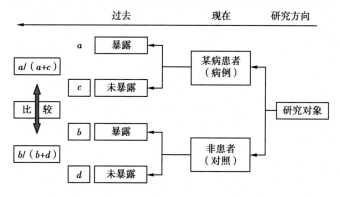

图 8.2　病例对照研究基本原理示意图

2.特点

①属于观察性研究。病例对照研究中,研究者只是收集两组对象有关研究因素既往暴露情况的资料,暴露与否是客观事实,没有任何人为干预,因此属于观察性研究。

②必须事先设立对照。病例对照研究是通过比较病例组与对照组两组对象有关研究因素既往暴露情况的差异来推断研究因素与研究疾病之间有无关联,因此在研究设计阶段必须设立一个与病例组均衡可比的对照组。

③研究方向是由"果"溯"因"。病例对照研究是先根据是否患有所研究疾病确定病例和对照,然后调查两组对象既往对研究因素的暴露情况,在时间顺序上属于回顾性,因此又称为回顾性研究(Retrospective Study)。

④无法确证因果关联。判断事物之间是否有因果关联一个必要条件是明确知道"因"在前,"果"在后,而病例对照研究属于回顾性研究,研究因素与研究疾病之间的时间先后顺序无法确定,因此无法证实研究因素与疾病之间的因果关联。

3.研究类型

按照病例与对照的关系,可以将病例对照研究分为两大类,即非匹配(成组)病例对照研究和匹配病例对照研究。

(1)非匹配(成组)病例对照研究

从患有研究疾病的人群和未患所研究疾病的人群,分别抽取一定量的研究对象,组成病例组和对照组进行比较。该设计除要求病例组和对照组来自同一个源人群,对照的人数不少于病例人数外,对对照组的设置无其他条件限制。

(2)匹配病例对照研究

匹配(Matching)是选择对照的一种方法,指应用特殊的限制方法,要求对照与病例在某些特征上保持一致,以排除两组进行比较时匹配因素的干扰。这些用来匹配的特征或因素称为匹配因素或匹配条件。根据匹配的方式不同,病例对照研究可分为成组匹配和个体匹配两种形式。

①成组匹配(Category Matching):在选择对照时,要求对照组匹配因素的比例与病例组一致。例如,病例组中男女比例为4:6,则对照组男女比例也应如此。

②个体匹配(Individual Matching):病例和对照以个体为单位进行的匹配。根据匹配的对照数量,可分为1:1、1:2、1:3及1:4的匹配病例对照研究。其中,1:1匹配病例对照研究也可称为配对病例对照研究。

4.病例和对照的选择

(1)病例的选择

病例应符合统一的、明确的疾病诊断标准。尽量采用国际通用或国内统一的诊断标准,以便与他人的工作比较。如果需要自订标准,则要注意均衡诊断标准的假阳性率和假阴性率,使宽严适度。病例来源基本上分两大类:一类从医院(门诊或住院)获取;另一类来自自然人群(社区),可从现况调查或发病登记报告中获取。病例的类型包括新发病例、现患病例和死亡病例。新发病例由于患病时间较短,对相关暴露的回忆较为准确,但收集新发病例需要的时间长、费用高。患病多年的现患病例提供的暴露信息可能是患病后已经改变的暴露情况,或者因时间太久,使得病例对暴露史的回忆出现偏性。死亡病例的相关暴露信息一般是由家属提供的,信息的准确性较差。因此,如条件允许,应尽可能地选择新发病例。

(2)对照的选择

对照是指未患所研究疾病的个体,可以是健康个体,也可以是其他疾病的患者。若为后者,则不能选择与研究病因有关的其他疾病的患者作为对照。例如,研究运动与高血压发病关系时,不能选择冠心病患者作为对照,因为冠心病的发病本身也与运动直接相关,以冠心病患者作为对照,可低估运动与高血压之间联系的强度,甚至出现假阴性结果。与病例一样,对照的来源也分为两大类:第一类来源于医院内其他的病人:非研究疾病的病人,体检者。第二类是自然人群或健康人群:一般人群的抽样样本,熟人、朋友,同事,邻居,家庭内其他成员。

在实际工作中,可以设多种形式的对照,如既有医院的其他疾病患者,又有病例的亲属或邻居作为对照。多种形式的对照不仅可增强对照的代表性,还可能发现另外一些病因线索。

5.估计样本量

影响样本含量的因素如下:

①研究因素在病例组和对照组的估计暴露率(p_1 和 p_0)的差别,差别越小,需要的样本含量越大;

②比值比(OR),病例对照研究中反映暴露因素与研究疾病之间关联强度的指标;

③检验水准 α,通常取 $\alpha = 0.05$;

④检验效能($1-\beta$),通常设定 $1-\beta = 0.9$,一般不宜低于 0.8。

不同类型的病例对照研究的样本含量计算方法不同。

(1)非匹配或成组匹配的病例对照研究

通常,病例组和对照组的样本量相等或者对照组人数更多。当病例与对照组的例数相等时,样本含量可用式(8.3)估计:

$$n = \frac{[z_\alpha \sqrt{2\bar{p}(1-\bar{p})} + z_\beta \sqrt{p_1(1-p_1) + p_0(1-p_0)}]^2}{(p_1 - p_0)^2} \tag{8.3}$$

式中,n 为病例组或对照组的样本含量;z_α 与 z_β 分别为 α、β 对应的标准正态分布临界值;$\bar{p} = (p_1+p_0)/2$;$p_1 = (OR \times p_0)/(1-p_0+OR \times p_0)$。

(2)配对病例对照研究样本含量估计

①计算病例与对照暴露情况不一致的对子数 m。

$$m = \frac{[z_\alpha/2 + z_\beta \sqrt{p(1-p)}]}{(p - 1/2)^2} \tag{8.4}$$

式中，$p=OR/(1+OR)$。

②计算研究需要的样本含量总数 M。

$$M = \frac{m}{[p_0(1-p_1)+p_1(1-p_0)]} \tag{8.5}$$

式中，p_1 和 p_0 分别为目标人群中病例组和对照组某因素的估计暴露率。

6.资料整理分析

不管哪种类型的病例对照研究，资料的统计推断主要有3个方面：

①推断暴露因素与疾病有无关联；

②暴露与疾病的关联强度分析；

③总体参数估计，计算总体 OR 值的可信区间。

（1）非匹配或成组匹配病例对照研究资料分析

先将病例组和对照组按某个暴露因素的有无整理成四格表的模式（表8.1），再进行暴露因素与疾病的关联性及关联强度的分析。

表 8.1　非匹配或成组匹配病例对照研究资料整理表

暴露因素	病例组/例	对照组/例	合计/例
有	a	b	n_1
无	c	d	n_0
合计	m_1	m_0	N

①暴露与疾病的关联性分析：从表8.1可知，病例组的暴露率为 a/m_1，对照组的暴露率为 b/m_0。暴露与疾病的关联性分析就是做假设检验，比较两组人群的暴露率。当 $N \geqslant 40$、$T \geqslant 5$ 时，采用四格表 χ^2 检验，如式（8.6）所示：

$$\chi^2 = \frac{(ad-bc)^2 \times N}{m_1 m_0 n_1 n_0} \tag{8.6}$$

如果 $N \geqslant 40$，当 $1 \leqslant T_{\min} < 5$ 时（$T_{\min}$ 为最小理论数，$T_{\min} = m_{\min} n_{\min}/N$），则应采用校正式（8.7）计算：

$$\chi^2 = \frac{\left(|ad-bc|-\dfrac{N}{2}\right)^2 \times N}{m_1 m_0 n_1 n_0} \tag{8.7}$$

若 $\chi^2 > \chi^2_{\alpha,v}$，则 $P < \alpha$，表明病例组与对照组暴露率差异有统计学意义，即所研究的暴露因素与疾病存在统计学关联；反之，若 $\chi^2 < \chi^2_{\alpha,v}$，则 $P > \alpha$，即所研究的暴露因素与疾病无统计学关联。

②暴露与疾病的关联强度分析：在病例对照研究中，常用比值比（Odds Ratio，OR）来反

映暴露因素与疾病关联强度的大小。OR 也称为优势比,是指病例组某因素的暴露比值与对照组该因素的暴露比值之比。从表8.1可知,病例组的暴露比值为 $(a/m_1)/(c/m_1)=a/c$;对照组的暴露比值为 $(b/m_0)/(d/m_0)=b/d$。OR 值的计算公式如下:

$$OR = \frac{a/c}{b/d} = \frac{ad}{bc} \tag{8.8}$$

OR 的含义与队列研究中的相对危险度(Relative Risk,RR)相同,指暴露组发生某病的危险性是非暴露组的多少倍。若 $OR=1$,表明暴露因素与疾病无关联;若 $OR \neq 1$,表明暴露因素与疾病有关联。若 $OR>1$,称为正关联,该暴露因素为疾病的危险因素;若 $OR<1$,则称为负关联,该暴露因素为疾病的保护性因素。

③总体 OR 的可信区间的估计:前面计算得到的 OR 是通过抽样调查所获得的样本 OR,需要在此基础上进一步推论总体 OR 的可信区间(Confidence Interval,CI)。通常计算总体 $OR95\%CI$,较为常用的计算总体 OR 可信区间的方法是 Miettinen 法:

$$OR95\%CI = OR^{(1 \pm 1.96/\sqrt{\chi^2})} \tag{8.9}$$

计算 $OR95\%CI$ 的意义:如果不包括1,则表示暴露因素与疾病有统计学关联;如果包含1,则表明暴露因素与疾病的联系无统计学意义。

【例8.1】一项关于饮酒与肝癌关系的病例对照研究,选择了200例肝癌患者作为病例组。另外,选择了200例未患肝癌者作为对照组,调查其既往饮酒的情况。具体资料见表8.2。

表8.2 饮酒与肝癌关系的非匹配病例对照研究

饮酒	肝癌组/例	对照组/例	合计/例
是	120(a)	60(b)	180(n_1)
否	80(c)	140(d)	220(n_0)
合计	200(m_1)	200(m_0)	400(N)

【解】①判断饮酒与肝癌有无关联。

$$\chi^2 = \frac{(120 \times 140 - 80 \times 60)^2 \times 400}{180 \times 220 \times 200 \times 200} = 36.36$$

因为 $\chi^2 > \chi^2_{0.05,1}$,所以 $P<0.05$,表明肝癌组与对照组饮酒比例差异有统计学意义,说明饮酒与肝癌存在统计学关联。

②估计关联强度。

$$OR = \frac{120 \times 140}{80 \times 60} = 3.50$$

表明饮酒者是不饮酒者发生肝癌危险性的3.5倍。

③估计总体 $OR95\%CI$。

$$OR95\%CI = OR^{(1 \pm 1.96/\sqrt{\chi^2})} = (2.33, 5.26)$$

总体 $OR95\%CI$ 为 $(2.33, 5.26)$，可以认为饮酒是肝癌的危险因素之一。

（2）配对（1∶1 匹配）病例对照研究资料的分析

配对病例对照研究资料的整理格式见表 8.3。

表 8.3　配对病例对照研究资料整理表

对照组	病例组		合计/例
	有暴露/例	无暴露/例	
有暴露	a	b	$a+b$
无暴露	c	d	$c+d$
合计	$a+c$	$b+d$	$a+b+c+d$

配对病例对照研究资料的分析内容仍然有 3 个方面，但其 χ^2 与 OR 的计算公式均与非匹配或成组匹配病例对照研究所用公式不同。

配对四格表资料 χ^2 检验的计算公式如下：

$$\chi^2 = \frac{(b-c)^2}{b+c} \tag{8.10}$$

如果 $b+c<40$，则采用校正公式计算：

$$\chi^2 = \frac{(|b-c|-1)^2}{b+c} \tag{8.11}$$

配对病例对照研究资料 OR 的计算公式如下：

$$OR = \frac{c}{b} \tag{8.12}$$

【例 8.2】某研究者采用 1∶1 配对病例对照研究对出生体重与成年期糖尿病的关联进行探讨。该研究按照年龄、家庭经济状况相同的原则，共选择 160 对病例和对照，收集其出生体重资料。该研究的资料整理见表 8.4。

表 8.4　出生体重与成年期糖尿病关联的配对病例对照研究

对照组	病例组		合计/例
	超重/例	正常体重/例	
超重	$40(a)$	$20(b)$	$60(a+b)$
正常体重	$70(c)$	$30(d)$	$100(c+d)$
合计	$110(a+c)$	$50(b+d)$	$160(a+b+c+d)$

【解】①判断出生体重与成年期糖尿病有无关联。

$$\chi^2 = \frac{(20-70)^2}{20+70} = 27.78$$

因为 $\chi^2 > \chi^2_{0.05,1}$，所以 $P<0.05$，表明出生体重与成年期糖尿病有统计学关联。

②估计关联强度。

$$OR = \frac{70}{20} = 3.50$$

表明出生体重超重者成年期发生糖尿病的危险性是出生体重正常者的 3.5 倍。

③估计总体 $OR95\%CI$。

$$OR95\%CI = OR^{(1\pm1.96/\sqrt{\chi^2})} = (2.20,5.58)$$

总体 $OR95\%CI$ 为 $(2.20,5.58)$，可以认为出生体重超重是成年期糖尿病的危险因素。

7.优点与局限性

（1）优点

①与队列研究相比，所需样本量小，研究时间短，出结果快，节省人力、物力，容易组织实施。

②一次研究可同时调查多个因素与疾病的关联，如开展肺癌相关危险因素的病例对照研究，可同时调查吸烟、接触石棉、接触放射线、环境因素、家族史等多种因素与肺癌发病的关联。

③适用于罕见的、潜伏期长的疾病病因的研究，也适用于研究一些新出现的或原因不明的疾病，能广泛探索其影响因素。

（2）局限性

①不适用于研究人群中暴露率很低的因素。因所需要的样本量较大，影响研究的可行性。

②容易发生各种偏倚。病例对照研究发生各种偏倚的机会较大，尤其是极易发生回忆偏倚。

③暴露与疾病的时间先后顺序难以判断，因此无法直接推论因果联系。

④不能直接计算暴露组与对照组的发病率，无法直接计算相对危险度，只能计算比值比（OR）来估计联系强度。

（二）队列研究

1.基本概念

队列研究（Cohort Study）是将研究对象按暴露因素的有无或暴露水平分为若干组，追踪观察并比较各组人群在特定时间内与暴露因素相关结局（如疾病）发生率有无差异，从而判断暴露因素与疾病有无关联及关联程度的一种观察性研究方法。队列研究也被称为前瞻性研究、发生率研究、随访研究或纵向研究等。队列研究设计基本原理见图 8.3。

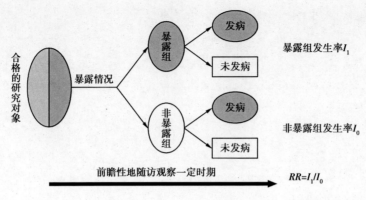

图 8.3　队列研究设计基本原理

2.特点

①研究方向是由"因"及"果"。队列研究是在尚未发生研究结局(如发病)前就确定了研究对象的暴露状况,前瞻性随访观察研究结局的发生情况,能检验暴露因素与一个或多个研究结局的因果关联。

②属于观察性研究范畴。队列研究中的暴露因素不是人为给予的,暴露组与非暴露组是根据研究对象"自然状态"下的暴露情况分组的,不受研究者控制,属于观察性研究的范畴。

③需要设立对照组。队列研究在研究设计阶段需要设立具有可比性的对照组,队列研究中的对照组即非暴露组,可以与暴露组来自同一人群,也可以来自不同人群。

④可以直接计算疾病发病频率的指标。队列研究要求在研究开始阶段所有研究对象均未发生研究结局,通过随访观察一段时间后,收集结局的发生数据,可以直接计算发病率、死亡率等指标。

3.研究类型

队列研究根据研究对象进入队列及终止观察的时点不同,可以分为 3 类,即前瞻性队列研究、历史性队列研究和双向性队列研究。队列研究类型见图 8.4。

(1)前瞻性队列研究(Prospective Cohort Study)

研究对象的确定和分组是根据研究开始时的状态进行的,研究结局需要随访观察一段时间后才发生,因此又称即时性队列研究。这种设计类型可以直接获得暴露和结局的准确信息,资料偏性小,结果比较可靠,是队列研究的基本形式。其主要缺点是需要随访观察一定时间才能得到结局情况,研究周期长、花费大。

(2)历史性队列研究(Historical Cohort Study)

历史性队列研究又称回顾性队列研究。研究对象的确定和分组是根据研究对象在过去某个时点的暴露状态进行的,在研究开始的时候研究结局已经发生,研究者回顾性地收集相关信息开展研究。这种设计相比前瞻性队列研究周期短、投入少、很快能够得出比较可靠的结论,常被用于职业暴露人群的研究。其缺点是暴露因素和结局信息的准确性受多方面因素的影响,资料的偏倚较大。

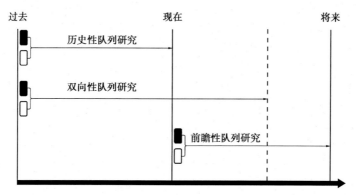

图 8.4 队列研究类型示意图

（3）双向性队列研究（Ambispective Cohort Study）

研究对象的确定和分组与历史性队列研究相同,是历史性队列研究的延续,又称为混合型队列研究。这种设计模式兼有前瞻性队列研究和历史性队列研究的优点。双向性队列研究适用于评价对人体同时具有短期和长期作用的暴露因素的效应,在研究开始时暴露因素导致的短期效应已经出现,而与暴露因素有关的长期效应（如致癌）还需要随访一段时间才能观察到。

4.研究对象

研究对象包括暴露组和非暴露组（对照组）,暴露组有时可以根据暴露程度的不同分为不同暴露水平的亚组。根据不同的研究目的和研究条件,研究人群的选择有不同的方法。

（1）暴露组的选择

①一般人群:为一个范围明确地区的全体人群或其样本,选择其中暴露于欲研究因素者为暴露组。对于这类人群,所研究因素为一般人群的相关信息,如性别、年龄、生活习惯、环境因素等。研究疾病也多为常见病种,如高血压、糖尿病、冠心病等。其适用于同时观察多种暴露和多种疾病间的关系,可以获得疾病在一般人群中的发病率。例如,美国 Framingham 地区心脏病研究的主要目的是在一般人群中前瞻性地观察冠心病的发病率及年龄、性别等因素在冠心病发生、发展中的作用。

②职业人群:某些职业中常存在特殊暴露因素,使职业人群中某病的发病率或死亡率远远高于一般人群。职业人群的暴露史一般较明确,有关暴露与疾病的历史记录较全面、真实,故常作为历史性队列研究的首选,用来评价职业暴露因素与疾病的关系。例如,以煤矿工人为研究对象,观察游离二氧化硅粉尘暴露与肺癌的关系,选择染料厂工人研究联苯胺的致癌作用等。

③特殊暴露人群:对某因素具有特殊的暴露经历且暴露水平较高的人群。例如,选择核电站爆炸后的幸存者作为暴露组,研究放射线暴露与白血病的关系。在临床研究中,往往把接受了某种防治措施的患者看作是特殊暴露人群,用来研究该防治措施与疾病的关系。例

如,以口服避孕药的妇女为暴露组,研究口服避孕药与妇女冠心病的关系;以服用小剂量阿司匹林的人为暴露组,研究阿司匹林预防脑卒中的效果等。

（2）对照组的选择

队列研究结果的真实性依赖于是否正确选择了对照组（非暴露组）。理想的对照组应该是除未暴露于所研究的因素外,其他因素的影响或人群特征（如年龄、性别、职业、民族、文化程度等）都应与暴露组相同。队列研究中的对照可分为4种,即内对照、外对照、总人口对照和多重对照。

①内对照:选择同一研究人群中的非暴露人群或具有最低暴露剂量的人群为对照。例如,研究吸烟与肺癌的关系,不吸烟者或吸烟量小者作为对照组,就是内对照。这种对照是比较理想的对照组,暴露组和非暴露组来自同一个人群,可比性好。

②外对照:选择人口学特征与暴露人群相似的另一个人群作为对照。在以职业人群或特殊暴露人群为暴露组时,常需选择外对照。例如,研究放射线的致病作用时,以放射科医师为暴露组,以不接触或极少接触放射线的五官科医师为外对照。

③总人口对照:在采用职业人群或特殊人群作为暴露组时,以该地区的全人口的发病或死亡率作为对照。这种对照并非真正意义上的对照,因为总人口中包含暴露者。总人口对照的资料容易得到,可以节约研究时间和经费。

④多重对照:即选择上述两种或两种以上的人群同时作为对照,以减少只用一种对照所带来的偏倚。

5.估计样本量

队列研究样本含量的计算指标主要包括随访期内对照组中研究结局发生率 p_0、暴露组研究结局发生率 p_1、统计学检验水准 α 和检验效能 $1-\beta$。当暴露组与对照组样本含量相等时,其计算如下:

$$n = \frac{(\mu_\alpha \times \sqrt{(2\bar{p}(1-\bar{p})} + \mu_\beta \times \sqrt{(p_1(1-p_1) + p_0(1-p_0))})^2}{(p_1 - p_0)^2} \quad (8.13)$$

式中,n 为暴露组和对照组分别需要的样本含量;$p_1 = RR \times p_0$,RR 为估计的相对危险度;$\bar{p} = (p_1+p_0)/2$;α 通常取 0.05,$u_{0.05}=1.96$;β 通常设定为 0.1,$u_{0.1}=1.28$。考虑到失访率的影响,常在计算所得样本含量的基础上增加10%。

【例8.3】某医师欲采用队列研究阐明雌激素水平与老年人骨质疏松的关系。已知正常老年人骨质疏松的发生率为1%,估计血清雌激素水平低于正常值者发生骨质疏松的 RR 为2.2,设 $\alpha = 0.05$,$\beta = 0.10$,计算所需样本量。

【解】$\mu_{0.05}=1.96$,$\mu_{0.1}=1.28$。

$$p_0 = 0.01, p_1 = RR \times p_0 = 2.2 \times 0.01 = 0.022, \bar{p} = (p_1 + p_2)/2 = (0.01 + 0.022)/2 = 0.016$$

$$n = \frac{(1.96 \times \sqrt{2 \times 0.016 \times 0.984} + 1.28 \times \sqrt{0.022 \times 0.978 + 0.01 \times 0.99})^2}{(0.022 - 0.01)^2} \approx 2\,294$$

按照10%的失访率计算,最终确定的样本量为2 294+2 294×10%=2 524,即此项研究暴露组和对照组各需要随访观察2 524例。

6.资料的收集与随访

(1)收集基线信息

基线信息包括研究对象在研究开始时所有相关的信息,如暴露情况、疾病情况、基本人口学资料以及其他可能的影响因素等。基线信息是确定暴露组和对照组的依据,也是将来分析数据的重要变量,应制订收集基线信息的详细计划和相关表格。为避免单一途径收集资料的不足,宜通过多种途径收集数据,如现场调查、查阅病历、日常报表以及研究对象既往的体检资料等。

(2)随访

随访(Follow Up)是队列研究的基本特征,通过随访,可以确定研究对象是否有失访、收集研究人群中结局事件的发生情况以及暴露因素和混杂因素的信息。在制订随访计划时,需要考虑以下5个问题:

①暴露组和对照组应采用相同的方法进行随访,并观察至研究终点。现实研究中失访是不可避免的,对失访者要进一步追访,收集所有可能的信息来了解失访的原因,比较失访者与未失访者基线资料的差异,以评估失访对研究结果的影响程度。

②确定可行的随访方法。常用的随访方法包括面对面访问、电话访问、信件访问、定期体检或复查以及查阅常规记录等。不同的随访方法各有优缺点,实际工作中可考虑多种方法综合应用。

③确定合理的随访时间间隔。队列研究往往需要多次随访,一般的慢性病随访间隔为1~2年。

④选择合适的随访人员,避免研究者主观因素对随访结果的影响。可以选择经过统一培训的技术人员、大学生、社区工作者或临床医师,最好不是研究者自己随访。对于已经制订的随访计划,要自始至终严格执行,不能随意更改。

⑤当某研究对象出现了研究结局时,就不再对其继续随访。

7.资料的分析

1)描述性分析

描述性分析包括描述研究对象的人口学特征、随访时间、失访情况;计算结局的发生率,根据研究资料的不同特点,可计算不同的描述指标。

①累积发病率(Cumulative Incidence,CI):已知无某种疾病的人群,经过一段特定的观察期之后,发生某病的频率。以整个观察期间内发生的所有病例数为分子,观察开始时队列人数为分母计算某病的累积发病率。累积发病率常用于队列人群数量较大且稳定的情况。

②发病密度(Incidence Density,ID):在一定时间内某人群发生某病新病例的速率。如果队列人口不固定时,研究对象进入和退出队列的时间先后不同、出现研究结局的时间不同

等可造成每个研究对象被观察的时间不一致。例如,随访周期为 10 年,在研究结束时有的对象可能只被观察了 7 年、5 年、3 年或几个月不等,若以总人数为分母计算发病率是不合理的,因为失访者若能坚持到随访期结束,则仍有发病的可能性。此时,需以观察人时(观察人数与随访时间的积)为分母,观察期间所有新发病例数为分子计算发病率。常用的人时单位是人年。发病密度常用于队列人群变动较大、观察时间较长的情况。

2)描述性分析

队列研究资料的推断性分析包括比较暴露组与非暴露组结局发生率的差异,推断暴露因素与疾病有无关联,计算关联强度指标。

(1)比较暴露组与对照组结局发生率的差异

通过 u 检验、卡方检验或 Fisher 精确概率法等假设检验方法,比较暴露组与对照组之间结局发生率的差异。当假设检验结论为暴露组与对照组的结局发生率差异有统计学意义时,说明暴露因素与疾病有关联,需要进一步计算暴露因素与疾病的关联强度。

(2)计算关联强度

队列研究资料一般整理成表 8.5 的形式。

表 8.5　队列研究资料归纳整理表

分组	发病/例	未发病/例	合计/例	发病率
暴露组	a	b	$a+b=n_1$	a/n_1
非暴露组	c	d	$c+d=n_0$	c/n_0
合计	$a+c=m_1$	$b+d=m_2$	$a+b+c+d$	—

①相对危险度(Relative Risk,RR):暴露组的发病率(或死亡率)(I_1)与对照组的发病率(或死亡率)(I_0)的比值,是反映暴露因素与发病(或死亡)关联强度最常用的指标。

$$RR = \frac{I_1}{I_0} = \frac{a/n_1}{c/n_0}$$ (8.14)

式中,RR 表示暴露组发病(或死亡)的危险是对照组的多少倍:$RR=1$ 表示两组的发病率(或死亡率)没有差别;$RR>1$ 表示暴露组的发病率(或死亡率)高于对照组,该暴露因素为危险因素;$RR<1$ 表示暴露组的发病率(或死亡率)低于对照组,该暴露因素为保护性因素。RR 离 1 越远,表明暴露因素与结局的关联强度越大。

由样本资料计算的 RR 只是总体 RR 的一个点估计值。对于总体 RR,需要按照一定的可信度估计其可信区间,常用的是 95% 可信区间。Woolf 法是建立在 RR 的方差基础上的一种简单计算方法,具体如下:

$\ln RR$ 的方差的计算:

$$\text{Var}(\ln RR) = \frac{1}{a} + \frac{1}{b} + \frac{1}{c} + \frac{1}{d} \tag{8.15}$$

$\ln RR$ 的 95% 可信区间的计算：

$$\ln RR \pm 1.96\sqrt{\text{Var}(\ln RR)} \tag{8.16}$$

其反自然对数即为 RR 的 95% 可信区间。

②归因危险度（Attributable Risk, AR）：又称特异危险度、超额危险度，是暴露组发病率（或死亡率）与对照组发病率（或死亡率）的差值，表示发病（或死亡）危险特异地归因于暴露因素的程度。

$$AR = I_1 - I_0 = (a/n_1) - (c/n_0) \tag{8.17}$$

③归因危险度百分比（Attributable Risk Proportion, AR%）：又称病因分值，是指暴露组中的某病发病（或死亡）归因于暴露因素的部分占暴露组全部发病（或死亡）的百分比。

$$AR\% = [(I_1 - I_0)/I_1] \times 100\% \tag{8.18}$$

也可以根据已知的 RR 计算 $AR\%$：

$$AR\% = [(RR - 1)/RR] \times 100\% \tag{8.19}$$

④人群归因危险度（Population Attributable Risk, PAR）：总人群中某病发病率（或死亡率）（I_t）与非暴露组发病率（或死亡率）（I_0）的差值，表示总人群中因暴露于某因素而引起的某病发病率（或死亡率）。

$$PAR = I_t - I_0 \tag{8.20}$$

⑤人群归因危险度百分比（Population Attributable Risk Proportion, PAR%）：又称人群病因分值，是指总人群的某病发病（或死亡）归因于暴露因素的部分占总人群该病发病（或死亡）的百分比。

$$PAR\% = [(I_t - I_0)/I_t] \times 100\% \tag{8.21}$$

【例 8.4】已知吸烟者肺癌年死亡率（I_1）为 0.483 3‰，非吸烟人群肺癌年死亡率（I_0）为 0.044 9‰，全人群的肺癌年死亡率（I_t）为 0.283 6‰，计算 RR、AR、$AR\%$、PAR、$PAR\%$。

【解】$RR = I_1/I_0 = 0.483\ 3/0.044\ 9 = 10.8$，说明吸烟者的肺癌死亡危险是非吸烟者的 10.8 倍。

$AR = I_1 - I_0 = 0.483\ 3 - 0.044\ 9 = 0.438\ 4$，说明如果去除吸烟因素，则可使吸烟人群肺癌死亡率减少 0.438 4‰。

$$AR\% = \frac{I_1 - I_0}{I_1} \times 100\% = \frac{0.483\ 3 - 0.044\ 9}{0.483\ 3} \times 100\% = 90.7\%$$，说明吸烟人群中由吸烟引起的肺癌死亡占所有肺癌死亡的 90.7%，亦即吸烟人群中有 90.7% 的肺癌死亡是由吸烟引起的。

$PAR = I_t - I_0 = 0.283\ 6 - 0.044\ 9 = 0.238\ 7$，说明如果去除吸烟因素，则可使全人群减少 0.238 7‰的肺癌死亡。

$$PAR\% = \frac{I_t - I_0}{I_t} \times 100\% = \frac{0.283\ 6 - 0.044\ 9}{0.283\ 6} \times 100\% = 84.2\%$$，说明全人群中由吸烟引起的肺癌

死亡占所有肺癌死亡的84.2%,亦即全人群中有84.2%的肺癌死亡是由吸烟引起的。

从上述计算结果可知,虽然吸烟导致肺癌的 $AR\%$ 达90.7%,但因人群中只有部分人吸烟,故 $PAR\%$ 仅为84.2%。

8.优点与局限性

(1)优点

①资料可靠性高,一般不受回忆偏倚影响。

②暴露资料的收集在结局发生之前,因果时间顺序明确,检验病因假说的能力较强,一般可达到验证病因假设的目的。

③能够直接获得暴露组和非暴露组的发病(死亡)率,可以直接计算相对危险度、归因危险度等评价暴露因素与疾病关联强度的指标。

④随访过程有助于了解疾病的自然史。

⑤在一次研究过程中,可以观察到一种暴露因素与多种疾病结局的关联。

(2)局限性

①对于发病率低的疾病,需要观察的人群样本量大,一般难以达到。

②随访过程中,由于退出、死亡、人口流动等原因造成的失访难以避免。

③研究耗时长、花费高,组织实施过程中面临的困难较大。

④随着时间的推移,结局受不可预知因素的影响较多,资料分析复杂。

三、实验性研究

实验性研究(Experimental Study)又称实验流行病学(Experimental Epidemiology),是指根据研究目的,按照设计的研究方案,将来自同一总体的研究对象随机分配到试验组和对照组,对试验组人为地施加或减少某种处理因素,对照组实施对照措施,然后随访观察该处理因素的作用结果,比较两组间结局差异,从而判断处理因素的效果。分组过程中,尽可能遵守随机原则,以保证试验组除了干预措施(处理因素)以外的其他方面与对照组保持均衡可比,这样组间的效应差异可视为干预措施所引起的(图8.5)。

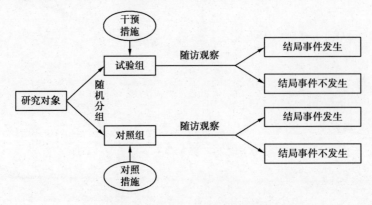

图8.5　实验性研究原理示意图

实验性研究根据研究场所和研究对象的不同,可分为临床试验、现场试验和社区试验。

（一）临床试验

临床试验（Clinical Trial）主要用于评价新药或新疗法的效果与安全性,研究场所设在医院或其他医疗服务机构,以患者为研究对象,接受干预的基本单位是个体患者。临床试验的研究对象必须患有所研究的疾病并且在确诊后尽快进入研究,以便及时接受治疗。遵循随机化并设立对照的临床试验,即随机对照试验（Randomized Controlled Trial,RCT）。

临床试验是确证新药安全性和有效性必不可少的步骤,根据我国现行版《药品注册管理办法》,新药的临床试验分为以下4期。

Ⅰ期临床试验:包括耐受性试验和药代动力学研究,确定新药的人体安全有效剂量范围,并通过药代动力学研究了解药物在人体内的吸收、分布、消除的规律。通常在少量（10～30名）志愿者身上进行。

Ⅱ期临床试验:初步评价药物对目标适应症患者的治疗作用和安全性,研究设计可采用多种形式,包括随机、盲法、对照临床试验,研究对象一般为100～300人。

Ⅲ期临床试验:进一步验证药物对目标适应症人群的有效性、安全性,并确定最佳剂量,最终为药物注册申请的审查提供依据,通常研究对象需要1 000～3 000人。

Ⅳ期临床试验:新药获批上市后,进一步开展疗效和不良反应研究。

Ⅰ～Ⅲ期临床试验又统称为上市前临床试验,Ⅳ期称为上市后临床试验。

（二）现场试验

现场试验（Field Trial）研究场所在某一特定环境下,研究对象与临床试验有所不同,是以未患所研究疾病的"健康"个体为研究对象,以个体为单位施加干预措施,常用于评价某种疾病预防措施的效果,又称为预防性试验（Preventive Trial）。现场试验的设计和实施可参照临床随机对照试验进行。

（三）社区试验

社区试验（Community Trial）又称为社区干预试验（Community Intervention Trial）,研究场所设在社区,以一定社区人群为干预单位,以相类似的社区为对照,从人群整体层面评价干预措施的效果,是以社区为研究场所的现场试验的扩展。例如,评价饮用水加氟预防龋齿的效果时,干预对象是饮用某个水源的人群,属社区试验。即社区试验接受干预的单位不是个体而是人群。社区试验的人群因研究目的的不同可大可小,如饮食干预以家庭为单位,环境干预以整个居民楼为单位等。

四、筛检与诊断试验评价

筛检与诊断试验评价的原理相同,诊断试验的评价在临床上应用相对较多,以下讲解以诊断试验的评价来说明。诊断试验评价的核心思想为对比,首先确定疾病诊断的"金标准",依据"金标准"将研究对象区分为实际有病者和无病者,再用待评价的诊断方法对全体对象进行检测和判断,将其获得的结果与"金标准"判断的结果进行比较,来评价该诊断试验的诊断价值。

1.确定"金标准"

"金标准(Gold Standard)"是指当前医学界所公认的诊断某种疾病最准确、可靠的方法。常用的"金标准"包括病理组织学检查、外科手术发现、细菌培养、特殊的影像学检查、尸体解剖、长期临床随访等。确定合适的"金标准"是进行诊断试验评价的前提。如果"金标准"选择不当,会造成对受试者分类上的错误,使整个试验的评价失去准确性的基础。

2.选择研究对象

所选择的研究对象应能代表诊断试验可能应用的目标人群。

①患者组:选择一定数量的由"金标准"确诊的实际有病的患者组成。为保证患者组的代表性,所选对象应包含目标疾病的各种临床类型的患者,如典型与不典型、病程的不同阶段(如早、中、晚)、病情的严重程度(轻、中、重型)、有和无并发症等。

②对照组:选择一定数量的由"金标准"证实没有患目标疾病的个体组成对照组。特别要选择一些与目标疾病具有相似临床表现、临床上容易混淆、需要鉴别的其他疾病患者,以评价诊断试验的鉴别诊断能力。

3.估计样本量

样本量是保证研究结论具有一定可靠性的前提下所确定的最小样本数。样本量过小,诊断试验的评价指标分析结果可能不稳定,影响对诊断试验的评价。决定样本量大小的因素有待评价诊断试验的灵敏度或特异度、检验水准 α(一般为 0.05)、容许误差 δ(一般为 0.05~0.10)。

当灵敏度和特异度均接近50%时,可以用近似公式进行计算:

$$n = \left(\frac{\mu_\alpha}{\delta}\right)^2 (1-p) p \qquad (8.22)$$

式中,n 为所需要的样本量;μ 为标准正态分布变量值,如 $\alpha = 0.05$ 时,$\mu = 1.96$;p 为待评价诊断试验的估计灵敏度或特异度。估计患者组所需要样本量时用灵敏度,估计对照组所需要样本量时用特异度,p 可通过查阅文献或做预试验而得到。

当灵敏度或特异度≤20%或≥80%时,样本率的分布呈偏态,需要对率进行平方根反正弦转换,其公式为:

$$n = \left[57.3 \mu_\alpha / \sin^{-1}(\delta / \sqrt{p(1-p)}) \right]^2 \qquad (8.23)$$

【例 8.5】某诊断试验的估计灵敏度和特异度分别为 70% 和 60%,设 $\alpha = 0.05$、$\delta = 0.05$,试计算该诊断试验病例组和对照组各需要多少例样本。

【解】病例组样本量(n_1)、对照组样本量(n_2)分别为:

$$n_1 = \left(\frac{1.96}{0.05}\right)^2 \times (1-0.7) \times 0.7 \approx 323$$

$$n_2 = \left(\frac{1.96}{0.05}\right)^2 \times (1 - 0.6) \times 0.6 \approx 369$$

计算结果表明：欲评价该诊断试验，病例组需要 323 例，对照组需要 369 例。

4.同步盲法检测，比较诊断试验与金标准的结果

对患者组与对照组的全体对象，同时采用"金标准"和待评价的诊断试验进行检测，对比两种试验方法判断的结果。要注意的是，为保证资料的真实性，整个资料收集的过程中应采用盲法观察的方式，即要求判断待评价诊断试验结果的人在不知道"金标准"诊断结果的情况下独立判断试验结果。诊断试验评价的资料整理格式见表 8.6。

表 8.6　诊断试验评价的资料整理表

诊断试验结果	"金标准"		合计/例
	阳性/例	阴性/例	
阳性	a(真阳性)	b(假阳性)	$a+b$
阴性	c(假阴性)	c(真阴性)	$c+d$
合计	$a+c$	$b+d$	$a+b+c+d=N$

注：a 表示"金标准"和待评价诊断试验均判定为阳性者例数；b 表示"金标准"判定为阴性，待评价诊断试验判定为阳性者例数；c 表示"金标准"判定为阳性，待评价诊断试验判定为阴性者例数；d 表示"金标准"和待评价诊断试验均判定为阴性者例数；$a+c$ 表示患者组（实际有病者）总例数；$b+d$ 表示对照组（实际无病者）总例数；$a+b$ 表示待评价诊断试验判定为阳性结果的总例数；$c+d$ 表示待评价诊断试验判定为阴性结果的总例数；N 为患者组和对照组的总例数。

另外，整个过程均要做好质量控制工作。在收集和分析试验的资料时，除采用盲法来保证结果的真实性外，对试验所用的仪器、试验条件、试验方法、所用试剂的质量等方面要统一标准化，对调查员要进行严格培训，从而将误差降到最低。

5.诊断试验评价指标

诊断试验的评价，除考虑方法本身的安全和操作上的简单、快速、方便及价格低廉等因素外，还要重点考虑试验的真实性、可靠性和收益 3 个方面。

1）评价诊断试验真实性的指标

真实性（Validity）又称准确性（Accuracy），是指诊断试验的测量结果与客观实际情况相符合的程度，用于评价真实性的指标有灵敏度、特异度、漏诊率、误诊率、似然比及正确指数等。

①灵敏度（Sensitivity）：又称真阳性率，指实际有病者中，被诊断试验正确判定为阳性者所占的比例。其计算公式为：

$$灵敏度 = \frac{a}{a+c} \times 100\% \tag{8.24}$$

灵敏度反映诊断试验正确识别和发现患者的能力。其值越高,患者被发现的机会越大,被漏诊的可能性就越小。

②假阴性率(False Negative Rate):又称漏诊率,是指实际有病者中,被诊断试验错误判定为阴性者所占的比例。其计算公式为:

$$假阴性率 = \frac{c}{a + c} \times 100\% \tag{8.25}$$

假阴性率越高,表明该诊断试验漏诊机会就越高。假阴性率和灵敏度之间为互补关系。假阴性率=1-灵敏度,即灵敏度越高,假阴性率越低,反之亦然。

③特异度(Specificity):又称真阴性率,是指实际无病者中,被诊断试验正确判定为阴性者所占的比例。其计算公式为:

$$特异度 = \frac{d}{b + d} \times 100\% \tag{8.26}$$

特异度反映诊断试验对无病者正确排除其患某病的能力。其值越高,无病者被正确判断为阴性的机会越大,被错误判断阳性的可能性就越小。

④假阳性率(False Positive Rate):又称误诊率,是指在实际无病者中,被诊断试验错误判定为阳性者所占的比例。其计算公式为:

$$假阳性率 = \frac{b}{b + d} \times 100\% \tag{8.27}$$

假阳性率越高,表明该诊断试验误诊机会就越高。假阳性率和特异度之间为互补关系。假阳性率=1-特异度,即特异度越高,假阳性率越低,反之亦然。

⑤似然比(Likelihood Ratio,LR):同一诊断试验的灵敏度和特异度分别说明发现病人和排除非病人的能力。似然比和约登指数(Youden's Index,YI)是将两者结合起来的指标。似然比是表示诊断试验的结果在患者中出现的概率与在非患者中出现概率的比值。由于诊断试验的结果可分为阳性结果和阴性结果,因此似然比也相应地分为阳性似然比(Positive Likelihood Ratio,+LR)和阴性似然比(Negative Likelihood Ratio,-LR)两种。

a.阳性似然比表示诊断试验的阳性结果在患者中出现的概率(真阳性率)与在非患者中出现的概率(假阳性率)的比值。其计算公式为:

$$阳性似然比 = \frac{真阳性率}{假阳性率} = \frac{灵敏度}{1 - 特异度} \tag{8.28}$$

阳性似然比反映了诊断试验正确判定阳性的可能性是错误判定阳性可能性的多少倍。其值越大,表明诊断试验的阳性结果为真阳性的可能性越大,诊断价值也越高。一般认为,阳性似然比≥10表示诊断试验有较高的诊断价值。

b.阴性似然比表示诊断试验的阴性结果在患者中出现的概率(假阴阳性率)与在非患者中出现概率(真阴性率)的比值。其计算公式为:

$$阴性似然比 = \frac{假阴性率}{真阴性率} = \frac{1 - 灵敏度}{特异度} \tag{8.29}$$

阴性似然比表示诊断试验错误判定阴性的可能性是正确判定阴性可能性的多少倍。其值越小,表明诊断试验的阴性结果为真阴性的可能性越大,诊断价值也越高。一般认为,阴性似然比≤0.10表示诊断试验有较高的诊断价值。

⑥正确指数:又称约登指数,为灵敏度与特异度之和减去1,表示诊断试验对实际有病者及实际无病者总的正确判断的能力。正确指数的数值范围在0~1时,其值越大,试验的真实性就越高。

$$正确指数 = (灵敏度 + 特异度) - 1 = 1 - (假阳性率 + 假阴性率) \qquad (8.30)$$

⑦其他指标:诊断试验真实性指标还有ROC曲线、一致率和Kappa分析等。有关ROC曲线,将在诊断试验临界值的确定中讲述。一致率和Kappa检验既可以评价诊断试验的准确性,又可以评价其可靠性。评价准确性是将诊断试验的结果与"金标准"结果进行比较;评价可靠性是将同一研究对象的两次诊断试验结果或同一结果不同人员判定的结果进行比较。一致率和Kappa检验在可靠性评价中讲述。

2)评价可靠性的指标

诊断试验的可靠性(Reliability),又称可重复性,是指一项诊断试验在完全相同的条件下,重复试验时获得相同结果的稳定程度。评价诊断试验可靠性的常用指标有以下几种。

(1)计量资料

某些诊断试验的测量结果表现为连续变化的数值大小,如身高、体重、血糖水平等,此即为计量资料。对于此类诊断试验的数据,如果是同一样品或同一组个体差异较小的样品,进行多次重复测量,可用标准差和变异系数两个参数反映其可靠性。标准差和变异系数的值越小,表明可靠性越好,即可重复性越好,精密度越高。

$$变异系数 = \frac{标准差}{均数} \times 100\% \qquad (8.31)$$

(2)计数资料

某些诊断试验的测量结果表现为阳性或阴性,此即为计数资料。对于此类诊断试验的数据,可用下列指标反映其可靠性的高低。

①符合率(Agreement Rate,Consistency Rate):又称为观察一致率,是指对同一研究人群进行两次重复观察,结果一致者所占的比例。

$$符合率 = \frac{两次结果相一致的例数}{总观察例数} \times 100\% \qquad (8.32)$$

符合率越高,表明两次重复检测一致性越高,即诊断试验的可重复性高、稳定性好。符合率除了用于比较同一观察者两次观察结果的一致性,也可用于比较两个观察者对同一组研究对象检查结果的一致性。

②卡帕值(Kappa Value):评价诊断试验不同次检测结果的一致性。它考虑了机遇因素对一致性的影响并加以校正,从而提高了判断的有效性。具体分析步骤结合案例(表8.7)说明如下。

表 8.7　某诊断试验对 173 份手术标本检测的一致性分析（Kappa 分析）

第二次检测	第一次检测		合计/例
	阳性/例	阴性/例	
阳性	$a(132)$	$b(4)$	$a+b(r_1 136)$
阴性	$c(16)$	$d(21)$	$c+d(r_2 37)$
合计	$a+c(c_1 148)$	$b+d(c_2 25)$	$a+b+c+d(n173)$

$$观察一致性 = \frac{(a+d)}{n} \times 100\% = \frac{132+21}{173} \times 100\% = 88.44\%$$

$$机遇一致性 = \frac{\left[\dfrac{r_1 c_1}{n} + \dfrac{r_2 c_2}{n}\right]}{n} \times 100\% = \frac{\left[\dfrac{136\times148}{173} + \dfrac{37\times25}{173}\right]}{173} \times 100\% = 70.34\%$$

非机遇一致性 = 1-机遇一致性 = 1-0.703 4 = 0.296 6（或 29.66%）

实际一致性 = 观察一致性-机遇一致性 = 0.884 4-0.703 4 = 0.181 0（或 18.10%）

Kappa 值 = 实际一致性/非机遇一致性 = 0.181 0/0.296 6 = 0.610 2（或 61.02%）

Kappa 值的范围在-1~1。当两个诊断完全一致时，Kappa 值为 1。当观测一致率大于期望一致率时，Kappa 值为正数，且 Kappa 值越大，说明一致性越好。当观察一致率小于期望一致率时，Kappa 值为负数，这种情况较少。

3）评价收益的指标

对诊断试验的评价，不仅要对真实性和可靠性进行评价，还需要对其在人群中的应用效果进行评价，也就是收益评价。其主要评价指标有预测值、卫生经济学效果等，这里主要介绍预测值。

预测值（Predictive Value）如灵敏度、特异度等准确性指标是诊断试验本身的特征，是临床医生等是否采纳该诊断试验的重要决策依据。一旦采纳该诊断试验后，针对诊断试验结果，临床医生面临的工作是判断有这种结果的人患病的可能性。预测值反映的是持有这种诊断结果的受试者患病与否的可能性（概率），因此又称为验后概率或后验概率。

由于诊断试验结果分为阳性和阴性，因此预测值也分为阳性预测值和阴性预测值两种。

①阳性预测值（Positive Predictive Value，PPV）：诊断试验结果阳性者中，实际患病者（"金标准"阳性）所占的比例，反映试验结果阳性者真正患有目标疾病的可能性。

②阴性预测值（Negative Predictive Value，NPV）：诊断试验结果阴性者中，真正无病者（"金标准"阴性）所占的比例，反映试验结果阴性者真正不患目标疾病的可能性。

第三节 流行病学的应用

随着医学模式的转变及卫生保健事业的快速发展,流行病学在临床医学领域的应用日益普及。其应用范围主要有以下 6 个方面。

一、探讨疾病的病因

在防治疾病、促进健康的工作中,很重要的一点是明确病因。流行病学所说的病因是指那些能使疾病发生概率升高的因素,即危险因素(Risk Factor)。通过流行病学研究,确认了许多疾病的危险因素,为制订有效的疾病防治措施提供了科学依据。以肺癌为例,为探讨吸烟与肺癌的关系,英国医师 Doll 和 Hill 采用病例对照研究方法,在伦敦的 20 家医院选择 1 357例确诊的肺癌患者作为病例组,1 357例非癌症病人作为对照组,既往吸烟史作为暴露因素;将病例组与对照组进行比较,发现肺癌患者比对照组吸烟的人更多,吸烟的量更大,吸烟的年限更长,这些都提示吸烟可能会增加肺癌发生的危险。进一步开展队列研究,将研究对象按是否吸烟分为暴露组(吸烟人群)和非暴露组(不吸烟人群)。经随访观察发现,吸烟人群的肺癌发病率明显高于非吸烟人群,而戒烟者的肺癌发病率低于持续吸烟者。因此,认为吸烟是肺癌的危险因素,不吸烟(或戒烟)是一种预防肺癌的有效方式。

二、评价诊断试验或筛检试验

诊断试验是用来确诊那些已经出现征兆或症状的患者的各种方法,而用来在表面健康的人群中检测出那些早期疾病患者的方法称为筛检试验,这一过程称为筛检(Screening)。筛检试验结果阳性者一般还应进一步进行诊断试验以明确诊断。一个理想的诊断试验应当可以正确地将患者和非患者区分开来,但事实并非如此。面对众多的诊断试验(筛检)试验,临床医师如何做出正确选择并对试验结果做出正确解释,需要有科学的依据。这有赖于严谨、科学的诊断试验(筛检)试验评价。

三、评价疾病防治措施的效果

医学的主要目的之一是防治疾病。所有的防治措施在被允许常规应用之前,都必须被证明是有效的、安全的,需要流行病学的实验性研究进行科学的评价。

四、研究预后因素

预后因素(Prognostic Factors)包括患者的情况(如机体状况、心理状态、依从性、收入、职业、受教育程度等)、疾病的特征(如疾病的性质、病程、临床类型、病变程度等)、患者的病情及是否有并发症、医学干预、社会和家庭因素等,可以影响疾病的结局。研究预后因素,可以

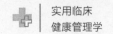

帮助临床医师采取合理的干预措施,改善疾病的结局。队列研究是一种常用的确定预后因素的方法。

五、揭示疾病的自然史

当患者的诊断明确后,其疾病将如何发展、变化几乎是每个患者所关心的问题。但是,个体差异的存在,使得不同患者会产生不同的结果。通过对大量同一疾病患者进行观察,记录每位患者疾病的发展和变化,并进行综合分析,发现其中的规律,揭示疾病发生发展的过程,即疾病的自然史(Natural History of Disease)。了解疾病的自然史有助于疾病的早期预防和早期发现,有助于了解疾病的转归,适时采取有效的干预措施改善预后。

六、疾病监测

疾病监测(Disease Surveillance)是指长期、连续、系统地收集、核对、分析疾病的动态分布及其影响因素的资料,并将信息及时上报和反馈,以便及时采取干预措施。其目的是确定人群中疾病分布的变化,进而在一定人群中预防或控制疾病的发生。疾病监测的内容广泛,包括疾病及各种健康状态(如先天畸形、损伤、职业病、肿瘤等)及有关因素的发展动态。疾病监测资料有多种用途:有助于发现新出现的疾病;提供病因线索;为制订疾病防治策略提供依据;评价疾病防治措施效果;提供疾病负担的有关资料。

第四节　流行病学的特征

流行病学作为现代医学研究的基础学科和方法学,具有 3 个基本特征,即群体特征、比较的特征、概率论和数理统计学的特征。

一、群体特征

群体特征是流行病学研究本身的性质决定的,是流行病学的最基本特征。流行病学区别于其他医学学科最显著的特征,就是流行病学以研究人群中疾病和健康状态的分布为基础,从群体角度宏观观察疾病及其影响因素的动态变化。"群体"和"分布"是流行病学中两个最基本的概念。流行病学的研究结果是对人群疾病和健康状态的概括。它可以发现人群中存在的主要公共卫生问题或引起某一公共卫生事件的原因,提出针对人群的预防对策或公共卫生服务计划。

二、比较的特征

比较的特征是流行病学研究方法的核心,贯穿于流行病学研究始终,现况研究、病例对照研究、队列研究、临床试验等无一例外地进行着比较。例如,某地区 18 岁以上人群的糖尿病患病率为 6%，当与其他地区 18 岁以上人群的糖尿病患病率比较后才可以得出该人群的糖尿病患病率是高还是低的结论；临床实践中发现，许多冠心病患者有高血压病史，但只有与非冠心病患者人群的高血压病史做比较，才能确定冠心病与高血压病有无关联；吸烟人群的冠心病发病率是否更高，需要与不吸烟的人群的冠心病发病率做比较；运动和饮食干预是否能预防糖尿病的发生，需要同未接受运动和饮食干预的人群做比较，看糖尿病的发病率有无差异。诊断试验评价同样也是在比较，如糖化血红蛋白能否作为诊断糖尿病的指标，需要与口服葡萄糖耐量试验做比较才能做出评价。

三、概率论和数理统计学的特征

流行病学研究重视结果的定量分析，多使用频率指标，如患病率、发病率、感染率、病死率、死亡率、生存率、治愈率、有效率及相对危险度、比值比等。因为流行病学研究通常采用抽样研究的方法，因此根据其研究资料计算的各种指标均为样本指标，需要根据概率论和数理统计学的原理和方法，通过统计推断获得相应总体参数（如总体相对危险度、总体比值比的置信区间）。另外，流行病学研究在结果解释时也体现了概率论的特征。例如，流行病学研究认为吸烟是肺癌的一个重要病因，并不是说吸烟的人一定会发生肺癌，而是说吸烟的人发生肺癌的概率高于不吸烟的人。

第五节　流行病学与其他医学学科的关系

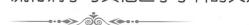

流行病学与基础医学、临床医学、预防医学的各学科均有密切关系。微生物学、病毒学、寄生虫学、免疫学等基础医学学科的理论与技术为流行病学研究提供了重要支撑。近年来，分子生物学、分子免疫学的研究方法与成果不断地为流行病学研究所应用，把群体研究与个体研究、宏观研究与微观研究有机地融合起来，通过对生物标志物的研究，从分子与基因水平探讨疾病的病因与发病机制，打开了流行病学研究的新局面。

流行病学与临床医学关系密切。在临床医学实践中，无论是对疾病病因探讨、诊断试验评价，还是疾病治疗措施的效果评价及预后因素的研究，都离不开流行病学。近年来，流行病学被越来越多的临床医务工作者所重视和应用，形成了临床流行病学，为临床医学研究提供了科学的方法，促进了高质量的临床研究成果的产出。在此基础上，循证医学应运而生，进一步促进了疾病诊断和治疗水平的提高。流行病学在预防医学中具有极其重要的地位，不仅本身从群体角度开展病因与疾病防治和促进健康策略和措施的研究，而且为营养与食品卫生学、劳动卫生学、职业病学、妇幼保健学等学科提供重要的群体研究手段和方法。

※思考题

1.简述流行病学的定义。

2.常用的流行病学研究方法有哪些?

3.流行病学的应用有哪些?

(卜晓青)

参考文献

[1]SCHULZ K F,GRIMES D A. Case-control studies:research in reverse[J]. Lancet, 2002, 359 (9304):431-434.

[2]GRIMES D A,SCHULZ K F. Cohort studies:marching towards outcomes[J]. Lancet, 2002, 359 (9303):341-345.

[3]GRIMES D A,SCHULZ K F. An overview of clinical research:the lay of the land[J].Lancet, 2002, 359(9300):57-61.

[4]吴涛,詹思延,李立明.流行病学实验研究发展历史[J].中华流行病学杂志,2004,25(7):633-636.

第九章　统计学基础知识

①了解统计学在健康管理学科中的作用。

②熟悉统计学工作步骤。

③掌握统计学基本概念:同质与变异、总体与样本、参数与统计量、概率与频率、误差、变量类型。

④了解统计描述在健康管理学科中的意义和应用范围。

⑤熟悉计量资料统计描述的频数表、频数分布图。

⑥掌握描述计量资料集中位置和离散程度的统计指标。

⑦熟悉正态分布特征及标准化。

⑧掌握医学参考值范围概念与计算。

⑨熟悉率的标准化思想与方法。

⑩掌握描述计数资料的常用相对数。

⑪了解样本均数和样本率抽样分布。

⑫熟悉 t 分布特点。

⑬熟悉抽样误差与区间估计含义。

⑭掌握总体均数可信区间计算方法。

⑮熟悉假设检验基本原理和步骤。

⑯掌握不同研究设计类型 t 检验的应用条件与计算方法。

⑰熟悉总体概率的区间估计。

⑱了解 χ^2 检验基本思想,掌握不同研究设计类型 χ^2 检验的应用条件与计算方法。

第一节　基本概念

健康管理学科的飞速发展对健康管理专业人员在工作过程中的科研思维和数据分析能力提出了更高要求。健康管理学将医学科学、管理科学与信息科学融为一体,重点研究健康

的概念与内涵、健康风险因素监测与控制、健康干预策略与措施、健康管理模式与实施路径、健康信息技术及健康保险等理论和实践问题。而在探索和解决这一系列问题的过程中，医学统计学（Medical Statistics）利用概率论与数理统计原理，通过研究设计和资料收集、整理和分析方法，揭示被随机现象掩盖的本质规律，是从事医学科研必须具备的重要工具和研究手段。例如，要比较某社区卫生服务中心负责的两个社区内成年人高血压患病率，甲社区为32.5%，乙社区为27.8%。表面上看，甲社区比乙社区患病高。但在分析时，除要考虑抽样误差对结果的影响外，还要考虑混杂因素对结果的影响。这里既有研究设计问题，又有统计分析技术问题。例如，两个社区人群年龄分布是否一致？若不一致，需要按年龄层进行率的标准化。此外，经济发展、职业状况、生活行为习惯等因素的差异，均可能对患病率水平产生混杂效应，需要通过分层分析或多元统计方法控制混杂变量后再进行比较。

在健康管理研究领域，研究主题是人体健康及其相关的社会、经济、行为和心理等诸多因素，需要通过严谨的科研设计与合理的统计分析，透过偶然现象探索客观规律，使研究结论具有科学性。本节首先介绍医学统计学的一些基本概念和工作步骤，为健康管理专业人员学习和应用统计学方法开展研究工作打下基础。

一、基本概念

（一）同质与变异

（1）同质（Homogeneity）

同质是指观察单位或研究对象间具有相同或相近的性质，可根据研究目所规定的纳入和排除标准的条件组合进行限制。例如，研究一种药物治疗高血压的效果时，如果这种药物主要针对原发性高血压的患者，则使用该药物的原发性高血压患者即为同质对象，而其他如肾病引起的高血压患者则不属于同质的范畴。同理，如果治疗高血压的效果受病情的影响，则只能把病情相同的患者视为同质对象。

（2）变异（Variation）

变异是指由于一些未加控制或无法控制甚至不明原因所致的同质的观察单位发生的随机波动。例如，在慢病管理中，年龄相仿、性别相同、身体素质接近的高血压患者，其血压测量值并不相同；再如，同一个人的血压早上测量和中午测量可能差别很大，不同医生对同一个人测量血压时读数也有差别等。变异是事物的个性反映，在生物医学现象中尤为突出，有时要从表现为偶然性的大量数据中，分析出其中必然性的规律。统计学就是解决这一问题的有效工具。

（二）总体与样本

1.总体

总体（Population）是指根据研究目的所确定的同质观察单位的全体。确切地说，总体是同质的所有观察单位某种变量值的集合。总体可分为有限总体和无限总体，其类型随研究问题而定。例如,要探讨某社区的高血压规范管理情况,社区内高血压患者可数,其总体就是有限的;但如果是研究尿激酶治疗心肌梗死的疗效时,总体为接受尿激酶治疗的心肌梗死患者,没做时间和空间限制,则总体是无限的。

2.样本

样本(Sample)是从总体中抽取的部分观察单位,其变量值的集合,通常使用随机抽样的方法得到。样本中所包含的个体数称为样本含量(Sample Size)。例如,调查重庆市 2023 年所有糖尿病患者的月均医药费用,观察单位是重庆市 2023 年所有的糖尿病患者,构成目标总体。虽然 2023 年重庆市糖尿病患者数量有限,是有限总体,但依然很庞大。如果全部调查分析,要耗费大量人财物力。因此,在实际工作中,往往会从该总体中进行抽样,这就要求样本对总体有代表性和可靠性。什么样的样本对研究的目标总体具有好的代表性和可靠性呢?这就要求样本至少具有以下 3 个特点。

(1)随机抽样获得的样本

随机抽取样本是依据总体规模和抽样框架(Sampling Frame)显示的总体多种结构特征,采取相应方式使每一观察单位都有同等机会被抽取进入样本,这样获得样本称为随机样本(Random Sample)。随机抽样的目的是避免样本对总体的偏性(Bias),增强代表性。

(2)样本中具有足够的研究对象数

医学研究面对的是具有变异性的研究对象和指标,且不同指标测量值变异度大小不一致。这使得医学研究必须面临样本含量的抉择。在一项研究中,研究对象数过少,样本指标数据水平容易偏离总体水平;样本研究对象数过多时,又会带来巨大的成本投入和质量控制的困难。因此,医学科学研究最好是做到"研究对象数的恰当和足够"。其科学含义是指能真实回答提出的研究问题,且具有节约的特点。科学样本含量是在研究者提出一定条件集合(估计或鉴别参数的误差或差别、指标变异度,获得真阳性结果的把握度,以及单、双侧分析和 I 类错误概率)时,经计算得到的,是有条件的、可以估计的。

对样本含量规模的理解没有一定的严格标准。一般在方法学研究的重复测定中,$n>30$ 即为大样本。而在独立个体的抽样研究中,如指标变异度小,$n>50$ 可算较大样本;若变异度较大,则至少 $n>100$。此外,应注意样本含量越小,越不容易发现统计量与参数或统计量之间的统计意义的差别。因此,在研究期望获得具有统计学意义时,样本含量是在规定条件下经科学计算的最小样本含量。

(3)样本的结构特征

样本的结构特征特别是那些影响研究结果的结构特征,应与总体的结构特征相一致。虽然随机抽样从宏观方面关注了总体与样本结构特征问题,如人群分布、地区分布、年龄分布等,更细微的问题需给予重点关注。进行动物实验研究时,随机分组要注意品系、性别、体重、健康状态等;研究对象为某病病人群体时,抽样要依据规定的纳入标准和排除标准,分组要注意病情、病期、病型、并发症、年龄及已治疗情况,有时有性别、遗传及其他社会学特征的均衡;对于社区人群而言,主要指性别、年龄、经济收入、文化程度、职业状况、民族、健康状态、所处环境条件和医保状况等。

原则上讲,非随机抽样获得的样本是不能用来对总体特征进行推断的。如果样本含量大,且样本结构特征在主要方面能够反映总体特征时,可考虑非随机样本,但推断时应十分谨慎,且必须认真分析样本可能存在的偏性。

(三)参数与统计量

参数(Parameter)是指描述总体或总体分布特征的统计学指标,是固定不变的常数,往往是未知的,常用希腊字母表示,如总体均数 μ。例如,2023 重庆市 18~45 岁男性平均收缩压作为总体均数,由于总体庞大,这个值通常是难以直接测算的。

统计量(Statistic)是指描述样本或样本分布特征的统计学指标,会随着常以拉丁字母表示,如样本均数 $\bar{x}$。由于个体变异的存在,重复抽样时,样本与样本之间往往不同,故由样本计算的统计量也会有变化,其取值在参数附近波动,可作为参数的估计值。例如,2023 年在重庆市某区某三甲医院健康管理中心的体检人群中随机抽取 300 名 18~45 岁男性的平均收缩压作为统计量,可以直接测算,并作为重庆市 18~45 岁男性平均收缩压的估计值。

(四)概率与频率

1.概率

概率(Probability)是描述随机事件发生可能性大小的度量。如果把研究中可能出现的某一结果记为事件 A,其发生的概率记为 $P(A)$,则其取值范围为 $0 \leqslant P(A) \leqslant 1$。$P(A)$ 的值越接近 1,表示事件 A 出现的可能性越大;$P(A)=0$ 表示该事件不可能发生;$P(A)=1$ 表示该事件必然发生。在统计学上,把 $P(A) \leqslant 0.05$ 甚至 $P(A) \leqslant 0.01$ 的随机事件定义为小概率事件。由于小概率事件发生的可能性太小,我们认为在一次实际观察或实验中,小概率事件不会发生,这就是小概率原理。小概率原理是统计推断的重要依据。

2.频率

频率(Frequency)指相同的条件下,独立重复进行 n 次实验,随机事件 A 出现了 f 次,则 f/n 为事件 A 出现的频率。如调查某地常驻居民高血压的患病率,抽取当地 1 000 名常驻居民,测得其糖尿病患病率为 8.2%,即为该地常驻居民患糖尿病这一事件出现的频率。一般随着 n 逐渐增大,频率 f/n 始终在一个常数左右微小波动,这个常数就是概率。因此,在实际工作中,只要观察次数足够多,可将频率作为概率的估计值。

(五)误差

误差(Error)泛指实际观测值与客观真实值之间的差异,在统计学上指样本统计量与总体参数之间的差别。根据误差的性质和来源,主要可以分为系统误差(Systematic Error)和随机误差(Random Error)。

系统误差是由一些固定因素产生,如仪器未进行归零校正、标准试剂未校准、测量者读取测量值有固定方向的偏差、研究对象选择不合适、医务人员对疗效标准掌握不准等。系统误差的大小通常恒定或按照一定规律变化,具有明确的方向性,可以通过周密的研究设计和测量过程标准化等措施使之减少或消除。

随机误差包括随机测量误差(Measurement Error)和随机抽样误差(Sampling Error)。随机测量误差指在测量过程中,即使仪器初始状态及标准试剂已经校正,但由于各种偶然因素的影响,也会造成同一测量对象多次测定的结果不完全相同。产生随机测量误差的主要原因是生物体的自然变异和各种不可预知因素。这种误差往往没有固定的大小和方向,但具有一定的统计规律(如服从正态分布)。随机测量误差不可避免,但可以通过多次测量对真实值进行比较准确的估计。

抽样误差是指从总体中随机抽取样本进行研究,所得样本统计量与相应的总体参数往往不相同。这种由于抽样而引起的样本统计量与总体参数间的差异,在统计学上称为抽样误差,抽样误差来源于个体变异。抽样误差可以用统计方法进行分析。一般而言,从同一个总体进行抽样,样本含量越大,则抽样误差越小,样本统计量与总体参数越接近。例如,从某地某年 65 岁以上参加健康管理的老年人总体中抽取 100 位作为样本,算得其平均体重(统计量)为 62.3 kg。这个数不一定恰好等于该地 60 岁以上老年人体重的总体均数(参数)65.5 kg。两者之间差距就属于抽样误差,由研究对象体重测量值的个体变异引起。

(六)变量类型

变量(Variable)用于表示观察对象在性质、数量和程度等方面的特征,可以取不同数值。变量的观测值称为变量值,也称为资料或数据(Data)。变量有数值变量、分类变量和有序变量 3 种类型,其对应的数据类型为计量资料、计数资料和等级资料。

1.计量资料(quantitative data)

计量资料也称定量数据。变量的观测结果是数值型的,用来说明研究对象的数量特征,其特点是采用数值的大小衡量变量水平的高低,一般有量纲单位。根据变量取值域,可分为连续型计量资料和离散型计量资料。前者在一定范围内可连续取值,如身高、体重、血压、温度等;后者通常只能取正整数,如家庭子女数、脉搏、白细胞计数等。

2.计数资料

计数资料(Qualitative Data)也称定性数据。变量的观测结果是分类的,反映研究对象的品质特征,通常分类表现为互不相容的类别或属性。例如,按性别将对象分为男性和女性,按血型将对象分为 A、B、O、AB 型等。

3.等级资料

等级资料(Ordinal Data)也称半定量数据或有序分类数据。变量的观测结果是定性的,但各类别(属性)之间有程度或顺序上的递进。例如,尿糖的化验结果为"-,+,++,+++",满意度调查的选项按"非常不满意、不满意、一般、满意、非常满意"进行分类等。

统计分析方法的选用与变量类型有着密切关系。根据分析目的,不同类型的变量或数据之间可以进行转换。例如,血红蛋白含量为计量资料,若将其分为正常和异常两个类别,则可以转化为二分类计数资料进行分析;如果将其分为正常、轻度贫血、中度贫血、重度贫血4个等级时,则可以根据需要按照等级资料进行分析。

二、统计学工作步骤

统计工作的基本步骤包括研究设计、收集资料、整理资料和分析资料。

1.研究设计

研究设计(Study Design)是根据特定的研究目的,对一项研究的全过程进行科学、有效和周密的计划和安排,包括专业设计和统计设计两部分。专业设计主要考虑专业方面的需要,如提出研究目的,确定研究对象的纳入排除标准,明确结局变量、实验技术、测量方法等。统计设计围绕专业目的而定,其内容包括资料收集、整理和分析全过程中的统计学设想与计划,如确定如何抽样和分组、样本量估算、确定资料类型和统计分析方法、进行质量控制等。凡此种种,都要结合实际,周密考虑,妥善安排。

2.资料收集

收集资料(Collection of Data)是取得准确可靠的原始数据。健康管理工作中的统计资料主要来自以下3个方面:

①统计报告表,如法定传染病报表、职业病报表、医院工作报表等。这是国家规定的统一报表,要求有关医疗卫生机构定期逐级上报,提供居民健康状况和医疗卫生机构工作的主要数据,作为制订卫生计划与措施以及检查与总结工作的依据。报表资料的质量取决于填报者的专业素养和责任感,使用时应对数据的准确性做出判断。

②经常性工作记录,如经常性卫生监测记录、健康体检记录等,要做到登记完整准确。病历是医疗工作的重要记录,分析时应注意其局限性(如不能反映一般人群特征)。

③专题调查或实验,一般都经过严格的研究设计过程,但应注意收集资料过程中的质量控制和审核。

无论采取何种方法收集资料,都应强调完整、准确、及时和规范原则,才能保证数据质量。

3.整理资料

整理资料(Sorting Data)是对原始资料进行系统化、条理化处理和分组,以便进一步分析。无论是调查或实验的原始记录过程还是计算机录入过程,常会有错误,必须经过反复地检查和核对。这是需要耐心从事的基础工作,特别是数据较多时,一定要在修正错误、去伪存真之后,再开始按分析要求对资料汇总和分组。

4.分析资料

分析资料(Analysis of Data)是根据研究目的计算相关指标,反映数据的综合特征,阐明事物内在联系和规律。统计分析包括:

①统计描述,亦称描述性统计(Descriptive Statistics),指用统计图、统计表和统计指标对

资料的数量特征与分布规律进行测定和描述。

　　②统计推断,亦称推断性统计(Inferential Statistics),指在抽样研究中利用样本信息推断总体特征的过程与方法,包括参数估计和假设检验。

※思考题

　　1.什么是总体? 什么是样本? 为什么要进行抽样研究?

　　2.简述小概率事件和小概率原理,并举例说明。

　　3.统计学工作步骤中最重要的是哪一步? 为什么?

(雷迅)

参考文献

　　[1]李康,贺佳. 医学统计学[M].7 版.北京:人民卫生出版社,2018.

　　[2]钟晓妮. 医学统计学实习指导[M]. 北京:科学出版社,2019.

　　[3]乔昆,李星明. 医学统计学在健康管理科研领域中的应用概述[J]. 中华健康管理学杂志,2020,14(2):194-200.

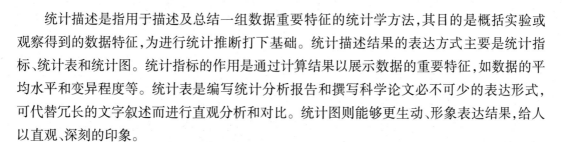

第二节　统计描述

　　统计描述是指用于描述及总结一组数据重要特征的统计学方法,其目的是概括实验或观察得到的数据特征,为进行统计推断打下基础。统计描述结果的表达方式主要是统计指标、统计表和统计图。统计指标的作用是通过计算结果以展示数据的重要特征,如数据的平均水平和变异程度等。统计表是编写统计分析报告和撰写科学论文必不可少的表达形式,可代替冗长的文字叙述而进行直观分析和对比。统计图则能够更生动、形象表达结果,给人以直观、深刻的印象。

　　在健康管理研究工作中,统计描述是资料分析报告不可或缺的部分,具有十分重要的意义。统计描述不仅可以呈现观察值的特点,了解疾病或危险因素在人群中的分布情况,还可以分析影响健康的危险因素并进行量化,为病因确立提供线索,为开展疾病高风险人群筛查及健康干预提供依据,提升健康管理效果。

　　统计描述在健康体检和健康管理工作总结中的应用有以下 3 个方面:

　　①描述疾病的患病率和异常指标值,利用统计图表展现数据分布和变化趋势,帮助发现和分析与疾病或健康状况有关的生理指标、行为和环境因素的分布特点。

②筛选高危人群,通过对特定人群进行筛查和统计描述,识别高危人群,以便开展早期干预。

③在撰写学术论文及研究报告时,统计描述通常是结果部分必不可少的内容,描述研究疾病或健康状态的水平、相关危险因素暴露的水平,或通过对研究对象的干预和随访,得到疾病或健康状态相应指标的变化,从而评价健康干预效果等。

开展统计描述时,首先需要明确待分析的数据属于哪种变量类型。不同变量所采用的统计描述指标各异。因此,区分资料类型在很大程度上决定了统计描述和统计推断方法的选择。

一、计量资料统计描述

(一)频数分布

通过调查或实验等方式所收集得到的原始资料一般都是杂乱无章的。为了能一目了然地发现数据的分布特征,便于后续的统计分析,通常会对原始数据进行整理,制作频数分布表。

抽样调查某地 120 名健康成年男性的红细胞数,试编制红细胞数的频数分布表(表9.1)。

表 9.1　120 名健康成年男性的红细胞数($\times 10^{12}$/L)

5.12	5.13	4.58	4.31	4.09	4.41	4.33	4.58	4.24	5.45
4.32	4.84	4.91	5.14	5.25	4.89	4.79	4.90	5.09	4.64
5.14	5.46	4.66	4.20	4.21	3.73	5.17	5.79	5.46	4.49
4.85	5.28	4.78	4.32	4.94	5.21	4.68	5.09	4.68	4.91
5.13	5.26	3.84	4.17	4.56	3.52	6.00	4.05	4.92	4.87
4.28	4.46	5.03	5.69	5.25	4.56	5.53	4.58	4.86	4.97
4.70	4.28	4.37	5.33	4.78	4.75	5.39	5.27	4.89	<u>6.18</u>
4.13	5.22	4.44	4.13	4.43	4.02	5.86	5.12	5.36	3.86
4.68	5.48	5.31	4.53	4.83	4.11	<u>3.29</u>	4.18	4.13	4.06
3.42	4.68	4.52	5.19	3.70	5.51	4.64	4.92	4.93	4.90
3.92	5.04	4.70	4.54	3.95	4.40	4.31	3.77	4.16	4.58
5.35	3.71	5.27	4.52	5.21	4.37	4.80	4.75	3.86	5.69

频数分布表的编制步骤如下:

1.计算全距(Range,R)

全距即数据的最大值与最小值之差。本例红细胞数最大值为 6.18,最小值为 3.29,求得:

$$R = 最大值 - 最小值 = 6.18 - 3.29 = 2.89(\times 10^{12}/L)$$

2.确定组数与组距

分组应恰到好处地展示数据特征,一般取 8~15 组为宜,通常取 10 个组。组距(Interval,i)为组与组间的距离,在实际工作中需尽量取整,方便划计。

$$i = \frac{R}{欲分的组数}$$

本例中,$i = 2.89/10 = 0.289 \approx 0.3$。

3.确定各组段

即确定各组上限与下限。每个组段的起点称为组段的下限(Lower Limit),终点称为组段的上限(Upper Limit)。分组时,第一组段应包含最小值。为划计方便,组段下限一般尽量取整数或整齐的数值。例如,本例最小值为 3.29,组距为 0.3,各组段下限可取 3.2、3.5、3.8……最后一个组段同样应包含最大值,如本例最大值为 6.18,最后一个组段则为 5.9~6.2。在确定各组段时,必须注意:连续的各组段切忌重叠。故除最后一个组段外,其余各组均应仅包含其下限值,而不包含其上限值,见表 9.2 第(1)列。

4.划计频数,列出频数分布表

在原始数据中逐一观察,并计数各组段内的数据个数(即频数),见表 9.2 第(2)列。在此基础上,可计算各组段的频率、累计频数和累计频率,分别列于表 9.2 的(3)至(5)列。

表 9.2 120 名健康成年男性红细胞数($\times 10^{12}/L$)的频数表

组段	频数	频率/%	累计频数	累计频率/%
3.2~	2	1.67	2	1.67
3.5~	5	4.17	7	5.83
3.8~	9	7.50	16	13.33
4.1~	19	15.83	35	29.17
4.4~	23	19.17	58	48.33
4.7~	24	20.00	82	68.33
5.0~	21	17.50	103	85.83
5.3~	11	9.17	114	95.00

续表

组段	频数	频率/%	累计频数	累计频率/%
5.6~	4	3.33	118	98.33
5.9~6.2	2	1.67	120	100.00
合计	120	100	—	—

5.绘制频数分布图

以红细胞数作横轴,频数或频率作纵轴,绘制频数分布图,将更为直观地表达出红细胞数的分布规律。该例为连续型计量资料频数分布的直方图(图9.1)。

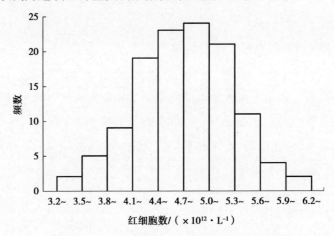

图9.1　120名健康成年男性红细胞数直方图

由频数分布表和直方图,可以较为清晰地发现数据的分布规律:

①揭示数据的分布特征。通过表9.2和图9.1,可以发现一组数据的分布范围、峰值所在以及对称与否3个特征。对于本例而言,这组红细胞数分布在3.2~6.2,其中在组段"4.7~"频数最多,形成了一个峰,而其余两侧的数据逐渐递减,基本对称。

②提示资料的分布类型。计量资料的分布类型常见两类:一类是对称分布(Symmetric Distribution),其中包括一种尤为重要的正态分布。这在生物医学领域是相当常见的,如本例数据以组段"4.7~"为中心基本对称,近似正态分布。另一类则为偏态分布(Skewed Distribution),如果频数分布偏向数值较小的一侧,而长尾偏向右侧,称为正偏态分布(Positive-skewed Distribution);相反,如果频数分布偏向数值较大的一侧,而长尾偏向左侧,则称为负偏态分布(Negative-skewed Distribution)。100名正常成人血清肌红蛋白含量的负偏态分布见图9.2。

③描述分布的集中位置和离散程度。由表9.2与图9.1可以发现:120名健康成年男性红细胞数分布同时具有集中位置(Central Tendency)与离散程度(Discrete Tendency)。一方

面,样本来自于同质的总体,使得该人群的红细胞数将趋向同一数值,即频数分布最多的组,此为集中位置;另一方面,同质总体中的个体间存在变异,即该人群的红细胞数不可能均为同一个数值,而将与集中位置产生或多或少的距离,则为离散程度。对于一组定量变量资料而言,集中位置与离散程度必定同时存在,这在生物医学领域中具有普遍性。

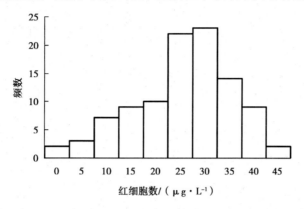

图 9.2　100 名正常成人血清肌红蛋白分布

(二)计量资料统计描述指标

利用频数分布表和直方图,只能得到集中位置和离散程度的大致情况。在实际工作中,若想精确地用数字予以描述,则需计算相应的统计学指标。一般地,平均数(Average)用于描述一组计量资料的集中位置,常用平均数有算术均数、几何均数和中位数。常用离散程度的指标有全距、四分位间距、方差、标准差和变异系数。

1.算术均数

算术均数简称均数(Mean),用于描述单峰对称分布,尤其是服从正态分布资料的集中位置与平均水平。在偏态较大的情况下,算出的均值容易受到频数分布两端极大或极小值的影响,不能真正地反映分布的集中趋势,此时应考虑改用其他指标。总体均数用希腊字母 μ 表示,样本均数用 $\bar{x}$ 表示。一般依据样本量的大小,有两种计算方法可以使用。

(1)直接法

直接法就是直接将所有原始观察值相加,再除以总例数。其计算公式为

$$\bar{x} = \frac{x_1 + x_2 + \cdots + x_n}{n} = \frac{\sum x}{n} \tag{9.1}$$

式中, n 为样本含量, $x_1, x_2, \cdots, x_n$ 为原始观察值, $\sum$ 表示求和。

【例 9.1】测得 8 名大一女生的身高(cm)分别为 162、158、157、149、155、170、167、162,试求其算术均数。

【解】按式(9.1)得

$$\bar{x} = \frac{\sum x}{n} = \frac{162 + 158 + 157 + 149 + 155 + 170 + 167 + 162}{8} = 160.00 (\text{cm})$$

（2）频数表法

对于样本含量较大的数据集,可以在编制频数表的基础上计算均数。其计算公式为

$$\bar{x} = \frac{\sum fx_0}{\sum f} \tag{9.2}$$

式中,f 为各组段的频数;x_0 为各组段的组中值,作为各组观测值的代表,$x_0 =$（组段上限+组段下限）/2。

【例9.2】试用频数表法计算例9.1资料的均数。

【解】首先确定各组段的组中值 x_0,见表9.3的第（2）列。然后计算（2）、（3）两列的乘积,其结果列在第（4）列。按式（9.2）,算术均数为

$$\bar{x} = \frac{\sum fx_0}{\sum f} = \frac{2 \times 3.35 + 5 \times 3.65 + \cdots + 4 \times 5.75 + 2 \times 6.05}{2 + 5 + \cdots + 4 + 2} = 4.71(\times 10^{12}/L)$$

与直接法求出的均数 $4.72 \times 10^{12}/L$ 相比,两种方法计算的均数相差不大。

表9.3 120名健康成年男性红细胞数（$\times 10^{12}/L$）的均数计算表

组段	组中值（x_0）	频数（f）	fx_0
(1)	(2)	(3)	(4) = (2)×(3)
3.2~	3.35	2	6.70
3.5~	3.65	5	18.25
3.8~	3.95	9	35.55
4.1~	4.25	19	80.75
4.4~	4.55	23	104.65
4.7~	4.85	24	116.40
5.0~	5.15	21	108.15
5.3~	5.45	11	59.95
5.6~	5.75	4	23.00
5.9~6.2	6.05	2	12.10
合计	—	120	565.50

2.几何均数

医学研究中有一类比较特殊的资料,服从对数正态分布,即经过对数转换以后服从正态

分布的任意随机变量的概率分布,如抗体滴度、细菌计数、血清凝集效价、某些物质浓度等。其数据特点是观察值间按倍数关系变化,对此可以计算几何均数(Geometric Mean)以描述其平均水平,用字母 G 表示。

根据观察值个数的多少,几何均数同样有两种计算方法。

(1)直接法

计算公式为

$$G = \lg^{-1}\left[\frac{\sum \lg x}{n}\right] \tag{9.3}$$

式(9.3)表示先求每个观察值的对数,计算其算术均数后,再求反对数。一般采用以 10 为底的常用对数进行转换。

【例 9.3】某研究者对 10 名急性血吸虫病患者进行间接血凝试验(IHA)检测其抗体滴度效价,其检测结果为 1:640、1:1 280、1:1 280、1:2 560、1:2 560、1:2 560、1:2 560、1:5 120、1:5 120、1:10 240。试计算其平均抗体滴度。

【解】本例采用以 10 为底的对数,根据原始数据计算可得

$G = \lg^{-1}[(\lg 640 + 2 \times \lg 1\ 280 + 4 \times \lg 2\ 560 + 2 \times \lg 5\ 120 + \lg 10\ 240)/10]$

  $= \lg^{-1}(3.408\ 2) \approx 2\ 560$

所以,这 10 名患者的平均抗体滴度是 1:2 560。

(2)频数表法

计算公式为

$$G = \lg^{-1}\left[\frac{\sum f \lg x}{\sum f}\right] \tag{9.4}$$

【例 9.4】某医院妇产科对 100 名妊娠合并梅毒患者进行妊娠期驱梅治疗,12 周后测定其抗体滴度见表 9.4。试求其平均抗体滴度。

表 9.4 100 名患者的平均抗体滴度计算结果

抗体滴度	滴度倒数 X	$\lg X$	频数 f	$f \lg X$
1:1	1	0.000 0	20	0.000 0
1:2	2	0.301 0	28	8.428 0
1:4	4	0.602 1	19	11.439 9
1:8	8	0.903 1	10	9.031 0
1:16	16	1.204 1	10	12.041 0
1:32	32	1.505 1	8	12.040 8

续表

抗体滴度	滴度倒数 X	lg X	频数 f	f lg X
1：64	64	1.806 2	5	9.031 0
合计	—	—	100	62.011 7

【解】计算可得：

$$G = \lg^{-1}\left(\frac{\sum f \lg X}{\sum f}\right) = \lg^{-1}\left(\frac{62.011\ 7}{100}\right) \approx 4$$

可知，这 100 名患者的平均抗体滴度是 1：4。

3.中位数与百分位数

将一组观察值从小到大按顺序排列 $x_1 \leqslant x_2 \leqslant \cdots \leqslant x_n$，居中心位置的数值即为中位数（Median），记为 M。由于中位数仅取决于它在数据序列中的位置，而不是由全部观察值计算得出，因此不受少数特别大或特别小的极端值影响，可用于描述呈明显偏态或两端无确定数值资料的集中位置。当变量呈对称分布时，理论上中位数和均数相同，但对于样本资料，由于计算均数时利用了所有的观察值，所以比中位数更稳定。中位数的计算也分为直接法和频数表法两种。

（1）直接法

基于原始数据，样本含量 n 为奇数时：

$$M = x_{\left(\frac{n+1}{2}\right)} \tag{9.5}$$

样本含量 n 为偶数时：

$$M = \frac{x_{\left(\frac{n}{2}\right)} + x_{\left(\frac{n}{2}+1\right)}}{2} \tag{9.6}$$

式中，x 右下角括号内数字表示该 x 处于一组升序数列中的确切位置。

【例 9.5】某厂发生食物中毒，9 名患者潜伏期（h）分别为 16、2、6、3、30、2、l0、2、24。试求其中位数。

【解】先将数据由小到大排列为 2、2、2、3、6、10、16、24、30。由于 $n=9$ 为奇数，按照式（9.5）：

$$M = x_{\left(\frac{9+1}{2}\right)} = x_5 = 6(\text{h})$$

故 9 名患者潜伏期的中位数为 6 h。

（2）频数表法

此时，需了解百分位数的概念。百分位数（Percentile，P_x）是一个表示位置的指标，它将原始观察值分成两部分，理论上有 $x\%$ 的观察值小于 P_x，有 $1-x\%$ 的观察值大于 P_x。由此可见，百分位数 P_{50} 就是中位数。故中位数是指在一组升序排列的数据中，位次居中的那个值。

因此,频数表法公式为

$$P_x = L + \frac{i}{f_x}(n \cdot x\% - \sum f_L) \tag{9.7}$$

式中,L 为欲求的百分位数所在组段的下限;i 为百分位数所在组段的组距;f_x 为百分位数所在组段的频数;n 为样本含量;$\sum f_L$ 为小于该百分位数所在组的累计频数。

【例9.6】某地130名健康成年男性血清肌红蛋白(μg/L)数据见表9.5,试求其 P_{25}、P_{75} 以及中位数。

表9.5 某地130名健康成年男性血清肌红蛋白(μg/L)频数表

组段	频数	频率/%	累计频数	累计频率/%
0~	2	0.02	2	1.54
5~	3	0.02	5	3.85
10~	9	0.07	14	10.77
15~	12	0.09	26	20.00
20~	15	0.12	41	31.54
25~	27	0.21	68	52.31
30~	33	0.25	101	77.69
35~	18	0.14	119	91.54
40~	10	0.08	129	99.23
45~	1	0.01	130	100.00
合计	130	100.00	—	—

【解】先寻找欲求的百分位数分别落在哪个组,由累计频率列可见,P_{25} 位于"20~"这个组段,P_{75} 位于"30~"组段,而中位数,即 P_{50} 位于"25~"组段。

将相应数据分别代入式(9.7):

$$P_{25} = 20 + \frac{5}{15}(130 \times 25\% - 26) = 22.17(\mu g/L)$$

$$P_{75} = 30 + \frac{5}{33}(130 \times 75\% - 68) = 34.47(\mu g/L)$$

$$M = P_{50} = 25 + \frac{5}{27}(130 \times 50\% - 41) = 29.44(\mu g/L)$$

4.极差与四分位间距

极差(Range)又称为全距,一组观测值中最大与最小值之差,用于粗略地、初步地描述数据的分布范围和离散程度,用字母 R 表示, R =最大值−最小值。

极差仅利用最大值和最小值的信息,易受样本含量的影响,不稳定。当资料呈明显偏态时,不能反映分布内在特征。因此,提出用四分位数间距(Interquatile Range)表示一组数列中间 50% 的数值范围,用字母 Q 表示,计算公式为

$$Q = P_{75} - P_{25} \tag{9.8}$$

Q 越大,表示数据间变异越大。实际工作中,常把中位数和四分位数间距配合使用于描述偏态分布资料的集中位置和离散程度。

【例 9.7】计算例 9.6 中某地 130 名健康成年男性血清肌红蛋白数据的四分位数间距。

【解】前面已求出该数据的两个百分位数 P_{75} 与 P_{25},即可直接求出四分位数间距为

$$Q = P_{75} - P_{25} = 34.47 - 22.17 = 12.30 (\mu g/L)$$

5.方差与标准差

对于一组正态分布的定量变量资料而言,从频数分布图可以很容易地观察到每个观察值 x 与均数 μ 之间或多或少存在着差别,即可用离均差之和 $\sum (x - \mu)$ 来反映所有观察值的离散程度。但差值 $(x - \mu)$ 有正有负,正负相抵使得 $\sum (x - \mu) = 0$。而用 $\sum |x - \mu|$ 反映所有观察值的离散程度虽不存在正负相抵的问题,但在数学处理上比较困难。故考虑将每个观察值的离均差平方后再求和,即用离均差平方和 $\sum (x - \mu)^2$ 反映所有观察值的变异大小。同时,考虑到参加计算的个体数量越多,离均差平方和往往会越大,所以对离均差平方和按例数取平均,即为方差。总体方差用 σ^2 表示,其计算公式为

$$\sigma^2 = \frac{\sum (x - \mu)^2}{N} \tag{9.9}$$

在实际工作中,总体均值 μ 常常未知, N 也往往很大乃至无穷。因此,在抽样研究中常使用样本均数估计总体均数,即可用样本方差来估计总体方差。一般地,样本方差用 S^2 表示,其计算公式为

$$S^2 = \frac{\sum (x - \bar{x})^2}{n - 1} \tag{9.10}$$

式中, $\bar{x}$ 为样本均数; n 为样本含量;分母 $n-1$ 为自由度(Degrees of Freedom, ν),表示当 $\bar{x}$ 给定时,随机变量 x 能"自由"取值的个数。任何统计量的自由度 $\nu = n - $ 限制条件的个数。这里受到 $\sum (x - \mu) = 0$ 这个条件限制,故为 $n - 1$ 。

方差虽然能较好地反映一组观察值的偏离程度,但方差的量纲是原变量量纲的平方,同时方差也将原始数据的真实变异人为地扩大了。因此,在实际应用中需要将其还原,这就形成了标准差。同样地,标准差越大,意味着观察值的离散程度越大。具体地,标准差是方差

的正平方根,公式为

$$总体标准差 \; \sigma = \sqrt{\frac{\sum (x - \mu)^2}{N}} \tag{9.11}$$

$$样本标准差 \; S = \sqrt{\frac{\sum (x - \bar{x})^2}{n - 1}} \tag{9.12}$$

6.变异系数

实际工作中,当需要比较量纲不同的变量间,或量纲相同但均数差别较大的变量间的变异程度时,需要使用到变异系数。其计算公式为

$$CV = \frac{S}{\bar{x}} \times 100\%$$

式中,S 为样本标准差;$\bar{x}$ 为样本均数。

变异系数没有单位,消除了量纲的影响。变异系数越大,意味着相对于均数而言,变异程度越大。

【例 9.8】抽样调查某地大二女生的身高和体重,得知其身高均数为 165 cm,标准差为 3 cm,体重均数为 45 kg,标准差为 3 kg。试比较该地大二女生身高与体重的变异程度。

【解】虽然已知身高和体重的标准差数值均为 3,但其单位不一致,导致直接不可比。故选择变异系数,身高和体重的变异系数分别为

$$CV_{身高} = \frac{S}{\bar{x}} \times 100\% = \frac{3}{165} \times 100\% = 1.82\%$$

$$CV_{体重} = \frac{S}{\bar{x}} \times 100\% = \frac{3}{45} \times 100\% = 6.67\%$$

因此,通过假设检验可进一步可知,该地大二女生体重的相对变异大于身高。

二、正态分布

正态分布是计量资料最常见的一种分布类型。生物医学中很多指标的测量值,如身高、体重、血红蛋白、甘油三酯等近似服从正态分布。同时,一些重要的分布(如 t 分布)以正态分布为基础而导出。正态分布还是其他一些分布(如二项分布)的极限分布形式。应该说,正态分布是医学统计学中最重要的分布类型。

(一)正态分布

正态分布(Normal Distribution)呈现为一条单峰对称的钟形曲线,其曲线两端永远不与横轴相交。其概率密度函数为

$$f(x) = \frac{1}{\sigma \sqrt{2\pi}} e^{-\frac{(x-\mu)^2}{2\sigma^2}} \tag{9.13}$$

式中,两个常数分别为 π(圆周率)与 e(自然常数);两个参数分别为 μ 与 σ^2,μ 为反映集中

位置的总体均数，σ^2为反映离散程度的总体方差。习惯上将随机变量X服从于均数为μ、方差为σ^2的正态分布记作$X \sim N(\mu, \sigma^2)$。

具体地，正态分布具有以下几个特点：

①单峰对称的"钟形"曲线。

②X可取任意实数。

③μ决定正态分布曲线的峰在横轴上的位置[图9.3(a)]。当σ^2恒定时，μ越大，曲线将向右平移；反之，曲线则向左平移。

④σ^2决定正态分布曲线的形状[图9.3(b)]。当μ恒定时，σ^2越大，曲线越"矮胖"；反之，曲线则越"高瘦"。

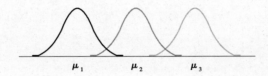

（a）方差相同、均数不同（$\mu_1 < \mu_2 < \mu_3$）的3条正态曲线

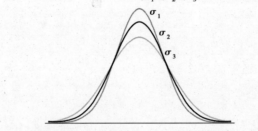

（b）均数相同、方差不同（$\sigma_1^2 < \sigma_2^2 < \sigma_3^2$）的3条正态曲线

图9.3　正态曲线位置、形状与μ、σ^2关系示意图

⑤正态曲线下的面积分布有一定规律。曲线下面积即为概率，总面积为1（概率为100%）。由正态曲线累积分布函数可知，代入横轴取值可得相应左侧尾端面积，继而可求得横轴上一些特殊界点与曲线下的面积关系，见图9.4。

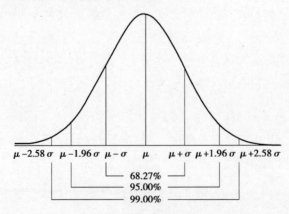

图9.4　正态曲线下面积与横轴界点对应关系

（二）标准正态分布与 z 变换

不同的均数和方差将决定正态分布的位置和形态。因此，统计学家提出对任意一个服从正态分布 $N(\mu, \sigma^2)$ 的随机变量，均可作如下的标准化变换，也称 z 变换（或 u 变换）。

$$z = \frac{x - \mu}{\sigma} \tag{9.14}$$

经此变换得到的变量 z 的概率密度函数为

$$f(z) = \frac{1}{\sqrt{2\pi}} e^{-\frac{z^2}{2}} (-\infty < z < +\infty) \tag{9.15}$$

变换后的 z 值仍然服从正态分布，且其总体均数为 0、总体方差为 1。我们称此正态分布为标准正态分布（Standard Normal Distribution），用 $z \sim N(0, 1^2)$ 表示（图 9.5）。

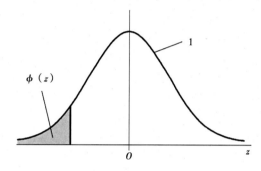

图 9.5 标准正态分布的分布函数示意图

由于其位置和形态均被固定，标准正态分布曲线是唯一的一条曲线，其曲线下面积规律如下：

①曲线下横轴上的面积之和为 1，即概率之和为 100%；

②任意两点间的面积可由积分实现，而且统计学家已编制标准正态分布曲线下左侧尾部面积表（附表 1）供读者查阅。附表 1 内所列数据表示 z 取不同值时 z 值左侧标准正态曲线下面积，记作 $\phi(z)$。而右侧的曲线下面积则可通过正态分布曲线的对称性获得。值得一提的是，任意一条正态分布曲线下的面积分布规律均可通过 z 变换公式转化后，与标准正态分布曲线下的面积相对应。

具体地，附表 1 中横标目与纵标目的数值都是标准正态分布曲线下横轴上的 z 值。横标目为 z 值的整数和第 1 位小数，纵标目为 z 值的第 2 位小数。它们交叉位点上的数值就是该 z 值所对应的标准正态分布的左侧尾部面积。

【例 9.9】已知 X 服从均数为 μ、方差为 σ^2 的正态分布，请估计 X 取值在区间 $\mu \pm 1.96\sigma$ 内的概率。

【解】欲求 X 取值在相应区间内的概率，实则求其在该区间的曲线下面积，需首先获得区间两端点所对应的标准正态分布曲线上 z 值。

$$z_1 = \frac{(\mu - 1.96\sigma) - \mu}{\sigma} = -1.96$$

$$z_2 = \frac{(\mu + 1.96\sigma) - \mu}{\sigma} = 1.96$$

查附表 1，$\phi(-1.96) = 0.025$。由对称性可得，区间 $(+1.96, +\infty)$ 上的曲线下面积也是 0.025，故 z 值取值于 $(-1.96, +1.96)$ 的概率为 $1 - 2 \times 0.025 = 0.95$，即 X 取值在区间 $\mu \pm 1.96\sigma$ 内的概率为 95%。

【例 9.10】已知某地健康成年男子的血清总胆固醇测量值近似服从正态分布，其 $\mu = 4.95$ mmol/L，$\sigma = 0.85$ mmol/L。试估计该地健康成年男子的血清总胆固醇测量值在 6 mmol/L 以上者占该地男子总数的百分比。

【解】计算 6 mmol/L 对应的 z 值，可得

$$z = \frac{x - \mu}{\sigma} = \frac{6 - 4.95}{0.85} = 1.24$$

查附表 1，寻找标准正态曲线下 $z = 1.24$ 的右侧面积，即该地健康成年男子的血清总胆固醇测量值在 6 mmol/L 以上者占该地男子总数的百分比。因为正态分布的对称性，可查到 $\phi(-1.24) = 0.107\,5$，即该地健康成年男子的血清总胆固醇测量值在 6 mmol/L 以上者占该地男子总数的 10.75%。

三、医学参考值范围

医学参考值范围（Medical Reference Range）也称正常值范围，是指"正常"人群的解剖、生理、生化等专业指标的大多数个体检测值的波动范围，主要作为判断某项指标正常与异常的参考依据。在这个定义中，"正常"人群是指排除对所研究指标有影响的疾病和有关因素的特定人群。例如，欲建立某特定人群体内红细胞计数或白细胞计数的参考值范围，肢体残疾人亦可作为"正常"人群。

所谓大多数，取决于资料的性质和研究目的，专业上认为 80%～99% 范围内的任一位点均可。一般采用人群 95% 的个体某项医学指标的取值范围作为该指标的医学参考值范围。实际应用中，要考虑"正常人"和"病人"的数据分布特点（图 9.6），权衡假阳性和假阴性水平，选择适当的范围百分比。

此外，若目的旨在降低误诊率、减少假阳性错误，参考值的范围适宜偏大；反之，若目的旨在降低漏诊率、减少假阴性错误，参考值的范围则应偏小。

在确定参考值范围之前，研究者常常会依据对研究指标的了解来确定参考值范围的单双侧。有些指标，如身高、体重、血红蛋白等过高过低均属异常，则应确定双侧范围；有些指标，如血铅、发汞等仅在过高、肺活量仅在过低时为异常，则只需计算其单侧范围；还有些指标，若尚对其知之甚少，建议取双侧范围更为稳妥。同时，确定医学参考值范围必须抽取足够例数的样本（一般 $n > 100$），并判定是否应"分层"确定参考值范围。如果测定值在性别间或年龄组间差别较大，则应"分层"确定参考值范围。常用的医学参考值范围计算方法包括正态分布法和百分位数法。

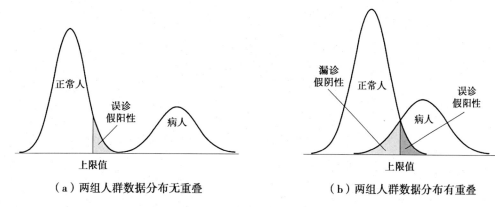

图9.6　不同情况下"正常人"和"病人"医学指标检测值分布特点

1.正态分布法

正态分布法适用于正态或近似正态分布的资料。

双侧$1-\alpha$的参考值范围为$\bar{x}\pm z_{\alpha/2}s$;单侧$1-\alpha$的参考值范围分别为$\leqslant \bar{x}+z_\alpha s$或$\geqslant \bar{x}-z_\alpha s$。

若$\alpha=0.05,1-\alpha=0.95$,由于正态分布变量$x$在区间$\mu\pm1.96\sigma$上取值的概率为0.95,所以正态分布资料双侧95%医学参考值范围为$\bar{x}\pm1.96s$。

【例9.11】某地144名健康成年男子的血清总胆固醇测量值近似服从正态分布,其$\bar{x}=4.95$ mmol/L,$s=0.85$ mmol/L。试估计该地健康成年男子血清总胆固醇的95%参考值范围。

【解】因血清总胆固醇测量值过高、过低均为异常,故应计算其双侧95%医学参考值范围为

上限:$\bar{x}+1.96s=4.95+1.96\times0.85=6.62$(mmol/L)

下限:$\bar{x}-1.96s=4.95-1.96\times0.85=3.28$(mmol/L)

即该地健康成年男子血清总胆固醇的95%参考值范围为3.28~6.62 mmol/L。该范围表示该地95%健康成年男子的血清总胆固醇测量值在此范围内。但需注意,这并不能说明测定值凡是在此范围内都"正常";也不能说明凡不在此范围内都不"正常"。因此,医学参考值范围在临床上只能作为参考。

值得一提的是,对于前面涉及的对数正态分布资料,也可以通过正态分布法确定其参考值范围。具体做法是,先将某变量观察值经对数变换后可转换成近似正态分布,求其对数值的参考值范围,再求反对数即为原变量的参考值范围。

2.百分位数法

百分位数法适用于非正态分布的资料。

双侧$1-\alpha$的参考值范围为$P_x\sim P_{100-x}$;单侧$1-\alpha$的参考值范围分别为$(P_x,+\infty)$或$(-\infty,P_{100-x})$。

同样以95%为例,双侧95%医学参考值范围为$(P_{2.5},P_{97.5})$;单侧范围为$\leqslant P_{95}$适用于人体内有害物质如血铅、发汞等含量,仅有上限;单侧范围$\geqslant P_5$适用于肺活量等,仅有下限。

四、计数资料统计描述

在健康管理科学中,除前述的计量资料外,还有如阴性和阳性、有效和无效、治愈和未治愈、生存和死亡以及各种疾病分类等计数资料。对这些数据的整理往往是先将研究对象按其性质或特征分类,再分别清点每一类的例数,得到各类别的绝对数。但描述计数资料的数据特征时,通常需要计算相对数(Relative Number)。相对数是两个有关联的绝对数之比,也可以是两个有关联的统计指标之比。相对数的性质取决于其分子和分母的意义,计算相对数的意义主要是把基数化作相等,便于相互比较。例如,某病用 A 法治疗 100 人,其中 75 人有效;用 B 法治疗 150 人,其中 100 人有效。若仅比较两组有效的绝对人数是不恰当的,而通过分别计算其有效率 75/100×100% = 75% 与 100/150×100% = 66.7% 来比较两种方法的疗效才有实际意义。常用的相对数指标有率、构成比和相对比。

（一）率（Rate）

$$率 = \frac{某事件实际发生的总数}{该事件可能发生的总数} \times 比例基数$$

比例基数可以是 100%,或 1 000/1 000 等。特别要注意分母中"可能发生"的含义。它是指对某病具有发病危险的人,即暴露人口,而不包括不可能发生某病的人。例如,计算宫颈癌发病率,分母应该是可能发生疾病的女性;又如,计算麻疹疫苗接种率,分母一般为既没患过麻疹又没接种过麻疹的儿童。

在实际运用中,率的计算是简单的,但有以下的率存在混淆使用的情况,特别予以说明。

1.发病率（Incidence Rate,IR）与患病率（Prevalence Rate,PR）

$$发病率 = \frac{一段时期内新发病例的总数}{这段时期内的平均人口数} \times 比例基数$$

$$患病率 = \frac{一个时点的所有病例总数}{这个时点的所有受检人数} \times 比例基数$$

可见,两者在时间、分子和分母要求上均存在差异,故它们的使用不应相同。一般地,发病率是表示发病危险的直接指标,可用于探讨疾病的危险因素,评价疾病防治效果。患病率又称为现患率,用于描述病程较长或发病时间不易明确的疾病的患病情况。

2.死亡率（Mortality Rate,MR）与病死率（Fatality Rate,FR）

$$死亡率 = \frac{一段时期的死亡总数}{这段时期的平均人口数} \times 比例基数$$

$$病死率 = \frac{一段时期因某病死亡的病例总数}{这段时期患该病的病例总数} \times 比例基数$$

死亡率主要反映一个地区或国家其居民总的死亡水平。而病死率旨在说明一种疾病的严重程度,或者对人群的威胁程度。

（二）构成比（Proportion）

若一个事物由若干成分构成,则其中某一成分在整个事物中所占的比例或比重为该成分的构成比。

$$构成比 = \frac{某一成分的数量}{该事物所有成分的数量之和} \times 100\%$$

可见,构成比有其特性:一个事物的构成比之和为1,且各个成分的构成比相互影响。

（三）相对比（Ratio）

相对比是指两个有关联的指标 A 与 B 之比,简称比。计算公式为

$$相对比 = \frac{A}{B} \times 100\%$$

式中,A、B 两指标可以是绝对数、相对数或平均数。

常见的相对比有男女性别比、医护比、患者和病床数之比,以及流行病学上常用的相对危险度 RR 值和比数比 OR 值等。

（四）应用相对数时的注意事项

实际工作中,应用相对数时,需要注意以下4个方面。

1.构成比不能代替率

构成比旨在反映比例或比重;而率则体现某事物发生的频率大小。由表9.6可知,两者截然不同,需要研究者在工作中予以重视。

表9.6　某街道2023年居民高血压的患病情况

年龄组/岁	受检人数	患病人数	患病年龄构成/%	年龄别患病率/%
40~	560	68	15.18	12.14
50~	441	129	28.79	29.25
60~	296	135	30.13	45.61
70~	149	97	21.65	65.10
≥80	22	19	4.24	86.36
合计	1 468	448	100.00	30.52

2.分母应足够大

如果样本例数较少,则相对数不够稳定,这时最好使用绝对数直接表示。一般建议,在样本例数大于30例时,即可采用相对数。

3.合并率的正确计算

欲对两组同质的资料,求其合并率（平均率）时,不能简单地由两组分别计算的率相加后求平均,而应该两组分子绝对数之和除以两组分母绝对数之和。

4.资料的可比性

在相对数指标比较时,除研究因素(如不同的药物)不同之外,其余的因素应尽可能相同或相近,主要观察对象其内部结构尽可能相同。若两组资料的年龄、性别、工龄等构成不同,则不能将多个率的数值直接比较大小,而应对其年龄、性别、工龄等构成进行标准化后再作比较。

(五)率的标准化法

如果两组个体的内部构成存在差异,就不能将率的数值直接进行比较。为消除两组个体由于构成不同所带给合计率的影响,则需对率作标准化处理,其方法称为率的标准化法(Standardization)。因此,计算标准化率的目的在于消除内部构成的不同。下面用一个实例来说明如何进行率的标准化。

【例9.12】表9.7为甲、乙两地各年龄组人口数及死亡率,试比较两地死亡率。

【解】由表9.7可见,甲、乙两地总的死亡率比较,甲地(16.19‰)高于乙地(13.90‰)。但各年龄组死亡率显示,各年龄组的死亡率均为甲地低于乙地。不难发现,这两地人口总数虽同为50 000人,但其内部的年龄结构却截然不同。甲地老年和儿童人口所占比例大,而乙地青壮年人口居多,这直接导致两地的粗死亡率不具备可比性。为消除内部构成的不同,需进行率的标准化。

表9.7 甲、乙两地各年龄组人口数及死亡率

年龄组	甲地		乙地	
	人口数	死亡率/‰	人口数	死亡率/‰
0~	9 300	57.2	4 800	72.9
5~	12 200	3.6	6 600	4.6
20~	19 000	5.3	35 300	7.2
40~	7 600	12.1	2 800	14.2
60~	1 900	40.0	500	46.0
合计	50 000	16.19	50 000	13.90

标准化法的关键是选择一个"标准",在这个共同的"平台"上比较两组资料。"标准"的选择通常有3种做法:

①将两组人口数合并;

②任选两组之一;

③在两组之外另选一个更大的人口群体,作为"标准"。

其中,以第一种最为常用。在统计学中,率的标准化主要有两种方法,分别为直接标准化法和间接标准化法。以下介绍直接标准化法的步骤。

1.选定"标准人口"

例9.12中,将两组人口合并,作为"标准"。其中,甲地 $n_1 = 50\ 000$,乙地 $n_2 = 50\ 000$,$n = n_1 + n_2 = 100\ 000$,各个年龄组的标准人口亦随之确定,见表9.8第2列。

2.分别计算在"标准人口"下的预期死亡人数

对于甲地,0~组原有的死亡率为57.2‰,将其应用于"标准人口"中,表示标准人口在原有死亡率下的预期死亡人数,$n_1 p_1 = 14\ 100 \times 57.2/1\ 000 = 806.52$。按此算法,将其余4组的预期死亡人数求出后,得到甲地预期死亡人数之和为 $\sum n_i p_i = 806.52 + 67.68 + \cdots + 96.00 = 1\ 383.83$(表9.8第4列)。类似地,对于乙地,其预期死亡人数之和为 1 763.41(表9.8第6列)。

3.分别计算两地的标准化死亡率 p'

$$p' = \frac{\sum n_i p_i}{n} \times \text{比例基数}$$

对于甲地,标准化死亡率为

$$p'_{\text{甲}} = \frac{\text{甲地预期死亡人数之和}}{\text{标准人口数}} = \frac{1\ 383.83}{100\ 000} \times 1\ 000‰ = 13.84‰$$

对于乙地,标准化死亡率为

$$p'_{\text{乙}} = \frac{\text{乙地预期死亡人数之和}}{\text{标准人口数}} = \frac{1\ 763.41}{100\ 000} \times 1\ 000‰ = 17.63‰$$

表9.8 直接标化法计算标准化死亡率

年龄	标准人数 n_i	甲地		乙地	
		原死亡率/‰	预期死亡数	原死亡率/‰	预期死亡数
		p_i	$n_i p_i$	p_i	$n_i p_i$
0~	14 100	57.2	806.52	72.9	1 027.89
5~	18 800	3.6	67.68	4.6	86.48
20~	54 300	5.3	287.79	7.2	390.96
40~	10 400	12.1	125.84	14.2	147.68
60~	2 400	40.0	96.00	46.0	110.40
合计	100 000	—	1 383.83	—	17 63.41

※思考题

1.研究人员检测某地居民发汞的基础水平,为汞污染的环境监测积累资料,对象为留住该市一年以上,无明显肝、肾疾病,无汞作业接触史的居民230人,其发汞含量见表9.9。

表9.9 230名居民发汞含量

发汞值/(μmol · kg^{-1})	1.5~	3.5~	5.5~	7.5~	9.5~	11.5~	13.5~	15.5~	17.5~	19.5~
人数/人	20	60	60	46	18	16	6	1	0	3

据此,应该选用什么指标来描述发汞值的集中位置和离散程度?若要计算当地居民发汞值的95%医学参考值范围,应采用什么方法?

2.抽样调查某地60名18岁正常男子生长发育情况,测得其身高均数为178.2 cm,标准差为6.8 cm;体重均数为63.5 kg,标准差为6.8 kg。男子身高与体重的变异度相同吗?为什么?

3.为了解某单位职工冠心病的患病情况,对全体职工进行体检后发现,在该单位1 290名职工中,患冠心病的有305人,其中女性110人,占36%;男性195人,占64%。因此,认为男性易患冠心病,这种结论是否正确?为什么?

(雷迅)

参考文献

[1]李康,贺佳. 医学统计学[M]. 7版.北京:人民卫生出版社,2018.

[2]钟晓妮. 医学统计学实习指导[M]. 北京:科学出版社,2019.

[3]魏泸懿,刘元元,帅平.健康管理科研中的统计描述[J].中华健康管理学杂志,2020,14(3):298-304.

第三节 统计推断

统计推断是指由样本数据的特征推断总体特征的统计学方法,包括参数估计(Parameter Estimation)和假设检验(Hypothesis Test)两个部分。健康管理领域的研究中,我们对收集的研究对象各类指标进行统计描述,还需要基于这些样本数据展开统计推断,以了解目标总体的特征或比较总体之间是否存在差异。统计推断是我们分析研究结果、形成研究结论的基础，可以帮助我们实现从样本数据探索总体规律的目标。

参数估计分为点估计和区间估计，区间估计是对总体参数的定量推断，其重要性在于可以得出估计不准的概率。例如，在研究某种新药的降压效果时，舒张压治疗前后差值均数的95%可信区间为 11.48~14.65 mmHg，即真实差值未包含在该区间内的概率只有 5%。假设检验则是从另一角度去分析数据，主要是比较不同样本来自的总体是否相同。例如，欲比较甲、乙两种治疗高血压病的药物疗效，试验结果显示甲药平均降压 15.5 mmHg，乙药平均降压 9.7 mmHg。由于抽样误差的影响，需要进行假设检验，以辨别出由随机波动引起这种差别的概率大小。如果概率很小（如 $P<0.05$），则可以得出两种药物疗效的差异不太可能是由随机误差引起的，进而推断出甲药优于乙药的结论。不同类型的数据可以用相应的统计方法进行分析和检验，如 t 检验、方差分析、χ^2 检验等。

一、计量资料统计推断

在健康管理学研究中，常涉及对研究人群生命体征、化验指标等进行测量，从而推断研究目标总体情况。这些生命体征如心率、血压，化验指标如低密度脂蛋白胆固醇、糖化血红蛋白等都是计量资料。因此，想要在健康管理领域开展的研究得到可靠的结论，或者希望更好地阅读和理解相关文献来指导健康管理实践，学习和掌握计量资料统计推断方法必不可少。

（一）样本均数的抽样分布与抽样误差

假设一个随机变量 x 服从于总体均数为 μ、总体方差为 σ^2 的正态分布。在该总体中做一次样本量为 n 的随机抽样，计算该样本的均数 $\bar{x}_1$，由于有抽样误差的存在，故 $\bar{x}_1$ 一般不会等于总体均数 μ。若以相同的样本含量，在该总体中随机抽样 100 次，每次抽取的样本，均可求出其样本均数 $\bar{x}_i$，即可得到 100 个样本均数。若将这 100 个样本均数视作一组新的变量值，就可绘制出关于样本均数的频数分布表。可以发现，在服从正态分布的总体中进行随机抽样，样本均数的抽样分布具有以下特点：

①样本均数不等于总体均数。

②各个样本均数之间存在差异。

③样本均数围绕着总体均数 μ，呈现一个单峰对称的分布。

④当样本量足够大，可由数学中的大数定理推导出，均数的平均水平仍然落在总体均数 μ 之处，即样本均数分布的峰点仍然在 μ 之处。

⑤样本均数的分布较之原始变量值的分布更为集中，即样本均数的离散程度较小。

⑥样本均数的分布原则上与原始总体的分布保持一致，即来自正态分布总体的样本均数也服从正态分布，来自偏态分布总体的样本均数服从偏态分布，但在样本含量足够大，不论样本来自何种分布的总体，其均数的分布均近似于正态分布。

按此道理，若随机变量 x 服从正态分布，则样本均数 $\bar{x}$ 也服从正态分布。因此，若随机

变量 $X \sim N(\mu, \sigma^2)$，则根据中心极限定理，样本均数 $\bar{x} \sim N(\mu, \sigma_{\bar{x}}^2)$。可见，样本均数分布的离散程度，即同样可以用样本均数的标准差来衡量，通常称为均数的标准误（Standard Error of Mean，$s_{\bar{x}}$），可用其反映均数抽样误差的大小，其计算公式为

$$\sigma_{\bar{x}} = \frac{\sigma}{\sqrt{n}} \tag{9.16}$$

实际应用中，总体标准差 σ 通常未知，需要用样本标准差 s 来估计。此时，均数标准误的估计值为

$$s_{\bar{x}} = \frac{s}{\sqrt{n}} \tag{9.17}$$

由式（9.17）可知，均数标准误的大小与原始变量值的标准差成正比，与样本含量 n 的平方根成反比。在实际应用中，我们更倾向于通过增加样本含量来减小均数的标准误，从而降低抽样误差。

【例9.13】抽样调查某地 20 岁女大学生 100 人，获得其均数为 165 cm，标准差为 3 cm。试估计在此次抽样中所产生的抽样误差。

【解】由于已知样本量 100 和标准差 3 cm，可直接运用公式求出均数的标准误差。

$$s_{\bar{x}} = \frac{s}{\sqrt{n}} = \frac{3}{\sqrt{100}} = 0.3 (\text{cm})$$

（二）t 分布

在前面样本均数的分布中曾经提到，从正态分布 $N(\mu, \sigma^2)$ 的总体中随机抽样得到的样本均数 $\bar{x}$ 也应服从正态分布，记为 $\bar{x} \sim N(\mu, \sigma_{\bar{x}}^2)$。而对任一正态变量 $\bar{x}$ 均可作 z 变换，$z = \frac{\bar{x} - \mu}{\sigma_{\bar{x}}}$，针对样本均数的分布便有

$$z = \frac{\bar{x} - \mu}{\sigma_{\bar{x}}} \sim N(0, 1) \tag{9.18}$$

在实际工作中，很多时候 $\sigma_{\bar{x}}$ 都未知，便常用 $s_{\bar{x}}$ 来代替。当 n 较小时，上述变换称为 t 变换。

$$t = \frac{\bar{x} - \mu}{s_{\bar{x}}} = \frac{\bar{x} - \mu}{s / \sqrt{n}} \tag{9.19}$$

式中，统计量 t 也不再服从标准正态分布 $N(0, 1)$。英国统计学家 W. S. Gosset 于 1908 年以笔名"Student"发表论文，证明 t 值服从自由度 $\nu = n - 1$ 的 t 分布。

$$t = \frac{\bar{x} - \mu}{s_{\bar{x}}} = \frac{\bar{x} - \mu}{s / \sqrt{n}} \sim t \text{ 分布}, \nu = n - 1 \tag{9.20}$$

t 分布，又称 Student t 分布（Student's t Distribution），记作 $t \sim t(\nu)$。图 9.7 所示为 t 分布的图形。

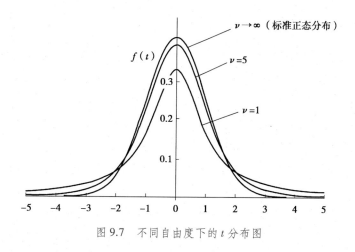

图 9.7　不同自由度下的 t 分布图

t 分布的图形具有以下 3 个特征：

①以 0 为中心，单峰对称。

②自由度越小，曲线的峰部越低，尾部越高；随着自由度的增大，t 分布逐渐逼近标准正态分布；当自由度为 ∞ 时，t 分布就是标准正态分布。

③由于 t 分布是与自由度有关的一簇曲线，其曲线下面积则是随自由度变化而变化的。一般地，在 t 分布的曲线下面积相同的条件下，自由度越大，则对应 t 界值的绝对值越小；同理，在 t 界值相同的前提下，自由度越大，则对应 t 分布的曲线下面积越小。因此，t 界值表（附表 2）就是联系 t 界值、自由度和曲线下面积的工具，可以通过已知自由度去完成 t 界值和曲线下面积间的互求。

具体地，在 t 界值表（附表 2）中，横标目为自由度 ν，纵标目为概率 P，表中的数字表示当 ν 和 P 确定时，对应的 t 临界值（Critical Value）。该表分别给出了单侧概率（One-tailed Probability）和双侧概率（Two-tailed Probability）所对应的 t 临界值。在本书中，用 $t_{\alpha,\nu}$ 表示对应于单侧概率的 t 临界值，用 $t_{\alpha/2,\nu}$ 表示对应于双侧概率的 t 临界值，见图 9.8。

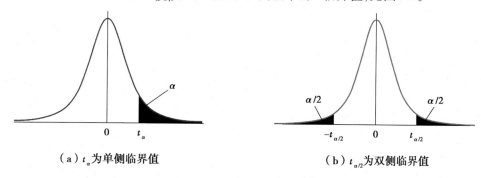

（a）t_α 为单侧临界值　　　　　（b）$t_{\alpha/2}$ 为双侧临界值

图 9.8　单、双侧 t 分布示意图

例如，当 $\nu=23$，单侧概率 $\alpha=0.05$ 时，由附表 2 中查得单侧 $t_{0.05,23}=1.714$：
$$P(t \leqslant -1.714) = 0.05, P(t \geqslant 1.714) = 0.05$$
当 $\nu=23$，双侧概率 $\alpha=0.05$ 时，由附表 2 中查得双侧 $t_{0.05/2,23}=2.069$：

$$P(\,|t| \geqslant 2.069) = P(t \leqslant -2.069) + P(t \geqslant 2.069) = 0.05$$

同样地,在自由度相同时,$|t|$值越大,t分布的尾部概率越小;同一自由度下,在t临界值相同时,双侧尾部概率为单侧尾部概率的两倍。

(三)总体均数的参数估计

参数估计指由样本统计量估计总体参数,是统计推断的重要内容之一。常用的估计方式有点估计(Point Estimation)和区间估计(Interval Estimation)两种。

点估计是使用单一的样本统计量直接作为总体参数的估计值,如直接用样本均数$\bar{x}$作为总体均数μ的估计值,或用样本率p直接作为总体率π的估计值。该方法表达简单,但未考虑抽样误差的影响,无法评价参数估计的准确程度。

区间估计(Interval Estimation)是将样本统计量与抽样误差结合起来,事先确定一个有较大概率包含总体参数的范围。该范围称为总体参数的置信区间(Confidence Interval, CI)。包含总体参数的概率记为$(1-\alpha)$,也称置信度。α值由研究者预先规定,一般取0.10,0.05或0.01,常取0.05。因此,在医学研究中,最常用的置信度是95%。一般地,置信区间由上、下两个置信限(Confidence Limit, CL)构成,较小的数值称置信下限(Lower Limit),而较大的数值则为置信上限(Upper Limit)。

根据总体标准差σ是否已知和样本含量n的不同,总体均数置信区间的估计方法一般分为两种,即t分布法和正态近似法。

1. t分布法

当σ未知且n较小(如$n<30$)时,统计量$t=\dfrac{\bar{x}-\mu}{s_{\bar{x}}}\sim t$分布,$\nu=n-1$。在某置信度$(1-\alpha)$下,$t$值满足$-t_{\alpha/2,\nu}<t<t_{\alpha/2,\nu}$,即

$$-t_{\alpha/2,\nu} < \frac{\bar{x}-\mu}{s_{\bar{x}}} < t_{\alpha/2,\nu} \tag{9.21}$$

可由式(9.21)解出μ,即

$$\bar{x} - t_{\alpha/2,\nu}s_{\bar{x}} < \mu < \bar{x} + t_{\alpha/2,\nu}s_{\bar{x}}$$

该区间称为总体均数μ的双侧$(1-\alpha)$置信区间,记为

$$(\bar{x} - t_{\alpha/2,\nu}s_{\bar{x}}, \bar{x} + t_{\alpha/2,\nu}s_{\bar{x}}) \text{ 或 } \bar{x} \pm t_{\alpha/2,\nu}s_{\bar{x}} \tag{9.22}$$

一般地,总体均数μ的95%置信区间的含义可以理解为:由一次随机抽样所算得的这个区间包含总体参数μ的可能性为95%。也就是说,如果重复100次抽样,每次样本含量均为n,每个样本均按$\bar{x} \pm t_{0.05/2,\nu}s_{\bar{x}}$构建总体均数$\mu$的置信区间,则在此100个置信区间中,平均有95个包含总体均数,5个不包含总体均数。切记,由于总体参数的唯一性,置信区间旨在强调区间的随机性,而非参数的随机性。

需要提出的是,任何一个置信区间都具备两个基本要素:一个是准确度,另一个是精密度。前者反映在置信区间包含总体参数的概率大小,由置信度$(1-\alpha)$衡量。$(1-\alpha)$越趋于

1,该置信区间的准确度越高;反之,则越低。后者主要反映在置信区间的宽度上,由 $t_{\alpha/2,\nu}s_{\bar{x}}$ 衡量。一般来说,区间宽度越窄,估计的精度越高;反之,则越低。

【例 9.14】抽样调查某地 20 岁女大学生 25 人,获得身高均数为 165 cm,标准差为 3 cm。试估计该地 20 岁女大学生平均身高的 95% 和 99% 置信区间。

【解】已知 $n=25$, $\nu=25-1=24$,查 t 界值表:$\alpha=0.05$ 时,$t_{0.05/2,24}=2.064$;$\alpha=0.01$ 时,$t_{0.01/2,24}=2.797$,则

$$\bar{x} \pm t_{0.05/2,24}s_{\bar{x}} = 165 \pm 2.064 \times \frac{3}{\sqrt{25}} = (163.76, 166.24) \text{ (cm)}$$

$$\bar{x} \pm t_{0.01/2,24}s_{\bar{x}} = 165 \pm 2.797 \times \frac{3}{\sqrt{25}} = (163.32, 166.68) \text{ (cm)}$$

故该地 20 岁女大学生平均身高的 95% 置信区间为 (163.76, 166.24) cm,而 99% 置信区间为 (163.32, 166.68) cm。可见,如果保持样本含量不变,将置信度由 95% 提高到 99%,则置信区间由窄变宽,估计的精度下降。

这提示我们,置信区间估计的精度与 s 和 n 有关,但 s 反映生物学上固有的个体差异。对某个总体而言,其个体变异是客观存在的,无法人为地增加或减少,故若想提高估计的精度,应考虑增加样本量 n,从而减小 $t_{\alpha/2,\nu}$ 和 $s_{\bar{x}}$。

2.正态近似法

①当 σ 已知时,参照上述推导,可得总体均数 μ 的双侧 $(1-\alpha)$ 置信区间为

$$(\bar{x} - z_{\alpha/2}\sigma_{\bar{x}}, \bar{x} + z_{\alpha/2}\sigma_{\bar{x}}) \text{ 或 } \bar{x} \pm z_{\alpha/2}\sigma_{\bar{x}} \tag{9.23}$$

不过,实际工作中,总体标准差 σ 已知的情况较为少见,而多见下面这种情况。

②当 σ 未知但 n 足够大时 ($n \geq 30$),可以认为 t 分布近似服从标准正态分布,即用 $z_{\alpha/2}$ 代替公式 (9.22) 中的 $t_{\alpha/2,\nu}$,则总体均数 μ 的双侧 $(1-\alpha)$ 置信区间为

$$(\bar{x} - z_{\alpha/2}s_{\bar{x}}, \bar{x} + z_{\alpha/2}s_{\bar{x}}) \text{ 或 } \bar{x} \pm z_{\alpha/2}s_{\bar{x}}$$

【例 9.15】将例 9.15 中的样本例数增大到 100,若其均数仍为 165 cm,标准差仍为 3 cm。试估计该地 20 岁女大学生平均身高的 95% 置信区间。

【解】由于 $n=100>30$,可计算总体均数的双侧 95% 置信区间:

$$\bar{x} \pm z_{0.05/2}s_{\bar{x}} = 165 \pm 1.96 \times \frac{3}{\sqrt{100}} = (164.41, 165.59) \text{ (cm)}$$

故该地 20 岁女大学生平均身高的 95% 置信区间为 (164.41, 165.59) cm,表示该区间有 95% 的可能包含该地 20 岁女大学生的平均身高。

(四)假设检验基础

【例 9.16】通过大规模调查得知,某地新生儿的头围均数为 34.00 cm。为研究该地某矿区新生儿的发育状况,现从该矿区随机抽取新生儿 40 人,测得其头围均数为 33.50 cm,标准差为 1.95 cm,故认为该地矿区新生儿头围均数低于一般新生儿的头围均数。该结论是否

正确?

【解】该矿区 40 名新生儿的头围均数 33.50 cm 为样本均数,由抽样误差的概念可知,即使在同一总体中抽样,样本均数与总体均数间也会存在差别,因此不能直接通过比较 33.50 cm 与 34.00 cm 的大小得出两总体均数有差别的结论。

要回答这个问题,需通过假设检验的方法。

首先假设两个总体均数相同(原假设),然后依据样本信息计算恰当的检验统计量。若原假设成立时,获得现有样本统计量及其更极端情况的概率理论上不应太小,即"获得现有样本统计量及其更极端情况"不为小概率事件。但若该事件就为小概率事件,由于小概率事件在一次随机实验中几乎不可能发生,而实际就已发生。这时,我们得考虑是否原假设是错误的,原假设本来不成立,因而拒绝原假设而接受其对立面(备择假设);反之,则不能拒绝原假设。可见,假设检验的思想是基于小概率事件原理(即小概率事件在一次实验中几乎不可能发生的原理)而做出统计推断的一种思维逻辑。

假设检验基本步骤如下:

(1)建立检验假设,确定检验水准

假设有两种:一个为原假设(Null Hypothesis),记为 H_0;另一个为备择假设(Alternative Hypothesis),记为 H_1。H_0 与 H_1 构成一个完备事件。

例 9.16 中,H_0:$\mu = \mu_0$,即该地矿区新生儿头围均数 μ 与一般新生儿头围均数 μ_0 相同。该假设是计算检验统计量和确定 P 值的依据,通常与我们要推断的结论相反。H_1:$\mu \neq \mu_0$,即该地矿区新生儿头围均数 μ 与一般新生儿头围均数 μ_0 不同。它是在拒绝 H_0 的情况下而接受的对立假设。

根据备择假设的不同,假设检验又分为双侧检验和单侧检验。

①备择假设为 H_1:$\mu \neq \mu_0$,包括 $\mu > \mu_0$ 和 $\mu < \mu_0$ 两种情况,即研究者分析的目的是推断两总体均数是否不同。不管矿区新生儿的头围均数是大于一般新生儿的头围均数,还是小于一般新生儿的头围均数,两种可能性都存在,研究者都同样关心,称为双侧检验(Two-sided Test)。

②备择假设为 H_1:$\mu > \mu_0$(或 H_1:$\mu < \mu_0$),即根据专业知识有充分把握排除某一侧。例 9.16 中,若已知矿区新生儿头围均数不会高于一般新生儿,或者研究者只关心矿区新生儿的头围均数是否低于一般新生儿的情况,此时备择假设只选择 H_1:$\mu < \mu_0$,称为单侧检验(One-sided Test)。

双侧检验与单侧检验应如何选择,需根据研究目的和专业知识而定。又如,比较两种药物疗效时,若研究者能从专业上排除一种药物不会差于另一药物时,只考虑前者是否优于后者,则用单侧检验;若不能确定两种药物谁好谁差时,则用双侧检验。双侧检验结论更为稳妥,故常用双侧检验。

检验水准(Level of a Test)又称显著性水平(Significant Level),记为 α,即预先规定的判断小概率事件的概率尺度。它是假设检验中判断总体参数是否有差异的界值概率,一般取

0.05 或 0.01(小概率事件界值)。

（2）计算检验统计量

检验统计量(Test Statistic)是在假定 H_0 成立的条件下,样本统计量经转换后服从特定分布的标准值,不同的检验统计量涉及的统计分布不同,如 t 统计量服从 t 分布,χ^2 统计量服从 χ^2 分布。

例 9.16 中,在 $H_0: \mu = \mu_0$ 的条件下,即矿区新生儿头围总体均数与一般新生儿头围总体均数无差别,$\bar{x}$ 来自 $\mu = \mu_0$ 的总体,又已知样本标准差 s 和样本含量 n,根据 t 分布原理,$t = \dfrac{\bar{x} - \mu_0}{\dfrac{s}{\sqrt{n}}} \sim t$ 分布,$\nu = n - 1$。利用样本数据可以计算获得 t 值,将 t 值对应的尾部概率 P 与检验水准 α 进行比较而得出推断结论。

实际工作中,可以根据研究设计、资料的类型和适用条件等选择适当的检验统计量,而假设检验的方法通常是以检验统计量来命名的,故本例的假设检验方法称为 t 检验(t Test)。

（3）确定 P 值,作出统计推断

P 值是指在 H_0 成立的条件下,统计量出现目前值及其更极端值的概率。可以根据计算出的统计量,查相应界值表来确定 P 值,并将 P 值与预先确定的检验水准 α 进行比较。若 $P \leqslant \alpha$,说明在 H_0 成立时,获得此统计量值及其更极端值的事件是一个小概率事件,与小概率原理"小概率事件在一次试验和观察中几乎不会发生"相悖,因此怀疑 H_0 的正确性,则拒绝 H_0,接受 H_1。反之,若 $P > \alpha$,就没有理由拒绝 H_0。例 9.16 中,若 $P \leqslant \alpha$,按检验水准 α,拒绝 H_0,接受 H_1,差异有统计学意义,可以认为矿区新生儿与一般新生儿的头围均数不同;若 $P > \alpha$,按检验水准 α,不拒绝 H_0,差异无统计学意义,尚不能认为矿区新生儿与一般新生儿的头围均数不同。

（五）t 检验

以 t 分布为基础的检验称为 t 检验。根据研究设计和资料的性质,t 检验包括单样本资料的 t 检验、配对样本资料的 t 检验和两独立样本资料的 t 检验等。

t 检验的应用条件:要求样本是独立来自正态分布总体的随机样本(正态性);两独立样本均数比较的 t 检验,还要求总体方差相等(方差齐性)。

1.单样本资料的 t 检验

单样本资料 t 检验(One Sample t Test),适用于样本均数 $\bar{x}$ 与已知总体均数 μ_0 的比较,实质是推断该样本来自的总体均数 μ 与 μ_0 是否有差别。已知总体均数 μ_0,一般 μ_0 为标准值、理论值或经过大量观察得到的较稳定的指标值。

单样本资料 t 检验的计算公式为

$$t = \frac{\overline{x} - \mu_0}{s_{\overline{x}}} = \frac{\overline{x} - \mu_0}{s/\sqrt{n}}, \nu = n - 1 \qquad (9.24)$$

其中, s 为样本标准差, n 为样本含量。

【例 9.17】对例 9.16 的资料进行假设检验。

【解】本例中,已知总体均数 $\mu_0 = 34.00$ cm,一个样本均数 $\overline{x} = 33.50$ cm,样本标准差 $s = 1.95$ cm,样本含量 $n = 40$(已知该矿区新生儿头围服从正态分布),要推断该样本所代表的总体均数 μ 与 μ_0 是否不同,可采用单样本资料的 t 检验。

【解】假设检验步骤如下:

(1)建立检验假设,确定检验水准

$H_0: \mu = \mu_0$,即该矿区新生儿与一般新生儿头围均数相同;$H_1: \mu \neq \mu_0$,即该矿区新生儿与一般新生儿头围均数不同;$\alpha = 0.05$。

(2)计算检验统计量

$$t = \frac{\overline{x} - \mu_0}{s_{\overline{x}}} = \frac{\overline{x} - \mu_0}{s/\sqrt{n}} = \frac{33.50 - 34.00}{1.95/\sqrt{40}} = -1.622, \nu = n - 1 = 40 - 1 = 39$$

(3)确定 P 值,作出统计推断

查附表 2,$t_{0.05/2,39} = 2.023$,$|t| = 1.622 < t_{0.05/2,39}$,得 $P > 0.05$,因此按照 $\alpha = 0.05$ 检验水准,不拒绝 H_0,差异无统计学意义,尚不能认为该矿区新生儿的头围均数与一般新生儿不同。

2.配对样本资料的 t 检验

配对样本资料的 t 检验(Paired t Test),适用于配对设计定量变量资料均数的比较,其目的是推断两相关样本所代表的未知总体均数是否不同,以判断处理因素是否有作用。

配对设计(Paired Design)是将受试对象按某些重要特征相近的原则配成对子,每对中的两个个体随机分配到两种不同处理组中,配对设计能很好地控制非处理因素对结果的影响。其包括异体配对和自身配对。

配对设计资料的分析着眼于每一对中两个观察值的差值 d,这些差值构成了一组资料,可以计算得到差值的样本均数 $\overline{d}$。理论上,若两处理无差别,则差值 d 的总体均数 μ_d 应为 0。因此,可将配对设计资料的 t 检验看成样本均数 $\overline{d}$ 与总体均数 0 比较的单样本资料的 t 检验,以推断 $\overline{d}$ 代表的总体均数 μ_d 是否等于 0。

检验假设:$H_0: \mu_d = 0$,即差值的总体均数为 0;$H_1: \mu_d \neq 0$,即差值的总体均数不为 0。

检验统计量为

$$t = \frac{\overline{d} - 0}{s_{\overline{d}}} = \frac{\overline{d}}{s_d/\sqrt{n}}, \nu = n - 1 \qquad (9.25)$$

式中, $\overline{d}$ 为差值的均数;$s_{\overline{d}}$ 为差值的标准误;s_d 为差值的标准差;n 为对子数。

【例 9.18】某医院采用两种血凝仪检测 15 名健康成年男子血浆纤维蛋白原含量(g/L),检测结果见表 9.10。试问:两种血凝仪检测结果是否不同?

表 9.10　两种血凝仪检测 15 名健康成年男子血浆纤维蛋白原(g/L)

编号	血凝仪 A	血凝仪 B	差值 d
1	3.14	2.95	0.19
2	3.70	3.45	0.25
3	2.82	2.50	0.32
4	3.50	3.38	0.12
5	2.45	2.48	−0.03
6	2.17	2.26	−0.09
7	3.25	2.99	0.26
8	3.04	3.08	−0.04
9	3.80	3.68	0.12
10	3.22	3.13	0.09
11	2.55	2.30	0.25
12	3.80	3.89	−0.09
13	2.28	2.32	−0.04
14	3.38	3.05	0.33
15	2.48	2.38	0.10

【解】本例为自身配对设计,每个标本分别接受两种仪器检测,结果成对。计算两组血浆纤维蛋白原含量的差值 d(表 9.10),进行配对 t 检验:

(1)建立检验假设,确定检验水准

$H_0：\mu_d = 0$,即两种血凝仪检验结果差值的总体均数为 0;$H_1：\mu_d \neq 0$,即两种血凝仪检验结果差值的总体均数不为 0;$\alpha = 0.05$。

(2)计算检验统计量

本例中,$n = 15$,$\bar{d} = 0.116$,$s_d = 0.148$,按公式(9.25):

$$t = \frac{\bar{d} - 0}{s_{\bar{d}}} = \frac{\bar{d}}{s_d / \sqrt{n}} = \frac{0.116}{0.148 / \sqrt{15}} = 3.036, \nu = n - 1 = 15 - 1 = 14$$

(3)确定 P 值,作出统计推断

查附表 2,得

$$t_{0.05/2, 14} = 2.145, t_{0.01/2, 14} = 2.977$$

本例中,$t > t_{0.01/2, 14}$,$P < 0.01$,按照 $\alpha = 0.05$ 检验水准,拒绝 H_0,接受 H_1,差异有统计学意义,可以认为两种血凝仪检测结果不同。

3.两独立样本资料的 t 检验

两独立样本资料的 t 检验（Two Independent Samples t Test），适用于完全随机设计（Completely Random Design）两样本均数的比较，其目的是推断两样本所来自的总体均数是否不同。完全随机设计（Completely Random Design）是将受试对象通过一次随机分组分配到两组中，每组对象分别接受一种处理，再比较两组的处理效应。另外，从两个总体分别随机抽取一定数量的观察对象，测量某项定量指标值，也属于两独立样本资料，也可采用两独立样本资料的 t 检验，以推断两总体均数是否不同。

两独立样本资料的 t 检验要求两样本均独立来自正态分布总体，且总体方差相等，即 $\sigma_1^2 = \sigma_2^2$。

其检验假设：$H_0 : \mu_1 = \mu_2$，两总体均数相等；$H_1 : \mu_1 \neq \mu_2$，两总体均数不等。

统计量计算公式为

$$t = \frac{(\bar{x}_1 - \bar{x}_2) - (\mu_1 - \mu_2)}{s_{\bar{x}_1 - \bar{x}_2}} = \frac{\bar{x}_1 - \bar{x}_2}{\sqrt{s_c^2 \left(\frac{1}{n_1} + \frac{1}{n_2} \right)}}, \nu = n_1 + n_2 - 2 \qquad (9.26)$$

$$\text{其中 } s_c^2 = \frac{(n_1 - 1)s_1^2 + (n_2 - 1)s_2^2}{n_1 + n_2 - 2}$$

式中，$\bar{x}_1$ 和 $\bar{x}_2$ 为两个样本均数，$s_{\bar{x}_1 - \bar{x}_2}$ 为两样本均数之差的标准误，s_c^2 为合并方差。

【例9.19】为研究不同饲料对雌性幼年小鼠肝中铁含量的影响，将20只雌性幼年小鼠随机分配到 A、B 两个不同饲料组，每组10只，喂养一段时间后，测得鼠肝中铁含量（μg/g），数据见表9.11。试问：不同饲料喂养后，鼠肝中铁含量是否不同？

表9.11　A、B 两组鼠肝铁含量（μg/g）

饲料 A	3.59	2.66	3.89	2.23	1.61	2.94	1.96	3.68	1.54	2.59
饲料 B	2.23	1.14	2.63	0.95	1.35	2.01	1.64	1.13	1.01	1.70

【解】经检验两组鼠肝中铁含量满足方差齐性（$F = 2.25, P = 0.242$），以下进行两独立样本资料的 t 检验。

（1）建立检验假设，确定检验水准

$H_0 : \mu_1 = \mu_2$，即两种饲料喂养后鼠肝中铁含量总体均数相同；$H_1 : \mu_1 \neq \mu_2$，即两种饲料喂养后鼠肝中铁含量总体均数不相同；$\alpha = 0.05$。

（2）计算检验统计量

由本例算得

$\bar{x}_1 = 2.669 \ \mu g/g, n_1 = 10, s_1 = 0.852 \ \mu g/g, \bar{x}_2 = 1.579 \ \mu g/g, n_2 = 10, s_2 = 0.568 \ \mu g/g$

代入公式（9.26）：

$$s_c^2 = \frac{(n_1 - 1)s_1^2 + (n_2 - 1)s_2^2}{n_1 + n_2 - 2} = \frac{(10 - 1) \times 0.852^2 + (10 - 1) \times 0.568^2}{10 + 10 - 2} = 0.524$$

$$t = \frac{(\bar{x_1} - \bar{x_2}) - (\mu_1 - \mu_2)}{s_{\bar{x_1} - \bar{x_2}}} = \frac{\bar{x_1} - \bar{x_2}}{\sqrt{s_c^2\left(\frac{1}{n_1} + \frac{1}{n_2}\right)}} = \frac{2.669 - 1.579}{\sqrt{0.524 \times \left(\frac{1}{10} + \frac{1}{10}\right)}} = 3.367$$

$$\nu = n_1 + n_2 - 2 = 10 + 10 - 2$$

（3）确定 P 值，作出统计推断

查附表2，得

$$t_{0.05/2,18} = 2.101, t_{0.01/2,18} = 2.878$$

本例中，$t > t_{0.01/2,18}$，$P < 0.01$，按照 $\alpha = 0.05$ 检验水准，拒绝 H_0，接受 H_1，差异有统计学意义，可以认为两种饲料喂养后鼠肝中铁含量不同。

（六）假设检验的两类错误

假设检验是根据有限的样本信息在假定 H_0 成立的前提下，计算检验统计量并以其概率 P 值作为推断依据，对总体做出的统计推断，不论做出哪一种推断，都可能犯错误，见表 9.12。

表 9.12　假设检验的两类错误

真实情况	假设检验结论	
	拒绝 H_0	不拒绝 H_0
H_0 成立	Ⅰ 型错误（α）	推断正确（$1-\alpha$）
H_0 不成立	推断正确（$1-\beta$）	Ⅱ 型错误（β）

以 t 检验为例，说明假设检验的两类错误。当实际情况为 H_0 成立时，由于抽样的偶然性，由样本数据计算得到的检验统计量 $t \geq t_\alpha$，$P \leq \alpha$，假设检验结论拒绝了原本成立的 H_0 所犯的错误称为Ⅰ类错误或Ⅰ型错误（Type Ⅰ Error），亦称假阳性错误。检验水准 α 即是预先规定的允许犯Ⅰ型错误的最大概率。

当实际情况为 H_0 不成立时，由于抽样的偶然性，由样本数据计算得到的检验统计量 $t < t_\alpha$，$P > \alpha$，假设检验结论不拒绝本不成立的 H_0 所犯的错误称为Ⅱ类错误或Ⅱ型错误（Type Ⅱ Error），又称假阴性错误，其概率用 β 表示。β 只取单侧，取值大小一般未知，必须在知道两总体的标准差、总体均数差值和样本含量时才能算出。$1-\beta$ 称为检验效能（Power of Test）或把握度，表示当两总体确实有差别时，按照规定的检验水准，能做出有统计学显著性、发现其差别的能力。

α 与 β 的关系如图 9.9 所示，α 越小，β 越大；相反，α 越大，β 越小。若要同时减小 α 与 β，可以通过增加样本含量来实现。

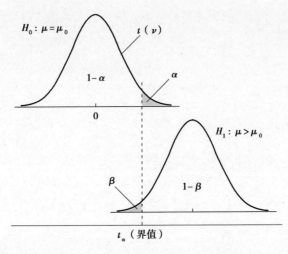

图 9.9　Ⅰ型错误与Ⅱ型错误示意图

(七)假设检验的注意事项

1.严密的研究设计是假设检验结论正确的前提

假设检验采用的样本的获取必须遵循随机化原则,有足够样本量,能代表相应总体,同时,组间应具有可比性,即除研究因素以外其他可能影响结果的因素在对比组间应尽可能相同或相近。只有在严密的研究设计的基础上,假设检验的结论才有意义。

2.双侧检验与单侧检验的选择

单双侧检验的选择需根据研究目的和专业知识确定。就 t 检验而言,单侧检验与双侧检验的 t 值计算过程相同,只是 t 界值不同,在相同检验水准的情况下, $t_{\alpha,\nu}<t_{\alpha/2,\nu}$,对同一资料作单侧检验更容易获得"有差别"的结论。因此,采用单侧检验应在研究设计阶段做出决定,不应在算得检验统计量以后为了得到"有差别"的结论而主观选择。若缺乏专业依据,一般应选用双侧检验。

3.检验方法的选用及其适用条件

在实际应用中,应根据研究设计、资料类型和分布、适用条件等因素选择恰当的假设检验方法。如 t 检验,可用于两组定量资料均数的比较,要求资料满足正态性和方差齐性条件。资料的正态性可用正态性检验判断,或直观地通过频数表以及直方图进行判断。若数据呈明显偏态,可进行数据变换,转换成正态分布或近似正态分布资料后进行分析,或者采用基于秩次的非参数检验。完全随机设计两独立样本资料的 t 检验要求方差齐性。若方差齐性检验显示两总体方差不齐,宜采用 t' 检验,或采用数据变换的方法使方差齐性后进行 t 检验,也可采用基于秩次的非参数检验。如需进行多组定量变量资料均数的比较,应采用方差分析。若进行定性变量资料的率的比较,则可采用 z 检验或 χ^2 检验。

4.正确理解 P 值的含义

假设检验是根据 P 值的大小,与事先确定的检验水准 α 比较做出拒绝 H_0 或不拒绝 H_0

的结论。P 值是指在 H_0 成立的条件下,出现当前统计量甚至更极端值的概率。P 值越小,只能说明根据本次试验结果越有理由拒绝 H_0,但 P 值的大小并不表示总体间差别的大小。假设检验只能做出拒绝 H_0 或不拒绝 H_0 的判断,总体参数间差别的大小推断需进行差值的可信区间的计算。

5.假设检验的结论不能绝对化

假设检验的统计结论的正确性是以概率为前提的,无论拒绝 H_0 还是不拒绝 H_0 都有可能犯错误,所以结论在表述上应避免使用"肯定""一定"之类的词语。在报告结论时,最好列出确切的概率 P 值(使用统计软件)或 P 值的范围(查统计表)。当 P 值接近检验水准时,下结论应慎重。

6.有统计学意义不等于有实际意义

假设检验结论差异有统计学意义,表示在 H_0 成立的条件下,得到如此样本的可能性很小,因而拒绝 H_0。此时,只能说差异有统计学意义,但并不说明发现的差异一定有实际意义。从 t 检验的公式可以看出,假设检验的统计结论与样本大小有关。当样本量足够大时,标准误趋于零,即使样本均数相差很小,也能得到足以拒绝 H_0 的 t 值和 P 值。如应用某种降血压的药物后舒张压改变值的均数为 5 mmHg,只要样本含量足够大,经 t 检验就可能得出 $P<0.05$,按照 $\alpha=0.05$ 检验水准拒绝 H_0 的统计结论,但这并不意味着病人舒张压的改变值 5 mmHg 对应药物有效的临床意义。对假设检验结果实际意义的判断一定要结合专业知识,只有当专业上和统计学上都有意义时,研究结果才有实用价值。

二、计数资料统计推断

(一)样本率的抽样分布与抽样误差

与前面描述样本均数的情形类似,由于个体差异的存在,在随机抽样的过程中同样会产生样本频率与样本频率之间、样本频率与总体概率之间的差异,也称率的抽样误差。

根据二项分布原理,若随机变量 $X \sim B(n, \pi)$,则样本频率 $p = \dfrac{x}{n}$ 的总体概率为 π,标准误为

$$\sigma_p = \sqrt{\frac{\pi(1-\pi)}{n}} \tag{9.27}$$

率的标准误越小,用样本频率估计总体概率的可靠性越好;反之,用样本频率估计总体概率的可靠性越差。同时,频率的标准误与样本含量 n 的平方根成反比,增加样本含量可以减少样本频率的抽样误差。

在实际工作中,总体概率 π 一般是未知的,常用样本频率 p 来近似地代替,得到标准误的估计值

$$s_p = \sqrt{\frac{p(1-p)}{n}} \tag{9.28}$$

【例9.20】抽样调查某大学大二男生1 000人,其中近视眼患者637人,患病率为63.7%,试估计在此次抽样中所产生的抽样误差。

【解】已知样本率$p=63.7\%$,样本量$n=1\,000$,直接代入公式(9.28),率的标准误为

$$s_p = \sqrt{\frac{p(1-p)}{n}} = \sqrt{\frac{0.637 \times 0.363}{1\,000}} = 0.015$$

(二)总体概率的区间估计

对于二分类定性变量资料,其总体概率的区间估计及其目的、含义和注意事项与总体均数的区间估计完全一致,不再赘述。具体的总体概率π的$(1-\alpha)$置信区间估计方法可根据样本含量n和样本频率p的大小而做出选择。

1.查表法

对于小样本资料,如$n \leqslant 50$,特别是当p非常接近0或1时,可通过查百分率的置信区间表(附表3)来直接确定总体概率π的95%或99%置信区间。

【例9.21】某校医对某地36名大二女生进行眼科检查,发现沙眼患者3人。试估计该地大学所有大二女生沙眼患病率的95%置信区间。

【解】由附表3可查得,在$n=36$与$x=3$交叉处的上行数值(95%置信区间)为2~22,即该大学所有大二女生沙眼患病率的95%置信区间为2%~22%。

附表4中仅列出了$x \leqslant n/2$的部分,当$x>n/2$时,应以$n-x$代替x查附表3,再用100减去查得的数值,即为所求的置信区间。

【例9.22】在例9.21中,若该校医在36名大二女生中发现了有25例近视眼患者。试估计该大学所有大二女生近视眼患病率的95%置信区间。

【解】本例中,$n=36$,$x=25>36/2$,故用$n-x=11$代替x;查附表4,为16~48;再用100减去查得的数值,得到该大学所有大二女生近视眼患病率的95%置信区间为52%~84%。

2.正态近似法

当二项分布的n足够大且np及$n(1-p)$同时$\geqslant 5$时,p的抽样分布近似正态分布,总体概率π的双侧$(1-\alpha)$置信区间近似地等于:

$$(p - z_{\alpha/2}s_p, p + z_{\alpha/2}s_p) \ \text{或} \ p \pm z_{\alpha/2}s_p \tag{9.29}$$

【例9.23】抽样调查某地大二男生1 000人,其中近视眼患者637人,患病率为63.7%。试估计该地大二男生近视眼总体患病率的95%置信区间。

【解】本例中,n比较大,且$np=637$及$n(1-p)=363$,均大于5,可近似地估计总体概率的双侧95%置信区间:

$$p \pm z_{\alpha/2}s_p = p \pm z_{0.05/2} \times \sqrt{\frac{p(1-p)}{n}} = 0.637 \pm 1.96 \times \sqrt{\frac{0.637 \times 0.363}{1\,000}}$$

$$= (60.72\%, 66.68\%)$$

即该地大学大二男生近视眼总体患病率的95%置信区间为(60.72%,66.68%)。

（三）χ^2 检验

χ^2 检验（Chi-square Test）是英国统计学家 Karl Pearson 提出的一种主要用于分析计数资料的假设检验方法。该方法的主要目的是推断两个或多个总体率或构成比之间有无差别。

1.χ^2 检验基本思想

【例9.24】为探讨温针灸在退行性膝关节炎治疗中的临床应用价值,将80例退行性膝关节炎患者随机分为两组,分别给予西医治疗及温针灸治疗,比较两组患者的疗效。结果见表9.13。试问:两种治疗方法的有效率是否不同?

表9.13　两种疗法治疗退行性膝关节炎的疗效

组别	有效/人	无效/人	合计/人	有效率/%
西医组	34(a)	8(b)	42($a+b$)	81.0
温针灸组	35(c)	3(d)	38($c+d$)	92.1
合计/人	69($a+c$)	11($b+d$)	80(n)	86.3

【解】本例中,"疗效"是二分类的定性资料。表9.13中,基本数据由2行、2列构成,即34(a)、8(b)、35(c)、3(d)是4个最基本的数据,其余数据可以由这4个基本数据计算出来,这种资料被称为四格表（Fourfold Table）或2×2表。该案例的分析目的是要通过比较两个样本率,来推断两种疗法的总体有效率有无差异。

假设两个总体有效率相等（$\pi_1 = \pi_2$）,可以用合计有效率（86.3%）作为两总体有效率的估计值。按此估计值,理论上中医组有效人数应为 42×86.3% = 36.2（人）,无效人数为 42×（1-86.3%）= 5.8（人）;温针灸组有效人数为 38×86.3% = 32.8（人）,无效人数为 38×（1-86.3%）= 5.2（人）。

若两个总体有效率相等的假设成立,实际频数和理论频数的吻合度应该较高。其吻合度以假设检验统计量 χ^2 度量。

$$\chi^2 = \sum \frac{(A-T)^2}{T}, \nu = (R-1)(C-1) \tag{9.30}$$

χ^2 服从自由度 $\nu = (R-1)(C-1)$ 的 χ^2 分布,其中 R 为行数,C 为列数。
式中,A 是实际频数（Actual Frequency）,T 是理论频数（Theoretical Frequency）。表9.13中,a、b、c、d 所对应的理论频数 T 分别为36.2,5.8,32.8,5.2。可见,第 R 行 C 列对应格子的理论频数 T_{RC} 计算公式为

$$T_{RC} = \frac{n_R n_C}{n} \tag{9.31}$$

式中,n_R 为相应的行合计;n_C 为相应的列合计;n 为总例数。

可以看出,χ^2 检验的基本思想是检验实际频数和理论频数的差别是否由抽样误差所引

起。χ^2 值的大小反映了实际频数与理论频数的吻合程度。在 $H_0(H_0:\pi_1=\pi_2)$ 成立的条件下,实际频数与理论频数相差不应该很大,即 χ^2 值不应该很大。若得到的 χ^2 值很大,说明实际频数与理论频数的差距大;当 χ^2 值超过了设定的检验水准所对应的 χ^2 界值(如 $\chi^2 \geqslant \chi^2_{0.05}$),则 $P \leqslant 0.05$,说明实际频数与理论频数的差别由抽样误差引起的可能性很小,有理由拒绝 H_0,接受 H_1(如 $H_1:\pi_1 \neq \pi_2$)。若得到的 χ^2 值不是很大(如 $\chi^2 < \chi^2_{0.05}$),则 $P>0.05$,说明实际频数与理论频数的差别由抽样误差引起的可能性很大,此时则不拒绝 H_0。

2.四格表资料的 χ^2 检验

对于完全随机设计两个率比较的资料,可整理为形式如表 9.13 的四格表,因而完全随机设计两个率比较的 χ^2 检验又称为四格表资料的 χ^2 检验。

1)四格表资料 χ^2 检验的基本步骤

以例 9.24 为例,说明四格表资料 χ^2 检验的基本步骤。

(1)建立检验假设,确定检验水准

$H_0:\pi_1=\pi_2$,即两种疗法的有效率相同;$H_1:\pi_1 \neq \pi_2$,即两种疗法的有效率不同;$\alpha=0.05$。

(2)计算检验统计量

根据公式(9.31)计算理论频数:

$$T_{11}=\frac{42 \times 69}{80}=36.2, T_{12}=\frac{42 \times 11}{80}=5.8$$

$$T_{21}=\frac{38 \times 69}{80}=32.8, T_{22}=\frac{38 \times 11}{80}=5.2$$

根据公式计算 χ^2 值:

$$\chi^2=\frac{(34-36.2)^2}{36.2}+\frac{(8-5.8)^2}{5.8}+\frac{(35-32.8)^2}{32.8}+\frac{(3-5.2)^2}{5.2}=2.092$$

$$\nu=(2-1)(2-1)=1$$

(3)确定 P 值,作出统计推断

查附表 4,得 $\chi^2_{0.1,1}=2.71$,$\chi^2_{0.25,1}=1.32$,$0.1<P<0.25$,按 $\alpha=0.05$ 检验水准,不拒绝 H_0,尚不能认为两种疗法的有效率不同。

对于四格表资料,也可采用下式计算 χ^2 值。该式被称为 4 个表资料 χ^2 检验专用公式。

$$\chi^2=\frac{(ad-bc)^2 n}{(a+b)(c+d)(a+c)(b+d)} \tag{9.32}$$

例 9.24 的计算结果如下,与基本公式完全等价。

$$\chi^2=\frac{(34 \times 3 - 8 \times 35)^2 \times 80}{42 \times 38 \times 11 \times 69}=2.092$$

由于 χ^2 分布是一种连续性分布,当应用于样本含量较小的定性变量资料比较时,计算出来的 χ^2 值往往偏大,相应的 P 值偏小,从而人为地增加了犯第 I 类错误的机会。为纠正这种偏性,美国统计学家 F.Yates 提出了 χ^2 的连续性校正法(Correction for Continuity),校正公式为

$$\chi_c^2 = \sum \frac{(|A - T| - 0.5)^2}{T} \tag{9.33}$$

或

$$\chi_c^2 = \frac{\left(|ad - bc| - \frac{n}{2}\right)^2 n}{(a + b)(c + d)(a + c)(b + d)}$$

2)四格表资料 χ^2 检验的注意事项

对于四格表资料,采用 χ^2 检验时,应注意以下问题:

①当 $n \geq 40$,且所有格子的 $T \geq 5$ 时,用四格表 χ^2 检验的基本公式或专用公式计算 χ^2 值。

②当 $n \geq 40$,但有 $1 \leq T < 5$ 的格子时,用校正公式计算 χ^2 值为宜。

③当 $n < 40$ 或 $T < 1$ 时,不宜计算 χ^2 值,需采用四格表确切概率法直接计算概率。

【例 9.25】观察达芬霖喷雾剂治疗小儿急、慢性鼻炎的临床疗效。将 40 例小儿急、慢性鼻炎患者随机分为治疗组和对照组,治疗组 20 例用达芬霖喷雾剂,对照组 20 例用麻黄素滴鼻剂,治疗组与对照组治疗小儿急、慢鼻炎总有效率分别为 90.0%、70.0%,数据见表 9.14。试问:两种治疗方法的有效率是否不同?

表 9.14　两种疗法治疗小儿急、慢性鼻炎的临床疗效

组别	有效/人	无效/人	合计/人	有效率/%
治疗组	18(16.0)	2(4.0)	20	90.0
对照组	14(16.0)	6(4.0)	20	70.0
合计/人	32	8	40	80.0

【解】假设检验步骤:

(1)建立检验假设,确定检验水准

$H_0: \pi_1 = \pi_2$,即两种疗法的有效率相同;$H_1: \pi_1 \neq \pi_2$,即两种疗法的有效率不同;$\alpha = 0.05$。

(2)计算检验统计量

计算每个格子的理论频数,标在表 9.14 括号内。本例中,$n = 40$,但有两个格子的理论频数为 4,需要使用四格表 χ^2 检验的校正公式。

$$\chi^2 = \frac{\left(|18 \times 6 - 2 \times 14| - \frac{40}{2}\right)^2 40}{(18 + 2)(14 + 6)(18 + 14)(2 + 6)} = 1.406$$

$$\nu = (2-1)(2-1) = 1$$

（3）确定 P 值，作出统计推断

查附表4，得 $\chi^2_{0.1,1} = 2.71$，$\chi^2_{0.25,1} = 1.32$，$0.1 < P < 0.25$，按 $\alpha = 0.05$ 检验水准，不拒绝 H_0，尚不能认为两种疗法的有效率不同。

3. 配对四格表资料的 χ^2 检验

对于配对设计两个率比较的资料，可整理为形式如表 9.15 所示的四格表，因而配对设计两个率比较的 χ^2 检验又称为配对四格表资料的 χ^2 检验。

【例 9.26】分别采用巢式 PCR（A 法）和 β-D-1,3-葡聚糖试验（B 法）检测 104 例临床胸腹水标本中真菌，结果见表 9.15。试比较两种方法的阳性率有无差异？

表 9.15　两种方法的检测结果

A 法	B 法		合计
	+	−	
+	20(a)	12(b)	32
−	40(c)	32(d)	72
合计	60	44	104

【分析】本例中，同一份标本分别用两种不同方法检测，"检测结果"为阳性或阴性。因此，该资料是配对设计的二分类定性变量资料。两种方法对一份标本的检测结果有 4 种情况：A+且 B+为 a，A+而 B−为 b，A−而 B+为 c，A−且 B−为 d。由于 A、B 两法一致阳性数 a 和一致阴性数 d 是两法检测相同的结果，如果要比较 A、B 两法的阳性率有无差异，a、d 不提供差异信息，只要比较 b 和 c 即可，采用配对差异性 χ^2 检验（或称 McNemar 检验）。其检验统计量为

$$\chi^2 = \frac{(b-c)^2}{b+c}, \nu = 1 \tag{9.34}$$

若 $b+c < 40$，校正公式为

$$\chi^2 = \frac{(|b-c|-1)^2}{b+c}, \nu = 1 \tag{9.35}$$

【解】假设检验步骤如下：

（1）建立检验假设，确定检验水准

H_0：两种方法测定的阳性率相同，即总体 $B = C$；H_1：两种方法测定的阳性率不同，即总体 $B \neq C$；$\alpha = 0.05$。

（2）计算检验统计量

$$\chi^2 = \frac{(b-c)^2}{b+c} = \frac{(12-40)^2}{12+40} = 15.077, \nu = 1$$

（3）确定 P 值，作出统计推断

查附表 4，得 $\chi^2_{0.005,1}=7.88$，$P<0.005$，按 $\alpha=0.05$ 检验水准，拒绝 H_0，接受 H_1，差异有统计学意义，可认为 A、B 两种方法的测定结果有差别，B 法测定阳性率较高。

4.行×列表资料的 χ^2 检验

1）行×列表资料的 χ^2 检验方法

对于完全随机设计多个组率的比较或两个（多个）组构成比较的资料，可整理为 R 行 C 列的行×列表，相应 χ^2 检验也称为行×列表资料的 χ^2 检验。

【例 9.27】调查新疆不同民族青年人恒牙先天缺失疾病的现况，结果见表 9.16。试分析不同民族青年人恒牙先天缺失患病率有无不同？

表 9.16　不同民族间恒牙先天缺失患病率的比较

组别	患病/人	未患病/人	合计/人	患病率/%
汉族组	165	2 275	2 440	6.76
维吾尔族组	86	1 758	1 844	4.66
哈萨克族组	36	470	506	7.11
合计/人	287	4 503	4 790	5.99

【分析】本例中，数据资料是完全随机设计的 3 组二分类定性变量资料的比较，目的是比较 3 个民族的患病率是否不同，可考虑采用行×列表资料的 χ^2 检验。行×列表资料的 χ^2 检验可使用 χ^2 检验的基本公式，也可使用基本公式的展开式。

$$\chi^2 = n\left(\sum \frac{A^2}{n_R n_c} - 1\right), \nu = (R-1)(c-1) \tag{9.36}$$

【解】假设检验步骤如下：

（1）建立检验假设，确定检验水准

H_0：$\pi_1=\pi_2=\pi_3$，即 3 个民族的患病率相同；H_1：π_1、π_2、π_3 不全相等，即 3 个民族的患病率不全相同；$\alpha=0.05$。

（2）计算检验统计量

$$\chi^2 = 4\ 790\left(\frac{165^2}{2\ 440 \times 287} + \frac{2\ 275^2}{2\ 440 \times 4\ 503} + \frac{86^2}{1\ 844 \times 287} + \right.$$

$$\left. \frac{1\ 758^2}{1\ 844 \times 4\ 503} + \frac{36^2}{506 \times 287} + \frac{470^2}{506 \times 4\ 503} - 1\right)$$

$$= 9.478$$

$$\nu = (3-1)(2-1) = 2$$

（3）确定 P 值，作出统计推断

查附表 4，得 $\chi^2_{0.010,2} = 9.21$，$\chi^2_{0.005,2} = 10.60$，$0.005 < P < 0.010$，按 $\alpha = 0.05$ 检验水准，拒绝 H_0，接受 H_1，差异有统计学意义，可认为 3 个民族患病率不全相同，但尚不能认为任意两个民族之间都不同。如果要了解每两个民族之间患病率是否不同，需要进一步做率的两两比较。

2）多个样本率间的多重比较

样本率多重比较的方法有很多种，常见方法有 Bonferroni、Scheffe 法等。这里只介绍最简单的 Bonferroni 法，其基本思想是根据两两比较的次数重新确定检验水准 α'。该方法比较保守，比较的组数不宜过多。重新确定检验水准 α' 的方法通常有两种情况：

① 多个实验组间的两两比较：$\alpha' = \dfrac{\alpha}{C_k^2} = \dfrac{2\alpha}{k(k-1)}$；

② 多个实验组与同一对照组的比较：$\alpha' = \dfrac{\alpha}{k-1}$，式中，$k$ 为参加比较的组数。

对例 9.27 进一步进行率的两两比较，以推断任意两个民族的患病率有无不同。本例为 3 个样本率的两两比较，调整检验水准为

$$\alpha' = \frac{2 \times 0.05}{3(3-1)} = 0.016\ 7$$

采用四格表的 χ^2 检验对任两个民族患病率进行比较，结果见表 9.17。按 $\alpha' = 0.016\ 7$ 检验水准，汉族与维吾尔族的患病率差异有统计学意义，汉族与哈萨克族、维吾尔族与哈萨克族的患病率差异均无统计学意义。

表 9.17　3 个民族间患病率的两两比较

对比组	四格表 χ^2 值	P	检验水准调整值 α'	检验结果
汉族与维吾尔族组	8.385	0.004	0.016 7	*
汉族与哈萨克族组	0.082	0.775	0.016 7	—
维吾尔族与哈萨克族组	4.845	0.028	0.016 7	—

注：表中"＊"表示差异有统计学意义，"—"表示差异无统计学意义。

3）行×列表 χ^2 检验的注意事项

① 行×列表 χ^2 检验的条件是理论频数不宜太小，一般规定：不能有理论频数小于 1 的格子，理论频数 $1 \leqslant T < 5$ 的格子数不超过总格子数的 1/5。如果有 1/5 以上格子的理论频数 $1 \leqslant T < 5$，可采用以下处理办法：

a. 增加样本含量，以增大理论频数。

b. 将理论频数太小的行或列与性质相近的邻行或邻列中的实际频数合并。合并后可以产生较大的理论频数，但要注意相邻类别合并要符合专业知识，合并后要有实际意义。

c.删去理论频数太小的格子所在的行或列。

最好采用"增加样本含量"的方法,后两种方法将会丢失部分信息,也可能破坏样本的随机性。因此,研究设计时应考虑足够的样本含量。

d.从统计方法学角度,可采用 Fisher 确切概率法检验。

②进行多个样本率比较的 χ^2 检验,拒绝 H_0 时,只能认为各总体率不全相同(至少有两个总体率不相同),而不能认为每两组之间都有差异。如果需要知道各组之间是否有差异,需要进一步进行两两比较。

③在实际应用中,要根据行×列表资料的类型和研究目的选用恰当的分析方法。χ^2 检验适用于"效应"为无序分类指标的行×列表资料。当"效应"为有序指标的行×列表即等级资料时,若了解不同组别"效应"总体构成比有无不同,仍然可考虑采用 χ^2 检验;若了解不同组别"效应"总体水平有无不同,一般用秩和检验分析更适宜。

※思考题

1.总体均数的置信区间与医学参考值范围有何区别?

2.按 $\alpha = 0.10$ 检验水准做 t 检验,$P>0.10$,不能认为两总体均数不相等。此时,若推断有错,则犯了假设检验第几类错误?犯错概率是多少?

3.分别用两种方法检查已确诊的乳腺癌患者 120 名。甲法的检出率为 60%,乙法检出率为 50%,甲乙两法阳性一致的检出率为 35%,哪种方法的总体检出率高?

(雷迅)

参考文献

[1]李康,贺佳. 医学统计学[M]. 7 版.北京:人民卫生出版社,2018.

[2]钟晓妮. 医学统计学实习指导[M]. 北京:科学出版社,2019.

[3]曾琳. 计量资料的统计推断[J]. 中华健康管理学杂志,2020,14(5):497-504.

[4]陈阳阳,刘爱萍. 健康管理科研中分类资料的统计推断[J]. 中华健康管理学杂志,2020,14(4):400-406.

第十章　营养与运动处方

①了解营养学基本知识。

②熟悉营养处方的概念、制定流程及基本原则。

③掌握高血压、糖尿病、高脂血症、肥胖的营养治疗原则和营养处方的制订。

④掌握人体运动的基本术语、人体运动形式。

⑤能用辩证唯物主义的观点认识人体运动结构与功能、局部与整体、动与静的关系,正确指导身体活动与运动。

⑥了解运动处方的定义、内容与分类。

⑦掌握运动处方的制订原则与科学依据。

⑧熟悉常见慢病疾病运动处方并能应用于临床健康管理实践。

第一节　营养学基本知识

营养,即"谋求养生"。营养学是指研究机体营养规律以及改善措施的科学,即研究食物中对人体有益的成分及人体摄取和利用这些成分以维持、促进健康的规律和机制,在此基础上采取具体的、宏观的、社会性措施改善人类健康、提高生命质量。本节重点介绍的内容主要包括能量和六大营养素(蛋白质、脂肪、碳水化合物、维生素、矿物质、水),以及平衡膳食模式和膳食指南准则。

一、能量和六大营养素

(一)能量

1.能量消耗

①基础代谢:维持机体最基本的生命活动所需要的能量消耗,占人体总能量消耗的

60%~70%。

②身体活动:占人体总能量消耗的15%~30%,是人体控制能量消耗、保持能量平衡和维持健康的重要部分。

③食物热效应:人体在摄食过程中所引起的额外能量消耗,是摄食后发生的一系列消化、吸收利用以及营养素及其代谢产物之间相互转化过程中所消耗的能量,蛋白质的食物热效应为本身产生能量的20%~30%,脂肪和碳水化合物分别为0~5%与5%~10%。

④其他特殊能量消耗:孕妇、乳母、婴幼儿及青少年等特殊生理阶段的能量消耗。

2.能量需要量及供能比

我国中等强度身体活动水平的成人膳食能量需要量为男性 2 550 kcal/d,女性 2 100 kcal/d。成年人膳食中碳水化合物、脂肪、蛋白质提供的能量分别应占总能量的50%~65%、20%~30%、10%~20%。

（二）蛋白质

1.氨基酸

氨基酸是构成蛋白质的基本单位,包括必需氨基酸、非必需氨基酸和条件必需氨基酸。必需氨基酸是指人体内不能合成或合成速度不能满足机体需要,必须从食物中直接获得的氨基酸。有9种氨基酸为必需氨基酸,即异亮氨酸、亮氨酸、赖氨酸、蛋氨酸、苯丙氨酸、苏氨酸、色氨酸、缬氨酸和组氨酸,其中组氨酸是婴儿的必需氨基酸。

2.生理功能

生理功能主要包括:人体组织的构成成分;构成体内各种重要的生理活性物质,调节生理功能;提供能量;一些活性肽可作为氨基酸的供体或生理调节物。

3.参考摄入量及食物来源

我国成人蛋白质的 RNI(Recommended Nutrient Intake)为男性 65 g/d、女性 55 g/d。蛋白质广泛存在于动植物性食物中,动物性蛋白和大豆蛋白是优质蛋白。

（三）脂类

1.脂肪酸和类脂

脂肪酸按碳链长度可分为短链脂肪酸(含6碳以下)、中链脂肪酸(含8~12碳)和长链脂肪酸(含14~24碳);按饱和程度可分为饱和脂肪酸和不饱和脂肪酸;按双键位置可分为 n-3,n-6,n-9 系列脂肪;按空间结构可分为顺式脂肪酸和反式脂肪酸。类脂包括磷脂和固醇类。

2.生理功能

生理功能包括:增加饱腹感;改善食物感官性状;提供脂溶性维生素;提供能量;构成组

织细胞;体内贮存脂肪有隔热和保温作用,脏器间脂肪具有缓冲保护作用。

3.参考摄入量及食物来源

我国成人脂肪摄入量应占总能量的20%~30%。人类膳食脂肪主要来源于动物脂肪组织、肉类及植物的种子。磷脂含量较多的食物为蛋黄、肝脏、大豆、麦胚和花生等。含胆固醇丰富的食物是动物脑、肝、肾等内脏和蛋类。

(四)碳水化合物

1.分类

根据其化学结构及生理作用,将碳水化合物分为单糖、双糖、寡糖(3~9个单糖)、多糖(≥10个单糖)。单糖是不能被水解的最简单的碳水化合物。双糖主要包括蔗糖、乳糖和麦芽糖。多糖主要包括淀粉和膳食纤维。淀粉存在于谷类、根茎类等植物中。膳食纤维主要包括纤维素、木质素、抗性低聚糖、果胶、抗性淀粉以及其他不可消化的碳水化合物。

2.生理功能

生理功能主要包括:提供能量;构成组织结构及生理活性物质;调节血糖;节约蛋白质和抗生酮作用;膳食纤维能促进肠道健康。

3.参考摄入量及食物来源

我国成人碳水化合物的平均需要量为120 g/d,可接受范围为总能量的50%~65%;膳食纤维的适宜摄入量为25~30 g/d;添加糖可接受范围为小于总能量的10%。碳水化合物的来源应含有多种不同种类的谷物和薯类。

(五)矿物质

1.分类

矿物质元素通常分为常量元素和微量元素。凡体内含量大于体重0.01%的矿物质称为常量元素或宏量元素,包括钙、磷、钠、钾、硫、氯、镁;凡体内含量小于体重0.01%的称为微量元素。目前认为,铁、铜、锌、硒、铬、碘、钴、钼为必需微量元素;锰、硅、镍、硼、钒为可能必需微量元素;氟、铅、镉、汞、砷、铝、锡和锂为具有潜在毒性微量元素,但其低剂量时可能具有一定的功能作用。

2.功能特点

①体内不能合成,必须从外界摄取。

②可通过食物及天然水获取。

③体内分布不均匀。

④相互之间存在协同或拮抗作用。

某些微量元素在体内的生理剂量与中毒剂量范围较窄,摄入过多易产生毒性作用。

3.食物来源

常见矿物质的食物来源见表10.1。

表10.1　常见矿物质的食物来源

矿物质名称	食物来源
钙	牛奶、奶酪、酸奶、豆腐、绿叶蔬菜、坚果
镁	绿叶蔬菜、豆类、坚果、全谷物
铁	瘦肉、鸡蛋、豆类、全谷物、干果
锌	瘦肉、海鲜、豆类、坚果、全谷物
硒	海鲜、瘦肉、坚果、大蒜、燕麦
锰	坚果、全谷物、豆类、绿叶蔬菜

4.中国居民膳食矿物质推荐摄入量(RNI)或适宜摄入量(AI)

中国居民膳食矿物质推荐摄入量或适宜摄入量见表10.2。

（六）维生素

维生素是维持机体生命活动过程所必需的一类微量的低分子有机化合物。

1.分类

根据其溶解性能分为脂溶性和水溶性两大类。脂溶性维生素有维生素 A、D、E、K,易蓄积;水溶性维生素包括 B 族维生素和维生素 C,B 族维生素包括维生素 B_1、B_2、PP、B_6、叶酸、B_{12}、泛酸、生物素等。

2.生理功能

生理功能包括但不限于:促进新陈代谢;维持免疫系统健康;促进细胞生长和修复;支持神经系统功能;促进血液健康;维持骨骼健康。

3.食物来源

部分维生素的食物来源见表10.3。

表 10.2　中国居民膳食矿物质推荐摄入量或适宜摄入量

年龄阶段	钙/(mg·d⁻¹) RNI	磷/(mg·d⁻¹) RNI	钾/(mg·d⁻¹) AI	钠/(mg·d⁻¹) AI	镁/(mg·d⁻¹) RNI	氯/(mg·d⁻¹) AI	铁/(mg·d⁻¹) RNI 男	铁 女	碘/(μg·d⁻¹) RNI	锌/(mg·d⁻¹) RNI 男	锌 女	硒/(μg·d⁻¹) RNI	铜/(mg·d⁻¹) RNI	氟/(mg·d⁻¹) AI	铬/(mg·d⁻¹) AI 男	铬 女	锰/(mg·d⁻¹) AI 男	锰 女	钼/(mg·d⁻¹) RNI
18 岁~	800	720	2 000	1 500	330	2 300	12	18	120	12.0	8.5	60	0.8	1.5	35	30	4.5	4.0	25
30 岁~	800	710	2 000	1 500	320	2 300	12	18	120	12.0	8.5	60	0.8	1.5	35	30	4.5	4.0	25
50 岁~	800	710	2 000	1 500	320	2 300	12	10[c] 18[d]	120	12.0	8.5	60	0.8	1.5	30	25	4.5	4.0	25
65 岁~	800	680	2 000	1 400	310	2 200	12	10	120	12.0	8.5	60	0.8	1.5	30	25	4.5	4.0	25
75 岁~	800	680	2 000	1 400	300	2 200	12	10	120	12.0	8.5	60	0.7	1.5	30	25	4.5	4.0	25

注:① c 无月经;d 有月经。

② 来源:《中国居民膳食营养参考摄入量(2023)》。

表 10.3　部分维生素的食物来源

维生素 A	动物性食物:肝脏、鱼肝油、蛋黄、奶制品
	植物性食物:胡萝卜、南瓜、甜椒、菠菜、番茄、红薯、杏、杏仁
B 族维生素	瘦肉、鱼类、豆类、坚果、奶制品、绿叶蔬菜等
维生素 C	柑橘类水果、草莓、蓝莓、猕猴桃、木瓜、绿叶蔬菜
维生素 D	鱼肝油、鱼类、蛋黄、奶制品
维生素 E	植物油、坚果、绿叶蔬菜
维生素 K	绿叶蔬菜、西兰花、葱、豆芽

4.中国居民膳食维生素推荐摄入量(RNI)或适宜摄入量(AI)

中国居民膳食维生素推荐摄入量或适宜摄入量见表10.4。

（七）水

水是人体含量最多的成分,也是人类赖以生存以维持生命最基本、最重要的物质,主要分布于细胞内、细胞外及身体的固态支持组织中。

①生理功能:构成细胞和体液的重要组成部分;作为溶媒参与机体内新陈代谢;调节体温;润滑作用。

②水的平衡:人体内的水每天会通过尿液、汗液、呼出气体及粪便等方式排出体外,再通过饮水、食物等的摄入来补充丢失的水分,以维持体内水平衡。

③不同年龄阶段、不同生理状态下,人群水需要量不同。对于一般成年人而言,在温和气候条件下,低身体活动水平成年男性适宜的饮水摄入量为 1 700 mL/d,女性适宜的饮水摄入量为 1 500 mL/d。

二、平衡膳食模式及膳食指南准则

（一）平衡膳食模式及食物分类

平衡膳食模式是中国居民膳食指南的核心,所推荐的食物种类和比例能最大限度地满足不同年龄段、不同能量需要量水平健康人群的营养与健康需要。中国居民平衡膳食宝塔（以下简称"宝塔"）是根据《中国居民膳食指南（2022）》的准则和核心推荐,把平衡膳食原则转化为各类食物的数量和所占比例的图形化表示。宝塔形象化的组合遵循了平衡膳食的原则,体现了在营养上比较理想的基本食物构成。宝塔共分5层,各层面积大小不同,体现了5类食物和食物量的多少。5类食物包括谷薯类、蔬菜水果、畜禽鱼蛋奶类、大豆和坚果类以及烹调用油盐（图10.1）。

表 10.4 中国居民膳食维生素推荐摄入量或适宜摄入量

年龄/阶段	维生素 A/（μgRAE·d⁻¹）RNI		维生素 D/（μg·d⁻¹）RNI	维生素 E/（mgα-ET·d⁻¹）AI	维生素 K/（μg·d⁻¹）AI	维生素 B1/（mg·d⁻¹）RNI		维生素 B2/（mg·d⁻¹）RNI		烟酸/（mgNE·d⁻¹）RNI		维生素 B6/（mg·d⁻¹）RNI	叶酸/（μgDFE·d⁻¹）RNI	维生素 B12/（μg·d⁻¹）RNI	泛酸/（mg·d⁻¹）AI	生物素/（μg·d⁻¹）AI	胆碱/（mg·d⁻¹）RNI		维生素 C/（mg·d⁻¹）RNI
	男	女				男	女	男	女	男	女						男	女	
18 岁 ~	770	660	10	14	80	1.4	1.2	1.4	1.2	15	12	1.4	400	2.4	5.0	40	450	380	100
30 岁 ~	770	660	10	14	80	1.4	1.2	1.4	1.2	15	12	1.4	400	2.4	5.0	40	450	380	100
50 岁 ~	750	660	10	14	80	1.4	1.2	1.4	1.2	15	12	1.6	400	2.4	5.0	40	450	380	100
65 岁 ~	730	640	15	14	80	1.4	1.2	1.4	1.2	15	12	1.6	400	2.4	5.0	40	450	380	100
75 岁 ~	710	600	15	14	80	1.4	1.2	1.4	1.2	15	12	1.6	400	2.4	5.0	40	450	380	100

注：来源《中国居民膳食营养素参考摄入量（2023）》。

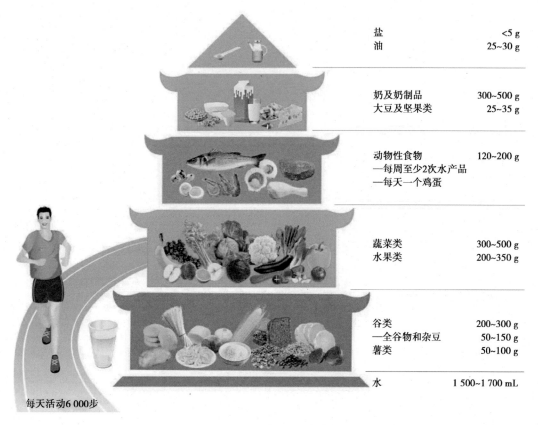

图 10.1　中国居民平衡膳食宝塔(2022)(来源:中国营养学会)

1.第一层:谷薯类食物

谷类、薯类和杂豆类是碳水化合物的主要来源。谷类包括小麦、稻米、玉米、高粱等及其制品,如米饭、馒头、面包、麦片等。全谷物保留了天然谷物的全部成分,是理想膳食模式的重要组成,也是膳食纤维和其他营养素的来源。薯类包括马铃薯、芋头、山药等,淀粉含量为8%~29%,蛋白质和脂肪含量较低,含有各种植物化学物,可替代部分主食。杂豆类主要有豌豆、蚕豆、绿豆、红豆、豇豆、小豆和芸豆等。杂豆类淀粉含量较高,可以制作成粉条、粉皮、凉皮等,这些产品大部分蛋白质被去除。

2.第二层:蔬菜水果

蔬菜水果是膳食指南中鼓励多摄入的两类食物。蔬菜水果是膳食纤维、微量营养素和植物化学物的良好来源。蔬菜包括嫩茎、叶、花菜类、根菜类、鲜豆类、茄果瓜菜类、葱蒜类、菌藻类及水生蔬菜类等。深色蔬菜是指深绿色、深黄色、紫色、红色等有颜色的蔬菜,一般富含维生素、植物化学物和膳食纤维,推荐每天占总体蔬菜摄入量的1/2以上。新鲜水果碳水化合物含量在6%~28%,含维生素 C 和胡萝卜素较多并含有钾、钙、镁、磷等矿物质以及各类植物化学物。推荐吃新鲜水果,在鲜果供应不足时,可选择一些含糖量低的干果制品和纯果汁。

3. 第三层:鱼、禽、肉、蛋等动物性食物

鱼、禽、肉、蛋等动物性食物是膳食指南推荐适量食用的食物,新鲜的动物性食物是优质蛋白质、脂肪和脂溶性维生素的良好来源。鱼类中蛋白质含量一般为 15%～25%,属于优质蛋白质。一些深海鱼类脂肪含长链多不饱和脂肪酸,其中含较高的二十碳五烯酸(EPA)和二十二碳六烯酸(DHA)。目前,我国居民的肉类摄入以猪肉为主,且增长趋势明显。猪肉含脂肪较高,且以饱和脂肪酸为主;禽肉类脂肪含量相对较少,并含有 20% 的亚油酸,应尽量选择瘦肉或禽肉。畜禽肉和动物血含有丰富的血红素铁。肉类制品在腌腊、熏烧烤、油炸等过程中,亚硝胺类或多环芳烃类有害物质的含量增加,要注意少吃加工类肉制品。蛋类蛋白质含量一般为 10% 以上,鸡蛋蛋白常被用作参考蛋白。蛋黄含有丰富的营养成分,如胆碱、卵磷脂、胆固醇以及多种维生素等。蛋类包括鸡蛋、鸭蛋、鹅蛋、鹌鹑蛋、鸽子蛋及其加工制品。蛋类的营养价值较高,推荐每天 1 个鸡蛋(相当于 50 g 左右),吃鸡蛋不应丢弃蛋黄。

4. 第四层:奶类、大豆和坚果

奶类和豆类是鼓励多摄入的食物。奶类、大豆和坚果是蛋白质和钙的良好来源,营养素密度高。牛乳中蛋白质含量为 2.8%～3.3%,属于优质蛋白;脂肪主要为甘油三酯;碳水化合物主要为乳糖。乳中矿物质和维生素含量丰富,牛乳中含钙 104 mg/100 mL,且吸收率高。大豆包括黄豆、黑豆、青豆,其常见的制品如豆腐、豆浆、豆腐干及千张等。大豆的蛋白质含量高达 35%～40%,属于优质蛋白;脂肪以不饱和脂肪酸居多;碳水化合物一半为人体不能消化吸收的寡糖。大豆中所含有的大豆异黄酮等植物化学物对营养相关慢性病具有一定的预防作用。豆制品包括非发酵性豆制品和发酵豆制品。豆豉、豆瓣酱等发酵豆制品因发酵使蛋白质部分降解,消化率提高。坚果包括花生、葵花籽、核桃、杏仁、榛子等,部分坚果的营养价值与大豆相似,富含必需脂肪酸和必需氨基酸。坚果的蛋白质含量为 12%～25%,油脂含量可高达 44%～70%,以不饱和脂肪酸为主。矿物质比较丰富,并含有大量的维生素 E 和硒等具有抗氧化作用的营养成分。

5. 第五层:烹调油和盐

油盐作为烹饪调料必不可少,但建议尽量少用。其他食物中也含有脂肪,在满足平衡膳食模式中其他食物建议量的前提下,烹调油需要限量。烹调油包括各种动植物油,植物油如花生油、大豆油、菜籽油、葵花籽油等,动物油如猪油、牛油、黄油等。烹调油也要多样化,应经常更换种类,以满足人体对各种脂肪酸的需要。我国居民食盐用量普遍较高,限制食盐摄入量是我国长期健康行动目标。除了少用食盐外,也需要控制隐形高盐食品的摄入量。《中国居民膳食指南(2022)》建议成年人平均每天摄入食盐不超过 5 g,烹调油 25～30 g。酒和添加糖不是膳食组成的基本食物,烹饪使用和单独食用时也都应尽量避免。

6.其他:水

水的需要量主要受年龄、身体活动、环境温度等因素的影响。低身体活动水平的成年人每天至少饮水 1 500~1 700 mL(7~8 杯)。来自食物中水分和膳食汤水大约占1/2,推荐一天中饮水和整体膳食水摄入共计 2 700~3 000 mL。

（二）膳食指南准则

1.一般人群膳食指南

膳食指南是根据营养科学原则和人体营养需要,结合当地食物生产供应情况及人群生活实践,提出的食物选择和身体活动的指导意见。膳食指南是中国营养学会发布的以食物为基础的膳食指南,适用于 2 岁以上的健康人群,共有 8 条平衡膳食准则。

准则一　食物多样,合理搭配

准则二　吃动平衡,健康体重

准则三　多吃蔬果、奶类、全谷、大豆

准则四　适量吃鱼、禽、蛋、瘦肉

准则五　少盐少油,控糖限酒

准则六　规律进餐,足量饮水

准则七　会烹会选,会看标签

准则八　公筷分餐,杜绝浪费

2.老年人膳食指南

老年人对能量需求随年龄的增长而减少,但对大多数营养素的需求并没有减少,对某些重要营养素(如蛋白质和钙)的需求反而增加。然而,老年人生理功能下降往往会导致食欲降低,并影响老年人摄取、消化食物和吸收营养物质的能力。因此,在一般成年人平衡膳食的基础上,应为老年人提供更加丰富多样的食物。

（1）一般老年人(65~79 岁)膳食指南

①食物品种丰富,动物性食物充足,常吃大豆制品。

②鼓励共同进餐,保持良好食欲,享受食物美味。

③积极户外运动,延缓肌肉衰减,保持适宜体重。

④定期健康体检,测评营养状况,预防营养缺乏。

（2）高龄老年人(80 岁以上)膳食指南

①食物多样,鼓励多种方式进食。

②选择质地细软、能量和营养素密度高的食物。

③多吃鱼禽肉蛋奶和豆,适量蔬菜配水果。

④关注体重丢失,定期营养筛查评估,预防营养不良。

⑤适时合理补充营养,提高生活质量。

⑥坚持健身与益智活动,促进身心健康。

※思考题

1.简述蛋白质、脂类和碳水化合物的功能。

2.中国居民膳食宝塔有几层? 分别有哪些?

3.简述一般人群的膳食指南核心推荐。

(赵勇　殷佳伟)

参考文献

[1]孙长颢,凌文华,黄国伟,等.营养与食品卫生学[M].8版.北京:人民卫生出版社,2017.

[2]中国营养学会.中国居民膳食指南(2022)[M].北京:人民卫生出版社,2022.

[3]曾果.公共营养学[M].北京:科学出版社,2018.

[4]石汉平,凌文华,李增宁.临床营养学[M].北京:人民卫生出版社,2022.

第二节　营养处方

营养处方是一种特定的食物和营养物质组合,旨在满足个体的营养需求,并帮助改善其健康状况。营养处方通常由专业的医疗保健提供者,如医生、营养师或注册营养师,根据个体的特定需求和健康情况进行制订。

一、营养处方的内容及制订流程

(一)营养处方的内容

①能量需求:基于个体的性别、年龄、体重、身高和活动水平等因素,确定个体每天所需的总能量摄入量。

②宏量营养素:根据个体的需要,确定蛋白质、脂肪和碳水化合物的摄入量。不同个体可能有不同的宏量营养素需求。

③微量营养素:包括维生素、矿物质和其他必需营养素。根据个体的特定需求,确定营养素的摄入量。

④食物选择:根据个体的喜好、饮食习惯、食物过敏或不耐受等因素,提供适合的食物选

择建议。这也可能涉及限制某些食物或成分的摄入。

⑤建议和指导:提供关于饮食计划的具体建议,包括饮食结构、膳食配餐、食物制备和食物组合等方面的指导。

(二)营养处方的制订流程

营养处方的制订流程可以根据个体的具体情况和所需的营养目标而有所不同。以下是一般的营养处方制订方法及流程的概述。

1.确定个体信息

收集个体的基本信息,包括年龄、性别、身高、体重、身体活动水平、现有的健康问题和特殊需求等。这些信息对确定个体的营养需求和目标非常重要。

2.开展营养评估

通过使用营养评估工具,如膳食调查、身体测量和血液生化指标检测,评估个体当前的饮食和营养状况。这有助于发现不足或过剩的营养物质,并确定个体的特殊需求。膳食调查中,膳食回顾法和食物频数法较为常用。

①膳食回顾法:又称询问法,即对被调查者连续3天各种主副食物摄入情况进行回顾调查(包括在外就餐),获得个人每日各种食物摄入量,根据食物成分表计算出能量和营养素的摄入量。该方法简便易行,但所得资料比较粗略,有时需要借助食物模具或食物图谱来提高其准确性。

②食物频数法:通常用于收集被调查对象过去较长一段时间(数周、数月或数年)内各种食物的消费频率及消费量,从而获得个人长期食物和营养素的平均摄入量。食物频率法可快速得到平时各种食物摄入的种类和数量,反映个人长期膳食行为。其结果可作为研究慢性病与膳食模式关系的依据,也可供膳食咨询指导之用。

3.设定营养目标

根据个体的健康状况和需求,确定营养目标。例如,减肥的目标可能是减少总体热量摄入,而增肌的目标可能需要增加蛋白质摄入。营养目标应具体、可量化和可实现。

4.制订食物和营养组合

基于个体的营养目标,选择适合的食物和营养组合。这涉及确定每天所需的总能量,以及蛋白质、脂肪和碳水化合物的比例和总量。通过考虑个体的喜好、饮食习惯和文化背景,设计易于遵循的食谱和膳食配餐。

5.考虑营养素和食物限制

根据个体的健康状况和特殊需求,考虑到可能需要限制或增加某些营养素的摄入。例如,高血压患者可能需要限制钠的摄入,糖尿病患者可能需要关注碳水化合物的选择和摄入量。

6.提供食物和饮食建议

结合制订的食物和营养搭配组合,为个体提供具体的食物和饮食建议。这可能涉及饮食结构、食材选择、食物制备和饮食习惯的调整建议。此外,还可以结合具体情况为患者提供食物替代品、膳食补充剂或其他营养支持的建议。

7.定期评估和调整

营养处方应定期进行评估和调整。随着时间的推移,个体的需求和健康状况可能发生变化,因此,需要根据最新的情况进行调整和优化。

营养处方的制订应由专业的医疗保健提供者,如医生、营养师或注册营养师来完成。他们具备相关专业知识和经验,能够根据个体的状况和需求制订科学有效的营养处方,并提供个性化的营养指导和支持。

二、营养配餐与食谱制订

(一)营养配餐

1.概念

营养配餐就是按人体的需要,根据食物中各种营养成分的含量,设计1天、1周或一段时间的食谱,使人们摄入的营养素充足并且比例合理,从而达到平衡膳食的要求。

2.依据

科学合理的营养配餐需要以营养科学知识为指导。配餐时,需要以膳食营养素参考摄入量(DRIs)为依据确定需要量,以能量需要量为基础,再以各营养素的 DRIs 为参考评价食谱的合理性。

3.原则

遵循《中国居民膳食指南(2022)》的原则,营养食谱的制订需要根据膳食指南考虑食物种类、数量的合理搭配。平衡膳食宝塔还提出了实际应用时的具体建议,如同类食物互换的方法,对制订营养食谱具有实际指导作用。

(二)食谱制订

1.营养食谱的制订原则

①按照《中国居民膳食指南(2022)》的要求,膳食应满足人体需要的能量、蛋白质、脂肪、碳水化合物以及各种矿物质和维生素。膳食不仅食物品种要多样,而且数量要充足,既要能满足就餐者需要又要防止过量。

②各营养素之间的比例要适宜。

③食物的搭配要合理。注意主食与副食、杂粮与精粮、荤与素等食物的平衡搭配。

④三餐要合理。膳食中能量来源及其在各餐中的分配比例要合理。

⑤注意饮食习惯和饭菜口味。

⑥考虑季节和市场供应情况,也要兼顾经济条件。

2.营养食谱的制订方法

①计算法:根据用餐对象的劳动强度、年龄、性别确定其平均每日能量供给量;确定宏量营养素每日应提供的能量;确定 3 种供能营养素每日的需要量;确定 3 种供能营养素每餐的需要量;主副食品种和数量的确定;食谱的评价与调整,保证食谱科学合理;营养餐的制作,根据食谱原料,合理烹饪;食谱的总结、归档管理等。

②食物交换份法:简单易行,将常用食物按其所含营养素量的近似值归类,计算出每类食物每份所含的营养素值和食物质量,然后将每类食物的内容列出表格供交换使用,最后计算出各类食物的交换份数和实际质量、并按每份食物等值交换表选择食物。

三、高血压的营养处方

(一)高血压的食养原则

成人高血压的食养原则和建议如图 10.2 所示。

1.综合治疗

高血压患者代谢异常首先考虑非药物疗法,如改变不良的生活习惯和饮食习惯。

2.调整膳食结构

①限制钠盐的摄入:建议每人每日盐摄入量控制在 5 g 以下。

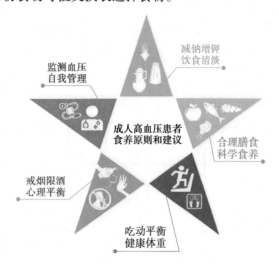

图 10.2　成人高血压的食养原则和建议
来源:《成人高血压食养指南(2023 年版)》

②增加钾、钙、镁与膳食纤维。

③摄入足够的蛋白质(肾功能不全者除外)。

④限制脂肪总摄入量。

⑤不饮或限制饮酒。

⑥限制含糖饮料和高糖食品。

⑦补充维生素及其他营养素。

⑧提倡健康膳食模式,如 DASH 饮食、地中海饮食、东方健康饮食等。

(二)成人高血压营养处方制订

【案例】李先生高血压营养处方如下:

基本信息	姓名:李先生 性别:男 年龄:52岁 体格测量:身高175 cm,体重82 kg 病史:有高血压家族史,其高血压病史5年,服用降压药3年(未服降压药现测得血压高于140/85 mmHg);外出聚餐较多,平素饮酒5次/周,每次饮酒量>200 mL,吸烟10支/天;身体活动水平低,睡眠较差;经检查,未发现合并其他心脑血管和肾病相关疾病
营养评估	BMI:26.8 kg/m²(>24 kg/m²,超重); 生化检查:总胆固醇为5.12 mmol/L,高密度脂蛋白为1.01 mmol/L,血红蛋白为150 g/L
营养处方制订	计算标准体重:身高(cm)-105;175 cm的李先生标准体重为175-105=70(kg),实际体重82 kg,或者按照BMI<24 kg/m²计算,24 kg/m²×(1.75 m)²=73.5 kg,即标准体重<73.5 kg; 计算每日能量摄入量:按每天20~25 kcal/kg计算每日总能量70 kg×(20~25)kcal/kg=1 400~1 750 kcal或者73.5 kg×(20~25)kcal/kg=1 470~1 838 kcal,即能量最高不超过1 838 kcal/d; 营养处方:主食(粮谷类)为200~250 g/d(生重),其中粗杂粮50 g左右;蔬菜为500 g/d(叶菜和瓜类为主);水果为200 g/d左右(低含糖量水果为宜);肉类为100~150 g/d,优先选择鱼虾贝壳,其次鸡鸭肉,最后猪牛羊肉;蛋类3~4个/周;脱脂牛奶为250 mL/d;豆类及其制品适量,25~30 g/d,相当于豆腐100~150 g,或豆腐干50~60 g,或豆浆500~600 g;烹调用植物油20~25 g/d;食盐<5g/d
参考食谱	[全日摄入总热量:约1 600 kcal,碳水化合物55%,脂肪29%,蛋白质16%,全天钠1 898.0 mg,钾2 608.0 mg]; 早餐:全麦面包(50 g)、牛奶(250 mL)、蒸灯笼瓜(南瓜50 g); 加餐:水果100 g(苹果或橘子等); 中餐:燕麦饭(燕麦米30 g、大米50 g),玉米虾仁(玉米45 g、毛豆25 g、虾仁40 g),凉拌藕片(莲藕150 g、蒜1 g、青椒5 g),山楂决明瘦肉汤(山楂10 g、猪瘦肉20 g、决明子10 g),植物油13 g; 加餐:红心火龙果(90 g)、榛子(7 g); 晚餐:荞麦饭(荞麦20 g、大米50 g),冬笋肉片(冬笋70 g、猪瘦肉30 g),清炒花椰菜(花椰菜160 g、蒜1 g),木耳鸡蛋汤(黑木耳10 g、鸡蛋50 g),植物油12 g
健康教育	①控制体重:适量控制热能,维持理想体重,适当增加运动量; ②肉类可选家禽、鱼类和瘦肉,增加低脂肪的坚果、种子,选择低脂乳制品如脱脂牛奶、低脂奶酪和低脂酸奶来摄入足够的钙; ③摄入富含膳食纤维的食物可以有助于控制血压,建议每日摄入25~30 g的膳食纤维; ④严格限制钠的摄入:认识高盐食物,学会看标签,高血压患者应限制钠的摄入,控制体内钠水平,以帮助控制血压;宜建议高血压患者应限盐在1.0~3.0 g/d,避免高盐食物如加工食品、罐装食品、腌制食品和咸味零食; ⑤增加钾、钙的摄入,供给充足的维生素C,多吃新鲜蔬菜、豆制品、低脂奶; ⑥严格控制饮酒:白酒一天不超过50 mL,葡萄酒、啤酒一天不超过200 mL; ⑦每日监测血压,并跟踪反馈

四、糖尿病的营养处方

（一）糖尿病的食养原则

成人糖尿病的食养原则和建议如图 10.3 所示。

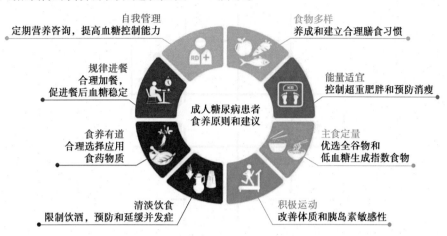

图 10.3　成人糖尿病的食养原则和建议

来源:《成人糖尿病食养指南(2023 年版)》

①调整膳食结构:合理控制能量摄入量;保证碳水化合物的摄入;限制脂肪和胆固醇;适量的蛋白质;充足的维生素;合适的矿物质;丰富的膳食纤维;合理的餐次和食物多样化。

②营养分型治疗:糖尿病因人而异,强调个性化。

（二）成人糖尿病营养处方制订

【案例】王先生糖尿病营养处方如下:

基本信息	姓名:王先生 性别:男 年龄:56 岁 体格测量:身高 175 cm,体重 85 kg 病史:有糖尿病家族史,其糖尿病病史 10 年,服用降糖药 6 年(未服降压药现测得餐前血糖于 9~10 mml/L);长期血糖控制差,平时饮食控制很差,喜食点心,有多尿、经常口渴的习惯;经检查,未发现合并其他心脑血管和肾病相关疾病
营养评估	BMI:27.7 kg/m^2(>24 kg/m^2,肥胖); 生化检查:总胆固醇为 5.12 mmol/L,高密度脂蛋白为 1.01 mmol/L,血红蛋白为 150 g/L

续表

营养处方制订	计算标准体重:身高(cm)-105,175 cm 的王先生标准体重为 175-105=70(kg),实际体重 85 kg; 计算每日能量摄入量:按每天 20~25 kcal/kg 计算每日总能量 70 kg×(20~25) kcal/kg= 1 400~1 750 kcal; 营养处方:主食(粮谷类)为 200~250 g/d(生重),其中粗杂粮 50 g 左右;蔬菜为 500 g/d(叶菜和瓜类为主);水果为 200 g/d 左右(低含糖量水果为宜);肉类为 100~150 g/d,优先选择鱼虾贝壳,其次鸡鸭肉,最后猪牛羊肉;蛋类 3~4 个/周;脱脂牛奶为 250 mL/d;豆类及其制品适量,25~30 g/d,相当于豆腐 100~150 g,或豆腐干 50~60 g,或豆浆 500~600 g;烹调用植物油 20~25 g/d;食盐<5 g/d
参考食谱	[全日摄入总热量:约 1 500 kcal,碳水化合物 55%,脂肪 29%,蛋白质 16%,全天钠 1 898.0 mg,钾 2 608.0 mg]; 早餐:无糖馒头 50 g(或菜包或杂粮面包片替换)、鸡蛋 50 g、纯牛奶 250 mL; 加餐:水果 100 g(小番茄或黄瓜等); 中餐:米 50 g(可加入杂粮混合蒸煮,或以土豆、红薯交换),精瘦肉 90 g(牛羊肉、鸡、鸭、鱼等可交替),豆腐 90 g; 晚餐:米 40 g(可加入杂粮混合蒸煮,或以土豆、红薯交换),鱼肉 150 g(猪牛羊肉、鸡、鸭、鱼等可交替),蔬菜 250 g; 加餐:水果 100 g(猕猴桃、草莓等)
健康教育	①增加膳食纤维的摄入:多摄入一些蔬菜水果以及一些高纤维食物,可以促进机体的糖代谢,同时达到养生的目的,如冬瓜、青椒、玉米、豆制品等; ②多吃补充维生素的食物:可以多吃些补充维生素 C 和维生素 B 的食物,如牛奶、甘蓝、鱼、鲜枣等,可以有效减缓糖尿病并发症的发生; ③多吃含钙、硒的食物:缺钙会导致糖尿病患者病情加重,而硒与胰岛素有相同调节糖代谢的作用,因此糖尿病患者要多补钙、硒,如可以多吃虾皮、海带、芝麻等; ④减少高糖饮食的摄入:尽量避免食用高糖食品,如糖果、巧克力、蛋糕等; ⑤适量控制主食的摄入:主食是提供能量的主要来源,但一定要吃,并且要粗细搭配; ⑥增加优质蛋白的摄入:如瘦肉、蛋、奶等; ⑦多吃含丰富果胶的食物:如苹果、西红柿等含果胶丰富的食物,在胃肠道内能缓慢消化,同时果胶可延缓部分糖类吸收,有助于减缓血糖上升速度; ⑧细嚼慢咽:吃饭时要细嚼慢咽,最好一口食物咀嚼 20~30 次,充分咀嚼后可减缓食物在胃肠道的消化吸收速度,更有利于控制血糖; ⑨坚持少食多餐:每天 5~6 餐,有利于稳定血糖水平
注意事项	①饥饿感强时可加餐,加餐时应选择血糖生成指数较低的食物如绿叶蔬菜、无糖豆浆、低糖水果(苹果、柚子、橙子)等; ②多选用复合抗氧化微量营养素的食物:深绿、深黄、深红色的蔬菜、水果(如番茄、胡萝卜、西兰花等); ③注意监测血糖,避免含较多果糖和蔗糖的高血糖生成指数的食品(含糖饮料、巧克力、糖果如麦芽糖、葡萄糖、棉花糖等),限制白米(精米)、含糖馒头、吐司面包、苏打饼干、西瓜、荔枝等高 GI 食物; ④主食可选用玉米、燕麦、荞面等粗粮与米饭混合蒸煮,避免以土豆、老南瓜、胡萝卜作为蔬菜大量摄入

五、高脂血症的营养处方

（一）高脂血症的食养原则

成人高脂血症的食养原则和建议如图 10.4 所示。

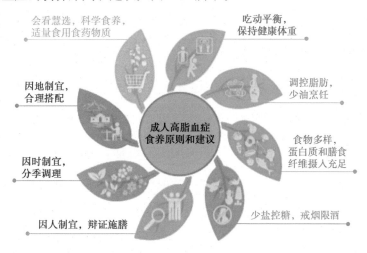

图 10.4　成人高脂血症的食养原则和建议

来源：《成人高脂血症食养指南（2023 年版）》

①综合治疗：原发性高脂血症患者代谢异常首先考虑非药物疗法，如改变不良的生活习惯和饮食习惯。

②调整膳食结构：控制总能量摄入；限制脂肪和胆固醇摄入；适量的蛋白质和碳水化合物；充足的维生素、矿物质和膳食纤维；饮食宜清淡、少盐；戒烟、限制饮酒，禁烈性酒。

（二）成人高脂血症营养处方制订

【案例】张先生高脂血症营养处方如下：

基本信息	姓名：张先生 性别：男 年龄：57 岁 体格测量：身高 173 cm，体重 80 kg，腰围 102 cm； 病史：有高血脂家族史，其高血脂病史 2 年；平素外出就餐较多，菜肴多为高油脂、低膳食纤维膳食，喜喝汤；饮酒 3~4 次/周，每次白酒量约 150 mL；工作繁忙经常加班，无暇运动；经检查，未发现合并其他心脑血管疾病
营养评估	BMI：26.7 kg/m^2（>24 kg/m^2，超重）； 生化检查：总胆固醇为 7.23 mmol/L，甘油三酯为 1.53 mmol/L，高密度脂蛋白为 1.00 mmol/L，低密度脂蛋白为 1.00 mmol/L

续表

营养处方制订	计算标准体重:身高(cm)-105,173 cm 的张先生标准体重为 173-105=68(kg),实际体重 80 kg,或者按照 BMI<24 kg/m² 计算,24 kg/m²×(1.73 m)²=71.9 kg,即标准体重<71.9 kg; 计算每日能量摄入量:按每天为 20~25 kcal/kg 计算每日总能量 68 kg×(20~25) kcal/kg=1 360~1 700 kcal 或者 71.9 kg×(20~25) kcal/kg=1 438~1 800 kcal,即能量最高不超过 1 800 kcal/d; 营养处方:主食(谷薯类)为 200~250 g/d(生重),尽量选择粗杂粮,如玉米、小米、黑米、荞麦等;蔬菜为 300~500 g/d(绿色蔬菜为主);水果为 200 g/d(含糖量低的水果为宜);肉类为 100~150 g/d,优先选择鱼虾贝壳,其次鸡鸭肉,最后猪牛羊肉;蛋类 3~4 个/周;脱脂牛奶/脱脂酸奶为 200~250 mL/d;豆类及其制品适量,25~30 g/d,相当于豆腐 100~150 g,或豆腐干 50~60 g,或豆浆 500~600 g;烹调用植物油 20~25 g/d;食盐<5 g/d
参考食谱	[全日摄入总热量:约 1 650 kcal,碳水化合物 52%,脂肪 28%,蛋白质 20%]; 早餐:全麦面包(全麦面粉 15 g、高筋面粉 35 g),煮鸡蛋(鸡蛋 50 g),燕麦酸奶(酸奶 200 mL、燕麦片 10 g),香干拌笋丝(香干 10 g、笋丝 50 g、胡萝卜丝 10 g); 加餐:水果 100 g(苹果或橘子等); 中餐:杂粮米饭(黑米 10 g、糙米 60 g、小米 10 g、高粱米 10 g),木耳炒鸡胸肉(鸡胸肉 30 g、木耳 5 g、豆角 100 g); 加餐:水果 100 g(苹果或橘子等); 晚餐:双色花卷(面粉 50 g、南瓜 30 g),平菇炒西兰花(平菇 100 g、西兰花 100 g),西红柿炒鸡蛋(西红柿 200 g、鸡蛋 50 g、葱 1 段),佛手桃仁煲瘦肉(佛手 10 g、去皮桃仁 3 g、猪瘦肉 40 g); 全天总用量:植物油 20 g,盐 5 g
健康教育	①控制体重:控制能量摄入,使体重逐渐达到理想体重并保持,适当增加运动量; ②肉类可选去皮家禽、鱼类和瘦肉,增加低脂肪的坚果、种子,选择低脂乳制品如脱脂牛奶、低脂奶酪和低脂酸奶来摄入足够的钙; ③摄入富含膳食纤维的食物可以有助于控制血脂水平,建议每日摄入 25~30 g 的膳食纤维; ④限制钠的摄入:高脂血症患者应限制钠的摄入,控制体内钠水平,避免高盐食物如加工食品、罐装食品、腌制食品和咸味零食; ⑤增加钾、钙的摄入,供给充足的维生素 C,多吃新鲜蔬菜、豆制品、低脂奶; ⑥严格控制饮酒:白酒一天不超过 50 mL,葡萄酒、啤酒一天不超过 200 mL

六、肥胖症的营养处方

(一)肥胖症的食养建议

①营养治疗原则:限制总能量的摄入;增加蛋白质的供给比,可增加至 25%~30%;限制脂肪摄入;适宜的碳水化合物的比例和恰当的种类;保证维生素和矿物质的供应;膳食纤维的供给量要充足;三餐分配及烹调方式要合理;低钠限盐,每日食盐摄入低于 6 g,少用含盐较多的调味品;增加运动量;戒烟酒。

②超重/肥胖患者减重流程见图 10.5。

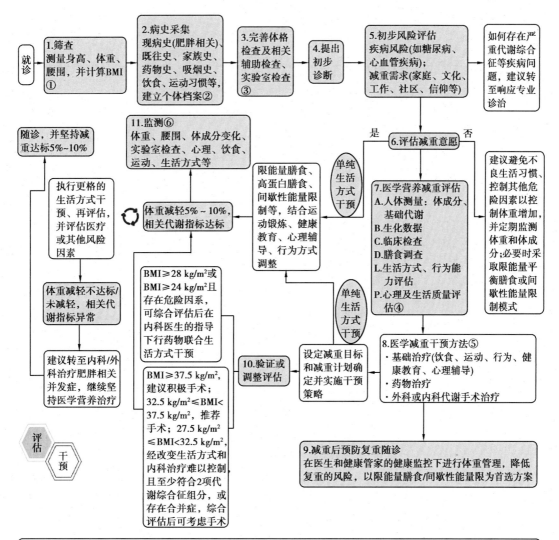

图 10.5　超重/肥胖患者减重流程

来源:《中国超重/肥胖医学营养治疗专家共识(2016年版)》

①筛查,测量身高、体重,并计算BMI(正常18.5~23.9 kg/m²;超重24.0~27.9 kg/m²,肥胖≥28.0 kg/m²);腰围,男性≥90 cm、女性≥85 cm为中心性肥胖
②病史采集,询问病史采用《诊断学》(第9版)问诊内容
③完善体格检查以及相关辅助检查、实验室检查,A.体格检查;B.辅助检查,BIA体成分、间接测热仪、骨密度、常规心电图、负荷试验心电图等;C.实验室检查,空腹血糖、胰岛素、血脂、血压、肝肾功能、血常规等安全指标
④心理及生活质量评估按照相关量表进行
⑤医学减重干预,A.基础治疗(饮食、运动、行为、健康教育、心理辅导);B.药物治疗(BMI≥28 kg/m²或BMI≥24 kg/m²存在危险因素,可综合评估后在内科医生的指导下选择药物联合生活方式干预);C.外科手术(单纯肥胖患者手术适应证:a.BMI≥37.5 kg/m²,建议积极手术;32.5 kg/m²≤BMI<37.5 kg/m²,推荐手术;27.5 kg/m²≤BMI<32.5 kg/m²,经改变生活方式和内科治疗难以控制,且至少符合2项代谢综合征组分,或存在合并症,综合评估后可考虑手术;b.男性腰围≥90 cm,女性腰围≥85 cm,参考影像学检查提示中心型肥胖,经多学科综合治疗协作组广泛征询意见后可酌情提高手术推荐等级;c.建议手术年龄为16~65岁)
⑥监测(设立周、月目标),定期评估患者体重、腰围、饮食、生活方式、行为能力、人体成分分析、生化数据、心理状态。减重目标:按减轻现体重的5%、10%、15%划分,减肥周期为3~6个月。初级目标:体重下降≥5%;中期目标:体重下降≥10%;高级目标:体重下降≥15%

注:BMI为身体质量指数;BIA为生物电阻抗法。

(二)肥胖症营养处方制订

【案例】王先生肥胖症营养处方如下:

基本信息	姓名:王先生 性别:男 年龄:32 岁 病史:患者 4 年前出现体重进行性增加,局部脂肪增多,伴食欲增强,进食量增加,喜甜食、火锅等;每年体重增加 5～10 kg;腹部 B 超考虑脂肪肝;患者目前胃纳佳,大小便正常,睡眠 4～6 h/d,睡眠质量一般;否认服用减肥药史,未尝试减重,否认过敏史,否认手术史 职业:办公室职员
营养评估	体格测量:身高 172 cm,体重 100 kg,BMI:33.8 kg/m^2,腰围 101 cm,臀围 112 cm,腰臀比 0.90; 体温:36.5 ℃,脉搏:89 次/分,呼吸:20 次/分,血压:142/96 mmHg; 生化检查:总胆固醇为 5.12 mmol/L,甘油三酯为 0.98 mmol/L,低密度脂蛋白为 2.86 mmol/L
营养处方 制订	计算标准体重:身高(cm)-105,172 cm 的王先生标准体重为 172-105＝67(kg),实际体重 100 kg; 计算每日能量摄入量:患者为办公室职员,属于轻体力劳动;由于 BMI＝33.8 kg/m^2,属于中度肥胖;可按每天 20 kcal/kg 计算每日总能量:67 kg×20 kcal/kg＝1 340 kcal;根据本患者的情况,蛋白质、脂肪、碳水化合物的功能比分别给予 25%、20%、55%; 营养处方:主食(谷薯类)为 200～250 g/d(生重),尽量选择粗杂粮,如玉米、小米、黑米、红薯等;蔬菜为 300～500 g/d(绿色蔬菜为主);水果为 200 g/d(含糖量低的水果为宜);肉类为 100～150 g/d,优先选择鱼虾贝壳,其次鸡鸭肉,最后猪牛羊肉;蛋类 3～4 个/周;脱脂牛奶/脱脂酸奶为 200～250 mL/d;豆类及其制品适量,25～30 g/d,相当于豆腐 100～150 g,或豆腐干 50～60 g,或豆浆 500～600 g;烹调用植物油 20～25 g/d;食盐<6 g/d
参考食谱	[全日摄入总热量:约 1 400 kcal,碳水化合物 55%,脂肪 23%,蛋白质 22%]; 早餐:无糖豆浆(200 mL)、煮鸡蛋 1 个(50 g)、荞麦馒头(35 g)、凉拌小菜(50 g); 加餐:苹果 200 g; 中餐:二米饭(粳米 50 g、小米 25 g),青椒肉丝(青椒 50 g、瘦肉 75 g),虾仁冬瓜(虾仁 20 g、冬瓜 100 g),素炒空心菜(150 g),植物油(10 g); 晚餐:二米饭(粳米 50 g、小米 25 g),芹菜肉丝(芹菜 50 g、瘦肉 75 g),凉拌莴笋(莴笋 150 g),植物油(10 g); 加餐:低脂酸奶(100 g); 全天:精盐 5 g [注:此营养方案仅供参考,需要根据患者的具体情况进行调整;建议在营养医师/师的指导下进行个体化的营养咨询和方案制订]
健康教育	①增加膳食纤维的摄入:适当多摄入富含膳食纤维的蔬菜等,有助于增加饱腹感,如冬瓜、青椒、玉米、绿色蔬菜等; ②控制碳水化合物摄入的时间和量:分配碳水化合物的摄入,限制在早餐和午餐时段,而在晚餐时减少碳水化合物的摄入量;主食是提供能量的主要来源,每天需摄入一定量的主食,并且粗细搭配; ③减少高糖饮食的摄入:尽量避免食用高糖食品,如糖果、巧克力、蛋糕等; ④增加优质蛋白的摄入:如瘦肉、蛋、奶、豆制品等

健康教育	⑤减少油炸、高油高盐食物的摄入:避免过多的加工食品和高油炸食品,如火锅、烧烤、煎饼、油饼、香肠、腊肉等; ⑥选择健康的烹饪方式:清蒸、水煮、凉拌等; ⑦细嚼慢咽:吃饭时要细嚼慢咽,最好一口食物咀嚼 20~30 次,避免进食过快导致摄入过多食物; ⑧饮水:保持足够的水分摄入,建议每天饮水量为 2 000~2 500 mL;饮用充足的水,避免含糖饮料和饮品

※思考题

1.简述营养处方的制订流程。

2.营养食谱的制订原则包括哪几个方面?

3.患者,男,56 岁,糖尿病病史 5 年余,服用降糖药 4 年,既往药物加饮食控制下血糖控制尚可。近半年,因退休后生活方式改变,饮食控制较差,用餐时间及量不规律,零食、水果、饮料摄入增加,运动减少,体重增加 10 kg 以上;近期血糖控制欠佳,多次自测空腹血糖≥11.1 mmol/L。经检查,未发现合并其他心脑血管和肾病相关疾病。查体:身高 173 cm,体重 84 kg,腰围 100 cm,体温 36.5 ℃,脉搏 89 次/分,呼吸 20 次/分,血压 139/80 mmHg。生化检查:总胆固醇 5.17 mmol/L,甘油三酯 1.6 mmol/L,高密度脂蛋白 1.31 mmol/L,低密度脂蛋白 3.24 mmol/L。请根据患者情况制订相应的营养处方、参考食谱及健康教育建议。

(赵勇　殷佳伟)

参考文献

[1]食品安全标准与监测评估司.国家卫生健康委办公厅关于印发成人高脂血症食养指南(2023年版)等 4 项食养指南的通知[EB/OL].(2023-01-18).http://www.nhc.gov.cn/sps/s7887k/202301/0e55a01df50c47d9a4a43db026e3afc3.shtml.

[2]中国营养学会肥胖防控分会,中国营养学会临床营养分会,中华预防医学会行为健康分会,等.中国居民肥胖防治专家共识[J].中国预防医学杂志,2022,23(5):321-339.

[3]中国医疗保健国际交流促进会营养与代谢管理分会,中国营养学会临床营养分会,中华医学会糖尿病学分会,等.中国超重/肥胖医学营养治疗指南(2021)[J].中国医学前沿杂志(电子版),2021,13(11):1-55.

第三节　运动学基础知识

一、运动学相关概念

1.运动(Exercise)

运动广义上是指"物在时空中的线性迁移"。狭义的运动是指"任何由肌肉收缩产生的身体活动",具体指运用各种体育手段,结合自然力(日光、空气、水)和卫生措施,以发展身体、增进健康、防病治病、娱乐身心为主要目的身体活动。

2.运动学(Kinematics)

运动学是从几何角度描述和研究物体随时间变化规律的力学分支学科。运动学的研究涉及体育运动、康复医学、生物材料力学、军事科学、宇航等多个方面。

3.人体运动学(Human Kinesiology)

人体运动学是研究人体活动的运动规律,运用力学的基本原理结合运动解剖学、运动生理学、运动生物化学等探讨在不同运动状态下人体结构和功能的变化规律及其影响因素,阐明运动训练原理、方法与疾病康复直接的关系。

二、运动学术语

1.人体姿势位

①解剖位:用于分析人体各结构部位位置关系的体位,即身体直立,面向前,双目平视,双足并拢,足尖向前,上肢自然垂于躯干两侧,掌心向前。

②功能位:人体运动的始发姿势。除掌心贴于体侧外,其余姿势与解剖位相同。

2.运动平面与运动轴

(1)运动平面

人体运动是在三维空间里的多样运动。为便于描述,通常用3个平面来表示,即矢状面、冠状面和水平面。

①矢状面:与身体侧面平行,将人体分为左右两个部分。关节在矢状面内的运动定义为屈伸运动。

②冠状面:与身体前面或后面平行的面,将人体分为前后两个部分。关节在冠状面内的运动定义为内收外展运动。

③水平面：与地面平行的面，将人体分为上下两个部分。关节在水平面内的运动定义为旋转运动。

（2）运动轴

运动轴与运动平面相对应，通常用矢状轴、冠状轴和水平轴来描述关节基本运动形式，反映关节的运动范围。

3.关节的基本运动形式

①屈伸：关节在矢状面绕冠状轴的运动。关节相连的两骨相互接近为屈，反之为伸。

②内收外展：关节在冠状面绕矢状轴的运动。肢体向身体中线靠拢的动作为内收，反之为外展。

③旋转：关节在水平面绕垂直轴或自身纵轴的运动。向内或向前为内旋，反之为外旋。如躯干的扭转、肩关节和髋关节可以绕自身纵轴旋转。

④环转：以骨的近端为支点做旋转运动，远端做圆周运动。肩关节和髋关节可做环转运动。

4.人体的基本运动形式

①上肢的基本运动形式：主要包括推、拉、鞭打。

②下肢的基本运动形式：主要包括缓冲、蹬伸和鞭打。

③全身的基本运动形式：主要包括摆动、躯干扭转和相向运动。

三、人体运动的力学基础

（一）骨与关节的运动学基础

骨、关节和肌肉共同组成了运动系统。在运动系统中，骨起着支撑和杠杆作用，骨骼肌是运动的动力，关节则是运动的枢纽，在三者的协调配合下，人体完成各种各样的动作。

1.骨的运动学基础

骨的力学功能包括支撑功能、杠杆功能和保护功能。

①支撑功能：骨是全身最坚硬的组织，支撑机体维持一定的形状和姿势，并负荷身体的自身重量和附加重量。

②杠杆功能：运动系统的各种机械运动均是在神经系统的支配下，通过骨骼肌的收缩、牵拉骨围绕关节而产生的。骨杠杆和机械杠杆的原理相同，也分为省力杠杆、平衡杠杆和速度杠杆。

③保护功能：某些骨按照一定的方式相连接围成体腔或腔隙，以保护脏器和软组织，维持血管形态和避免神经受压。

2.骨的生物力学特征

①骨受载荷形式：载荷指作用于人体的外力。根据力和力矩作用于骨的方向不同，可将

骨受到的载荷分为拉伸、压缩、弯曲、剪切、扭转和复合载荷。运动过程中,骨骼肌通过肌腱施力于骨,力对骨的作用往往都是多方向的,故骨所受的载荷基本都是复合载荷。

②骨的功能适应性:骨具有能够适应其载荷的最优化的形状和结构,并能随着它受到的应力和应变进行外表再造和内部再造。骨的外部形状改变称为外表再造,骨的疏密度、矿物含量、X线的暗度即密度的改变称为内部再造。

适当的载荷对骨的发育具有积极影响,而过载则会阻碍骨的生长,引起骨疲劳甚至骨折。因此,长期系统科学的运动训练能够使骨径变粗、骨密质增厚等。但儿童、青少年时期应避免过大负重和静力性负荷训练。

3.关节的运动学基础

骨连结分为直接连结和间接连结。

①直接连结:骨与骨之间借纤维结缔组织、软骨或骨直接相连,连接紧密牢固,活动性较小或完全不活动。

②间接连结:又称关节,是骨与骨之间借/膜性结缔组织囊相连。骨之间有腔隙和滑液,有较大的活动性。间接连结是骨连结的主要形式。

4.关节的生物力学特征

关节是骨与骨相连的枢纽,为骨杠杆提供支点。根据关节面的形状,可以将关节分为4种类型:球窝关节、椭圆关节、鞍状关节和滑车关节。不同类型的关节,其活动范围不同。关节面的形状、韧带的强度、骨骼肌的力量和关节负压共同影响着关节的灵活性和稳定性。其中,关节面的形状决定了关节的运动轴,也决定了关节的活动范围。

5.上肢关节运动学

①肩关节复合体的运动:包括肩胛骨运动、盂肱关节运动、胸锁关节运动、肩胛胸壁关节运动。

肩胛骨可做外展、内收、上旋、下旋、上升和下降运动。肩胛骨的外展运动即肩胛前伸(含胸动作),肩胛骨的内收运动即肩胛后缩(扩胸动作)。肩胛骨的上旋运动即肩胛骨上部保持不动而肩胛下角向外上方旋转,如上肢外展动作;肩胛骨的下旋运动即肩胛骨上部保持不动而肩胛下角向内下方旋转,如上肢内收动作。肩胛骨的上升运动即肩胛骨向上移动(耸肩动作),肩胛骨的下降运动即肩胛骨向下运动(耸肩后放松,肩胛骨回落)。

盂肱关节是全身最灵活的关节,活动范围很大,可做屈、伸、外展、内收、内旋和外旋运动。盂肱关节的外展和内收运动是肱骨在冠状面上绕矢状轴的旋转运动,健康盂肱关节外展可达120°,肩胛骨同时上旋可使盂肱关节完全外展。屈伸运动是肱骨在矢状面上绕冠状轴的运动,健康的盂肱关节前屈可达120°,主动后伸可达65°,被动后伸可达80°。内旋和外旋是肱骨在水平面上绕垂直轴的旋转。

②肘关节的运动:包括前臂屈伸和旋前旋后运动。肘关节的屈曲运动是前臂弯曲靠近

上臂。成年人肘关节后伸角度为 0°,儿童和部分成人可有 10°～15° 的后伸角度。前臂旋前的中立位是"拇指向上"位,即完全旋前或旋后的中立位置。

③腕关节的运动:包括手掌的屈、伸、外展(桡偏)、内收(尺偏)运动。

6.下肢关节运动学

①髋关节的运动:包括屈、伸、外展、内收、旋外、旋内。髋关节的屈曲运动即下肢上抬靠近腹部。膝关节伸展时,髋关节可屈曲 90° 左右,这与个体的柔韧性有关。膝关节屈曲时,髋关节可屈曲 120° 左右。髋关节的内收和外展运动是股骨在冠状面上绕矢状轴的旋转运动,内旋和外旋是股骨在水平面上绕垂直轴的旋转。

②骨盆的运动:包括前倾、后倾、侧倾。骨盆前倾时腰椎前凸角度变大,骨盆后倾时腰椎前凸角度变小。

③膝关节的运动:主要运动形式是屈和伸。在屈膝状态下,膝关节可以进行稍微的旋内和旋外。膝关节的伸展运动即小腿后表面远离大腿后表面的运动,反之为膝关节的屈曲运动。

④踝关节的运动:包括背屈(伸)、跖屈、外翻、内翻、内收和外展。背屈即足背靠近小腿前表面的运动(勾脚动作),跖屈即绷脚动作。

(二)骨骼肌的运动学基础

1.骨骼肌的特性

(1)物理特性

①伸展性:肌在外力作用下可被拉长,为肌的弹性。

②弹性:当作用于肌的外力去除后,肌又恢复到原来形状,为肌的弹性。

③黏滞性:肌活动时由于肌浆内部各分子之间的相互摩擦产生的阻力为黏滞性。

肌的物理特性受温度的影响。当肌肉温度升高时,肌肉的黏滞性下降,伸展性和弹性增加。

(2)生理特性

①兴奋性:骨骼肌可以兴奋组织,即具有对刺激产生兴奋的能力。

②传导性:当骨骼肌细胞肌膜的一处兴奋后,以动作电位(局部电流)的形式沿着肌膜传遍整个细胞膜,并迅速传导到肌细胞深处,引起肌细胞收缩。

③收缩性:肌受到刺激产生兴奋后,即产生肌细胞的收缩反应。

2.骨骼肌的运动形式

骨骼肌收缩产生两种基本的运动形式:动力性运动和静力性运动。

(1)动力性运动

动力性运动又称等张收缩,是指产生了动作的肌肉运动形式。动力性运动又分为向心运动和离心运动。

①向心运动:也称向心收缩(Concentric Contraction),是指肌肉收缩时肌力大于阻力,肌肉长度缩短,两端附着点相互靠近,如肱二头肌做向心收缩时形成屈肘动作。

②离心运动:也称离心收缩(Eccentric Contraction),是指肌肉收缩时肌力小于阻力,使原先缩短的肌纤维被缓慢拉长,两端附着点相互远离。离心运动是在肌肉产生张力的同时被拉长。这将促发拮抗肌的收缩,起到对抗重力、稳定身体、缓冲和减速的作用。如从高处跳下落地的过程,需要股四头肌做离心运动,起到减缓下落速度和缓冲震荡的作用。

近年来,针对离心训练机制的研究不断深入,结合肌肉工作原理来看,离心训练具有耗能低、负荷大、改善神经肌肉调节的特点,在运动控制中起关键作用,在提高肌肉力量方面的训练效果优于向心训练。这使得离心训练成为力量训练和康复练习中的重要方法之一。

肌肉做离心运动时,耗氧需求相对较低,这对不能进行高强度运动锻炼的人群来说是一项较好的练习手段。离心运动训练多采用下坡走、下楼梯、慢蹲、离心功率自行车的方式进行。研究表明,离心运动可以安全有效地应用在慢性心脏病、慢性阻塞性肺病、肌少症、前交叉韧带术后、癌症幸存者、2型糖尿病以及神经系统疾病的康复训练中。

实际上,多数运动情况下,肌肉不是单纯地做离心或向心运动,而是先做离心运动紧接着再做向心运动。如上楼梯时膝关节的运动过程是先屈膝再伸膝,屈膝时股四头肌做离心收缩,伸膝时股四头肌做向心收缩。离心和向心运动的结合称为拉长-缩短周期。骨骼肌在拉长的基础上再收缩变短,可以将拉长时蓄积的弹性势能迅速发挥出来,产生更大的力量,但也更容易造成肌肉疲劳。基于拉长-缩短理论原理,出现了超等长训练方法,用于提高肌肉力量和爆发力。

(2)静力性运动

静力性运动也称等长运动或等长收缩(Isometric Contraction),是指肌肉收缩时肌力等于阻力,肌肉长度不变,不产生关节活动。日常坐、站时,肌肉均在做等长收缩,来维持身体姿势。

临床康复治疗时,常将等长运动作为练习肌肉力量的方式,用于损伤早期制动情况下,起到预防失用性肌萎缩、促进血液循环的作用。

(3)运动形式对肌结构的影响

不同的运动形式和运动强度,对骨骼肌的结构和功能影响不同。

耐力训练主要引起的肌结构变化是慢肌纤维选择性肥大,肌红蛋白增加,线粒体体积增大、含量增加,ATP酶活性增加,毛细血管网增多;主要引起的肌功能变化是:肌肉耐力增加,抗疲劳能力增强。对于耐力训练而言,选择的阻力负荷应以20次动作以上为宜。

抗阻力量训练主要引起的肌结构变化是快肌纤维选择性肥大,募集的神经元增多,肌蛋白质合成增加,无氧酵解能力提高,线粒体相对减少,肌结缔组织增厚;主要引起的肌功能变化是:肌肉最大力量增加,爆发力增强。

四、运动氧供应与代谢

1.运动与心血管功能

心血管系统是心脏与血管组成的循环系统,它通过心脏泵血驱动血液在血管中流动,以保持正常血压和组织器官的血液灌注。循环系统常常与呼吸系统共同活动,相互依赖、相互影响,统称为心肺功能。一方面,心肺功能是人体运动功能的基础;另一方面,运动对心肺功能产生即刻变化或持久影响,进而改善心肺疾病的病理生理过程。心肺运动学知识在心肺功能评定、心肺疾病预防和治疗中具有重要指导意义和应用价值。

(1)运动与心脏功能

心脏的主要功能是泵血。正常成年人安静状态下,平均心率75次/min,心输出量5 L/min。运动时,心率加快,心输出量增加。剧烈运动时,心输出量可达25~30 L/min,是安静时的5~6倍,这反映了心脏具有储备泵血功能。长期有规律的运动锻炼,会使心脏出现形态和功能上的适应性改变:心室腔扩大,心室腔容积增加,心肌纤维增粗,心肌收缩力加强,心室舒张末期容积和收缩末期容积差变大,从而增加心脏输出量,提高心力储备。

正常成年人安静时的心率(静息心率)为60~100次/min。在一定范围内,心率会随运动强度的增加而增加,心率是衡量运动强度的一个客观指标。但每个人的心率增加都会有一个上限,即最大心率(Maximum Heartrate, HRmax)。最大心率一般反映了运动极限,超过最大心率时,由于心室舒张期过短,心输出量反而会减少,这样的运动存在风险。最大心率的估算公式为:

正常成年人最大心率=220-年龄,老年人最大心率=170-年龄

长期有素的运动训练能够提高最大心率值,降低静息心率,运动员的静息心率可以低至40~60次/min。最大心率和静息心率的差值称为心率储备(Heart Rate Reserve, HRR)。

而运动量不足的人群,心率储备下降,出现运动时心输出量减少,并通过心率加快来代偿,稍一运动就气喘吁吁。

(2)运动与血压变化

运动可引起血管系统产生反应和适应,并引起动脉血压的适应性改变。

有氧耐力性运动时,心输出量增加,血管内血量增加,引起收缩压的升高。长期有规律的有氧训练,能够增加动脉血管的弹性和顺应性,缓冲血液波动,使得在同样运动强度时收缩压没有明显的上升。有氧运动时,组织代谢产物增加,特别是骨骼肌内的舒血管物质增多,使血管扩张,外周阻力变化不大,表现为舒张压不变或稍微下降。

抗阻力量性运动时,骨骼肌大面积持续收缩,挤压肌肉内血管,使外周阻力增加,舒张压升高。若屏气则升高胸腔内压,减少回心血量,导致心输出量降低,从而收缩压也降低。因此,在做力量运动时,应保持正常呼吸不要屏气,而且心血管患者的抗阻力量训练强度不宜

过大。

2.运动与呼吸功能

运动时,机体代谢增强,耗氧量增加。同时,由于代谢废物增加,通过呼出二氧化碳加快废物排出。长期运动训练可以增强肺通气和肺换气功能。

运动时,为了摄入更多的氧气,呼吸会加深加快,肺通气量由安静时的 6~8 L/min 增加到 80~150 L/min,较安静时增加 10~12 倍。中等强度运动时,肺通气量的增加主要靠呼吸深度的增加,而剧烈运动时的呼吸深度和呼吸频率均增加。

长期运动给呼吸系统带来的适应性变化为呼吸的肌力和耐力增强,组织对氧气的利用率提高。

3.运动与代谢

新陈代谢是生命基本特征之一,包括物质代谢和能量代谢。葡萄糖、脂肪和蛋白质的合成和分解过程构成了机体的物质代谢,物质代谢过程伴随着能量释放、转移、储存和利用,称为能量代谢。运动时,机体能量消耗增加。临床上通过运动来防治疾病时,应根据不同运动的能量消耗特点,科学地选择运动类型和运动强度,逐步恢复患者的运动能力。

(1)运动与糖代谢

糖在体内主要有两种形式:一是以糖原的形式存在于组织或细胞内,主要是肌糖原和肝糖原;二是以葡糖糖的形式存在于血液内,即血糖。葡糖糖是机体的主要能源物质。机体 60% 的热能由葡糖糖提供。运动时,骨骼肌对血液中葡萄糖的摄取和利用增加。低强度运动超过 30 min 后,骨骼肌摄取血糖比静息状态下提高 2~3 倍;中等强度运动超过 30 min 后,骼肌摄取血糖比静息状态下提高 7~20 倍。因此,糖尿病患者可以通过持续时间较长的中等强度运动(如健步走、慢跑)等降低血糖浓度。

(2)运动与脂肪代谢

脂肪是长时间运动的主要能量来源。运动时,脂肪分级成甘油和脂肪酸,在心肌和骨骼肌等组织中,脂肪酸再经氧化生成二氧化碳和水,这是脂肪主要的供能形式。长时间中等强度运动可以使脂肪代谢增强,起到减脂作用。运动也可以提高脂蛋白酶活性,降低甘油三酯、低密度脂蛋白和血管中胆固醇浓度,提高高密度脂蛋白浓度,对防治动脉粥样硬化和心脑血管疾病具有重要作用。

(3)运动与蛋白质代谢

蛋白质是构成细胞的主要成分,不作为主要的供能物质。体内肌糖原储备充足时,蛋白质供能仅占总热能需要的 5%;在肌糖原消耗后,蛋白质供能可提高至 10%~15%。运动能够激发蛋白质代谢,影响相关基因表达与蛋白质合成,增强肌肉力量与免疫力,从而降低疾病的风险。近年来,蛋白质组学,尤其是蛋白质的翻译后修饰,已经成为体育科学领域的重要技术之一。针对运动对机体的影响以及运动相关疾病的蛋白标志物研究越来越多,将逐步揭示运动与健康的内在深层关系。

4.运动时的能量消耗特点

运动时的能量供应涉及两个分解代谢和三大供能系统。以无氧分解合成三磷酸腺苷（ATP）的称为无氧代谢供能，无氧供能又分为磷酸原供能和糖酵解供能，以有氧分解合成ATP的称为有氧供能。磷酸原供能系统、糖酵解供能系统和有氧代谢系统即为三大供能系统。

①磷酸原供能系统：由ATP和磷酸肌酸（CP）共同组成的供能系统。ATP是细胞唯一能直接利用的能量形式，ATP在体内储存量很少，当ATP分解释放能量后，CP立刻分解促进ATP再合成。这一过程非常迅速，无需氧气且不产生乳酸。但这种供能方式做功时间短，仅能维持6~8 s。因此，磷酸原供能系统是速度力量项目运动时的主要供能系统，如50 m竞速跑时，主要由磷酸原系统供能。

②糖酵解供能系统：葡萄糖经无氧分解生成乳酸并释放能量，使二磷酸腺苷（ADP）转化为ATP。高强度运动时，机体处于缺氧状态，葡萄糖无氧酵解提供ATP。这种能量释放方式较快，能够维持1~2 min的持续运动，是短时高强度运动的主要供能方式，也是高强度运动初期的主要能量来源。但长时间进行无氧运动会造成乳酸堆积，引起肌肉疲劳和酸痛。

③有氧供能系统：在氧气供应充足的情况下，葡萄糖、脂肪和蛋白质彻底有氧氧化生成二氧化碳和水，同时释放能量使ADP合成ATP。有氧供能系统为机体提供了大部分的能量。在运动早期，由葡萄糖供能；随着运动时间延长，脂肪成为主要供能物质。脂肪在体内储存量较多，因此有氧供能是长时间有氧耐力项目的主要供能方式。

5.有氧运动和无氧运动

（1）有氧运动

有氧运动（Aerobic Exercise）是以有氧供能系统提供运动中所需能量的运动方式。有氧运动具有以下特点：

①运动强度以中、低强度为主，运动时机体得到的氧气供应充足。

②运动时间长、运动速度慢、运动距离长。

③全身大肌肉群参加活动，以上肢、下肢、躯干的大肌肉群同时参加运动，如非竞赛性的球类项目、太极拳等。

④以周期性的、节律性的运动形式为主。周期性的运动指同样的动作重复进行，如健身操、健步走。

有氧运动能力即人在运动时把大气中的氧气输送到细胞中的能力，也称心肺耐力。与健康相关的5个身体素质包括心肺耐力、肌肉力量、肌肉耐力、柔韧性、身体成分。其中，心肺耐力与人体的健康关系最为密切，也是其他身体素质的基础。

心肺耐力水平主要与呼吸系统和心血管系统功能有关，反映了人体心肺功能的适应能力,是人体健康水平或体质强弱的重要标志。现已有研究表明:经常进行有氧运动,可以降低 20%~30% 肺癌、肠癌、胃癌、乳腺癌的发病率;老年人患痴呆的风险降低 36%,患心血管疾病的风险降低 10%~30%。

(2)无氧运动

无氧运动(Anaerobic Exercise)是以无氧供能系统提供运动中所需能量的运动方式。糖原含量及其酵解酶活性是葡萄糖无氧酵解能力的物质基础。骨骼中肌糖原含量越高,糖酵解酶活性越强,无氧代谢供能的持续时间就越长。常见的无氧运动包括全速跑步、高强度间歇运动、杠铃抗阻运动等。无氧运动在运动结束后仍持续消耗脂肪,并降低能量转化为脂肪的可能性。

※思考题

1.举例说明日常生活中人体基本运动形式。

2.简述有氧运动与无氧运动供能系统的区别。

3.简述长期运动锻炼对心脏泵血功能的作用。

(罗梦婷)

参考文献

[1]蓝巍,马萍.运动学基础[M].3 版.北京:人民卫生出版社,2020.

[2]黄晓灵,敖丽娟.人体运动学[M].3 版.北京:人民卫生出版社,2018.

第四节　运动处方

一、运动处方的概念

运动处方是由运动处方技术培训合格人员,依据处方对象的基本健康信息、体力活动水平、医学检查与诊断、运动风险筛查、运动测试等结果,以规范的运动方式和规定的运动频率、强度、时间、进阶、周运动总量以及注意事项,形成局部和整体相结合、近期和远期目标相结合的个性化健康促进及疾病防治的主动运动指导方案。

二、运动处方的分类

随着运动处方应用范围的不断扩大,运动处方的种类也在不断增加。常见分类如下:

1.根据不同目的和对象进行分类

①健身性运动处方:以健康人群或慢病风险人群为服务对象,以促进青少年增强体质,帮助成年人包括老年人健体强身、预防疾病为目的。

②竞技性运动处方:又称为运动训练计划或训练方案,专门针对运动员以提高身体素质、体能或者运动技术水平为目的制定的运动处方。

③治疗性运动处方:以慢性疾病患者、运动损伤人群和围手术期人群为服务对象,以提高疗效、加速疾病康复和功能恢复为目的制定的运动处方。通常所说的运动处方即指治疗性运动处方。

2.根据运动锻炼的不同方式进行分类

①耐力运动处方:以提高心肺功能为主要目标,以有氧运动为主要运动方式。耐力训练早期主要用于发展身体的耐力素质,提高运动员的训练水平,后来逐渐应用于急性心梗患者的康复并发挥了明显的作用。目前,耐力运动处方广泛应用于心血管系统慢性疾病(如冠心病、高血压)、代谢性疾病(如糖尿病、肥胖症)、长期卧床引起的心肺功能下降等疾病的预防和康复。

②力量运动处方:主要用于提高练习者的肌肉力量和耐力素质。力量运动处方还可用于因损伤、疾病导致肢体长期制动、长期卧床等引起的失用性肌萎缩的康复,身体发育畸形的矫正等。

③柔韧运动处方:主要用于提高身体的柔韧素质,改善关节活动度。在康复医学中,通常通过柔韧性练习使因伤病而受影响的关节的活动度尽量保持、增加、恢复到正常范围,以实现改善肢体运动功能的目的。

三、运动处方的内容

运动处方的内容包括运动种类、运动强度、运动时间、运动频率、运动进度及注意事项6项,又称为运动处方六大要素。

(一)运动种类

1.耐力性(有氧)运动

耐力性(有氧)运动是运动处方最主要和最基本的运动手段。在治疗性运动处方和预防性运动处方中,主要用于心血管、呼吸、内分泌等系统的慢性疾病的康复和预防,以改善系统功能。在健身运动处方中,有氧运动是保持理想体重的有效运动方式。

有氧运动的项目有步行、慢跑、游泳、自行车、跳绳等。

2.力量性运动

力量性运动是以恢复肌肉力量和肢体活动功能为主。在矫正畸形和预防肌力平衡被破坏所致的慢性疾患的康复中,通过有选择地增强肌肉力量,调整肌力平衡,从而改善躯干和肢体的形态和功能。

力量性运动根据其特点可分为电刺激疗法(通过电刺激,增强肌力,改善肌肉的神经控制)、被动运动、助力运动、免负荷运动(即在减除肢体重力负荷的情况下进行主动运动,如在水中运动)、主动运动、抗阻运动等。抗阻运动包括等张练习、等长练习、等动练习和短促最大练习(即等长练习与等张练习结合的训练方法)等。

3.伸展运动与健身操

伸展运动及健身操较广泛地应用在治疗、预防和健身各类运动处方中,主要的作用有放松精神、消除疲劳,改善体型,防治高血压、神经衰弱等疾病。伸展运动及健身操的项目主要有太极拳、保健气功、五禽戏、广播体操、医疗体操、矫正体操等。

(二)运动强度

1.有氧运动的运动强度

运动强度是运动处方的核心及设计运动处方中最有风险、最困难的部分,需要有适当的监测如心肺运动负荷实验来确定运动强度是否适宜。

运动强度可根据心率、自觉疲劳程度等来确定。

(1)心率

除去环境、心理刺激、疾病等因素,心率与运动强度之间存在着线性关系。在运动处方实践中,一般来说,达到最大运动强度时的心率称为最大心率。达到最大功能的60%~70%时的心率称为"靶心率"或称为"运动中的适宜心率",是指能获得最佳效果并能确保安全的运动心率。为精确地确定个体的适宜心率,须做运动负荷试验。测定运动中,可以达到的最大心率或做症状限制性运动试验以确定最大心率。该心率的70%~85%为运动的适宜心率。

用靶心率控制运动强度是简便易行的做法,具体推算的方法有公式推算法:以最大心率的65%~85%为靶心率,即靶心率=(220-年龄)×65%(或85%)。年龄在50岁以上,有慢性病史的,可用靶心率=170-年龄;经常参加体育锻炼的人可用靶心率=180-年龄。

例如:年龄为40岁的健康人,其最大运动心率为220-40=180次/min,适宜运动心率下限为180×65%=117次/min,上限为180×85%=153次/min,即锻炼时心率在117~153次/min,表明运动强度适宜。

(2)自觉疲劳程度

自觉疲劳程度是根据运动者自我感觉疲劳程度来衡量运动强度的指标,可用来评定运动强度(图10.6)。

2.力量性运动的运动强度和运动量

力量练习的运动强度和运动量以局部肌肉反应为准,而不是以心率指标为准。在等张练习或等动练习中,运动量由抗阻力的大小和运动次数来决定。在等长练习中,运动量由抗阻力和持续时间来决定。在增强肌肉力量时,宜逐步增加阻力而不是增加重复次数或持续时间(即大负荷、少重复次数的练习);在增强肌肉耐力时,宜逐步增加运动次数或持续时间(即中等负荷、多次重复的练习)。在康复运动中,一般较重视发展肌肉力量,而肌肉耐力可在日常生活活动中得到恢复。

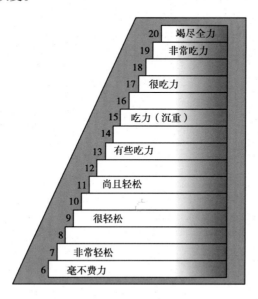

图 10.6　Borg 主观疲劳程度量表

3.伸展运动和健身操的运动强度和运动量

①有固定套路的伸展运动和健身操的运动量:如太极拳、广播操等,其运动量相对固定;如太极拳的运动强度一般较小。增加运动量可通过增加套路的重复次数或动作的幅度等来完成。

②一般的伸展运动和健身操的运动量:可分为大、中、小 3 种。小运动量是指做四肢个别关节的简单运动、轻松的腹背肌运动等,运动间隙较多,一般为 8~12 节;中等运动量可做数个关节或肢体的联合动作,一般为 14~20 节;大运动量是以四肢及躯干大肌肉群的联合动作为主,可加负荷,有适当的间歇,一般在 20 节以上。

(三)运动时间

1.有氧运动的运动时间

运动处方中的运动时间是指每次持续运动的时间。每次运动的持续时间为 15 ~ 60 min,一般须持续 20~40 min;其中,达到适宜心率的时间须在 15 min 以上。在计算间歇性运动的持续时间时,应扣除间歇时间。运动量由运动强度和运动时间共决定(运动量=运动强度×运动时间)。在总运动量确定时,运动强度较小则运动时间较长。运动量由小到大,增加运动量时,先延长运动时间,再提高运动强度。

2.力量性运动的运动时间

力量性运动的运动时间主要是指每个练习动作的持续时间。如等长练习中肌肉收缩的维持时间一般认为 6 s 以上较好。短促最大练习是负重伸膝后再维持 5~10 s。在动力性练习中,完成一次练习所用时间实际上代表动作的速度。

3.伸展运动和健身操的运动时间

成套的伸展运动和健身操的运动时间一般较固定,而不成套的伸展运动和健身操的运动时间有较大差异。如 24 式太极拳的运动时间约为 4 min。

(四)运动频率

1.有氧运动的运动频率

在运动处方中,运动频率常用每周的锻炼次数来表示。运动频率取决于运动强度和每次运动持续的时间。一般认为,每周锻炼 3~5 次,这种锻炼的效率最高。最低的运动频率为每周锻炼 2 次。小运动量的耐力运动可每天进行。

2.力量性运动的运动频率

力量练习的频率一般为隔日练习 1 次。

3.伸展运动和健身操的运动频率

伸展运动和健身操的运动频率一般为每日 1 次或每日 2 次。

(五)运动进度

根据运动处方的动态调整原则,在实施运动处方时,须先经过一段时间的适应性运动训练再进入正式的处方训练。经过处方运动训练后(大概 6~8 周),患者的心肺功能应有所改善,在运动强度和运动时间方面均要进行再次评估、调整运动强度与运动时间。即运动处方应根据个人的练习进度的推进而适时修改。

(六)注意事项

①需告知运动者相关的体育卫生知识,如穿着宽松、舒适的运动服、运动鞋,以及正确的锻炼方法。

②做好准备活动和整理活动。运动前,可采用拉伸活动进行热身,提高肌肉温度,避免发生损伤;运动后,可进行自我按摩,放松肌肉。

③保证运动安全,如锻炼时心率不得超过靶心率;对有慢性疾病的锻炼者要注意监测疾病状态和身体反应;运动时发现不适,应停止运动及时就医。

四、运动处方的原则

1.个性化原则

不同的个体对同一运动负荷的反应是有差异的,并且同一个体在不同的时期、不同的身体状态下,对同一运动负荷的反应也不一样。因此,运动处方必须因人而异,要根据每一个参加锻炼者或病人的具体情况精准制订出符合个体身体客观条件及要求的运动处方,切忌千篇一律。

2.循序渐进原则

机体对运动负荷的承受能力是一个循序渐进的过程,特别是长期不运动的初练者和身体虚弱者,需要较长时间才能对运动产生生理性适应。所以,制订和实施运动处方时,应当从低到高、循序渐进地增加负荷和运动难度与强度,切不可操之过急,使运动量过大或增加过快。盲目地追求锻炼效果不仅会增加损伤和意外的风险,也会使原本愉悦身心的锻炼变成一种痛苦的负担,影响锻炼者执行运动处方的兴趣和坚持锻炼的决心。

3.动态调整原则

对于初定的运动处方,要经过运动实践及多次调整后,才能成为符合自身条件的有效运动处方。此外,锻炼者的身体状况和心理情绪也会随着运动处方的实施而发生相应变化,因而要随着运动处方的实施与推进,视锻炼者的身体状况或病情的变化,对锻炼者重新进行运动能力、健康状况测试、评定,对运动处方进行适度调整。

4.全面性原则

随着运动理论和实践的发展,在运动实践中不再仅仅注重心血管系统的健康,肌肉力量与躯体柔韧性同样是全身健康的重要组成部分;同时,注重身心全面健康,包括精神与身体和谐发展、通过锻炼解除心理压力、提高对现代生活的适应能力。因此,在运动处方的制订和实施中,应注意维持人体生理和心理的平衡,以达到"全面身心健康"目的。

5.有效性与安全性原则

实施运动处方的运动,首先应保证在安全的范围内进行。若超出安全的界限,则可能发生危险。例如,为提高全身耐力水平,运动强度必须达到改善心血管和呼吸功能的有效强度,也就是靶心率范围。如果运动超过这个上限,就可能有危险性。多数情况下,危险性小而且效果好的适宜强度是(60%~85%)HRmax。

6.提高运动依从性原则

在选择运动项目时,要根据锻炼对象的环境条件、兴趣爱好来制订,提高锻炼者对运动的依从性,保证运动处方的完整实施。

五、运动处方制订的流程

制订运动处方的基本流程包括运动前健康筛查、体力测试/运动负荷实验、运动处方的制订与实施、运动中的医务监督、运动处方效果评价。

（一）运动前健康筛查

运动前健康筛查的目的如下：

①了解处方对象的基本健康状况、疾病史和运动史、处方目的或康复目的。

②排除有运动禁忌证的人群。

③增加运动中的安全性。

④制订、实施安全有效的运动处方。

1.自我筛查

自我筛查主要采用体力活动准备问卷（Physical Activity Readiness Questionnaire，PAR-Q）和运动前筛查问卷。

2.运动前基本信息筛查问卷

①)病史：主要询问运动对象有无心脏病，是否进行过与心脏有关的手术，如心脏导管检查术、心脏移植术和经皮冠状动脉成形术（PTCA），是否安装起搏器、植入式心脏除颤器和电复律器，是否患有心脏瓣膜病、心力衰竭，是否正在服用治疗心脏病的药物等。

②症状：询问运动对象用力时有无胸部不适，有无产生不明原因的呼吸困难、头晕眼花、晕倒或眩晕、脚踝水肿、由于快而强的心跳而感觉身体不适等症状。

③其他健康问题：询问运动对象有无糖尿病、哮喘或其他肺部疾病；短距离行走时有无间歇性跛行（在不走路时没有明显的不适感，但短距离行走时一侧或双侧下肢就会出现酸胀不适感，以致不得不停下来休息，休息一段时间后这种不适感消失，又可以继续走路，这种现象临床上称为间歇性跛行）。

④心血管疾病危险因素：见表 10.5。

表 10.5　成年人心血管危险因素筛查表

危险因素	判断标准
正性	
年龄	男性≥45 岁，女性≥55 岁
家族史	在一级亲属中，男性亲属在 55 岁之前、女性亲属在 65 岁之前发生过心血管事件或心源性猝死
吸烟史	目前正在吸烟，戒烟不足 6 个月或吸二手烟
肥胖	BMI≥28 kg/m^2；或者女性腰围≥80 cm、男性腰围≥85 cm
高血压	SBP≥140 mmHg 和（或）DBP≥90 mmHg，至少在两次不同时间测量后确定；或正在服用降压药

危险因素	判断标准
糖尿病	空腹血糖≥7.0mmol/L 和(或)口服糖耐量试验(OGTT)2h 血糖≥11.1 mmol 或 HbAlc≥6.5%
血脂代谢异常	LDL-C≥3.37 mmol/L,或 HDL-C<1.04 mmol/L,或 TC≥5.18 mmol/L,或 TG≥1.70 mmol/L;或正在服用降脂药物
静坐少动的生活方式	至少 3 个月没有参加每周至少 3 天、每天不少于 30 min 的中等强度体力活动,(40%~60%)HRR
负性	
高 HDL-C	≥1.55 mmol/L

注:SBP 为收缩压;DBP 为舒张压;LDL-C 为低密度脂蛋白胆固醇;HDL-C 为高密度脂蛋白胆固醇;TC 为总胆固醇;TG 为甘油三酯;HRR 为储备心率。

3.体格检查

体格检查是医生或运动处方师通过自己的感官或借助简单的器具对被检查者的身体进行一系列医学检查,以了解被检查者身体的健康状况、发育程度及机能水平等。通过对被检查者进行详细规范的体格检查,可以达到以下目的:

①判断被检查者的整体健康状况。

②发现其身体存在的异常(如超重、肥胖、血压高、心肺功能障碍、脊柱四肢异常、神经功能受损等),这些异常可能会限制其参加某些运动项目。

③筛选出其易患伤病的因素,是否有肩、腰、膝、踝部的损伤。

④对其能参加何种运动、运动量大小进行评价。

⑤对提高其健康水平和运动锻炼的注意事项提出建议。

(二)运动测试/运动负荷实验

首先,必须了解,并不是所有人都适合做运动测试。在确定运动者是否进行运动测试前,应该准确评价运动测试的风险和益处,判断运动者是否存在运动测试的风险或禁忌,然后才能开展体力测试或运动负荷实验。

1.运动测试绝对禁忌证

①近期有严重心肌缺血、急性心肌梗死(2 天内)或其他急性心脏病事件。

②可引起症状的心律失常或严重的主动脉狭窄或未控制有症状的心力衰竭。

③急性肺栓塞或肺梗死。

④急性心肌炎或心包炎。

⑤可疑或确诊的动脉瘤破裂。

⑥急性全身感染,伴有发热、全身疼痛或淋巴结肿大。

2.运动负荷实验

运动负荷试验(Exercise Tolerance Testing,ETT)是评定心脏功能、制订运动处方的主要方法和重要依据。运动试验方法的选择应根据检查的目的和被检查者的具体情况而定。目前,最常用的运动试验是用逐级递增的运动负荷的方法测定,测定方式采用活动平板(跑台)和功率自行车。递增负荷运动试验(简称 GXT),是指在试验的过程中,逐渐增加负荷强度,同时测定某些生理指标,直到受试者达到一定运动强度的一种运动耐量试验。

3.运动负荷试验的方法

运动负荷试验最常用的方法有运动跑台和功率自行车。

(1)运动跑台试验

运动跑台是一种可改变坡度和速度的步行器。运动跑台的运动试验最常用的是 Bruce 方案,即让受试者在活动平板上行走,每 3 min 增加一级负荷(包括速度和坡度),共分 7 级,运动中不休息。运动中连续用心电图监护。

(2)功率自行车运动试验

功率自行车运动试验是让受试者连续蹬功率自行车,逐步增加蹬车的阻力而增加运动负荷,共有 7 级运动负荷,每级运动 3 min。在测定的过程中,连续用心电图监测,并定时测量血压。男性从 2 940 N·m/min 开始,每级增加 2 940 N·m/min(300 kg·m/min);女性从 1 960 N·m/min(200 kg·m/min)开始,每级增加 1 960 N·m/min(200 kg·m/min)。

4.运动测试的终止指标

在运动试验中,出现以下症状应立即终止运动:

①运动负荷增加,而收缩压降低。

②运动负荷增加,而心率不增加或下降。

③出现胸痛、心绞痛等。

④出现严重的运动诱发的心律失常。

⑤出现头晕、面色苍白、出冷汗、呼吸急促、下肢无力、动作不协调等。

⑥病人要求停止运动。

5.运动测试的注意事项

①避免空腹、饱餐后即刻进行运动试验。

②运动试验前 2 h 禁止吸烟、饮酒。

③试验前,停止使用影响试验结果的药物。如因病情需要不能停药的,在分析试验结果时,应充分考虑药物的影响因素。

④运动试验前一天内不进行剧烈的运动。

⑤运动试验前休息 0.5 h 左右。

(三)运动处方的制订与实施

1.运动处方的基本格式

目前,普遍采用表格式的运动处方,其格式没有统一、严格的规定,但一般应包括以下内容:一般资料、临床诊断结果、临床检查和功能检查结果、运动试验和体力测验结果、运动目的和要求、运动内容、运动强度、运动时间、运动频度、注意事项、医师或处方者签字以及运动处方的制订时间。

其中,由中国体育科学学会制订的运动处方模板使用最为广泛(表10.6)。

表10.6 运动处方(中国体育科学学会标准格式)

基本信息	＿＿＿＿年＿＿月＿＿日				
姓名		性别	男( ) 女( )	年龄	岁
联系电话		家庭地址			
运动前筛查结果					
体力活动水平	严重不足( ) 　　不足( ) 　　满足( )				
健康筛查	身高＿＿＿＿cm 　　体重＿＿＿＿kg 　　体脂率＿＿＿＿%				
	疾病史:无( ) 　　高血压( ) 　　糖尿病( ) 　　心脏病( ) 　　肺脏疾病( ) 　　其他( )				
	血液指标:空腹血糖＿＿＿＿mmol/L,总胆固醇＿＿＿＿mmol/L				
	血压＿＿＿＿mmHg,心率＿＿＿＿次/分				
其他医学检查结果	1. 2.				
运动风险分析	低( ) 　　中( ) 　　高( )				
运动功能测试	心肺机能:低( ) 　　中( ) 　　高( )				
	肌肉力量与耐力:差( ) 　　一般( ) 　　较好( )				
	柔韧性:差( ) 　　一般( ) 　　较好( )				
存在的主要问题	1. 2.				
主诉需求、运动目标	短期: 长期:				
运动处方					

续表

运动方式	
运动强度	
运动时间	
运动频率	
注意事项	（场地条件、准备活动、整理活动及恢复手段等）
实施时间	_____年_____月_____日至_____年_____月_____日
练习地点	
效果评价	
运动 处方师	签名：_____
处方机构	单位（盖章）：_____

2.运动处方的实施：一次运动锻炼的安排

运动处方的实施应以每一次运动锻炼的合理安排为核心，以运动量的监控及医务监督为重点，在确保安全的基础上，积蓄锻炼效果，实现运动处方的预期目标。

在运动处方的实施过程中,每一次训练课都应包括 3 个部分,即准备活动部分、基本部分和整理活动部分。

（1）准备活动部分

准备活动的内容常采用运动强度小的有氧运动和伸展性体操,如步行、慢跑、徒手操、太极拳等,使身体各个部位和关节都活动开,最好达到身体有微微出汗的感觉。准备活动部分的时间,可根据不同的锻炼阶段有所变化。在开始锻炼的早期阶段,准备活动的时间可为 10~15 min;在锻炼的中后期,准备活动的时间可减少为 5~10 min。

（2）基本部分

基本部分是运动处方的主要内容,是达到康复或健身目的的主要途径。运动处方基本部分的运动内容、运动强度、运动时间等,应按照具体运动处方的规定实施。通常,耐力运动项目要达到靶心率(THR),并维持 20 min 以上;主要运动项目的运动强度一般定为最大能力的 40%~60%;同时,还要进行一定的肌力训练,其运动强度为最大的 80%左右。

（3）整理活动部分

整理活动是在基本部分的训练结束后,进行一些低强度、较轻松的整理活动,以使身体由剧烈的运动状态逐渐恢复到相对平静的状态。每一次按运动处方进行锻炼时,都应安排一定内容和时间的整理活动,其作用在于:避免出现因突然停止运动而引起的心血管系统、呼吸系统、自主神经系统的症状,如头晕、恶心、"重力性休克"等;促进乳酸的代谢,减少肌肉的酸痛,有助于疲劳的消除。整理活动的时间一般为 5~10 min,内容可选择散步、放松体操、自我按摩等方式。

（四）运动中的医务监督

在运动处方的实施过程中,应对受试者进行医务监督,以确保实施运动处方的安全性。健康状况好的锻炼者,可在自我监督的情况下进行运动;心血管系统疾病、呼吸系统疾病、慢性病、临床症状不稳定的患者,在实施运动处方时,应在有医务监督的条件下进行运动。

1.自我监督

一般健康人实施运动处方时,可采用自我监督的方法,在运动过程中注意观察自己的健康状况和身体功能状态。观察的内容有主观感觉(包括运动心情、不良感觉、睡眠、食欲、排汗量等)和简单的客观检查(包括脉搏、体重、运动效果等),可参照表 10.7 的格式制订自我监督表。

2.医务监督

有较严重疾病的患者实施运动处方时,须在有医生指导、有医务监督的条件下才能进行运动。如心脏病人(尤其是在住院期和门诊期)实施运动处方时,应具有心电监测条件和抢救条件。在运动处方实施过程中,医务监督的常用指标有心率、血压和心电图等,应注意控制运动强度、运动时间等因素。对于特殊人群,还应增加特定监测指标,如糖尿病患者运动前后的血糖值及运动对糖尿病并发症的影响等。

表10.7　自我监督表

姓名:			填写日期:　　年　　月　　日
主观感觉	一般感觉	良好　一般　不好	
	运动心情	渴望训练　愿意训练　厌烦训练	
	食欲情况	良好　一般　不好	
	睡眠情况	良好　一般　不好	
主观感觉	不良感觉	头晕恶心心慌　气短　胸闷　腹痛　其他(　　　　)	
	出汗情况	无汗　适量大汗淋漓　盗汗	
客观检查	晨脉	次/min　规律　不规律	
	安静脉搏	次/min　规律　不规律	
	呼吸频率	次/min	
	体重	kg	
	血压	mmHg	
其他情况(缺席、受伤、中断运动时间等)			

六、常见慢病运动处方

(一)糖代谢异常人群运动处方(糖尿病、糖前期、妊娠糖尿病)

1.糖代谢异常的诊断

①糖尿病:空腹血糖≥7.0 mmol/L 或餐后 2 h 血糖≥11.1 mmol/L。

②糖尿病前期:6.1 mmol/L≤空腹血糖<7.0 mmol/L 或 7.8 mmol/L≤餐后 2 h 血糖<11.1 mmol/L。

③正常:空腹血糖<6.1 mmol/L 且餐后 2 h 血糖<7.8 mmol/L。

2.训练目的

①规律的运动有益于预防或延缓 2 型糖尿病的发展,有益于 1 型糖尿病患者改善心血管健康、增加肌肉力量、提高胰岛素敏感性,可以降低心血管疾病死亡风险。

②有氧运动的获益:可以增加线粒体密度、胰岛素敏感性和氧化能力,提高血管的顺应

性、肺功能、心输出量和免疫功能。

③抗阻运动的获益:糖尿病是肌肉力量减退的独立危险因素,并加速肌肉力量和功能的减退。抗阻运动可以改善肌肉重量和身体成分,增加肌肉力量和身体活动能力,促进脑健康。

④柔韧性练习的获益:关节活动度与衰老、糖基化终末产物相关,高血糖会加速关节活动度的减退速度。柔韧性练习有助于改善柔韧性,但不改善血糖控制,不能代替其他运动方式。

⑤增加日常生活中的体力活动,减少久坐。每30 min 打断一次久坐,有利于血糖控制。每20~30 min 进行 5 min 站立或轻体力活动,有利于超重肥胖并久坐的患者及糖调节受损者的血糖控制。

⑥糖尿病患者通过餐后 15 min 或每 30 min 进行 3 min 抗阻运动有利于血糖控制。

3.运动种类

以有氧运动为主,如步行、慢跑、游泳、功率自行车以及徒手体操、太极拳等,但必须根据患者全身情况和可能条件,选 1~2 项进行,并兼顾力量、柔韧和平衡运动。

4.运动强度

推荐中低运动强度。最大摄氧量的 50%～60%,每次持续 20～30 min,可逐步延长至 1 h。经观察发现,运动强度过低,能量代谢以利用脂肪为主,肝糖代谢影响较小;强度过高,则开始时使血糖明显上升,以后又使血糖过度下降,甚至引起低血糖反应;唯有中低强度的运动锻炼对降血糖和尿糖有明显作用,这是糖尿病运动疗法特点之一;另一特点是运动中全身骨骼肌都应得到锻炼,以利于骨骼肌对葡萄糖的利用。

5.运动频度

高频率:每餐后运动 20 min。

对于 2 型糖尿病患者来说:

①有氧运动:每周至少 3 天进行中等至较高强度的有氧运动,每周运动不少于 150 min,且运动间歇不超过 2 天,最好每天运动。

②力量运动:每周 2~3 次,隔天进行。

③平衡和柔韧运动:每周 2~3 次。

6.运动时间

每次 20~30 min 逐渐增加到每次 30~60 min。如果每餐后都进行运动,每次持续 20～30 min即可。

7.总运动能量消耗

总运动能量消耗每周大于或等于 1 000 kcal,最好达到 2 000 kcal。

8.注意事项

①对于血糖过高者,应先进行药物治疗。出现以下情况时,应先进行药物治疗:血糖 ≥

13.9 mmol/L+尿酮阳性;血糖≥16.7 mmol/L。

②安静血压≥160/100 mmHg,应先进行药物治疗。

③如有已明确诊断的各种心脏病,如冠心病、高血压心脏病、瓣膜病等,应按照心脏康复的原则进行运动。

④应将运动疗法同控制饮食和药物治疗结合起来,合理安排;通常,先实施饮食控制及必要的药物治疗,待血糖和尿糖得到适当控制,再开始运动疗法。

⑤避免空腹及在注射药物60~90 min时运动,以免引起低血糖反应。

⑥对于运动时易发生低血糖者,可在运动前或中间增加饮食,也可在运动时随身携带一些饼干或水果糖,待低血糖时食用。

(二)高血压运动处方(适用于第Ⅰ、第Ⅱ期高血压)

1.训练目的

①降低心血管疾病的死亡和病残危险。

②血压控制的基本目标是一般人群血压<140/90 mmHg,老年人群<150/90 mmHg,并发糖尿病或肾病者<130/80 mmHg。

2.运动方式

有氧运动:健步走、慢跑、骑自行车、游泳、太极拳。健身走推荐速度为120步/min(约7 km/h,即2 m/s),或缓慢上下自家楼梯或骑功率自行车。适应了有氧运动后,可逐步增加力量练习。

3.运动强度

中低强度运动降压效果优于较大强度。但是相对较大强度的运动,可以维持较长时间的降压效果。高血压病人的运动强度在40%~70%储备心率。对于没有健身习惯或较严重的高血压患者,起始强度应选择40%~50%储备心率,逐渐增加。

4.运动时间

每次30~60 min,约消耗1 255 kJ(300 kcal);也可以是小量、短时间、多次,累计完成总运动时间和运动量。

5.运动频度

每周3次。推荐运动频率:隔天1次,每次60 min,每周为180 min;隔天1次,每次30或60 min交替,每周为180 min。

6.注意事项

①同等强度运动时,运动时间越长,运动中血压越高。因此,高血压患者的运动时间不宜持续过长。

②进行静态运动时,运动中血压升高幅度较大,不适用于高血压患者。

③运动中屏息会导致血压异常升高,所以运动时应保持正常的呼吸。所有活动要精神

放松、情绪愉快、不要过度用力。

④高血压人群的健身活动应在专业人员的指导下进行。

⑤高血压病人在运动前、中、后应进行血压监测。

⑥不要做过度弯腰的动作，不要长时间头低于心脏的位置。

⑦锻炼要持之以恒。

（三）心脏病运动处方

1. 训练目的

①减缓动脉粥样硬化的发展，缓解心绞痛。

②减少再次发生心梗（复发）或猝死的危险。

③在生理、心理方面发挥调节作用。

2. 运动种类

建议心血管病患者的最佳运动方案为有氧耐力训练与间歇力量性训练相结合，有氧耐力运动项目以中低强度的节律性运动为佳。可选择散步、慢跑、骑自行车、游泳，以及全身肌肉都参与活动的中等强度的有氧体操，如医疗体操、健身操、太极拳等。

3. 运动强度

心血管病患者运动时，运动强度以中等强度较为适宜，即相当于最大摄氧量（VO_2max）的 40%~60%。以心率表示，则运动时有效心率范围为最大心率（HRmax）的 50%~70%。

$$有效心率 = （220 - 年龄） × （50\% ~ 70\%）$$

肥胖的心血管病患者运动时，运动强度宜采用较低强度为好，以利于体内脂肪的利用和消耗，即相当于最大摄氧量的 40%~50% 或最大心率的 50%~60%。其中，最大心率 = 220 - 年龄。

老年心血管病患者的并发症较多，以 VO_2max 的 50%~60% 运动强度较适宜。

4. 运动时间

开始阶段可稍短，每次 5~10 min。随机体对运动逐步适应，运动时间随患者的身体条件不同逐渐延长。每次运动应有 5~10 min 的准备活动及运动后至少 5 min 的放松活动，运动中有效心率的保持时间必须达到 10~30 min。

5. 运动频度

每周以 3~5 次为宜。如果每天运动量较小且患者身体允许，每天坚持运动 1 次最为理想。

6. 注意事项

①运动强度不可过大。

②若运动中出现如心率、血压下降，疲劳感明显且难以恢复等不适应情况，应立即减小运动强度或停止运动。

※思考题

1.简述运动处方的定义。

2.确定运动处方中运动强度的方法有哪些?

3.运动处方设计中,哪一个要素是最关键的? 为什么?

4.制订运动处方应遵循哪些原则?

(常青)

参考文献

[1]褚立希.运动医学[M].北京:人民卫生出版社,2016:176-192.

[2]王正珍,徐峻华.运动处方[M].3版.北京:高等教育出版社,2021:242-310.

[3]曲绵域,于长隆.实用运动医学[M].4版.北京:北京大学医学出版社,2003:154-156.

[4]美国运动医学学会.ACSM运动测试与运动处方指南[M].10版.王正珍,译.北京:人民卫生出版社,2019:12-37.

[5]蓝巍,马萍.运动学基础[M].3版.北京:人民卫生出版社,2020:185-186.

[6]郭兰,王磊,刘遂心.心脏运动康复[M].南京:东南大学出版社,2014:1-95.

第十一章　心理健康

①熟悉心理健康的概念与标准。

②掌握常见心理健康问题的临床表现、诊断要点及治疗原则。

③了解心理评估遵循的基本原则及心理干预的常见方式。

第一节　心理健康的概念与标准

一、健康的概念

健康是一个发展的概念,在不同历史时期,人类对健康有着不同的理解。传统观念一般把健康理解为"无病、无伤、无残"。如今,许多心身疾病已成为人类健康的主要杀手。不良生活方式、社会和环境等已成为影响健康不可忽视的重要因素。

1948 年,WHO 为健康提出了一个三维的定义:健康,不仅仅是没有疾病和不虚弱,而且是一种在身体上、心理上和社会上的完满状态。其定义细则包括:有足够充沛的精力,能从容不迫地应对日常生活和工作的压力而不感到过分紧张;处事乐观,态度积极,乐于承担责任,事无巨细不挑剔;善于休息,睡眠良好;应变能力强,能适应外界环境的各种变化;能够抵抗一般性感冒和传染病;体重得当,身材均匀,站立时,头肩、臂位置协调;眼睛明亮,反应敏锐,眼睑不易发炎;牙齿清洁,无空洞,无痛感,齿龈颜色正常,无出血现象;头发有光泽、无头屑;肌肉、皮肤有弹性。

1999 年,WHO 进一步对健康的定义作了补充,提出健康还应包括道德健康,即健康是指一个人在身体健康、心理健康、社会适应健康和道德健康 4 个方面皆健全。

二、心理健康的概念

心理健康(Mental Heath),也称心理卫生,到目前为止判断一个人心理健康与否尚无绝对标准,对心理健康进行完美的定义也是一件困难的事情。目前,大家公认的心理健康是积极的心态,稳定的情绪,对社会环境、自然环境以及自我内环境的变化具有良好的适应能力,并由此不断地发展健全的人格,保持旺盛的精力和愉悦的情绪,提高生活质量。

三、心理健康的标准

到目前为止,心理健康仍没有一个全面而确定的定义,不同学派、不同专家从不同的角度对心理健康的定义也不一致。因此,用来判断心理健康的标准也各不一致。另外,心理健康是一个动态、开放的过程,心理健康的人在特别恶劣的环境中,也可能会出现一些心理问题和失常的行为。判断一个人的心理是否健康,应从整体上根据经常性的行为方式作综合性的评估,一般应遵循以下 3 个标准。

①统计学标准:以概率来划分正常与异常的标准,即以人群中大部分人的指标为正常标准。

②社会标准:不同社会文化背景的群体对同一件事可以有不同的看法和反应。社会标准主要包括了习惯性标准、文化标准以及伦理道德标准等方面。

③个人标准:一是现阶段个体的思维、情感、行为方式、价值观念等与过去一贯的情况比较,出现较大的反差或者变化;二是躯体检查指标均正常或基本正常,但是个体对自身主观体验到明显的不适或者痛苦,即使检查指标稍有异常,患者的不适与这些指标也无明确的关联。

四、心理健康与心身疾病

心理和社会因素在健康和疾病中具有十分重要的作用,不健康的心理可导致疾病的发生。保持健康的心理,建立积极的应对方式和健康的行为方式,是保持心身健康的重要条件。心身疾病是一组发生、发展与心理社会因素密切相关,但以躯体症状表现为主的疾病,主要特点包括:

①心理社会因素在疾病的发生与发展过程中起重要作用。

②表现为躯体症状,有器质性病理改变或已知的病理生理过程。

③不属于躯体形式障碍。

心身疾病的流行病学尚缺乏大样本的流调资料。国内资料显示,在综合性医院的初诊病人中,有近 1/3 的患者所患的是与心理因素密切相关的躯体疾病。临床常见的心身疾病有原发性高血压、冠状动脉粥样硬化性心脏病、雷诺病、支气管哮喘、过度换气综合征、糖尿病、消化性溃疡和功能性胃肠病、经前期情绪障碍、紧张性头痛、神经性皮炎、类风湿性关节炎及一些慢性疼痛等。以上各种疾病均可与应激相关,其发生、发展以及转归均涉及心理—社会因素,心理干预有助于疾病的康复。这种对疾病的整体观念符合生物—心理—社会医学模式的发展和需求,但非精神科医生很少关注这些患者的心理因素,也很少把这些他们认为是内科的疾病而看成与精神科相关,患者往往接受的是躯体治疗,心理社会因素方面很少得到关注。因此,患者虽经过反复长期的治疗,但因没有通过心身同治,而达不到较好的治疗效果。躯体疾病的痛苦会影响个体的情绪,反过来异常的心理健康又会加重躯体的不适及痛苦,心身的交互作用是影响健康的一个重要因素。

第二节　常见心理健康问题

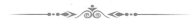

一、焦虑障碍

焦虑(Anxiety)是个体对即将来临的、可能会造成威胁的情境所产生的紧张、不安、忧虑、烦恼等不愉快的复杂情绪状态。这种情绪是由于个体对未来事件的不确定、缺乏掌控感或安全感而产生,主要表现为内心不安、心烦意乱、莫名其妙的恐惧感和对未来的不良预感,常伴有胸闷、出汗、手抖、尿频等自主神经功能紊乱症状。

焦虑障碍则是一种常见的精神障碍,它表现为持续或频繁出现的、过度的或没必要的焦虑和担忧,超出了正常的范围和强度,并导致明显的功能障碍和痛苦。伴有身体和认知症状,如紧张、担心、烦躁、易怒、易疲劳、注意力不集中、心慌、胸闷、胸痛、腹痛等,以及各种其他症状。这些症状的程度和多少可因人而异。

焦虑障碍有多种类型,包括广泛性焦虑障碍、惊恐障碍、恐惧症、特定恐惧症、社交恐惧症、广场恐惧症、分离焦虑障碍和选择性缄默症等。临床常见急性焦虑障碍(惊恐障碍)及慢性焦虑障碍(广泛性焦虑障碍)。

(一)惊恐障碍

惊恐障碍(Panic Disorder,PD)又称急性焦虑障碍,主要特点是反复出现不可预测的、突然发作的强烈惊恐体验,伴濒死感或失控感。一般历时几分钟或更久一些,发作后会持续担心再次发作,患者常体验到濒临灾难性结局的害怕和恐惧,并伴有自主神经功能失调的症状。

1.病因

惊恐障碍病理机制尚不十分清楚。目前主要跟神经生物学、遗传学以及社会心理因素等有关。

2.临床表现

惊恐障碍主要为莫名的突发惊恐,迅即缓解,缓解期有预期焦虑及回避行为。

①惊恐发作:突然出现的强烈不适感。主要表现为气促、窒息、心悸、胸部压迫窒息感、出汗、眩晕、震颤、麻木或针刺感、潮热或发冷或发抖、不真实感、害怕死亡、失去控制或害怕发疯等。发作突如其来,让人极度痛苦,一般持续几分钟或更久一些会逐渐好转。发作后可能会突然再发,发作期间意识清醒。

②预期焦虑:患者在发作后的间歇期仍会反复,担心再次发作和(或)担心发作的后果,反复的担心会加重焦虑,进而会再次诱发惊恐发作。

③回避行为:患者发作后一般会竭力想逃避诱发其紧张、恐惧和害怕的场合,期望消除惊恐。他们可能会因为担心发病时得不到帮助而主动回避一些活动,如不愿单独出门、不愿到人多的场所、不愿乘车旅行或者出门时要他人陪伴等。

3.典型病例

患者,女,41岁,追求完美,小心谨慎,做事严谨,平素很关心自己身体健康。半年前,在无明显诱因下突然出现头昏、乏力、心慌、呼吸困难,感觉心要跳出来了,有马上要死的感觉。求助"120",在就医途中症状逐渐好转平静,到医院急诊行相关多项检查未见异常。后多次反复出现相似症状,有时在家,有时在工作单位,每次紧急送医后简单处理症状均可缓解。反反复复发作近半年。患者逐渐害怕单独出门,怕自己在外面发病得不到及时救治,严重时对上班也感到恐惧,无法坚持工作。1月前,经急诊科医生介绍至精神科门诊就诊,医生考虑诊断为"惊恐障碍"。

4.诊断

(1)诊断要点

根据ICD-10精神行为障碍分类标准,诊断要点如下:

①患者以惊恐发作为主要临床症状,并伴有自主神经相关症状。

②在至少1次的惊恐发作后的1个月内存在:持续担心再次发作;担心发作的后果和可能的不良影响;与发作相关的行为改变。

③排除其他临床问题,如物质使用相关和躯体疾病导致的惊恐发作。

(2)常用评定量表

临床常用评定量表包括焦虑自评量表(SAS)、症状自评量表(SCL-90)(详见本章第三节)。

(3)鉴别诊断

惊恐障碍首先需与心血管疾病、甲状腺功能亢进等躯体疾病导致的惊恐发作相鉴别。另外,某些药物或精神活性物质可导致惊恐发作。社交焦虑障碍和特定的恐惧障碍均可出现惊恐障碍,此时不诊断为惊恐障碍。惊恐障碍可继发于抑郁障碍,尤其是在男性。如果同时能符合抑郁障碍的标准,应优先诊断抑郁障碍。

5.治疗

惊恐障碍的治疗目标是减少和消除惊恐发作,改善预期焦虑和回避行为,提高生活质量,改善社会功能。临床实践证明,药物和心理治疗对惊恐障碍有效。

(1)药物治疗

苯二氮䓬类药物治疗惊恐发作起效快,可选用阿普唑仑、奥沙西泮、氯硝西泮等,但长期使用易导致依赖。选择性5-羟色胺再摄取抑制剂(SSRIs)和去甲肾上腺素再摄取抑制剂

（SNRIs）治疗惊恐障碍有效，但起效较慢。临床上，早期常采用苯二氮䓬类药物联合抗抑郁药治疗，患者症状最初改善比单用抗抑郁药快，且可缓解抗抑郁药早期不良反应，但到第4~6周时无更多优势，并可能出现耐受，在此之前可逐渐停用苯二氮䓬类药物。

（2）心理治疗

心理治疗方面，目前经研究证实认知行为治疗对惊恐障碍有效。首先，让患者了解疾病发作、发作的间歇性及回避过程。其次，通过有计划地暴露于患者害怕的感觉或害怕的环境，使患者注意这些感受，从而耐受并控制这些感受，不再出现惊恐发作。再次，认知重构，让患者对原来认为的"我会不会突然死掉"的观念进行认知重构，让其发现结果与既往的认知存在很大差异，这样未来即使发作也不再恐惧，从而达到缓解和治愈的目的。

（二）广泛性焦虑障碍

广泛性焦虑障碍（Generalized Anxiety Disorder，GAD）是一种以持续的不明原因的提心吊胆、紧张不安，伴有自主神经功能兴奋和过分警觉为特征的慢性焦虑障碍。患者常具有特征性的外貌，如眉头紧锁、姿势紧张，并且坐立不安，甚至有四肢颤抖，皮肤苍白，手心、脚心以及腋窝汗水淋漓。患者虽能够认识到担忧是过度和不恰当的，但不能控制，难以忍受而痛苦不堪。广泛性焦虑障碍是最常见的一种焦虑障碍，终生患病率大概为4.1%~6.6%，女性约是男性的2倍，45~55岁年龄的患病比例最高。

1.病因

焦虑障碍目前病因尚不明确。研究发现，焦虑障碍有明显家族聚集性，遗传度为30%~40%。童年时期不安全的依恋关系、照料者矛盾情感、父母的过度保护、被虐待、与养育者过多分离均可能是焦虑产生的原因。神经影像学研究发现，焦虑障碍的青少年杏仁核、前额叶背内侧体积增大，杏仁核、前扣带回和前额叶背内侧活动增加，并与焦虑的严重程度正相关。神经生化研究发现，γ-氨基丁酸（GABA）系统、5-羟色胺（5-HT）系统、去甲肾上腺素（NE）系统异常与焦虑发作相关。

2.临床表现

①精神性焦虑：指对未来可能发生的、难以预料的危险或意外经常担心，患者有时并不能明确意识到担心的对象或内容，而只是一种提心吊胆、惶恐不安的强烈内心体验。有的患者担心的也许是现实生活中可能将会发生的事情，但其担心、焦虑和烦恼的程度与现实很不相称。

②躯体性焦虑：表现为运动性不安与肌肉紧张。运动性不安可表现为搓手顿足、不能静坐、来回不停地走动、无目的小动作增多。伴有肌肉不舒服的紧张感，严重时会出现肌肉酸痛，多见于胸部、颈部及肩背部肌肉，也可能出现紧张性头痛；有的患者可出现四肢震颤，甚至说话时语音发颤。

③自主神经功能紊乱：表现为心悸、心慌、胸闷、气短、头晕、头痛、出汗、口干、吞咽困难、恶心、腹痛、腹胀、便秘或腹泻、尿频等症状。有的患者可出现早泄、勃起功能障碍、月经紊

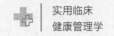
乱、性欲缺乏等症状。

此外,广泛性焦虑障碍共病率较高,大约 2/3 的患者合并抑郁障碍,且广泛性焦虑障碍常被认为是抑郁障碍的危险因素。合并抑郁障碍的患者自杀风险明显增高,尤其是中老年患者。约 1/4 的患者伴有惊恐障碍,有些还伴有社交焦虑障碍、强迫障碍。患者也常合并酒和物质依赖,还有些患者合并躯体疾病,如功能性胃肠病、高血压、糖尿病等。

3.典型病例

患者,女,40 岁。平素对自己要求高,做事刻板、追求完美。有亲戚因传染性疾病去世,害怕自己感染上,反复到当地医院就诊,全身检查无明显器质性疾病后,仍过度地担心自己的身体健康,常常想如果自己生病后家里人怎么办等。逐渐出现情绪波动大,莫名过度紧张,担心、烦躁、易怒、难以集中注意力等症状,害怕自己工作做不好,会因工作中的小事紧张、担心,反复纠结,经常头痛,导致工作效率下降。患者有时会突然感到心慌、胸闷、出汗,严重时甚至有呼吸困难等症状,持续几分钟后缓解。患者表示很担心这些症状,常常想到自己是否会突然死亡或失去控制,导致情绪更加紧张和恐惧。患者表示近半年大多数时间都是这种状态,严重影响工作效率和生活质量。

4.诊断

(1)诊断要点

患者必须在至少 6 月内的大多数时间存在焦虑的原发症状,这些症状通常应包含以下要素:

①过度的焦虑和担忧(为将来的不幸烦恼,感到"忐忑不安",注意困难等);

②运动性紧张(坐卧不宁、紧张性头痛、颤抖、无法放松);

③植物神经活动亢进(头重脚轻、出汗、心动过速或呼吸急促、上腹不适、头晕、口干等)。儿童突出的表现可能是经常需要抚慰和一再出现躯体主诉。

需排除躯体疾病相关的焦虑、药源性焦虑及精神障碍伴发的焦虑症状。

(2)临床常用评定量表

临床常用评定量表包括焦虑自评量表(SAS)、症状自评量表(SCL-90)(详见本章第三节)。

5.治疗

药物治疗和心理治疗的综合应用是获得最佳治疗效果的方法。

(1)药物治疗

急性期以缓解或消除焦虑症状及伴随症状,提高临床治愈率,恢复社会功能,提高生活质量为目标。

①具有抗焦虑作用的抗抑郁药:选择性 5-羟色胺再摄取抑制剂(SSRIs)和去甲肾上腺素再摄取抑制剂(SNRIs)对广泛性焦虑有效,且药物不良反应少,患者接受性好,如帕罗西汀、艾司西酞普兰、文拉法辛及度洛西汀等,目前已在临床上广泛使用。

②苯二氮䓬类药物:具有良好的抗焦虑作用,且药物起效快,但长期使用易导致依赖,很少单独应用苯二氮䓬类药物作为长期的治疗手段。临床运用抗抑郁药治疗焦虑障碍起效较慢,但无成瘾性,远期治疗效果好。临床上,多在早期将苯二氮䓬类药物与 SSRIs/SNRIs 合用,维持 2~4 周,然后逐渐停用苯二氮䓬类药物。

③其他药物:如丁螺环酮、坦度螺酮是 5-HTIA 受体的部分激动剂,因无依赖性常用于广泛性焦虑障碍的治疗,但起效较慢。β-肾上腺素能受体阻滞剂对减轻焦虑症患者自主神经功能亢进所致的躯体症状如心悸、心动过速等有较好疗效。

焦虑障碍易慢性化和反复复发,在急性期治疗后,巩固治疗和维持治疗对预防复发非常重要,巩固期至少 2~6 个月,维持治疗至少 12 个月。

(2)心理治疗

①健康教育:让患者明白疾病的临床特点,加强与患者的治疗合作,正确认识焦虑发作的体验,避免进一步加重焦虑。鼓励患者进行适当的体育锻炼,并坚持正常学习、生活及工作。

②认知行为治疗:患者容易出现两类认知错误,其一是过高地估计负性事件出现的可能性,尤其是与自己有关的事件;其二是过分灾难化地想象事件的结果。焦虑障碍患者对事物的一些歪曲的认知,是造成疾病迁延不愈的原因之一。对患者进行全面的评估后,治疗者就要帮助患者改变不良认知并进行认知重建。松弛训练、呼吸控制训练能部分缓解焦虑。

6.健康管理策略

焦虑障碍会对患者的身心健康都会造成严重影响。以下是一些常见的焦虑障碍患者的健康管理策略。

①医学治疗:抗焦虑药物和心理治疗是治疗焦虑障碍的主要方法之一。患者应该遵循医生的建议,按时服药,并定期复诊。药物治疗的效果需要一段时间才能显现,患者需要有耐心和坚持。

②心理治疗:认知行为疗法(Congnitive Behavior Therapy,CBT)和心理动力治疗等心理治疗方法可以帮助患者理解和应对焦虑症状,改善情绪和心理状态。心理治疗也可以帮助患者学会更好地处理压力和负面情绪。

③放松技巧和应对策略:深呼吸、渐进性肌肉放松、冥想和正念练习等放松技巧可以帮助患者缓解焦虑。此外,学习应对策略,如积极解决问题、改变负面思维模式和应对挑战性情境的技能也对缓解焦虑有帮助。

④规律的生活方式:建立规律的作息时间、饮食和运动习惯对焦虑障碍患者的康复非常重要。适度的有氧运动可以帮助释放压力和改善心情,合理的饮食也对身心健康有益。

⑤社会支持:获得家人、朋友和社会的支持和理解对焦虑障碍患者的康复至关重要。建立健康的社交关系和寻求社会支持,可以帮助患者感到更加被关爱和支持。

⑥自我管理技能:学习压力管理技能、情绪调节技能和自我关怀技能对焦虑障碍患者的康复也非常重要。这些技能可以帮助患者更好地应对生活中的挑战和压力,并提升心理

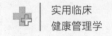
韧性。

⑦避免刺激物质:咖啡因、酒精、茶叶和其他刺激物质可能会加重焦虑症状,因此患者需要避免过度摄入这些物质。

总的来说,综合性的健康管理策略对各类型的焦虑障碍患者的康复非常重要。患者应该积极参与治疗,寻求专业支持,并在日常生活中注意保持健康的生活方式和积极的心态。

二、抑郁障碍

抑郁障碍(Depressive Disorder)是最常见的精神障碍,是一类以情感低落为主要临床表现的疾病总称。近年来,抑郁障碍的患病率逐年增高,其造成的疾病负担在所有精神疾病负担中的比重最大。此外,抑郁障碍患者的高自杀率已成为重要的公共卫生问题。

(一)流行病学

由于抑郁障碍的定义、诊断标准、流行病学调查方法和工具的不同,全球不同国家和地区所报道的患病率差异较大。WHO 统计,全球约有 3.5 亿抑郁障碍患者,平均每 20 人就有 1 人曾患或目前患有抑郁障碍。北京大学第六医院黄悦勤等报道的最新流行病学调查研究结果显示,抑郁障碍的年患病率为 3.59%。

(二)病因

抑郁障碍的确切病因目前尚不明确,国际上广泛共识的有遗传因素和社会心理因素。另外,涉及神经生化因素、神经内分泌因素、神经影像学及神经电生理均有待不断地研究和证实。遗传因素是抑郁障碍发生的重要因素之一。抑郁障碍患者的一级亲属罹患抑郁障碍的风险是一般人群的 2~10 倍,遗传度是 31%~42%。

(三)临床表现

1.核心症状

①心境低落:自我感受或他人观察到的显著而持久的情绪低落和悲观消极。患者常诉说"心情不好,高兴不起来",终日愁眉苦脸、忧心忡忡、眉头紧锁、长叹短嘘,可出现典型的抑郁面容,长吁短吸。严重者甚至痛不欲生、悲观绝望,有度日如年、生不如死之感,常常主诉"活着没意思""人生没有意义"等。患者这种低落的情绪几乎在大部分时间都存在,且一般不随外界环境的变化而变化。

②兴趣减退:患者对各种过去喜爱的活动或事物兴趣下降甚至丧失兴趣,对以前喜欢的事情提不起劲,即使勉强去做,也体验不到愉快的感觉。症状典型者对任何事物无论好坏等都缺乏兴趣,什么事情都不想做。例如,患者在生病以前是很喜欢打麻将的人,现在对麻将却一点兴趣都没有。

③快感缺失:患者体验快乐的能力下降,不能从日常从事的活动中体验到快乐,即使从事自己以前喜欢的事情或工作,也体会不到任何快感。部分抑郁障碍患者有时可以勉强自己参加一些活动,表面看来患者的兴趣似乎仍存在,但进一步询问发现患者根本难以从这些

活动或事情中体验快感,目的是希望能从中摆脱出来或者消磨时间,有些患者还会觉得参加活动是一种负担。

前述 3 种症状相互联系、互为因果,在不同的患者身上表现并不完全一致,可能同时出现 3 种症状,也可能只以其中某一两种症状为突出表现。

2.心理症状群

①思维迟缓:决断能力降低、变得优柔寡断、犹豫不决、言语减少、语速减慢、语音变低,严重者甚至无法正常交流。

②认知功能损害:患者认知功能下降,如感觉注意力下降,反应迟钝,"脑子像生了锈一样",抽象概括能力下降、学习能力降低以及言语流畅性变差。大多数抑郁障碍患者都存在认知功能的损害,即使在抑郁情绪缓解后,有些患者的认知缺损仍难以恢复。

③负性认知模式:抑郁障碍患者认知模式的特点是负性的、歪曲的,存在极端化思维及灾难化思维。往往会出现自我评价降低,夸大的自我贬低、无助、无望、无价值感。

④自责自罪:在悲观失望的基础上,患者会产生自责自罪。对自己的过失无限制地"上纲上线",产生深深的内疚甚至罪恶感,甚至达到罪恶妄想的程度。

⑤自杀观念和行为:抑郁障碍患者在消极悲观的基础上,常常认为"自己是无能的,活在世上是多余的人""结束生命是一种解脱",并最终发展成自杀行为。自杀行为是抑郁障碍最严重的症状和最危险的后果之一。临床工作者应对曾经有过自杀观念或自杀企图的患者保持高度警惕,并认真做好自杀风险的评估和预防。部分患者还会出现"扩大性自杀"行为,患者认为自己的亲人活着也非常痛苦,希望帮助他们解脱。因此,他们可能会先选择杀死亲人后再自杀,进而导致极其严重的不良后果。

⑥精神运动性迟滞或激越:语言和行为显著减少,常出现生活懒散、不想活动、拖延、被动,不愿与人交流或整日卧床。严重者甚至不顾个人卫生,蓬头垢面、不修边幅,甚至达到亚木僵或木僵状态。

精神运动性激越与精神运动性迟滞的临床症状相反,患者大脑持续处于紧张兴奋状态,反复思考那些没有意义、缺乏条理的事情,思维效率下降,无法进行创造性思考。在行为上,则表现为烦躁不安、紧张、易激惹等。

⑦焦虑:常常与抑郁症状共存,并成为抑郁障碍的主要症状之一。患者可表现为紧张、担心、烦躁、难以放松,担心失控或发生意外等,也可表现为冲动、易激惹等,常因过度担忧致注意力不能集中。此外,患者常伴随一些躯体症状,如心慌、胸闷、尿频、出汗、坐立不安等。有时,躯体症状可以掩盖主观的焦虑抑郁体验而成为临床主诉,在非精神科反复就诊,导致漏诊或者误诊,反复治疗却疗效甚微。

⑧精神病性症状:严重的抑郁障碍患者可出现幻觉或妄想等精神病性症状。这些症状涉及的内容多数与抑郁心境相协调,如罪恶妄想、关系妄想、被指责等内容的听幻觉等。

⑨自知力缺乏:多数抑郁障碍患者自知力完整,能够主动求治并描述自己的病情和症状,有些严重的抑郁障碍患者会出现自知力不完整甚至缺乏。这种情况在有明显自杀倾向

者、认知功能损伤或伴有精神病性症状的患者中尤为常见,患者缺乏对自己当前状态的正确认识,甚至希望自己死掉,进而失去求治愿望。

3.躯体症状群

睡眠障碍是抑郁障碍最常出现的躯体症状之一。入睡困难最为多见,而早醒最具有特征性,非典型抑郁障碍患者也可以出现嗜睡。焦虑抑郁状态的患者常表现出与自主神经功能紊乱相关的症状,如头晕、头痛、心慌、心悸、胸闷、出汗、皮肤感觉异常(冷热感和发麻感)等。患者还出现食欲下降或暴饮暴食、体重减轻或骤增、精力下降。很多患者存在性欲减退、拒绝性生活,甚至对性行为感到厌恶。有些患者虽然勉强维持性行为,但无法从中体验到性高潮。女性患者还会出现月经紊乱、闭经等症状。

（四）典型病例

患者,女,20岁,学生,自述近半年大部分时间高兴不起来,整日唉声叹气,觉得生活没有意义,感到无助和绝望。不能从日常生活中体验到乐趣,觉得反应也变慢了,记忆力下降,学习费力,做什么都失败,感觉自己一无是处。患者感到疲惫不堪,精力不足,经常感到身体不适,如头痛、胸闷、胃部不适等。患者的食欲下降,近2个月体重下降了6 kg。患者还伴随有睡眠差、入睡困难、睡眠浅、易醒、多梦、早醒等困扰。经常感到无故紧张和不安,担心未来,担心自己会变得越来越糟糕;还常常哭泣,感到无法控制自己的情绪。患者最近多次用刀划手臂自伤,并有自杀想法,无具体计划。上述情绪时好时坏,最长持续时间超过2周。

（五）诊断

根据 ICD-10 精神和行为障碍诊断标准,抑郁障碍的诊断标准包括 3 条核心症状:心境低落;兴趣和愉快感丧失;导致劳累增加和活动减少的精力降低;7 条附加症状:注意力降低;自我评价和自信降低;自罪观念和无价值感;认为前途暗淡悲观;自伤或自杀的观念或行为;睡眠障碍;食欲下降。诊断抑郁发作时,病程持续至少 2 周,并且存在具有临床意义的痛苦或社会功能的受损。

①轻度抑郁发作:具有至少 2 条核心症状和至少 2 条附加症状,且患者的日常工作和社交活动有一定困难,对患者的社会功能造成轻度影响。

②中度抑郁发作:具有至少 2 条核心症状和至少 3 条(最好 4 条)附加症状,且患者的工作、社交或生活存在相当困难。

③重度抑郁发作:3 条核心症状都存在和具备至少 4 条附加症状,且患者的社会、工作和生活功能严重受损。

④伴有精神病性症状抑郁发作:符合中、重度抑郁发作的诊断标准,并存在妄想、幻觉或抑郁性木僵等症状。妄想一般涉及自罪、贫穷或灾难迫在眉睫的观念,患者自认为对灾难降临负有责任;幻觉多为听幻觉和嗅幻觉,听幻觉常为诋毁或指责性的声音,嗅幻觉多为污物腐肉的气味。

⑤临床常用评定量表:包括焦虑自评量表(SAS)、症状自评量表(SCL-90)、抑郁自评量

表(SDS)(详见本章第三节)。

(六)治疗

1.治疗原则

大约一半以上的抑郁障碍患者在疾病发生后 2 年内会复发。为改善抑郁障碍患者的预后,降低复燃和复发,现提倡全病程治疗。全病程治疗分为急性期治疗(8~12 周)、巩固期治疗(4~9 个月)和维持期治疗(2~3 年)。抗抑郁治疗一般不主张联合用药。选择抗抑郁药物时,应遵循个体化原则,需结合患者的年龄、性别、伴随疾病、既往治疗史等因素,从安全性、有效性、经济性、适当性等角度为患者选择合适的抗抑郁药物及剂量。

2.药物治疗

(1)新型抗抑郁药物

①选择性 5-羟色胺再摄取抑制剂(SSRIs):目前,临床最常用的抗抑郁药类型,用于临床的有氟西汀、舍曲林、帕罗西汀、氟伏沙明、西酞普兰和艾司西酞普兰。

②去甲肾上腺素再摄取抑制剂(SNRIs):具有 5-HT 和 NE 双重摄取抑制作用,高剂量时对 DA 摄取有抑制作用对 M1、H1、α1 受体作用轻微,不良反应相对较少。代表药物为文拉法辛、米那普仑和度洛西汀。

③去甲肾上腺素和特定 5-羟色胺再摄取抑制剂(NaSSAs):米氮平为此类药物代表,对抑郁障碍患者的食欲下降和睡眠紊乱症状改善明显,且较少引起性功能障碍。

④去甲肾上腺素及多巴胺再摄取抑制剂(NDRIs):代表药物为安非他酮,对疲乏、困倦症状的改善要优于某些 SSRIs。安非他酮对体重增加影响较小,对双相抑郁转躁风险较小,但是,在伴有精神病性症状时,不宜使用安非他酮。

⑤5-羟色胺受体拮抗剂及 5-羟色胺再摄取抑制剂(SARIs):代表药物为曲唑酮,具有较好的镇静作用,对男性勃起功能也有一定的作用,适用于伴有睡眠障碍及性功能障碍的患者。

⑥褪黑素:代表药物为阿戈美拉汀。多项临床研究证实,阿戈美拉汀具有明显的抗抑郁作用,此外对季节性情感障碍也有效,并可一定程度改善睡眠。

⑦伏硫西汀(Vortioxetine):为多模式机制新型抗抑郁药物,不仅有助于改善抑郁症的情感症状,还具有改善抑郁患者认知症状及提升快感的作用。初始剂量和推荐剂量均为 10 mg,每日 1 次。根据患者个体反应进行增减调整。

(2)传统抗抑郁药物

传统抗抑郁药物包括三环类、单胺氧化酶抑制剂(Monoamine Oxidase Inhibitors,MAOI)和基于三环类药物开发的四环类药物,由于其耐受性和安全性问题,目前临床已较少应用。

(3)中草药

目前,在我国获得国家市场监督管理总局正式批准治疗抑郁症的药物还包括中草药,主要用于轻中度抑郁症的治疗,包括圣约翰草提取物片、舒肝解郁胶囊、巴戟天寡糖胶囊等。

3.心理治疗

(1)支持性心理治疗

支持性心理治疗(Supportive Psychotherapy,SP)通过倾听、安慰、解释、指导和鼓励等方法帮助患者正确认识和对待自身疾病,使患者能够积极主动配合治疗,通常由医生或其他专业人员实施。该疗法几乎可适用于所有抑郁障碍患者,可配合其他治疗方式联合使用。

(2)认知行为治疗

认知行为治疗(Cognitive Bechavioral Therapy,CBT)通过帮助患者认识并矫正自身的错误信念,缓解情感症状、改善应对能力,并可减少抑郁障碍的复发。

(3)精神动力学治疗

精神动力学治疗(Psychodynamic Psychotherapy,PP)是在经典的弗洛伊德精神分析治疗方式上逐步改良和发展起来的一类心理治疗方法,根据治疗时程可简单分为长程和短程两大类。

(4)人际心理治疗

人际心理治疗(Interpersonal Psychotherapy,IP)用于识别抑郁的促发因素(包括人际关系丧失、角色破坏和转变、社会性分离或社交技巧缺陷等),处理患者当前面临的人际交往问题,使患者学会把情绪与人际交往联系起来。通过适当的人际关系调整和改善来减轻抑郁,提高患者的社会适应能力。

(5)婚姻家庭治疗

抑郁障碍患者常有婚姻和家庭方面的问题。这些问题可能是疾病引起的后果,也可能是增加疾病易感性的因素,还可能延误患者的康复。婚姻治疗以促进良好的配偶关系为目标,重点为发现和解决夫妻之间的问题,治疗原则是积极主动、兼顾平衡、保持中立、重在调试和非包办。家庭治疗是以家庭为对象实施的团体心理治疗,旨在改善家庭的应对功能,帮助患者及其家属面对抑郁发作带来的压力,并防止复发。

4.物理治疗

临床上常用的抗抑郁物理治疗方式有电抽搐治疗(Electric Convulsive Therapy,ECT)和重复经颅磁刺激治疗(Repetitive Transcranial Magnetic Stimulation Treatment,rTMS)。ECT是给予中枢神经系统适量的电流刺激,引发大脑皮质的电活动同步化即诱发一次癫痫放电,进而引起患者短暂意识丧失和全身抽搐发作,控制抑郁症状的一种方法。rTMS是抑郁障碍非药物治疗的重要手段之一,因其无创性而得到逐步推广。rTMS的抗抑郁机制可能是通过影响深部脑组织如基底核、纹状体、海马、丘脑和边缘叶等局部大脑皮质兴奋性和血流活动,改变脑内神经递质、细胞因子及神经营养因子而发挥作用。rTMS的最大不良反应是诱发癫痫发作。另外,还有迷走神经刺激和深部脑刺激等物理治疗方式。

(七)健康管理策略与方案

抑郁障碍是一种常见的心理健康问题,对患者的身心健康都会造成严重影响。对抑郁障碍患者的管理,首先是建立治疗联盟,共同选择恰当的干预措施;其次是对患者和家属进行健康教育,提高患者对治疗的依从性。

（1）建立医患联盟

建立和发展良好的医患治疗联盟,是开展抑郁障碍治疗的前提条件,也是精神科治疗的核心。医生要充分理解和了解抑郁障碍患者,营造一种理解和信任的积极的治疗环境,与患者协商并制订最有利于患者的治疗方案。

（2）患者和家属的健康教育

健康教育是提高治疗依从性的主要措施,只要有可能,就要对患者、家属和其他重要的相关人员进行教育。告知症状改善的规律及可能的不良反应,防止患者拒绝治疗或者在治疗完全起效前放弃治疗;告知抑郁障碍可能复发和预防复发的相关知识,指导患者尽早寻求适当的治疗。患者和家属的健康教育也包括一般健康行为的宣教,如良好的睡眠卫生、远离烟酒和其他有害物质。对大多数患者而言,运动可以改善情绪症状。

（3）提高治疗依从性

抑郁障碍患者在急性期治疗时可能会缺乏动机,起效延迟、疗效不佳及副反应也会影响治疗的依从性。因此,鼓励患者严格坚持治疗方案是治疗成功的关键。在维持期,恢复正常的患者可能过分强调治疗的负担或副作用,医生要强调治疗的依从性对成功治疗和预防的重要性。另外,家属对抑郁障碍的治疗态度也会影响依从性。良好的家庭支持系统能够增进患者对治疗的乐观态度,协助患者坚持治疗。

总的来说,在日常生活中,注意保持健康的生活方式和积极的心态,学习压力管理技能、情绪调节技能和自我关怀技能,避免物质滥用,获得家人、朋友和社会的支持和理解,并在遇到困难时及时寻求专业帮助。

三、适应障碍

适应障碍（Adjustment Disorder）是指在明显的生活改变或环境变化时产生的、短期的和轻度的烦恼状态和情绪失调,常有一定程度的行为变化等,但并不伴随精神病性症状。典型的生活事件包括亲人去世、离婚、失业或变换岗位、迁居、转学、患重病、经济危机、退休等,发病往往与生活事件的严重程度、个体心理素质、心理应对方式等有关。

（一）临床表现

发病常在应激性生活事件发生后的1~3个月内出现,临床表现多样,包括抑郁心境、焦虑或烦恼,感到不能适应当前的生活或对未来感到迷茫,出现失眠、头疼、腹部不适、胸闷、心慌等症状,学习、工作等社会功能或工作受到损害。成年人多见情绪症状,以抑郁为主者,表现为情绪差、对日常生活丧失兴趣、自责、无望、无助感,伴有睡眠障碍、食欲变化和体重减轻,有激越行为。以焦虑为主者,则表现为烦躁不安、紧张害怕、心慌、气促、窒息感等;青少年以品行障碍为主,表现为逃学、斗殴、盗窃、说谎、物质滥用、离家出走、性滥交等;儿童适应障碍主要表现为尿床、吸吮手指等退行性行为,以及无故躯体不适等含糊的躯体症状。

（二）典型病例

患者,女,16岁,高二转校生。2个多月前,患者随父母工作调动从云南迁居至北京,并转至当地高中继续学习,初期曾抱怨不适应气候、饮食、教学环境等;后逐渐出现心情烦躁,高兴不起来,对生活感到无望无助,时有哭泣,人际关系困难,不愿与人交往,不愿去上学,伴有入睡困难、胸闷、心慌等不适感。父母将其带至门诊就诊,精神检查显示患者定向力正常,问答配合、切题,话少音低,情绪低落,自诉对新环境适应困难。医生考虑诊断为适应障碍。

（三）诊断

适应障碍是一种主观痛苦和情绪紊乱的状态,通常妨碍社会功能,出现于对明显的生活改变或应激性事件(包括患有或可能患严重躯体疾病)的后果进行适应的期间。应激源可能是影响了个体社会网络的完整性(经由居丧或分离体验),或影响到较广泛的社会支持系统及价值系统(移民或难民状态)。应激源可仅涉及个体本人,也可以是影响其所属团体或社区。临床表现各式各样,包括抑郁、焦虑、烦恼(或上述各症状的混合),感到对目前处境不能应付,无从计划,难以继续。此外,还有一定程度的日常事务中的功能缺损。患者可能容易做出出人意料的举动或突发暴力行为,但这种情况极少真正发生。不过,品行障碍(如攻击或反社会行为)可为伴随特征,尤其是在青少年。任何症状本身在严重程度和突出程度上都不足以满足更为特定的诊断。在儿童,可重新出现尿床、稚气地说话、吸吮手指等,这些退行性现象通常是整个症状的一部分。起病通常在应激性事件或生活改变发生后1个月之内;除长期的抑郁性反应外,症状持续时间一般不超过6个月。

1.诊断要点

诊断有赖于认真评价以下关系:症状的形式、内容、严重度;既往病史和人格;应激性事件、处境或生活危机。

必须清楚确定上述第三个因素的存在,并应有强有力的证据(尽管可能带有推测性)表明,如果没有应做就不会出现障碍。如果应激源较弱,或者不能证实时间上的联系(不到2个月),则应根据呈现的特征在它处归类。

诊断需与抑郁症和人格障碍相鉴别。

2.临床常用评定量表

临床常用评定量表包括焦虑自评量表(SAS)、抑郁自评量表(SDS)、人际关系自评量表(IIP)、青少年适应能力量表(AIS)(详见本章第三节)。

（四）治疗

适应障碍的病程一般不超过6个月。随着时间的推移,大都可自行缓解,或转化为特定的更为严重的其他精神障碍。因此,适应障碍治疗的根本目的是帮助患者提高适应环境的能力,早日恢复到病前的功能水平,防止恶化或慢性化。

治疗重点以心理治疗为主,心理治疗主要是解决患者的心理应对方式和情绪发泄的途径问题。治疗前,首先要评估患者症状的性质与严重程度,了解诱因、患者人格特点、应对方式等,并应注意应激源对患者的意义;主要采取个体心理治疗、家庭治疗和社会支持等方式。支持性心理疗法、短程动力疗法、认知行为疗法等均可选用。但无论采用哪种心理治疗方法,都需要抓住3个环节:消除或减少应激源,包括改变对应激事件的态度和认识;提高患者的应对能力;消除或缓解症状。

药物治疗只在情绪异常较为明显时使用。药物治疗的作用是尽快缓解症状,为心理治疗创造合适的条件。可根据具体的情况采用抗焦虑药物和抗抑郁药物等。以低剂量、短疗程为宜。在药物治疗的同时,心理治疗应该继续进行,特别是那些恢复较慢的患者,心理治疗可能发挥更重要的作用。

（五）健康管理策略与方案

适应障碍是一种与生活变化或压力事件相关的心理疾病,通常表现为情绪不稳定、焦虑、抑郁、行为问题等。以下是一些适应障碍患者的健康管理策略。

1.寻求专业帮助

首先,患者应该尽早寻求心理健康专业人士的帮助,包括心理医生、心理治疗师或心理咨询师。专业人士可以评估患者的症状并制订相应的治疗计划。

2.心理治疗

心理治疗是治疗适应障碍的关键。认知行为疗法（CBT）和解决问题疗法（SPT）等心理治疗方法可以帮助患者理解并应对生活中的压力和挑战,建立更健康的应对机制。

3.药物治疗

在某些情况下,医生可能会考虑为适应障碍患者开具抗焦虑药物或抗抑郁药物。这些药物可以帮助患者缓解情绪不稳定、焦虑或抑郁等症状。

4.建立支持系统

患者应该积极寻求支持系统,包括家人、朋友、同事或社区组织。与他人分享感受、寻求支持和理解,可以帮助患者减轻心理压力,增强心理韧性。

5.健康的生活方式

适应障碍患者需要注重健康的生活方式,包括规律的作息时间、均衡的饮食、适度的运动和良好的睡眠习惯。这些都有助于提升整体心理健康。

6.应对压力

学习应对压力的技能对适应障碍患者至关重要,包括时间管理、情绪调节、放松技巧等,都可以帮助患者更好地应对生活中的挑战。

7.自我关怀

适应障碍患者需要学会自我关怀,包括学会放松、寻找自己喜欢的爱好、培养积极的兴趣爱好等。这些活动可以帮助患者减轻压力、增强幸福感。

总的来说,适应障碍患者需要综合性的健康管理策略,包括心理治疗、药物治疗、建立支持系统、注重健康的生活方式、应对压力和自我关怀等。患者应该积极寻求专业帮助,并在日常生活中注意保持健康的生活方式和积极的心态。

四、睡眠障碍

睡眠对身体健康和心理平衡至关重要。人一生中 1/3 的时间在睡眠中度过,睡眠与觉醒功能的调节是脑的基本功能之一。不同年龄及个体对睡眠时间的需求不同,但睡眠质量对健康的影响更为重要。睡眠-觉醒功能紊乱涉及精神病学、神经病学以及呼吸病学等多个临床学科。睡眠-觉醒障碍既可以是独立存在的原发性疾病,也可以继发于精神障碍或躯体疾病。在 ICD-10 精神和行为障碍分类诊断标准中,仅包括情绪因素为原发病因的睡眠障碍,即非器质性睡眠障碍。其具体包括非器质性失眠症、非器质性嗜睡症、非器质性睡眠-觉醒节律障碍、睡行症、睡惊症、梦魇等。本节主要学习非器质性失眠症(失眠障碍)。

(一)病因

引起或促发失眠障碍的因素众多。常见因素包括:

①心理社会因素,如生活和工作中的各种不愉快事件。

②环境因素,如环境嘈杂、不适光照、过冷过热、空气污浊、居住拥挤或突然改变睡眠环境等。

③生理因素,如饥饿、过饱、疲劳、性兴奋等。

④精神疾病因素,如焦虑与抑郁障碍时等。

⑤药物与食物因素,如咖啡因、茶碱、甲状腺素、皮质激素、中枢兴奋剂等的使用时间不当或过量,药物依赖戒断时或药物不良反应发生时等。

⑥睡眠节律变化因素,如夜班和白班频繁变动等。

⑦躯体疾病因素。

⑧生活行为因素,如日间休息过多、睡前运动过多、抽烟等。

⑨个性特征因素,如过于紧张、焦虑、强迫的人格特征。

(二)临床表现

1.失眠症状

①入睡困难:在适当的睡眠机会和环境条件下,不能较快理想入睡。儿童和青少年入睡时间大于 20 min,中老年人入睡时间大于 30 min 即有临床意义。

②睡眠维持困难:包括易醒(觉醒过多过久)、睡眠浅(缺少深睡)、夜间醒后难以再次入睡、早醒、睡眠不足等。

2.觉醒期症状

失眠往往引起非特异性觉醒期症状,即次日日间功能损害,常表现为疲劳、白天嗜睡、烦躁不安、注意力不集中或记忆障碍,以及社交、家务、职业或学习能力损害等。

(三)典型病例

患者,女,45 岁。以入睡困难、睡眠浅 2 月余为主诉就诊。2 月多前,无明显诱因下患者出现入睡困难,平均需超过 2 h 才能睡着,严重时整夜不能入睡。睡眠浅,易醒,醒后不易再次入睡,多梦。次日精神差,乏力,注意力不集中,记忆力下降,影响日常工作效率。每周有超过 5 天有上述情况,因不满意睡眠而心烦、急躁。精神检查未发现明显焦虑、抑郁等精神健康问题。诊断为失眠障碍。

(四)诊断

失眠障碍(Insomnia Disorder)是一种持续相当长时间的睡眠的质和(或)量令人不满意的状况。在诊断失眠障碍时,不能把正常的睡眠时间作为判断偏离程度的标准,因为有些人(即所谓短睡者)只需要很短时间的睡眠,却并不影响日常社会功能,不能诊断为失眠障碍。相反,有些人的睡眠时间从主观上和(或)客观上看似正常,但睡眠质量之差且痛苦不堪。在失眠者中,难以入睡是最常见的主诉,其次是维持睡眠困难和早醒。失眠多发生于生活应激增加时,并多见于妇女、老年人及心理功能紊乱和社会经济状况差的人群中。如果一个人反复失眠,他就会对失眠越来越恐惧并过分关注其后果。这就形成了一个恶性循环,使得这个人的问题持续存在。就寝时,失眠的人会描述自己感到紧张、焦虑、担心或抑郁,思想像在赛跑。他们常常过多地考虑如何得到充足的睡眠、个人问题、健康状况,甚至死亡。他们常常试图以服药或饮酒来对付自己的紧张情绪。清晨,他们常诉感到身心交瘁;白天的特征是感到抑郁、担心、紧张、易激惹和对自身过于专注。

诊断应依据失眠的病史、临床表现、睡眠的主观及客观评估,并结合失眠障碍的诊断要点或标准。详细临床评估是做出诊断以及制订合理治疗方案的基础。

1.临床评估

①基于问诊的评估:包括失眠形式、日间功能受损程度、睡前状况、失眠发生和加重缓解因素、失眠严重程度、昼夜睡眠觉醒节律、夜间症状、病程、治疗效果、伴随躯体或精神症状、睡眠环境因素、家族史等。

②睡眠的主观评估:可以选择性使用睡眠日记、匹兹堡睡眠质量指数、失眠严重程度指数等。

③睡眠的客观评估:可以选择性使用多导睡眠监测、多次睡眠潜伏期试验、体动记录检查等。

2.诊断要点

ICD-10 精神和行为障碍诊断标准中有关"非器质性失眠症"的诊断要点包括:

①主诉是入睡困难、难以维持睡眠或睡眠质量差。

②这种睡眠紊乱每周至少发生 3 次并持续 1 个月以上。

③日夜专注于失眠,过分担心失眠的后果。

④睡眠量和(或)质的不满意引起了明显的苦恼或影响了社会及职业功能。

3.临床常用评定量表

临床常用评定量表是匹兹堡睡眠质量指数(PSQI)(详见本章第三节)。

(五)治疗

失眠障碍的治疗方法包括非药物治疗与药物治疗两大类。

1.非药物治疗

①心理行为治疗:改变失眠患者的不良心理及行为因素,增强患者自我控制失眠障碍的信心,包括睡眠教育、睡眠卫生教育、刺激控制疗法、睡眠限制疗法、矛盾意念法、放松疗法、生物反馈法、认知治疗以及专门针对失眠的认知行为治疗。

②补充/替代性治疗:包括锻炼、身心干预(冥想、太极、瑜伽等)、操作及躯体治疗(按摩、针灸、穴位按压、反射疗法等)、物理治疗(经颅电刺激、经颅磁刺激等)、光照治疗等。

2.药物治疗

(1)药物治疗的原则

在病因治疗、认知行为治疗、睡眠卫生教育的基础上酌情给予药物治疗;个体化、按需、间断、适量给药;疗程一般不超过4周,超过4周应每月评估;动态评估;合理撤药;特殊人群不宜给药等。

(2)常用治疗药物

①苯二氮䓬类药物:艾司唑仑、劳拉西泮、奥沙西泮、阿普唑仑、地西泮、氯硝西泮等。

②非苯二氮䓬类药物:右佐匹克隆、佐匹克隆、唑吡坦、扎来普隆等。

③常用的有褪黑素受体激动剂、镇静类抗精神病药物、镇静类抗抑郁药物,如曲唑酮、米氮平、氟伏沙明等。

(六)健康管理策略与方案

失眠是一种常见的睡眠障碍。对于失眠问题,以下是一些健康管理策略。

①建立规律的作息时间:每天保持相对固定的起床时间和就寝时间,即使在周末也要尽量保持一致。这有助于调整身体的生物钟,提高入睡和睡眠质量。

②调整睡眠环境:确保睡眠环境安静、舒适、凉爽且黑暗。有时候,使用眼罩、耳塞或白噪音机器可以帮助改善睡眠环境。

③避免咖啡因和刺激性物质:白天减少咖啡因的摄入,尤其是在下午和晚上。此外,避免饮酒和吸烟,因为这些物质可能会影响睡眠质量。

④适度运动:适度的运动可以帮助改善睡眠质量,但应该避免在临近睡眠时间进行剧烈运动。最好在白天进行运动,有助于提高睡眠质量。

⑤放松技巧:学习放松技巧,如深呼吸、温水浴、冥想或瑜伽,有助于缓解压力和焦虑,提高入睡质量。

⑥避免过度午睡:尽量避免在白天过度午睡,以免影响晚上的睡眠质量。

⑦注意饮食:晚餐不要过饱,也不要过饿;避免在睡前进食过多或过辛辣的食物。

⑧寻求专业帮助:如果失眠问题持续严重且影响日常生活,建议寻求医生或心理健康专业人士的帮助。医生可能会建议药物治疗或其他形式的治疗。

总的来说,失眠的健康管理策略包括建立规律的作息时间、调整睡眠环境、避免刺激性物质、适度运动、学习放松技巧、注意饮食和寻求专业帮助。这些策略有助于改善失眠问题,提高睡眠质量。

第三节　心理评估与干预

一、心理评估

心理评估的目的是对心理现象进行定性和定量的客观描述,是医学心理学研究与临床实践的重要方法之一。因此,有必要了解心理评估的基本理论和基本方法。

(一)心理评估的概念

心理评估有广义和狭义之分,广义的心理评估是指对各种心理和行为问题的评估,可以在医学、心理学和社会学等领域运用。其主要用来评估行为、认知能力、人格特质和个体及团体的特性,帮助作出对人的判断、预测和决策。

狭义的心理评估也称临床评估,是指在心理临床与咨询领域,运用专业的心理学方法和技术对来访者的心理状况、人格特征和心理健康做出相应判断,必要时做出正确的说明,在此基础上进行全面的分析和鉴定,为心理咨询与治疗提供必要的前提和保证。

(二)心理评估的方法

心理评估方法主要有两类:一类是标准化测验,另一类是非标准化的评估方法。

标准化测验是一个系统化、科学化、规范化的施测和评定过程,主要有智力测验和人格测验。智力测验常用的有中国比内测验、瑞文标准推理测验、韦氏儿童智力测验。人格测验常用的有艾森克人格问卷、明尼苏达多项人格调查表、16 种人格因素问卷、罗夏墨迹测验等方法。

非标准化的评估方法主要有评定量表、行为观察、临床访谈等方式。

(三)心理评估的基本原则

①客观性原则:在心理评估过程中,要遵循实事求是的态度,依据被评估者的客观心理事实和科学的方法,对其心理问题进行科学的评估,防止主观臆断,更不允许猜测虚构。

②保密性原则:在心理评估过程中,要严格遵守保密原则。评估者有责任对被评估者的个人信息和隐私保密,这是职业道德的基本要求。

③整体性原则:心理评估需要从整体的角度出发,综合考虑被评估者的个人经历、家庭背景、生活环境、社会关系等多方面因素,以及这些因素与心理问题之间的可能联系。

④标准化原则:心理评估需要遵循一定的标准化程序,以确保评估结果的准确性和可靠性。这包括使用公认的评估工具、方法和程序,以及按照规定的步骤进行操作等。

(四)临床常用评定量表

1.匹兹堡睡眠质量指数

匹兹堡睡眠质量指数(Pittsburgh Sleep Quality Index,PSQI)是一种常用的用于评估睡眠质量的量表,广泛应用于精神科、心理学和睡眠医学领域。PSQI 由匹兹堡大学的睡眠研究中心开发,用于评估个体在过去一个月内的睡眠质量和睡眠障碍情况。PSQI 包括 19 个项目,涵盖了睡眠质量的各个方面,如入睡时间、睡眠时间、睡眠效率、睡眠质量、睡眠障碍、使用药物帮助入睡等。每个项目的得分范围为 0~3 分,总分范围为 0~21 分。总分越高,表示睡眠质量越差。通过 PSQI 评估,可以帮助医生和研究人员了解个体的睡眠质量状况,诊断睡眠障碍和睡眠问题,制订相应的治疗和干预方案。PSQI 是一种简单、有效的睡眠评估工具,被广泛用于临床和科研领域。

2.症状自评量表

症状自评量表(Symptom Checklist-90,SCL-90)是一种常用的心理测量工具,用于评估个体的心理症状和问题。它包括 90 个项目,分为 9 个维度,分别是强迫症状、焦虑、抑郁、敌意、恐怖、偏执、躯体化、人际关系敏感和精神病性症状。每个项目都是用 5 分制进行评分,分别代表从“没有”到“非常严重”的程度。被测者需要根据自己在过去一段时间内的感受和经历,对每个项目进行评分。通过分析这些评分,可以得出个体在不同心理症状上的水平,从而帮助心理学专业人士进行评估和干预。SCL-90 可以用于评估各种人群,如临床患者、普通人群、学生、老年人等。它在评估心理健康状况、诊断精神疾病、评估治疗效果等方面都有广泛的应用。SCL-90 是一种有效的心理测量工具,但需要专业人士进行评估和解读。

3.抑郁自评量表

抑郁自评量表(Self-Rating Depression Scale,SDS)由威廉·Zung 博士于 1965 年开发,是一种用于评估个体抑郁症状严重程度的心理评估工具。它由 20 个项目组成,涵盖了情绪、认知和生理等方面的抑郁症状。被测者需要根据自己在过去一段时间内的感受和经历,对每个项目进行评分。每个项目的评分范围是 0(没有或很少)~3(频繁或几乎总是)。评分越高,表示抑郁症状越严重。SDS 可以用于评估各种人群,包括临床患者、普通人群和学生等。它是一种简单易用、快速有效的评估工具,可以帮助心理学专业人士快速了解个体的抑郁症状,从而制订个性化的干预方案。同时,SDS 也可以用于评估治疗效果,帮助专业人士了解治疗的进展和效果。SDS 的项目包括心境低落、情绪抑制、自我否定、睡眠障碍、食欲减退、性兴趣减退、精神运动迟滞、体重减轻、生活兴趣减退、自责自罪感、精神疲乏、性格内向、决策困难、失眠、早醒、身体不适感、性功能障碍、精神紧张、头痛、失去兴趣。

4.人际关系自评量表

人际关系自评量表(The Inventory of Interpersonal Problems,IIP)是一种用于评估个体人际关系特征和行为的心理评估工具。它旨在帮助评估个体在人际关系中的行为模式和特征,包括人际关系的健康程度、人际冲突、人际依赖等方面。IIP 包括 127 个项目,涵盖了个体在人际关系中的各种特征和行为。被测者需要根据自己在过去的经历和感受,对每个项目进行评分。评分范围通常是从 1("不适用")~5("非常适用"),或者从 1("从不")~6("总是")。IIP 的项目包括主动性和社交能力、人际依赖、冲突应对、人际敏感度、人际支持需求、人际信任和亲密度、人际攻击性、人际独立性、人际控制需求、人际回避、人际过度合作、人际冷漠、人际焦虑、人际激励需求、人际被动性。IIP 可以用于评估各种人群,包括临床患者、普通人群和社交焦虑者等。它可以帮助心理学专业人士了解个体的人际关系特征和行为模式,从而制订个性化的干预方案。同时,IIP 也可以用于评估治疗效果,帮助专业人士了解治疗的进展和效果。

5.焦虑自评量表

焦虑自评量表(Self-rating Anxiety Scale,SAS)由威廉·Zung 博士于 1971 年开发,是一种用于评估个体焦虑症状的心理评估工具。它旨在帮助评估个体的焦虑水平,包括焦虑的程度和频率等方面。SAS 由 20 个项目组成,涵盖了焦虑症状的各个方面。被测者需要根据自己在过去一段时间内的感受和体验,对每个项目进行评分。评分通常是从 1("几乎没有")~4("几乎总是"),或者从 1("从不")~4("经常")。SAS 的项目包括头脑中有不安的感觉、容易紧张和焦虑、容易心烦意乱、容易恐慌、容易心跳加速、容易呼吸急促、容易出汗、容易手脚发抖、容易入睡困难、容易做噩梦、容易感到胃部不适、容易感到头痛、容易感到胸闷、容易感到胸痛、容易感到头晕、容易感到恶心、容易感到胸闷、容易感到恐惧、容易感到不安、容易感到害怕。SAS 可以用于评估各种人群,包括临床患者、普通人群和焦虑症患者等。它可以帮助心理学专业人士了解个体的焦虑症状,从而制订个性化的干预方案。同时,SAS 也可以用于评估治疗效果,帮助专业人士了解治疗的进展和效果。

6.青少年心理适应性量表

青少年心理适应性量表(Adolescence Psychological Adaptability Scale,APAS)是用于评估青少年适应能力的一种量表。它包括多个方面,如生活自理能力、社会适应能力、学业适应能力等。通过 APAS,可以评估青少年在不同领域的适应能力水平,帮助了解他们在日常生活、社交互动和学业方面的表现和困难。这些信息有助于制订个性化的干预方案,帮助青少年更好地应对各种挑战,提高他们的适应能力。

二、心理干预

(一)概念

心理干预(Psychological Intervention,PI)是指在心理学理论指导下有计划、按步骤地对一定对象的心理活动、个性特征或行为问题施加影响,使之发生朝向预期目标变化的过程。心理干预的方式有很多,其中包括认知行为疗法、情绪调节、技能训练、家庭治疗、团体辅导等。心理干预的目标是帮助个体面对心理问题,减轻痛苦和焦虑,提高应对能力和社会适应能力,预防和减少心理问题的发生,以及促进个体的心理健康。

(二)心理干预的方式

①健康促进:指在普通人群中建立良好的行为、思想和生活方式,通过改善生活方式和环境,提高个体的健康水平,包括健康宣传、健康检查、健康训练等。

②预防性干预:针对特定心理问题或风险因素,采取有效的措施进行预防和干预,以避免问题的发生或减轻问题的影响。预防性干预可以通过宣传教育、心理测试、咨询服务等方式进行。

③心理教育:通过提供心理教育,提高个体对心理问题的认识和应对能力,促进个体的心理健康成长。

④心理咨询:通过专业的心理咨询师对个体进行心理辅导、心理分析、情感支持和健康指导等活动,以帮助个体解决心理问题、缓解情绪压力、提高适应能力等。

⑤心理治疗:运用心理学理论和技术,通过消除或缓解心理症状来治疗心理疾病,如通过认知行为疗法、家庭治疗等方法帮助焦虑症、抑郁症患者等。

⑥危机干预:通过提供危机干预,解决个体的紧急心理问题,保护个体的生命安全和心理健康。

⑦家庭治疗:通过改变家庭成员之间的互动方式和行为,解决家庭问题,提高个体的心理健康水平。

⑧团体辅导:通过团体活动的方式,对一定对象的心理活动、个性特征或心理问题施加影响,从而使之朝向预期目标变化的过程。团体辅导可以通过小组讨论、角色扮演、团队协作等方式进行,解决团体成员之间的共同心理问题,提高团体的凝聚力和应对能力。

总之,心理干预的内容和方式有很多,不同的干预措施适用于不同的个体和情境。为有效地进行心理干预,需要综合考虑个体的实际情况和需求,选择合适的干预方式。

※思考题

1.简述健康及心理健康的概念。

2.判断心理是否健康应遵循哪些标准?

3.抑郁障碍的临床表现及诊断要点有哪些?

4.广泛性焦虑障碍的主要临床表现和诊断要点是什么？

5.失眠障碍的诊断要点有哪些？

6.心理评估需要遵循的基本原则有哪些？

7.有哪些常见心理干预的方式？

（艾明　胡琴）

参考文献

[1]姚树桥,杨艳杰.医学心理学[M].7版.北京:人民卫生出版社,2018.

[2]郝伟,陆林.精神病学[M].8版.北京:人民卫生出版社,2018.

[3]孙学礼.精神病学[M].4版.北京:高等教育出版社,2020.

[4]钱铭怡.心理咨询与心理治疗:重排本[M].北京:北京大学出版社,2016.

[5]沃尔夫冈·林登,保罗·L.休伊特.临床心理学[M].王建平,蔚玮,译.北京:中国人民大学出版社,2013.

[6]喻东山,王翠,葛茂宏.精神病症状学[M].南京:江苏科学技术出版社,2014.

[7]况利.精神心理疾病就医指南[M].重庆:重庆出版社,2018.

[8]陆林.沈渔邨精神病学[M].6版.北京:人民卫生出版社,2017.

第十二章 健康教育与健康促进

第一节 健康教育与健康促进概述

　　党的二十大报告提出,推进健康中国建设。把保障人民健康放在优先发展的战略位置,完善人民健康促进政策。国家将"实施健康中国战略"作为国家整体战略提升到前所未有的高度和层面统筹谋划。推动以国民健康为主体的项目建设是全面建成小康和实现社会主义现代化强国的重要前提。同时,这也是积极提高国民的身体素质、在发展经济的同时关注百姓健康、主动响应世界对加强健康管理的号召与要求,认真完成所签署的 2030 年全球可持续事项的允诺的一种重要措施。随着社会经济的快速平稳发展,我国人民健康水平持续改善。但同时人口老龄化速度加快,人们生活模式以及病理种类在不停地改变,多种身体疾病、心理疾病和突发性传染疾病对公共卫生事业形成了挑战。

　　为了提升健康管理和服务能力,提高居民的健康水平,党中央把人民健康放在优先发展的战略地位。2016 年,国务院出台了《"健康中国 2030"规划纲要》,提出要最大限度降低健康危险因素,全面维护全民的生命健康权益。2023 年,国家发展改革委等部门印发《国家基本公共服务标准(2023 年版)》,提出要为城乡居民提供健康教育、健康咨询、健康科普等服务。每年发布全国居民健康素养水平和中医药健康文化素养水平数据。健康教育和健康促进作为公共卫生服务体系中重要组成部分越来越被重视。如何提升健康教育服务水平和质量,关系到健康中国的建设,也关系到人民健康水平的提升和民生的不断改善。

　　根据健康教育的内在属性和特征,从不同的视角,健康教育、健康促进的价值目标有着不同的界定。一是制度层面上,健康教育和健康促进作为维持健康和预防贫困风险的有效工具,强化其落实是提升国民健康公平性的重要环节。我国相继出台《"健康中国 2030"规

划纲要》《健康中国行动(2019—2030年)》《全民健康生活方式行动方案(2017—2025年)》
等政策文件,对新时代下我国健康教育和健康促进工作的总体思路和具体实施做了各项指
导性或约束性部署。此外,于2020年6月起正式实施的我国卫生健康领域的第一部基础
性、综合性法律——《基本医疗卫生与健康促进法》中明确提出"在国家层面建立健康教育
制度"和"将健康教育纳入国民教育体系",为地方政府强化本地区健康教育服务体系建设
提供了法律依据。二是从理念层次上,健康教育与健康促进相互协同,构成疾病控制的完整
体系,形成人们知、信、行的链条,启动疾病预防的运转。有学者认为,健康教育和健康促进
的服务目的在于明确和强化个人对健康的责任,对提升居民健康素养、统率居民健康行为具
有重要意义。

一、健康教育与健康促进概念

(一)健康教育与健康促进的定义

健康教育历史悠久,随着东西方文化的融合交流,越来越多的学者开始注重概念表述的
严谨性与最早文献记载。健康教育(Health Education)一词,于1919年在美国儿童健康协会
的会议上首次出现。健康教育本质是就健康对人们进行教育的一门科学,包括环境健康教
育、生理健康教育、社会健康教育、心理健康教育、智力健康教育和精神健康教育等。健康教
育也可被定义为一门关于个人和团体通过学习,养成促进、维持和恢复健康的行为的学问。
2001年,健康教育与健康促进术语联合委员会(The Joint Committee on Health Educationand
Promotion Terminology of 2001)把健康教育定义为:"健康教育是指在健康科学理论的指导下
进行的有计划的学习活动,个人、群体和社区通过这种学习活动,获取用于做出有益于健康
的决定的信息和技能。"WHO把健康教育定义为"一种有组织、有计划的主动学习活动,包括
提升健康素养(Health Literacy)和健康知识的传播活动,以及有益于个体和社区健康的生命
技能的开发"。我国学者把健康教育定义为:"通过信息传播和行为干预,帮助个人和群体掌
握卫生保健知识,树立健康观念,自愿采纳有益于健康的行为和生活方式的教育活动与过
程,其目的是消除或减轻影响健康的危险因素,预防疾病,促进健康和提高生活质量。"健康
教育实践表明,健康教育在提高人们的健康素养、健康技能方面,在促进人们养成有益于健
康的行为习惯和生活方式方面,以及在改善疾病防治和促进卫生服务利用方面均发挥着重
要作用。

健康教育是公共卫生服务体系中重要的一项,具有投入少、产出高的优势,也是一个最
有效地通过向社会公众普及卫生科普知识,达到提升公众健康意识和培养自我保健能力的
途径。开展健康教育服务是政府的重要责任,做好健康教育服务能广泛普及健康知识,使群
众对各类疾病病理及诱因有着更好的认识和了解,能够尽早预防或者治疗,通过引导公众在
日常生活中培养健康良好的生活习惯和保持合理膳食结构,达到远离或者减少影响健康的
不利因素的目的。

健康促进(Health Promotion)的概念最早出现在20世纪20年代的公共卫生文献中,各

个国家在关注公共领域阶段就开始运用并逐渐发展变化,进一步引起全球关注。在20世纪初期,温斯洛(Winslow)第一次提到了"健康促进",他认为想要达到健康促进的目的,首先要健全政府部门以及相关社会组织的责任体系,然后再针对个人开展卫生教育活动。1986年,第一届全球健康促进大会在加拿大召开并由此发表了《渥太华宪章》。WHO指出健康促进的定义:"健康促进是使用行政或组织等手段,广泛动员和协调社会各相关部门和社区、家庭和个人,使其履行各自对健康的责任,共同维护和促进健康的一种社会行为和战略"。该定义在明确范围和哲理的基础上,强调健康促进是一种过程。美国健康教育专家格林指出:"健康促进是指健康教育及其他能促进个体行为与有利于塑造健康环境的支持系统,其中包括社会、政治、经济与自然环境。"科普中国将健康促进定义为运用行政的或组织的手段,广泛协调社会各相关部门以及社区、家庭和个人,使其履行各自对健康的责任,共同维护和促进健康的一种社会行为和社会战略。

健康促进的定义表明,健康促进是一个促进人们和社会实现健康目标的策略和手段,主要是指同目标人群一起做了什么,参与和伙伴是健康促进的核心关键策略。我国学者指出了健康促进的行动领域,主要包括4个层面:一是发挥政府作用和制定健康促进公共政策;二是创造有利于健康行为的生存环境和物质条件;三是加强社会机构地区行动,调动社区力量;四是发展个人技能,改善个人健康能力,调动社区资源,调整卫生服务的方向。

综上所述,健康促进不仅包括个人行为的改变,也包括政府行为的改变,重点是个人、家庭和社会的健康潜能,其宗旨是致力于将政府、社区、个体等社会力量融为一体,是为健康和福祉治理提供有力的政策指导,为共同促进全社会整体健康提供支持环境的手段。

(二)健康教育与健康促进的作用

健康教育是我国国家基本公共卫生服务14类项目中的一项重要内容。加强健康教育与健康促进(简称"健康促进与教育")是提高人民的健康素养以及全民健康水平最根本、最经济、最有效的措施之一。它是通过信息传播和行为干预,帮助个人和群体掌握卫生保健知识,树立健康观念,自愿采纳有利于健康行为和生活方式的教育活动与过程。通过健康教育,能帮助人们摒弃各类原本不利于身体健康的行为习惯,自觉地选择有益于健康的行为生活方式。健康教育与健康促进、计划免疫和疾病检测被世界卫生组织确定为21世纪疾病预防控制的三大战略措施之一,也是提高公众健康水平的有效措施。

1986年,在加拿大渥太华召开了第一届全球健康促进国际大会,提出了健康促进5项内容,即制定健康的公共政策、创造支持性环境、强化社区行动、发展个人技能、调整卫生服务方向。这5项内容体现了干预类型及策略的综合性,是健康促进活动成功的保证。

1.制定健康的公共政策

健康的公共政策涉及多部门的政策,对健康有重要影响,如环境保护、税收政策、福利基金和住房政策等。健康的公共政策能创造有利于健康的政治环境,是保证健康促进5项内容得以实现的重要前提。因此,政府各部门在制定有关农业、经贸、教育、工业、交通等政策时,把健康作为一个基本要素予以考虑,相关部门政策的实施也将影响到健康问题,应当把考虑对健康的影响与考虑经济效益看成同等重要。政府对公共政策的制定和实施应投入必要的资金。在实施时应广泛宣传,做好说服教育工作,使受政策影响最大的人群都知道并能自觉地执行政策。

2.创造支持性环境

创造健康的支持性环境可以为选择促进健康的生活方式和行为提供客观条件,以保证我们的社会和自然环境有利于健康的发展。这里的环境指对健康有影响的社会、经济、文化、政治和物质环境。建立健康的支持性环境是健康促进的重要目标之一。因为支持性环境的建立对健康有持续的影响,也是行为改变能继续保持的重要条件。例如,在慢病防治中建立无烟单位、无烟街道和无烟城市、提供体育活动场所和设备;在减钠盐摄入的要求下推广低钠盐,在市场内提供足够的价格适宜的低钠盐,以方便居民易于获得低钠盐。

3.强化社区行动

健康促进的目的是促进人的健康。社区内人群充足,应当充分发动社区的力量,挖掘社区资源,促进社区积极有效地参与卫生保健计划的制订和执行。在社区积极参与和支持下,开展社区诊断,明确社区意愿和社区居民的需求、健康决定因素,有计划地开展工作。同时,加强对社区卫生服务人员的培训,提高其健康促进的知识和技能,从而建立社区健康促进的组织结构,通过集体的组织和行动进行健康促进活动。

4.发展个人技能

个人对健康负责的前提:一是要有正确的健康观,强烈维护健康的意识;二是要有维护健康的知识和技能,包括正确认识维护自己健康与关注他人健康、关注健康支持环境、关注社会发展的关系;三是应当有准备地对付人生各个阶段可能出现的健康问题。通过传播和教育提高人们能作出健康选择的技能,通过训练和帮助提高卫生专业人员和社区组织的健康促进技能,使人们能够更好地控制自己的健康和环境,能够积极应对人生各个阶段的健康问题。

5.调整卫生服务方向

健康促进中的卫生服务责任由个人、社会团体、卫生专业人员、卫生部门和政府等共同分担。改变卫生系统以疾病治疗为中心的服务体制和模式,使之转变以预防为中心、以社区为基础的卫生服务体系。医疗卫生部门不但需要提供临床治疗服务,更需要提供健康促进服务。卫生研究和专业教育培训也应当转变,要以人的健康需求为服务中心。

(三)健康教育与健康促进的研究方法

健康教育与健康促进的实质是一种干预活动过程。其主要干预方法和手段有传播、教育和干预等形式。

干预并非只属于健康教育的专有名词,其含义是在原有的运行模式和过程中加入特定的影响因素,使原有模式、过程终止或发生改变。健康教育是由一系列有组织、有计划的信息传播和教育活动组成,目的在于帮助目标个体和群体能够掌握卫生保健知识,树立健康观念,从而采纳并运用有益于健康的行为和生活方式,达到以减少疾病、保护健康、提高人民生活质量的最终目的。因此,健康教育干预活动就是对个体或人群已经存在的行为和生活方式施加一定的影响,使原有的行为、生活方式中不利于健康的部分发生改变,建立加强有利于健康的部分,从而向有益于健康的方向进行转变。健康教育干预即健康教育项目中为促使目标人群的行为和生活方式向着有利于健康的方向进行转化而设计的有机组合的一系列活动和过程。

健康教育与健康促进的干预方法常以干预方式和干预场所进行分类,由于不同研究者项目的研究目的和干预措施等不同,可以综合选用不同的干预方法进行组合。常用于以传播为主的干预方法、以行为为主的干预方法、以健康教育与健康促进培训为主的干预方法等。

健康教育与健康促进的研究结果不只是对指标数据的结果分析,不仅限于健康与疾病的测量,还涉及健康政策和组织措施、健康知识、生活方式和条件、社会行动、社会经济、健康环境、社会心理、健康服务、能力建设、社会结果等。对此,WHO进行了不懈努力,测量技术得到不断完善。目前,健康测量已经逐渐从单一的躯体健康测量走向多维度的躯体、心理、社会的测量;从提高生活质量测量走向环境可持续发展同步测量;从单纯对负性指标的测量向正负性指标两方面测量发展;从对组织器官的客观状况测量向个体主观体验和满意度、幸福度的测量;从以患病或死亡为终点的测量向以患病后个体功能状况和社会适应能力为终点的测量发展。

(四)健康教育与健康促进的关系

健康教育与健康促进是一对互生共存的公共卫生项目。我国已将健康教育列为《"健康中国2030"规划纲要》的主要任务,健康教育可以帮助人们了解哪些行为影响他们的健康,有意识地选择健康的行为和生活方式,增强人们的健康意识,养成科学、文明、健康的生活习惯,为健康促进打下坚实的基础;健康促进在不断深化的同时,将健康教育与外部支持相结合,可以更有效地促进人们形成健康的生活方式和行为习惯,最终通过健康教育和健康促进助力国家健康事业的发展。《"健康中国2030"规划纲要》强调,要惠及全人群,不断完善制度、扩展服务、提高质量,使全体人民享有所需要的、有质量的、可负担的健康促进服务。规划中更是强调要以妇女儿童、老年人、残疾人、低收入者等弱势人群的健康问题为首要的工作重点。实施政府主导、部门协调、群体参与的健康策略,创建以特定群体为对象的健康促进模式。

人类生物学因素、环境因素、卫生服务因素和行为与生活方式因素都可能对健康产生重要影响。作为公共卫生的重要组成部分,健康教育与健康促进以社会生态学模型为基础,通过改革健康支持性政策、改善物质和社会环境、发展个人健康技能、动员社区参与和重新定向卫生服务,运用倡导、赋权和协调等社会策略,在科学理论和模型的指导下,提高人们的健康素养,促进健康行为的形成,消除或减少健康危害因素,达到预防疾病,提高健康水平和生活质量的目的,是解决人类健康问题的重要措施之一。针对健康教育与健康促进的关系,一方面,健康教育是健康促进的基础。政策、法规、组织以及其他环境的支持都是健康促进的组成部分,需要与健康教育相结合。如果没有健康教育,健康促进将成为徒有虚名的概念。此外,健康促进是健康教育在社会环境层面的发展。健康教育尽管能成功地帮助个体改变不利于健康行为的策略,但如果得不到有效的环境和政策的支持,效果是难以持续的。因此,健康教育与健康促进是协同共存、互利互生的,两者之间具体区别也进行了详细梳理(表12.1)。

表 12.1 健康教育与健康促进的区别

内容	健康教育	健康促进
内涵本质	教育→参与→行为改变	教育+可持续环境改变→行为改变
主要方法	传播结合教育,以教育为主	多因素全方位整合性,强调组织行为和支持下环境的营造
特点	以行为改变为核心,常局限于疾病的危险因素	全社会参与,多部门合作对影响健康危险因素进行干预
效果	可导致知识、态度、行为的变化,带来个体健康水平的提高,但难以持久	个体和群体健康水平的提供,效果具有持久性

二、健康教育与健康促进的发展历程

(一)健康教育的发展历程

人类文明漫长的发展史中,医学和教育一直处于较为重要的地位。作为集医学和教育为一体的健康教育,与人类的生产、生活密切相关。虽然发达国家的健康教育起步较早,但是真正受到重视也是始于 20 世纪 70 年代。那时,疾病谱发生了根本性的变化,发达国家的慢性疾病已经减少,转而被传染性疾病及营养不良等疾病取代。许多国家都先后发表了健康教育与健康促进的宣言、法案,并建立了相关的机构。1974 年,加拿大政府相关人员发表了里程碑式的政府层面的宣言——《加拿大人民健康的新前景》,首次把死亡与疾病归因于行为与生活方式、环境、生物学与卫生服务四大因素,阐明环境与生活方式是降低患病率和死亡率、改善健康状况的有效途径,并制订提倡健康生活方式的行动计划,把卫生政策的侧重点从疾病的治疗转移到疾病的预防和健康教育上来。到了 20 世纪八九十年代,自从 1986 年 40 多个发达国家在加拿大渥太华召开了第一届全球健康促进大会,会上提出了期望率先在发达国家实现"人人享有卫生保健"的宏伟目标,并发表了《渥太华宪章》,奠定了健康促进的理论基础。之后,从 1988 年到 1997 年,先后召开了 3 届全球健康促进大会,将健康教育和健康促进概念从发达国家逐渐扩展到发展中国家。

在我国,早在 2 000 多年前,就记载过医疗卫生和体育保健知识。这可以算是中华民族健康教育思想的最早起源。19世纪初,随着西医的引进,现代健康教育开始对中国产生影响。但由于历史条件的限制,我国早期健康教育发展相对缓慢。直到中华人民共和国成立初期,20世纪50年代开展了一场全国性的爱国卫生运动,向民众宣传普及卫生知识,这可以算是我国健康教育实施初期较成功的策略。我国健康教育学科理念产生于20世纪80年代中期。1997年初,《中共中央 国务院关于卫生改革与发展的决定》明确指出,健康教育是公民素质教育的重要组成部分,这是政府从国家的角度对健康教育重要性的最好阐述。人类与疾病不断斗争,医学也在不断进步,人们对健康的需求逐渐从身体健康转向心理健康和社会健康,未病先防的观念也逐渐深入人心。

实践证明,健康教育是提高人们生活质量的有效方法和最佳途径。20世纪80年代以来,我国城市社区健康教育事业逐渐朝气蓬勃起来,社区健康教育理论和工作日益深入,相继成立了健康教育专业机构,培养专业人员队伍,建立全国性的健康教育网络,为健康教育的发展提供了强有力的组织、人力和物力资源。对健康教育的研究,结合了管理学、心理学等学科理论,阐述了社区健康教育的作用,以及其计划、组织实施和效果评价,详尽地指导社区健康教育的开展。我国非常重视健康教育,特别是2003年"非典"疫情期间。健康教育对"健康中国"的建设起到了举足轻重的作用。在全国卫生工作会议上,吴仪副总理明确各级卫生部门必须重视加强健康教育工作,要将其经常化、制度化。2016年,第九届全国健康教育与健康促进大会明确指出,健康教育是提高全民健康的有效途径,更是实现"健康中国"建设目标的重要策略。2018年,我国已经将健康教育、健康促进工作纳入了"健康中国战略"。2020年,《中华人民共和国基本医疗卫生与健康促进法》的施行,让健康教育工作的开展有了法律依据,得到了质的飞跃。

（二）健康促进的发展历程

19世纪80年代,健康促进一词提出并逐渐被使用,欧美等国家纷纷推出大规模的政府主导的健康促进行动方针。1978年的《阿拉木图宣言》继承与发扬了世界卫生组织人人健康运动,拉开了健康促进工作的序幕。1986年,第一届全球健康促进大会举办并发表了《渥太华宪章》,人们越来越关注健康教育和健康促进。1988年第二届和1991年第三届全球健康促进大会上,提出了健康促进对发展中国家的重要作用,健康教育与健康促进理论和实践逐步完善并发展起来。20世纪90年代末,主题为"新时代的新作用:将健康促进带入21世纪"的第四届全球健康促进大会举行,并在发表的《雅加达宣言》中指出了未来健康教育和健康促进的发展方向。2000年,第5届全球健康促进大会说明了健康促进是架起公平的桥梁,各国都应该行动起来推进健康促进计划。随着《曼谷全球健康促进宪章》的出版,21世纪健康教育和健康促进行动的序幕也随之展开,承诺把健康促进作为全球性重点工作,将健康素养作为未来健康促进行动的主要目标。世界卫生组织也表示,健康素养作为最有前途的新思想和新策略是未来评价健康教育和促进最好的选择。

在20世纪初,《中国公民健康素养工作行动计划》和《中国公民健康素养66条》的发布,是我国的第一次健康促进计划。在此之后,跟随健康教育和健康促进在国际中的快速发展步伐,我国在健康教育和健康促进中也制定了一系列的计划和措施。2019 年 7 月 15 日,国务院发布《国务院关于实施健康中国行动的意见》,提出了健康中国行动的总目标:到 21 世纪 20 年代初,建立健康促进政策体系、稳步提高全民健康素养水平。直至 2030 年,使影响人们健康的主要因素得到控制,过早死亡率降低,人均预期健康寿命显著提高。

随着医学模式的转变以及对健康决定因素研究的深入,健康促进主要经历 3 个发展阶段:一是医学阶段。20 世纪 70 年代前是以疾病为中心的医学时代,忽视了社会的公正与平等及非卫生部门的干预作用,忽视了群众对自己的生活和健康的作用,使社区开发的作用受到限制。二是行为阶段。20 世纪 70 年代早期开始引入改善行为的工作方式,提出生活方式即行为危险因素的观点,使医学理论又增加了教育、行为、社会市场和政策等理论,大大地拓宽了健康教育的领域,超越了生物医学的范畴。三是社会、环境阶段。20 世纪 80 年代后,人们认识到行为和生活方式的改善很大程度上,受到社会与自然环境因素的制约。强调以促进健康为中心、以人类为中心,政府对人民健康负有责任。

三、健康教育与健康促进的应用

(一)医院健康教育与健康促进的应用

医院健康教育是全民健康教育的重要组成部分,是社会发展和医学进步的产物,是健康教育工作多项功能的重要体现。深入持久地开展健康教育,对社会、医院及病人都将产生积极的影响,具有深远的社会意义。

医院健康教育是医疗服务的组成部分和有效的治疗手段,可提高患者依从性、实现对患者的心理保障、发挥不可替代的治疗作用。患者健康教育的对象由于受不同教育的个体特征、不同病种、疾病的不同阶段等因素的影响,健康教育内容十分复杂。概括地讲,患者健康教育的内容应以健康为中心,围绕知、信、行 3 个中心环节,包括疾病防治及一般卫生知识的宣传教育、心理健康教育和健康相关行为干预 3 个方面内容,且根据健康教育与健康促进实施场所的不同,患者的健康大致可以分为门诊教育、住院教育和随访教育 3 个部分。

①门诊教育(Outpatient Education):针对病人在门诊诊疗过程中实施的健康教育活动。门诊教育是医院重要工作内容之一。门诊病人就诊的特点是人数较多、流动性大,每个患者所患疾病各不相同,每个患者的职业、性别、年龄、生理、心理状况、文化程度、风俗习惯、对医疗的希望、需求等又各不相同。而且,门诊患者在医院停留的时间短,而停留的地方又相对不固定。因此,门诊健康教育一方面要针对门诊就医过程的主要环节;另一方面,要针对病人的共性问题,简明扼要地实施健康教育活动。其主要形式有候诊教育、随诊教育、咨询教育、门诊专题讲座及培训班、健康教育处方等。

②住院教育(Inpatient Education):患者在住院治疗期间接受的健康教育。由于患者住院时间较长,与医护人员接触较多,应采取的有计划、有目的、有组织的健康教育活动。住院教育可分为入院教育、病房教育和出院教育 3 个方面。

③随访教育(Discharge Education):又称出院后教育,是住院教育的延伸和拓展,也是医

院开展社区卫生服务的一项基本内容。其主要对象通常是具有复发倾向、需长期接受健康教育指导的慢性病患者。随访教育是一个连续追踪的过程,主管医生通过书信往来、定期或不定期地进行家访、电话短信咨询、互联网平台问答等方式,针对病情发展,修订治疗方案,给病人以长期、动态的健康咨询和健康指导。

在医院健康教育的组织实施方面,主要通过开展医护人员健康技能培训教育,建立医院健康教育管理机制、建立医院健康工作制度、明确医院健康教育的职能职责等方面进行。

(二)慢性疾病健康教育与健康促进的应用

随着社会、经济、环境的快速变化,人口老龄化、城市化和全球化等造成的不健康的生活方式正威胁着人类健康。越来越多的富有和资源受限的国家都面临着同样的健康问题。这一转变的最引人注目的例子之一是慢性非传染性疾病,如心血管疾病、癌症、糖尿病和慢性肺部疾病等,其造成的死亡率已经超过传染病,成为全球死亡率的主要原因。本节将以高血压和糖尿病为例,简述健康教育和健康促进在慢性疾病中的应用。

1.高血压

高血压是最常见的慢性非传染性疾病,也是心血管病最重要的危险因素。血压从 115/75 mmHg开始,随着血压的增高,心血管病的发生风险随之增加。全球每年由高血压并发症导致的死亡为 940 万例,其中半数死于心脏病和中风。

现研究表明,高血压是综合因素的作用,除了种族、性别、遗传、年龄及社会因素外,主要是由生活习惯和行为方式所致,如高盐和高脂的饮食、精神长期的过度紧张、过度饮酒、吸烟、缺乏锻炼等。我们可以建立慢性病防治领导组织,建立与发展社区卫生服务中心,根据健康教育的倾向因素来强化高血压健康教育。积极开展高血压在人群中的普查与易感人群的筛检,安排已经患有高血压的病人进行定期复查,在社区、医院和学校中进行高血压预防的健康知识宣传与培训。

2.糖尿病

糖尿病是一种严重危害人类健康的慢性代谢性疾病。随着人民生活水平的提高、人口老龄化、生活方式改变,以及医学的发展,糖尿病的发病率呈快速上升之势。预计到 2030年,糖尿病患病人数将达到 5.52 亿,全球每 10 个成人中至少有 1 人患有糖尿病。而我国的糖尿病患病情况也与世界其他国家一样,呈现快速增长。现在,糖尿病已成为继心血管疾病和肿瘤之后的第三大非传染性疾病,严重威胁人类的健康,成为我国严重的公共卫生问题之一。

糖尿病的确切病因至今仍不明确,但流行病学研究发现,糖尿病患者具有易感基因,在外界因素触发下才会发病,且糖尿病的发生常常与病毒感染有关,也常与一些自身免疫性疾病相关。除生物遗传因素之外,还与个人行为和生活习惯密切相关,其中肥胖、饮食因素、缺乏体力活动、妊娠等都是重要因素。

群体糖尿病健康知识教育常通过广播、电视、报纸等大众传媒进行宣传。通过健康教育,提高全社会对糖尿病危害的认识,增强对糖尿病基本知识的了解;倡导健康的生活方式,加强体育锻炼和体力活动;提倡合理、平衡的饮食结构,戒烟限酒,限盐;预防和控制肥胖。由于糖尿病的健康教育是防治糖尿病的最有效方法,我们应该引导全社会共同参与,形成糖尿病健康教育的社会化。糖尿病病人的健康教育是糖尿病综合防治的重要内容,是糖尿病治疗成败的关键因素。通过良好的健康教育可以充分调动患者的主观能动性,积极配合治疗,有利于病情的控制,防止并发症的发生,降低费用,减轻国家和个人的负担。可对糖尿病患者进行心理健康教育、制订量化合理的饮食治疗方案、制订合理的运动治疗方案、药物治疗等。

(三)传染病健康教育与健康促进的应用

传染病(Infectious Diseases)是由各种病原体引起的能在人与人、动物与动物或人与动物之间相互传播的一类疾病。病原体中大部分是微生物,小部分为寄生虫,寄生虫引起的又称寄生虫病。对于有些传染病,防疫部门必须及时掌握其发病情况,及时采取对策,因此发现后应按规定时间及时向当地防疫部门报告,称为法定传染病。通常,这种疾病可借由直接接触已感染的个体、感染者的体液及排泄物、感染者所污染到的物体,可以通过空气传播、水源传播、食物传播、接触传播、土壤传播、垂直传播(母婴传播)、体液传播、粪口传播等。由于传染病的传染性,不少人对传染病谈"疾"色变,进而对传染病患者产生了排斥心理,这种现象不利于传染病的预防和控制。促进民众对传染病的了解,促进民众科学、理智地对待传染病,最终才能促进传染病的预防和控制。

传染病的预防和控制工作离不开健康教育。为有效地预防和控制传染病的发生和流行,要求人们了解影响传染病发生和流行的自然因素和社会因素,要求人们理解实施预防控制措施的必要性,掌握传染病预防控制的最佳时机及方法,有一定的健康知识水平和自我保护能力。根据健康教育对象,可分别针对传染病病人、传染病高危人群和传染病一般人群的特征来选择合适的健康教育内容和方式。

1.传染病病人健康教育

对于传染病病人的健康教育,可以传授有关传染病的卫生防护知识,如病原体、隔离期限、传播途径、病程等,让病人了解及时就诊、遵守医嘱进行治疗、隔离的重要性;对传染病病人进行公共卫生道德教育,通过教育促使大家养成良好的公共卫生道德行为,改变生活中不良的公共卫生行为和习惯,达到减少传染病的发生与流行的目的。对于就诊的传染病患者,可以通过医患沟通进行面对面的健康教育,同时给予健康教育知识手册的发放;对于未就诊的传染病患者的健康教育,常常通过健康教育宣传、电视宣传、网络宣传等方式进行。

2.传染病未患病人群健康教育

(1)传染病高危人群健康教育

对于传染病高危人群的健康教育,最好通过对其进行流行病学与相关危险因素的调查研究,明确该人群的危险因素,采取特定的具有可行性与针对性的健康教育和干预措施。尽量避免其高危行为、加强防护,如勤洗手、戴口罩、避免直接接触污染源、发生可疑接触时及时进行相关疫苗的接种等。通过开展讲座、统一培训,再结合大众媒体扩大其健康教育的范围。

(2)传染病一般人群健康教育

针对一般人群的传染病健康教育,让其了解有关传染病的基本知识,如一般临床特点、流行病学特点、相关社会危害等,同时使其掌握控制传染源、切断传播途径、提高人群免疫力的相关知识。根据传播途径,可将传染病分为肠道传染病、呼吸道传染病、血缘性传播病、虫媒传播和自然疫源性传染病。根据不同的传播途径采取不同的预防措施。在教育的方式上,主要采取波及面广的大众传播媒介形式进行健康教育,如卫生报刊、社区宣传画、社区健康教育专栏、广播电视、电影、电视公益广告等。另外,也可抓住一般人群中的重点人群进行重点教育,如学校学生、社区老人、餐饮行业人员等。

健康教育和健康促进可以通过向个体提供有关健康行为的信息来增加他们对这些行为的认识,但仅仅停留于"认识"阶段是不足够的。因此,需要健康相关行为改变理论来指导我们采取健康的行为方式,增进个体的健康和福祉。

第二节　健康相关行为改变理论

随着健康问题日益突出,人们对健康行为的改变需求不断增加。研究者发现,健康行为改变存在一些普遍规律和模式,并进行归纳总结成相关行为改变理论用来解释和预测健康行为改变的过程和影响因素。因此,健康相关行为改变理论旨在帮助解释和预测人们在改变与健康相关的行为方面的动机、决策和行动。这些理论提供了理解个人为什么会采取或放弃某些健康行为的框架,并为制订有效的干预措施提供重要的指导。总的来说,健康相关行为改变理论主要基于以下核心概念:个体认知是个体对自己的健康状况、风险因素和行为选择的认知;认知理论假设个体的信念和态度会影响他们的行为;个体的自我效能感、知识水平、信念和态度等因素会决定其是否愿意尝试改变行为,如健康信念模式、知信行模式、阶段变化理论等;社会认同强调个体在群体中的社会角色、认同、规范等社会因素对行为的影响;个人往往会模仿他们所尊重和认同的同伴的行为,因此社会认同在行为改变中起着重要作用;动机理论指出个体的动机和激励是影响行为改变的重要因素;个体需要具备内在动机(自我激励)和外在动机(奖励和惩罚)来推动他们采取行动;环境理论认为,个体所处的物理和社会环境会对他们的行为产生重大影响;环境因素,如可用性、易用性、成本等,会影响个体是否选择改变行为。

基于以上概念,许多健康相关行为改变理论被提出并广泛应用,其中包括社会认知理论

（Social Cognitive Theory）、行为变化阶段模型（Stages of Change Model）、健康信念模型（Health Belief Model）等。在后面的内容中会具体介绍每个理论的背景、概念以及应用实例。

一、健康信念模式理论

（一）健康信念模式的发展背景

健康信念模式（Health Belief Model, HBM）是当前使用最广泛的个体行为改变理论之一。该理论诞生于 20 世纪 50 年代美国公共卫生领域的社会心理学，它试图解释人们参与预防和检测疾病的大范围内失败的原因。此后，这一模型不断演化改善，最终成为运用社会心理学方法解释和预测健康行为的一种理论模型。目前，该理论不仅用于解释行为的发生、维持和改变，也用来指导行为干预，如预防高血压、2 型糖尿病等慢性疾病、督促青少年健康习惯的养成、干预吸烟、吸毒等不良行为的戒除。

（二）健康信念模式的相关概念及内容

健康信念模式的形成主要受两个理论的影响：一是刺激反应理论，即行为结果对行为的强化；二是价值期望理论，行为由行为结果的价值和实现的可能性决定。简单来说，健康信念模式主要有两个核心维度：威胁感知和行为评价。威胁感知包括对疾病易感性的感知和症状严重性的感知；行为评价包括对行为有效性的评价和对行为障碍的评价。

1.感知到威胁

感知到威胁（Perceived Threat）即察觉到某种疾病或危险因素的威胁，并进一步认识到问题的严重性，其中包括对疾病易感性的认识以及对疾病严重性的认识。

①对疾病易感性的认识（Perceived Susceptibility）：个体对自己罹患某疾病或陷入某种病态的可能性的认识，包括对医务人员所做判断的接受度以及自己对疾病发生、复发可能性的判断等。通常情况下，对疾病易感性的认识越多，采取健康行为的可能性就越大。因此，帮助病人结合实际对疾病或危险因素的易感性做出正确判断有助于健康信念的建立。

②对疾病严重性的认识（Perceived Seriousness）：个体对罹患某疾病的严重性的看法及感知，包括人们对疾病引起的临床后果（如疼痛、痛苦、死亡等）的判断以及对疾病引起的社会后果（如工作烦恼、失业、家庭和社会关系受影响等）的判断。对疾病严重性的认识过高或过低均会阻碍个体采取健康行为，只有对疾病的严重性具有中等程度的判断，才能促进个体正确采纳健康行为。

只有当个体认识到疾病的易感性和严重性之后，才会察觉疾病对自身的威胁（Perceived Threat），从而促使其摒弃不健康的行为，采取健康的行为。

2.行为评价

行为评价（Behavioral Evaluation）是指对采取某种行为或放弃某种行为的结果的一种估计，即对采纳健康行为利弊的比较与权衡，其中包括认识到该行为可能带来的好处，同时也认识到采取行动可能遇到的困难。

①感知到益处(Perceived Benefits):人们对于实施或放弃某种行为后,能否有效降低患病的危险性或减轻疾病后果的判断,包括减缓病痛、减少疾病产生的社会影响等。只有当个体认识到自己所决定采纳的行为有益于健康时,才会自觉采纳并有坚持行动的努力和目标。

②感知到障碍(Perceived Barriers):行为者在采取行动的过程中对困难和障碍的感知,包括克服这些困难与阻力的有形成本与心理成本。如预防措施的花费太大、改变可能带来痛苦、与日常生活习惯有冲突等,都会阻碍行为者采取行动。因此,在行为改变过程中,既要帮助人们准确了解到行为改变带来的益处,也要对行为改变过程中的困难有清醒的认识并提前做好应对策略,提高行为改变的成功率。

3.自我效能

自我效能(Self-efficacy)是用来描述个人相信自己在实施或放弃某一行为能力的自信,即对自我的行为能力有正确的评价和判断,相信自己一定能通过努力成功地获得一个期望结果的行动。自我效能的重要作用在于,当我们认识到采取某种行动会带给我们好处,但障碍又太多时,我们需要有足够的信心去克服障碍,才能采取本次的健康行动。影响自我效能的因素不仅有行为者本人的内在自信心和意志力判断,还有经济地位和社会支持等客观因素。

4.行为线索

行为线索(Cues to Action)是诱发健康行为发生的因素,是导致个体行为改变的"最后推动力",是健康行为发生的决定因素。行为线索包括内在和外在两个方面。内在线索包括身体出现不适的症状,外在线索包括大众传媒的健康宣传教育、医生的劝告、家人或朋友的患病体验等。总而言之,当行动线索越多,权威性越大,个体采纳健康行为的可能性越大。

5.其他变量

许多人口学、社会心理学的结构变量也可能会影响观念,进而能够间接地影响健康相关行为,如社会人口学因素、健康知识和疾病经历等。

前述的基本概念构成了健康信念模式的理论框架(图12.1)。这些箭头指示着结构与结构之间的关系。严重性、易感性、益处、障碍和自我效能组成个体的健康信念影响着行为改变,社会人口学特征、健康知识等协调因素也通过影响个体信念和行动线索而间接对行为改变产生影响。由于健康信念模式结构间关系的模糊性,在实际应用中不能模式化应用,应根据研究者的需求增减其中内容。

(三)健康信念模式的应用实例

健康信念模式广泛用于决定健康信念和健康行为之间的关系,以及健康行为干预。除了预防医学专业以外,HBM在临床健康管理实践中也实践较多。但需要注意的是,在应用于某个具体案例时,要将此过程分为以下两个阶段。

第一阶段:建立健康后果的信念,使干预对象感知到不健康行为带来的威胁与恐惧;

第二阶段:促使干预对象戒除危害健康行为并感知可能获得的益处,同时也要估计行为改变过程中可能出现的困难并制订解决办法,在合适的时机下进行行动改变。

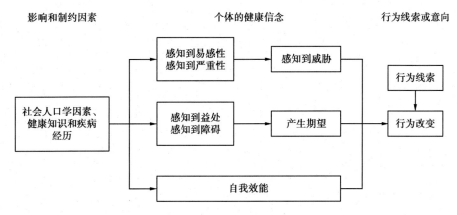

图 12.1　健康信念模式的理论框架

案例：健康信念模式对 2 型糖尿病吸烟患者控烟效果的观察

研究对象：某大学附属医院内分泌病房 2 型糖尿病吸烟患者 120 例。

研究方法：随机分为干预组和对照组，每组 60 例，干预组实施健康信念模式为指导的护理干预，对照组给予常规健康教育，干预后 8 个月进行效果评价。

评价指标：戒烟效能、戒烟行为、吸烟量，空腹血糖（FBG）、餐后 2 h 血糖（PBG）、糖化血红蛋白（HbA1c）等观察指标。

干预内容：

①让患者感知吸烟对 2 型糖尿病病情进展的危害及戒烟的重要性，并坚定信念。

②让患者克服戒烟过程中存在的不利于戒烟行为的障碍。

③提高患者戒烟管理的自我效能，通过鼓励戒烟成功的患者现身说法或者形成团体性的经验交流会。

④制订戒烟计划，强化行动力，并在此过程中与戒烟者保持有效沟通。

研究结论：以健康信念模式为指导的护理干预，可作为临床一种较为有效帮助糖尿病患者戒烟的手段，具有一定的临床应用价值。

多项研究表明，基于健康信念模式的干预方案是有效的。当然，健康信念模式并不是完美无缺的。有学者发现，仅依靠感知威胁并不能完全刺激个体行为的改变，只有对威胁有具体的评价才能使健康信念模式理论更加完善，由此发展衍生出了保护动机理论。保护动机理论是在健康信念模式的基础上增加威胁评估和应对评估来解释行为改变的过程。该理论一般作为一种有效的食品风险沟通工具，或者探索影响消费者沟通效果的因素，或探讨食品风险传播行为等。

二、行为改变阶段模式

（一）行为改变阶段模式发展背景

行为改变阶段模式（Staged of Change Model，SCM）又称为阶段变化理论（the Transtheoretical Model and Stage of Change，TTM）是由 20 世纪 80 年代 Prochaska 提出的行为

改变理论。该理论指出行为的改变是一个连续的、动态的、由 5 个阶段逐步推进的过程,分别为预想(Precontemplation)、沉思(Contemplation)、准备(Preparation)、行动(Action)和维持(Maintenance)。此过程还包括 10 个认知行为步骤,同时伴随转移过程(PC)、决策平衡(DB)和自我效能(SE)3 个控制因素。TTM 早期在关于戒烟、改善饮食习惯、促进身体活动以及各类医学检查等研究中,就已被证明是有效的。当前,TTM 也用于预防糖尿病、高血压和癌症等慢性疾病。

(二)行为改变阶段模式的相关概念及内容

1.行为改变阶段

Prochaska 将行为改变过程变化分为 5 个阶段(图 12.2)。

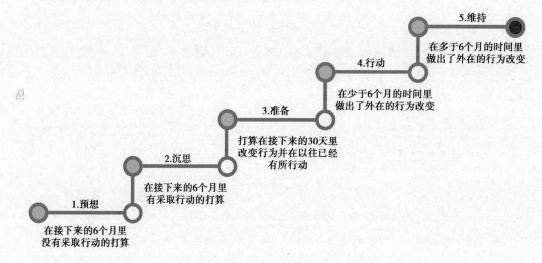

图 12.2　行为改变阶段模式的 5 个阶段

①预想(Precontemplation):对需要改变自己的行为没有意识或没有兴趣,个体尚未考虑采取行动。

②沉思(Contemplation):个体开始认识到需要改变自己的行为,并开始考虑采取行动,但还没有付诸实际行动。

③准备(Preparation):个体已经做好准备,并积极准备实施计划并收集必要的资源和支持。

④行动(Action):个体已经开始行动,并采取措施来改变自己的行为。可能会运用各种策略和方法,努力实施行为改变。

⑤维持(Maintenance):个体已经成功地改变了自己的行为,并努力保持这种改变。但个体需要坚持并克服可能的诱惑和障碍。

个体处于转变不同阶段就有不同需要。因此,要根据个体特点和需要采取不同的措施,成功实现下一阶段的转变。由于行为变化不是一步到位,而是在 5 个阶段反复移动,因此如果不能将行为改变坚持到最后,即可能回到原始的行为状态即行为终止期(Termination)。

2.行为改变过程

在行为改变阶段模式理论中,在5个行为变化阶段之间还有10个变化过程起到过渡作用。变化过程包括内隐性与外显性的活动,是个体为修正其行为而运用的认知、情感、行为和人与人之间的策略和技巧。这些变化过程是人们在从一个阶段过渡到下一个阶段的活动应用中需要或者使用的独立变量。常见的变化过程包括提高认识、情感唤起、自我再评价等10个常见变化过程(图12.3)。

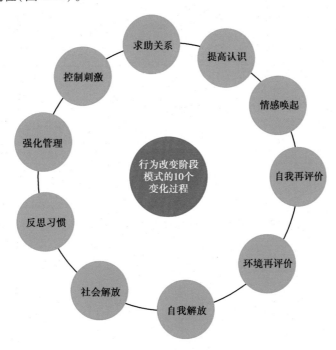

图12.3　行为改变阶段模式的10个变化过程

不同变化过程起到不同作用。例如,提高认识、情感唤起和自我再评价策略可以帮助处于预想阶段的人群进入沉思阶段,采用环境再评价的策略,可帮助沉思者进入准备期;采用自我解放、社会解放的策略,可以有效地帮助准备期者直接采取行动;采用反思习惯、强化管理、刺激控制和求助关系策略,则可帮助新建立的行为维持下去。

(三)行为改变阶段模式的应用实例

阶段变化理论被广泛应用于多个领域:在生活方式类别当中,就涉及体育锻炼、减肥、饮食、戒烟、性行为等;在成瘾行为类别当中,就有吸烟、酗酒、吸毒以及药物滥用;在临床上,又有疾病预防如艾滋病筛查、口腔健康等,疾病治疗如糖尿病、心血管疾病等以及慢病、心理、情绪等的健康管理领域。下面介绍该理论在慢病管理的应用实例。

案例:健康相关行为变化与慢性肾脏疾病发病率——日本特殊健康体检(Japan Social Health Centre,J-SHC)研究

*研究背景:*日本近1/8的成年人患有慢性肾脏疾病(Chronic Kidney Disease,CKD),属于

进行性疾病。由于CKD会导致终末期肾脏疾病,健康生活方式的行为改变可预防肾脏疾病是当前的研究热点。

研究目的:调查日本一般人群中生活方式行为改变阶段(TTM)与慢性肾脏病(CKD)发病率之间的关系。

研究对象:经过纳入排除以后,研究对178 780名年龄在40~74岁的非CKD参与者进行了回顾性队列研究。

研究方法:采用基于TTM的问卷调查方法,确定研究对象健康行为改变的所处阶段(预想、沉思、准备、行动和维持)。观察两年间研究对象的阶段性变化,将参与者分为"改善"组49 202(27.5%),"不变"组84 121(47.1%)和"恶化"组45 457(25.4%),再采用Logit模型分析方法研究了慢性肾脏病发病率与阶段性改变之间的关系。

研究结果:在178 780名参与者中,54 870名(30.7%)、55 034名(30.8%)、20 630名(11.5%)、14 059名(7.9%)和34 187名(19.1%)分别处于变化的前期、沉思、准备、行动和维持阶段。不同的生活方式在不同的阶段有各自的变化,处于不同行为阶段CKD的发病风险有所不同。

研究结论:健康生活方式行为改善的阶段与CKD和蛋白尿发病风险降低有关,适当的干预策略以及促进健康的生活方式行为可以大大降低CKD的发病率。

三、社会认知理论

(一)社会认知理论的发展背景

社会认知理论是由美国心理学家班杜拉(Albert Bandura)在1986年《思考与行为的社会基础:社会认知理论》一书当中正式发表的理论。社会认知理论以社会学习理论为基础,以"三元交互决定论"为核心,认为个体的行为既不是单独由内部因素驱动也不是由外部因素驱动,而是由个人的认知、行为与环境因素三者及其交互作用对人类的行为产生影响。近年来,社会认知理论体系不断完善,结合了社会学以及政治学,应用于解释各种社会现象,如人际交往、社会影响、集体行为和自我概念等。可以说,社会认知理论是综合性的人类行为理论。

(二)社会认知理论的相关概念及内容

1.三元交互决定论

三元交互决定论是指人与环境之间存在着一个三方面的相互作用和决定关系,其中包括个体、环境以及行为3个要素。在社会认知理论当中,个体是具有一定认知和行为能力的学习者和观察者,个体通过观察和模仿他人的行为,将其转化为自己的行为,并在家庭、学校、工作场所等适当环境中进行表现。根据三元交互决定论(图12.4),个体的认知和行为不仅受到环境的影响,同时也对环境产生反馈和影响。个体通过观察和模仿他人的行为,获得新的经验和技能,并将其应用到实际情境中。同时,个体的行为也会对环境产生影响,如改变环境提供的刺激、引起他人的注意和模仿等。

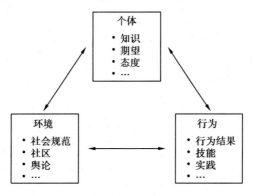

图 12.4　个人—行为—环境交互作用

2.观察学习

班杜拉认为,个人通过观察他人的行为过程和结果,进而决定模仿或学习该行为的过程称为观察学习。观察学习其实是一种通过人际交往和大众传媒学习新的模型,更多的是一种朋辈教育。

观察学习主要包含以下 4 个要素:

①观察者。通过观察他人的行为来获取新的知识和技能。

②模仿者。观察者选择性地注意并模仿其认为有益的行为。

③模型。被观察的行为者被称为模型,模型在学习者眼中是具有权威性和可信度的,模型可以是现实生活中的人或媒体中的角色。

④模仿过程。观察者通过注意、记忆、复制和操纵等方式来模仿模型的行为。

个体观察学习包含 5 个条件:

①注意过程(引起对象的注意);

②表象过程(对象将观察的行为保持在记忆当中);

③演化转化过程(对象需要有语言和行动力);

④动机过程(对象有动机);

⑤强化过程(在实施正确的行为以后强化)。

许多研究表明,观察者经常学习与自己相近的榜样,尤其在育儿教育、榜样教育当中观察学习理论的应用十分广泛且具有很强说服力,未来也可作为医护人员实践培训的理论基础。

3.自我效能

社会认知理论(Social Cognitive Theory,SCT)认为行为由个人因素和环境因素共同决定。其中,自我效能是个人因素中的核心要素。它决定了个体健康行为、态度的改变。自我效能感是指个体相信自己有能力执行产生特定绩效所必需的行为。自我效能可以影响个体的动机、决策和行为选择。当个体对自己的能力和能够成功的信心较高时,他们更有可能采取积极的行动,并充分发挥他们的潜力。相反,当个体对自己的能力和能够成功的信心较低时,他们可能会避开具有挑战性的任务,缺乏行动力去实现自我的机会。因此,增强自我效能感可以促进健康行为活动的发生。

此外,在社会认知理论当中,个体的行为还受到多个因素的影响,如情绪、环境以及强化效应。个体自身的情感反应往往是改变行为的重要障碍,环境则通过提供机会来影响个体的行为,强化则决定了行为改变的有效与否,是决定行为改变有效性的关键因素。

(三)社会认知理论的应用实例

案例:基于社会认知理论的家庭干预对精神分裂症患者知识、态度、信念、行为以及疾病状况的作用评价

研究目的:评价基于社区严重精神障碍管理机制、社会认知理论设计的精神分裂症患者家庭干预措施。

研究方法:按照多中心、随机、平行对照、纵向社区干预研究抽样方法,分为干预组 150 户家庭,对照组 148 户家庭。

研究内容:本研究结合了社会认知理论,设计了干预措施"安全屋"和评价方法。干预组在接受社区常规管理的基础上增加家庭干预,自行设计的知识、态度、信念、行为问卷、《严重精神障碍管理治疗工作规范》中的患者随访服务记录表、临床总体印象量表作为评价指标。

研究结果:干预后,干预组在知识总分、态度总分、信念总分、服药依从行为、家人支持行为总分都高于对照组;干预后,家庭干预组相关知识、态度、信念、行为和疾病状态情况显著优于对照组($P_{均}<0.05$)。

研究结论:家庭干预可以有效提高患者的知识、态度、信念、行为和疾病状态。

社会认知理论帮助我们更好地理解患者在面对健康问题时的决策过程和思维模式,便于医生与患者沟通,并提供具有针对性的治疗方案的一种理论框架,帮助临床医生评估患者对健康信息的接受程度和反应,并了解患者是否遵循建议和治疗计划,从而提高治疗效果。

四、理性与计划行为理论

理性与计划行为理论(TRA & TPB)是理性行为理论(Theory of Reasoned Action,TRA)和计划行为理论(Theory of Planned Behavior,TPB)的整合。

(一)理性行为理论概念

理性行为理论(Theory of Reasoned Action,TRA)是经济学和决策理论中重要的框架之一,最早由美国心理学家 Martin Fishbein 和 Icek Ajzen 在 20 世纪 70 年代提出。该理论有两项基本假设:

①人们大部分的行为表现都是在自己的意志控制下进行的,且合乎逻辑。

②人们的行为意向是行为是否发生或转变的直接决定因素。

行为意向直接决定了人们是否打算实施这个行为,而行为态度和主观规范又决定了行为意向的发生。因此,TRA 认为,对行为的改变和预测应该从个体的行为态度和主观规范两

个方面入手。理性行为理论建立了情感趋向、环境感知、行为态度和主观规范等各种因素与行动之间的逻辑关系。这些关系可以应用于解释和预测各种行为,如购买行为、投资行为、环保行为等(图 12.5)。

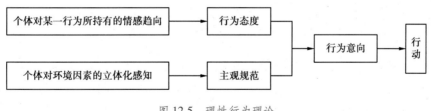

图 12.5　理性行为理论

(二)计划行为理论概念

考虑到个体不可能完全用意志控制行为的情形,Aizen 于 1985 年在理性行为理论基础上增加了"知觉行为控制"这一因素,提出了计划行为理论。计划行为理论包含三大要素:行为态度、主观规范以及知觉行为控制。其中,知觉行为控制是人们对完成某行为的困难或容易程度的信念,包括对洞察力和控制力的信念。当个人认为自己掌握的资源、信息或机会越多、预期阻碍越小,那么行为上的知觉行为控制就越强。

三大要素在一些特定时刻既相互独立又两两相关,且知觉行为控制可以直接影响或预测行为的发生(图 12.6)。

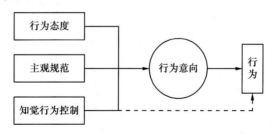

图 12.6　计划行为理论模型

(三)理性行为理论的应用实例

人的行为是理性的,个体的行为态度、看法会对个体行为产生必然的影响。Fishbein 和 Aizen 认为,通过测量和判断个体的行为意向可推断行为产生的原因。因此,TRA 可以用于预测行为主体用意志控制的行为,特别是针对具体的行为和特定的目标群体。

案例:基于理性行为理论的高校图书馆阅读推广服务探究

研究目的:通过理性行为理论分析大学生行为态度、主观规范研究如何推广高校图书馆阅读服务。

研究内容:在思考如何向大学生推广高校图书馆阅读服务时,首先就选择了理性行为理论,从大学生个体的行为态度入手,通过提升图书馆的技术支持、功能保障,全方位满足阅读需求,从而达到激发大学生阅读兴趣,优化大学生阅读情感的作用;其次,由于"主观规范"是个体对环境因素的重要感知。因此,通过新媒体互联网等多种形式,触发大学生对高校图书馆阅读推广服务的感知,来促进阅读意向的形成,顺利完成图书馆阅读推广服务。

研究结果:基于理性行为理论精准定位与识别大学生群体的真实阅读诉求,可激发大学生的阅读兴趣与服务感知,有助于高校图书馆提供更有针对性的阅读推广服务。

研究结论:高校图书馆基于理性行为理论的阅读推广服务就是通过"行为态度""主观规范""行为意向"三大要素,增强大学生对高校图书馆阅读推广服务的感知,形成读者群体价值认同的向心力。

五、创新扩散理论

(一)创新扩散理论的背景

1960年,美国著名传播学者和社会学家埃弗雷特·罗杰斯首次提出创新扩散(Diffusion of Innovation Theory)这一概念,并在1962年出版的《创新扩散》一书中做出全面阐述并建立了创新扩散理论模型。创新扩散理论是指一项创新事物(新理论、新方法、新技术)通过特定的传播渠道,在一定的时间内逐渐在社会系统(如某个社区或某一群体)中传播扩散,使该社会系统的成员逐渐了解和采纳这一创新的过程。目前,该理论在卫生领域得到广泛应用,如从丙型肝炎护理转移到包括艾滋病毒、艾滋病、老年病、心理药物管理、推广应用新医疗技术的接受情况等。

(二)创新扩散的相关概念及内容

1.创新扩散理论四要素

创新扩散理论包含4个基本要素,分别为创新、传播渠道、时间和社会系统。这4个要素不仅是扩散研究中的主要因素,也是扩散过程或创新项目中的主要因素。

①创新(Innovation):新事物或新思想,这种"新"取决于采纳对象对其具有新颖性。

②传播渠道(Communication Channels):信息传递的方式和路径,将创新从发源地向目标人群积极传递的一种手段。

③时间(Time):创新扩散是一个过程,这个过程需要一定的时间。

④社会系统(Social System):一组面临共同问题,有着同一目标相互联系的社会组织结构,它界定了创新扩散的范围。

2.创新扩散过程

创新扩散过程包括创新的形成、传播、采用、实施和维持。在创新形成阶段,需要开展一系列活动和过程来将新事物形成并成型;传播是指将新事物从发源地向使用者传送的积极活动;采用则体现了目标人群对创新的接受程度;实施是指创新开始扩散并被接受或应用的过程;维持则是指创新能够持续实际应用或实施的过程。在创新决策过程中,个体需要经历从知道创新到形成态度,再到决定是否采纳或拒绝创新,最终实施和确认是否接受采纳创新的过程。

3.创新扩散的传播过程

创新扩散的传播过程可以用一条"S"曲线来描述:在扩散早期,采纳者很少,扩散进程很慢;当人数增加到一定比例时,进展突然加快,曲线快速上升;在接近饱和点时;速度再次减缓(图12.7)。在整个过程当中,采纳者的数量决定了创新事物能否在社会系统中扩散下去。当数量达到社会系统人口的10%~20%,就会进入快速扩散阶段。一旦创新事物扩散到社会系统中的每个人以后就是临近饱和点的状态,速度再次减缓。

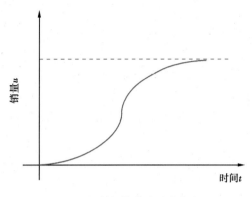

图 12.7　创新扩散的"S"曲线

4.传播时间与采纳者的类型

一项新事物的扩散需要时间,人们对新事物的采纳也要经历一系列的心理过程,包括目标人群对创新事物的感知、兴趣、体验、决策和尝试等。一项新事物扩散的时间周期与采纳者人数增长的关系呈现一定的规律,以时间为横坐标,创新采纳者人数为纵坐标,呈正态分布(图12.8)。

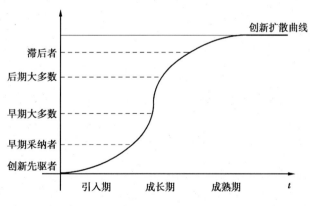

图 12.8　不同采纳者的分布

根据创新采纳者的分布,可以将其分为以下 5 种类型。

①创新先驱者(Innovators):最早接受新观念、产品或技术的人群。他们具有较高的风险承受能力、创新意识和求新心态。他们不仅自己能够接受新事物,还经常通过口头传播和劝说使他们所处群体的"领袖们"相信并且采纳。之后,"领袖们"再次进行传播扩散,影响

更多的人接受采纳新事物。

②早期采纳者(Early Adopters):在创新引入初期就开始采纳新观念、新产品或新技术的人群。他们具有较高的社交地位和影响力,被其他人视为可信赖的意见领袖。他们通常与创新先驱者有联系,并会主动寻找新的机会,影响他人行为。

③早期大多数(Early Majority):在创新扩散过程中的中期阶段开始采纳新观念、新产品或新技术的人群。他们倾向于选择已经为大多数人接受的创新,以降低风险和不确定性。他们依赖早期采纳者的意见,并会在观察其他人的反应后作出决策,在整个播散过程中具有承前启后的作用。

④后期大多数(Late Majority):在创新扩散过程的后期阶段开始采纳新观念、新产品或新技术的人群。他们会观察和借鉴早先采纳者的经验,并需要更多的证据和案例来验证创新的有效性。

⑤滞后者(Laggards):在创新扩散过程最后阶段甚至超过此时期才开始采纳新观念、新产品或新技术的人群。他们对创新持有强烈的抵制态度,通常只在被迫情况下才会转变。

(三)创新扩散理论的应用实例

医疗创新的接受和采纳,需要考虑到患者、医护人员、医疗机构以及社会系统等多方面的因素;传播渠道也很关键,科学出版物、学术会议等途径可以传播健康创新的相关信息;同时,创新的接受和传播也需要一定的时间,才能为大众所接受。下面介绍创新扩散理论结合循证护理的临床应用案例。

案例:基于创新扩散理论的循证护理在老年急性脑梗死患者中的应用

研究目的:探讨老年急性脑梗死(Acute Cerebral Infarction,ACI)患者采用基于创新扩散理论的循证护理干预的影响。

研究方法:选取2021年3月至2022年3月某医院收治的76例老年ACI患者,随机分成干预组对照组(1:1),对照组采用常规护理干预,干预组采用基于创新扩散理论的循证护理干预,比较两组心理韧性、运动功能、日常生活能力。

研究结果:干预后,两组的各项评分(心理弹性、肢体运动功能、日常生活活动功能)都高于干预前,且干预组评分高于对照组,差异有统计学意义($P<0.05$)。

研究结论:基于创新扩散理论的循证护理干预老年ACI患者对心理韧性增强,改善患者运动功能,提高生活质量有显著作用。

由此可见,创新扩散理论可以为临床健康的发展提供有益的指导和支持。

六、其他健康相关行为理论

除前面讨论的健康信念模式理论、行为改变阶段模式、社会认知理论、创新扩散理论、理性和计划行为理论以外,还有许多研究健康相关行为的改变理论,如研究社会关系对健康相关行为和健康影响的社会网络和社会支持理论、行为意识理论、心理压力与应对行为理论等多种理论。

　　社会网络理论认为,通过个体与他人之间的联系和互动形成社会网络,进而对一个人的行为和社会适应能力产生影响。社会支持则是指通过社会网络所建立的联系,让成员间互相提供帮助和支持。社会支持常常包括情感支持、物质支持、信息支持和评价支持等不同类型。

　　健康行为改变理论对理解人们在采取健康行为方面的思维过程和决策有着重要的价值。这些理论提供了一些框架和工具,帮助我们更好地了解人们采取特定行为的原因,并且可以帮助我们创造更有效的干预措施来鼓励人们采取更健康的生活方式。它们还有助于我们设计更好的健康教育和宣传活动,以及更好地满足个体在健康方面的需求和期望。总之,健康行为改变理论可以促进我们更好地理解和支持人们的健康行为,从而提高整个社会的健康水平。

※思考题

　　1.简述健康教育与健康促进的意义。

　　2.简述健康教育与健康促进之间的关系及两者之间的不同。

　　3.医院健康教育工作者应该具备怎样的能力?

　　4.讨论:在社会认知理论当中,人们如何在信息获取和处理中受到文化和社会因素的影响?

　　5.讨论:我们如何避免行为改变过程中可能出现的挫折和失败?

(邓晶　刘薇薇　蒲杨　张静　陈海怡)

参考文献

[1]马骁.健康教育学[M].2版.北京:人民卫生出版社,2012.

[2]杨廷忠.健康研究:社会行为理论与方法[M].2版.北京:人民卫生出版社,2018.

[3]E.M.罗杰斯.创新的扩散[M].5版.唐兴通,郑常青,张延臣,译.北京:电子工业出版社,2016.

[4]阿伯特·班杜拉.社会学习心理学[M].郭占基,周国韬,等,译.长春:吉林教育出版社,1988.

[5]王建平.学校健康教育概论[M].北京:人民教育出版社,2010.

第十三章　健康信息学

※学习目标

①了解健康信息学的基本特点。

②熟悉常用的医药信息系统及其适用场景。

③掌握电子健康档案开展健康管理策略的方法。

第一节　健康信息学概述

健康信息学（Health Informatics）属于交叉学科，它将信息科学、计算机科学和医疗保健等领域相结合，研究和应用信息技术在健康领域中的管理、分析和交流。其主要通过整合信息技术与医疗保健领域的知识和技术，旨在提高医疗保健服务的质量、效率和安全性。它涵盖了从健康数据管理到临床决策支持、远程医疗、大数据分析等多个方面，为现代医疗提供了强大的工具和方法。

健康信息学的目标是促进医疗保健的数字化转型和信息化管理，以提高患者护理的质量和效果。通过采用先进的信息技术和数据分析方法，健康信息学可以帮助医疗机构和健康专业人员更好地管理和利用大量的健康数据，包括患者的电子健康记录、临床试验数据、医疗图像和生物传感器数据等。

健康信息学的应用领域非常广。例如：临床决策支持可以帮助医生和护士更准确地诊断和治疗患者；同时，可用于公共卫生和流行病学研究，以监测和控制疾病的传播。此外，健康信息学还可以支持医疗保险和健康政策制定，提供基于证据的决策支持。

健康信息学将面临许多机遇和挑战，主要是数据隐私和安全性问题。随着健康数据的增长和共享，保护患者的个人隐私和数据安全成为一个重要的问题。此外，由于医疗系统和健康信息技术的多样性，数据的互操作性也是一个挑战。不同系统之间的数据共享和交流需要解决标准化和技术兼容性的问题。此外，伦理和法律问题也需要得到重视，如患者知情同意、数据使用和共享的规范等。

一、健康信息系统

健康信息系统(Health Information Systems)是指用于收集、存储、管理和交流与医疗保健相关的信息的计算机化系统。它包括软件、硬件和网络基础设施,旨在支持医疗机构和健康专业人员进行信息管理和决策。健康信息系统可以提供以下功能和服务:

①电子健康记录(Electronic Health Records,EHR):这是一个数字化的患者健康信息库,包括个人身份信息、病历、医疗诊断、治疗方案、药物处方等。EHR 可以替代传统的纸质病历,方便医生和护士访问和更新患者的健康信息。

②医疗信息管理系统(Medical Information Management System,MIMS):这是一个综合的信息管理平台,用于收集、整理和分析医疗数据。MIMS 可以帮助医疗机构和健康专业人员进行患者管理、资源调度、质量评估等工作。

③临床决策支持系统(Clinical Decision Support System,CDSS):这是一个基于医学知识和规范的软件系统,用于为医生和护士提供诊断和治疗决策的支持。CDSS 可以根据患者的病历和实时数据提供建议和警示,帮助医疗保健专业人员做出更准确和有效的决策。

④医疗图像管理系统(Medical Image Management System,MIMS):这是用于存储、管理和共享医学影像(如 X 光片、CT 扫描、MRI 等)的系统。它可以提供快速的图像访问和共享功能,方便医生进行诊断和治疗。

⑤移动健康应用程序(Mobile Health Applications,MHA):这些是运行在移动设备上的应用程序,用于监测健康状况、提供健康教育和支持远程医疗。移动健康应用程序可以帮助患者管理慢性疾病、提醒用药时间、记录健康数据等。

二、健康数据管理

健康数据管理是指收集、存储、处理和保护与个人健康相关的数据的过程和实践。它包括对健康数据进行规范化、分类、整合和分析,以支持医疗保健的决策和实践,主要涉及以下7 个方面。

①数据收集和录入:健康数据可以通过多种方式收集,包括电子健康记录、医疗图像、实验室结果、生物传感器等。数据可以由医疗专业人员、患者自身或其他机构提供。在收集和录入数据时,需要确保数据的准确性、完整性和一致性。

②数据存储和管理:健康数据通常以电子形式存储在数据库或云服务器中,数据存储和管理需要考虑数据安全、可访问性等问题,同时需要建立适当的数据备份和恢复机制,以应对意外数据丢失或系统故障。

③数据规范化和标准化:为实现健康数据的互操作性和共享,需要对数据进行规范化和标准化,包括使用统一的编码系统(如国际疾病分类)、数据格式和术语标准等。规范化和标准化可以提高数据的可比性和可用性,促进数据的交流和共享。

④数据分析和应用:通过对健康数据进行分析和挖掘,可以发现潜在的趋势、模式和关联关系。数据分析可以帮助医疗保健机构作出更准确的诊断和治疗决策,改善患者护理和

管理,提高医疗质量和效率。

⑤数据隐私和安全:这是一个重要的考虑因素。医疗机构和相关利益相关者需要采取适当的技术和政策措施,保护患者的个人健康数据管理的隐私和安全,包括数据加密、身份验证、访问控制、数据备份和恢复等措施,以防止未经授权的访问、数据泄露或滥用。

⑥合规性和法律问题:健康数据管理需要遵守相关的法律法规和伦理准则,包括患者知情同意、数据使用和共享的规范、数据保留期限、跨境数据传输等。医疗机构和相关利益相关者需要确保他们的数据管理实践符合适用的法律要求,并保护患者的权益和隐私。

⑦数据共享和互操作性:为实现协同护理和研究,健康数据管理需要支持数据的共享和互操作性。这意味着不同医疗机构和健康专业人员之间可以共享和交换健康数据,以提供连续和综合的护理。为实现这一目标,需要建立统一的数据标准、互操作性框架和数据交换协议。

三、健康数据分析

健康数据分析是指对与个人健康相关的数据进行统计、挖掘和解释,以获取有关健康状况、疾病预测、治疗效果等方面的洞见和知识。通过健康数据分析,医疗保健机构可以更好地了解患者的健康情况,并做出更准确和个性化的护理决策。通过收集和整合大量的健康数据,包括个体的医疗记录、生活方式数据、遗传信息等,可以对人群的健康状况进行分析和评估。具体包括以下内容:

①疾病预测和风险评估:通过分析大量的健康数据,可以发现潜在的疾病风险因素和预测模型。例如,通过分析患者的基本信息、生活方式、家族病史等数据,可以评估他们患某种疾病的风险,并采取相应的预防措施。

②临床决策支持:通过对临床数据进行分析,可以提供给医生更准确的诊断和治疗建议。例如,通过分析患者的病历、实验室结果、影像学数据等,可以辅助医生做出更准确和个性化的诊断,并选择最有效的治疗方案。

③质量改进和绩效评估:通过分析医疗保健机构的数据,可以评估其质量和绩效。例如,通过分析手术后并发症的发生率、医疗错误的频率等指标,可以帮助医疗机构发现潜在的问题,并采取改进措施。

④流行病学研究和公共卫生干预:通过分析大规模的健康数据,可以研究和预测疾病的传播趋势、风险因素和干预效果。这对制定公共卫生政策和策略非常重要,以控制疾病的传播和改善人群的健康。

⑤患者护理和自我管理:通过分析患者的健康数据,可以提供给患者有关他们自身健康状况和行为的洞见和建议。这有助于患者更好地管理自己的健康、改善生活方式和采取预防措施,以促进健康和预防疾病的发生。

四、个性化健康管理计划

个性化健康管理计划是根据个体的健康状况、风险因素和需求,制订一套针对性的健康管理方案。通过综合评估个体的身体状况、生活方式、遗传背景等信息,结合科学的医学知识和技术手段,为每个人提供量身定制的健康管理服务。开展个性化健康管理计划可以按照以下步骤进行:

①健康评估。进行全面的健康评估,包括基础生理指标、疾病风险评估、生活方式评估等。采集相关数据和信息,建立个人健康档案。根据健康评估结果,确定其潜在的疾病风险因素,并进行相应风险评估,包括家族史、遗传背景、生活习惯等方面。

②目标设定。根据风险评估结果和受检者自身需求,在与受检者共同讨论和协商的基础上,确定个性化健康管理计划的目标。目标应具有可行性和可量化性,以便进行后续的跟踪和评估。

③制订干预方案。根据目标设定,制订个性化的健康管理方案,包括制订适当的生活方式干预措施、药物治疗方案等,确保干预方案符合受检者的实际情况和需求。

④实施计划。根据制订的个性化健康管理方案,开始实施计划。这可能涉及生活方式改变、药物治疗、定期体检等多个方面。同时,也需要提供相关教育和指导,帮助受检者理解并积极参与健康管理。

⑤跟踪和评估。定期跟踪受检者的健康状况,并对个人健康管理计划进行评估。通过比较当前状态与目标设定,调整干预措施和计划内容,以确保持续有效的个性化健康管理效果。

⑥应用技术手段。借助现代信息技术手段,如电子健康记录系统、移动应用程序等,更好地收集、分析和共享患者的健康数据。这有助于提供更精确的评估结果和个性化建议,并实时监测患者的健康状况。

⑦持续监测和调整。个性化健康管理是一个长期过程,需要持续监测受检者的健康状况,并根据需要进行调整。定期进行随访和复查,评估干预措施的效果,并对计划内容进行优化和改进。

⑧科学评估和研究。在个性化健康管理计划的开展过程中,积极开展科学评估和研究工作。通过收集和分析大量数据,探索更有效的干预策略,提高个性化健康管理计划的效果,并为未来的实践提供参考依据。

⑨提供支持和反馈。建立有效的沟通渠道,为受检者提供必要的支持和反馈,及时回应受检者的问题和需求,并鼓励他们积极参与健康管理活动。

五、远程监护与远程医疗

远程监护是指通过传感器、设备或移动应用等技术手段,将患者的生理参数、健康数据等实时传输到医疗机构,供医务人员进行远程监测和评估。例如,通过可穿戴设备收集心率、血压、血氧饱和度等数据,并将其传输至医院服务器或云平台,使医务人员可以随时查看患者的健康状态。

远程医疗是指借助视频通话、图像传输等技术手段,在不同地点的医务人员之间进行远程会诊和诊断。患者可以通过视频通话与专业医生进行沟通,上传相关检查结果和影像资料,以便获得准确的诊断和治疗建议。此外,还可以通过互联网平台提供在线问诊、药物咨询等服务。

利用人工智能技术开展远程监护和远程医疗可以带来许多优势,具体包括:

①数据分析与预测:通过对大量患者数据的分析,发现隐藏在数据中的模式和规律,从而提供更准确的诊断和治疗建议。例如,使用机器学习算法对患者的生理参数进行分析,预测潜在风险并及时采取干预措施。

②自动化监测:通过结合传感器技术和人工智能算法,可以实现自动化监测患者的生理指标和健康状态。传感器收集到的数据会经过人工智能算法进行实时分析,并根据设定的阈值触发警报或通知医务人员进行进一步处理。

③智能辅助诊断:利用深度学习等人工智能技术,可以对医学影像、实验室结果等进行快速、准确的解读。这有助于提高远程会诊中医生对患者情况的判断,并提供针对性的治疗建议。

④虚拟助手和聊天机器人:通过自然语言处理和对话系统技术,可以开发虚拟助手和聊天机器人,为患者提供在线咨询、健康管理指导等服务。这些智能工具可以回答患者的问题、提供健康建议,并在必要时引导他们寻求进一步的医疗帮助。

⑤个性化治疗方案:结合人工智能技术,可以根据患者的个体特征、病史和实时监测数据,为其制订个性化的治疗方案。通过分析大数据和知识库,人工智能可以帮助医务人员更好地预测患者对不同治疗方法的响应,并进行精确调整。

六、健康教育与行为干预

通过健康信息技术,向人群提供个性化的健康教育资源,并采取行为干预措施来促使人群改变不良生活习惯、遵循治疗计划等,具体包括:

①移动应用程序:开发健康相关的移动应用程序,提供健康知识、饮食建议、计划等内容。这些应用程序可以根据用户的个人情况提供个性化的健康指导,并通过提醒功能帮助用户养成良好的生活习惯。

②在线平台和社交媒体:建立在线平台和社交媒体账号,发布健康教育文章、视频或图文资料。通过互动和分享功能,吸引用户参与讨论并互相激励。同时,利用数据分析技术了解用户需求和行为模式,针对用户进行精准推送。

③远程辅导与咨询:利用视频通话或在线聊天工具提供远程辅导和咨询服务。医务人员可以通过远程方式与患者进行交流,回答他们的问题并给予相关建议。这种方式既节省时间成本,又方便患者在家中就能获得专业指导。

④个人健康记录与监测设备:推广使用健康监测设备和应用程序,如智能手环、血压计等,帮助用户记录和监测自己的健康数据。通过数据分析,用户可以了解自己的健康状况,并根据需要调整自己的生活方式。

⑤电子邮件和短信提醒:通过电子邮件或短信向用户发送定期的健康提醒和建议。这些提醒可以包括定期体检、药物服用、运动计划等内容,帮助用户保持健康意识并坚持良好的健康行为。

⑥虚拟现实技术:利用虚拟现实技术创造沉浸式的健康教育体验,通过模拟真实场景,让用户亲身体验某种不良生活习惯或疾病所带来的后果,从而增强他们对健康行为重要性的认识。

⑦数据分析与个性化干预:结合大数据分析技术和人工智能算法,根据用户的个人特征、行为模式和需求进行个性化干预。通过分析大量数据,系统可以给出更准确、个性化的健康建议和干预措施。

七、健康信息伦理和法律问题

健康信息技术的应用涉及一系列伦理和法律问题,包括数据隐私和安全、数据使用和共享、患者知情同意、医疗责任等。以下是一些常见的健康信息伦理和法律问题,具体包括:

①数据隐私和安全:健康信息属于敏感个人数据,需要保护患者的隐私和数据安全。医疗机构和健康信息技术提供商需要采取适当的措施,如数据加密、访问控制、身份验证等,以防止未经授权的访问和滥用。此外,需要遵守相关的隐私法规和标准,如欧洲的通用数据保护条例(GDPR)。

②数据使用和共享:医疗机构和研究机构可能会使用健康信息进行研究和分析。在使用和共享健康信息时,需要确保患者的数据被匿名化或去标识化,以保护患者的隐私。

③患者知情同意:患者在使用健康信息技术时,应该被告知其数据的使用和共享方式,并给予他们知情同意的权利。患者应该知道他们的数据将如何被使用,以及他们可以选择哪些数据分享给医疗机构或其他研究机构。医疗机构和健康信息技术提供商应该提供透明和易于理解的信息,以帮助患者做出知情决策。

④医疗责任:健康信息技术的应用可能会对医疗责任产生影响。医生和医疗机构在使用健康信息技术时,需要确保数据的准确性和可靠性,并对诊断和治疗决策负责。此外,健康信息技术提供商也需要承担相应的责任,确保其产品和服务符合相关的质量和安全标准。

八、健康信息学的未来发展趋势

健康信息学的未来发展趋势涉及多个方面,具体包括:

①人工智能和机器学习的应用:人工智能和机器学习等技术在健康信息学中的应用将进一步发展。这些技术可以帮助分析大规模的医疗数据,提供个性化的医疗决策支持,预测疾病风险和治疗效果等。

②健康数据的整合和互操作性:为更好地利用健康数据,健康信息学将继续努力实现健康数据的整合和互操作性。通过标准化的数据格式和协议,不同系统和机构之间的健康数据可以无缝共享和交换,从而提高医疗服务的连续性和协调性。

③移动健康和远程监护:移动健康技术(mHealth)和远程监护将成为健康信息学的重要

发展方向。通过移动设备和传感器等技术,患者可以实时监测和管理自己的健康状况,医生可以远程监护和指导患者的治疗。

④健康信息安全和隐私保护:随着健康数据的不断增长和共享,健康信息安全和隐私保护将成为重要的关注点。健康信息学将致力于开发更加安全和隐私保护的技术和方法,确保患者的健康数据得到妥善保护。

⑤社区健康和公共卫生:健康信息学将越来越关注社区健康和公共卫生领域,通过分析和利用大数据,可以更好地了解社区层面的健康状况和风险,提供个性化的预防和干预措施,增进社区的健康和福祉。

⑥智能医疗设备和可穿戴技术:智能医疗设备和可穿戴技术将在健康信息学中发挥更大的作用。这些设备和技术可以实时监测患者的生理参数,提供及时反馈和警报,并与健康信息系统进行无缝集成。

总之,健康信息学的未来发展趋势将呈现多元化和创新性,将在技术、数据和社会方面取得突破。通过创新和合作,健康信息学可以为个体和社会提供更好的健康管理和医疗服务。

※思考题

1.简述健康信息学的定义。

2.试述如何利用健康信息学开展个人健康管理和评估。

3.人工智能如何应用于健康信息学领域?

(张瑞祥)

参考文献

[1]黄至辉.健康信息学[M].长春:吉林大学出版社,2022.

[2]代涛.医学信息学概论[M].3版.北京:人民卫生出版社,2022.

[3]叶明全.医学信息学[M].北京:科学出版社,2018.

[4]杨进.基因健康信息学[M].北京:科学出版社,2015.

第二节　常用的医药信息系统

医药信息系统是指应用信息技术在医疗保健领域中进行数据管理、处理和交流的系统(图13.1)。它包括各种软件、硬件和网络设备,用于收集、存储、分析和传输与医疗相关的数

据和信息。

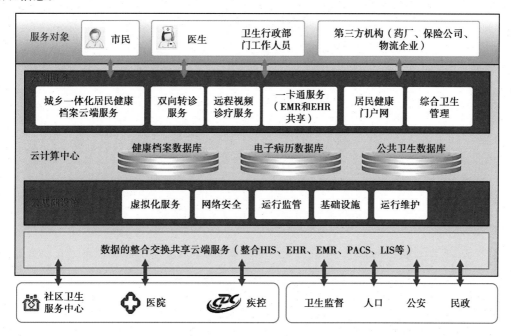

图 13.1　医药信息系统

医药信息系统的背景可以追溯到 20 世纪 80 年代。随着计算机技术的快速发展,人们开始将其应用于医疗保健领域。最初的医药信息系统主要用于电子病历管理、药物配方和计费等基本功能。随着时间的推移,医药信息系统不断演进和完善。它逐渐涵盖了更多功能和模块,如预约管理、实时监测、远程诊断、药品库存管理等。同时,随着互联网和移动技术的普及,移动健康和远程监护等新兴应用也逐渐融入医药信息系统中。

医药信息系统的目标是提高医疗服务的质量、效率和安全性。它能够帮助医务人员更好地管理患者数据、优化工作流程,并支持决策制定和研究分析。同时,医药信息系统还能够促进患者参与和自我管理,提供个性化的健康服务。

总体来说,医药信息系统在推动医疗保健行业向数字化、智能化方向发展中起着重要作用。它为医务人员提供了更多工具和资源,也为患者提供了更便捷和个性化的医疗服务。通过不断创新和改进,医药信息系统有望为未来的健康管理带来更多机遇和挑战。

常用的医药信息系统包括电子病历系统(Electronic Medical Record,EMR)、电子健康档案系统(Electronic Health Record,EHR)、实验室信息系统(Laboratory Information System,LIS)、医学影像系统(Picture Archiving and Communication System,PACS)、药品管理系统(Pharmacy Management System,PMS)和临床决策支持系统(Clinical Decision Support System,CDSS),不同的系统在不同的医疗环节中发挥着重要的作用。这些系统的推广和应用可以改善医疗效率和质量,提高患者满意度,同时也可以推动医疗信息的共享和整合。

一、电子病历系统

电子病历系统是一种计算机化的病程记录系统,用于存储、管理、传输和重现病人的医疗信息(图 13.2)。它可以用电子设备(如计算机、健康卡等)保存纸张病历的所有信息,包括病史、药物、免疫接种日期、医生记录等。电子病历系统可以提供一个集中、统一、准确的病程记录平台,帮助医生作出更准确的诊断和治疗决策,提高医疗质量和效率。

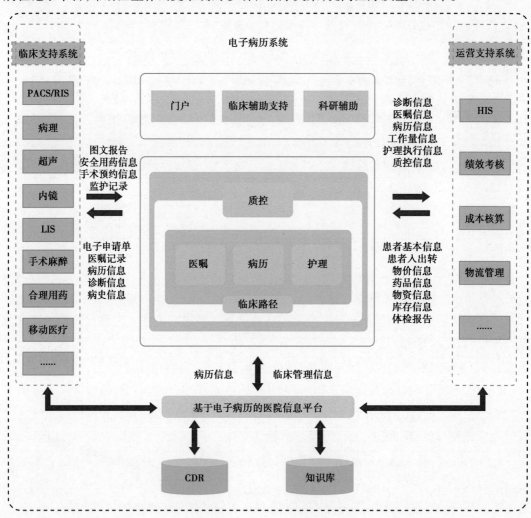

图 13.2 电子病历系统

电子病历系统通常与电子健康档案系统(Electronic Health Record, EHR)结合使用。EHR 是一种集成的病人记录系统,可以收集并整合病人的跨机构、跨部门的健康信息,实现信息的共享和整合。

(一)电子病历系统的组成

①前端用户界面:这是用户与电子病历系统进行交互的界面,通常是一个图形化的用户界面。医生、护士和其他医务人员可以通过前端界面输入和查看患者的健康信息,包括病历

记录、诊断结果、实验室报告等。

②数据存储与管理:这是电子病历系统中用于存储和管理患者健康信息的数据库,它可以包括患者个人资料、就诊记录、检查结果、药物处方等各种类型的数据。数据存储与管理模块负责确保数据的安全性、完整性和可靠性。

③访问控制与权限管理:为保护患者隐私和数据安全,电子病历系统需要有访问控制和权限管理功能。这些功能允许管理员设置不同用户角色的权限,并限制他们对特定患者或敏感数据的访问。

④数据交换与共享:电子病历系统通常需要与其他医疗信息系统进行数据交换和共享。这可能涉及使用标准化格式进行数据传输,以便不同医疗机构之间可以共享患者的健康信息。

⑤决策支持与分析:一些电子病历系统提供决策支持和数据分析功能,以帮助医生和其他医务人员更好地理解和利用患者的健康信息。这包括基于数据挖掘和机器学习技术的预测模型、临床指南和药物相互作用检测等。

（二）电子病历系统的特点

①传送速度快:通过计算机网络,电子病历系统可以远程存取病人病历,在几分钟甚至几秒钟内就能把数据传往需要的地方。这在急诊情况下尤其有用,医生可以在最短的时间内获取病人的相关信息,提高诊断和治疗的速度。

②共享性好:电子病历系统能够克服纸质病历的封闭性,实现病历信息的共享。通过医院之间的计算机网络或病人随身携带的健康卡,病人在不同医院就诊时,其病历信息可以传输并共享,这有利于提高医疗水平和效率。

③存储容量大:由于计算机存储技术尤其是光盘技术的进步,电子病历系统可以存储大量的病人病历信息。而且,病人随身携带的健康卡也可以存储大量的病历信息,这有助于长期保存和保护病人信息。

④使用方便:电子病历系统使医务人员能够方便地存储、检索和浏览病历,复制也很方便。这有助于提高临床研究和统计分析工作的效率,同时也减少了人工收集和录入数据的工作量。

⑤成本低:电子病历系统的建设是一次性的投资,可以减少纸质病历的打印和管理成本。在使用中,电子病历系统可以降低病人的费用和医院的开支,同时提高医疗服务的效率和质量。

（三）电子病历系统的作用

①提高医疗效率。电子病历系统可以快速、方便地存储、检索和浏览病历,这有助于提高医生诊断和治疗的速度和效率。医生可以随时查看病人的历史病历,了解病人的病情和发展,避免重复检查和用药,减少不必要的医疗操作。

②提高医疗质量。电子病历系统可以减少因手工书写病历而导致的书写错误和信息传

递错误。通过电子病历系统,医生可以更加准确地记录病人病情和治疗过程,降低医疗事故的风险,提高医疗质量。

③促进信息共享和整合。电子病历系统可以实现病人信息的共享和整合,使医生能够全面了解病人的病情和病史。这有助于医生制订更加准确和个性化的治疗方案,提高治疗效果。

④支持临床研究和统计分析。电子病历系统可以提供大量的病人数据,支持临床研究和统计分析工作。医生可以利用电子病历系统进行各种数据分析和挖掘,研究疾病的发生和发展规律,为临床决策提供科学依据。

⑤提高病人参与度。电子病历系统可以让病人随时查看自己的病历信息。这有助于提高病人对医疗过程的了解和参与度,增强医患沟通,提高病人满意度。

二、实验室信息系统

实验室信息系统(LIS)是一种专门用于实验室样本管理、实验数据处理和分析的信息系统(图13.3)。它可以帮助实验室实现样品管理、实验操作、数据记录、报告生成和数据查询等功能的自动化和信息化,从而提高实验室的工作效率、数据准确性和可追溯性。

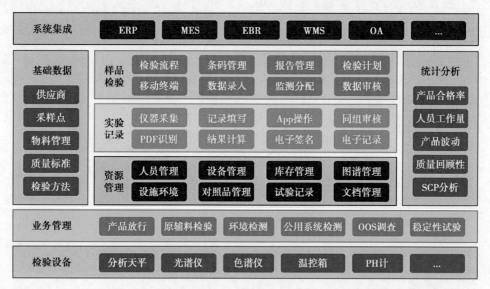

图 13.3 实验室信息系统

(一)实验室信息系统的内容

①样本管理:这个模块负责管理和追踪患者样本的流程,包括样本收集、标记、传递、存储和销毁等。它可以生成样本条码,记录样本的相关信息(如患者 ID、采集时间等),并确保准确地将样本与相应的测试请求关联起来。

②检验请求与结果管理:这个模块用于记录和管理医生或其他医疗机构提交的检验请求,并在检验完成后记录和存档检验结果。它可以跟踪每个请求的状态(如待处理、进行中、

完成)并提供相关报告。

③仪器接口与数据传输：这个模块负责与实验室仪器和设备进行接口连接,以实现自动化数据传输。通过与仪器的接口对接,实验室信息系统可以直接从仪器中获取测试结果,并将其自动录入系统中,提高工作效率和减少人为错误。

④质量控制与质量保证：这个模块用于监控实验室内各项检测过程的质量,并进行质量控制。它可以追踪各项指标的稳定性和准确性,记录质控结果,并生成质控报告。

⑤报告生成与分发：这个模块用于生成检验报告并将其发送给医生或其他相关人员。它可以根据测试结果自动生成标准化的报告格式,并提供打印、电子邮件或在线下载等不同的分发方式。

⑥存储与归档：这个模块负责存储和归档实验室数据和记录。它可以将数据按照不同的类别进行分类和存储,以便后续查询、审计或研究使用。

（二）实验室信息系统的特点

①数据管理。实验室信息系统能够对实验室的各项数据进行集中管理,包括实验记录、仪器设备信息、实验材料、实验人员等。该系统能够对数据进行分类、存储、查询和分析,提高数据的可靠性和可用性。

②流程管理。实验室信息系统能够对实验室的各项工作流程进行管理,包括实验任务分配、进度跟踪、实验结果审核等。该系统能够提供实验流程模板和任务提醒功能,提高实验的组织性和效率。

③仪器设备管理。实验室信息系统能够对实验室的仪器设备进行管理,包括设备的购置、维护保养、使用情况监控等。该系统能够提供设备预约、故障报修等功能,提高设备的利用率和维护效果。

④安全管理。实验室信息系统能够对实验室的安全事项进行管理,包括实验室安全规章制度、实验室操作指导、实验室危险品管理等。该系统能够提供安全培训、事故报告等功能,提高实验室的安全性和风险控制能力。

⑤数据安全。实验室信息系统能够对实验室的数据进行保护和备份,防止数据丢失或泄露。该系统能够采用权限管理、数据加密等措施,确保数据的安全性和完整性。

⑥系统集成。实验室信息系统能够与其他系统进行集成,包括财务系统、人力资源系统、仪器设备系统等。该系统能够实现数据的共享和交互,提高实验室管理的整体效果。

（三）实验室信息系统的作用

①提高实验室工作效率。实验室信息系统可以自动化地完成实验室的日常工作和任务,如样品管理、实验操作、数据记录、报告生成等,大大提高实验室的工作效率。

②提高检测质量和可靠性。实验室信息系统采用计算机化记录和管理数据,可以减少人为错误,提高数据的准确性和可靠性。

③方便数据查询和共享。实验室信息系统可以记录和管理大量的实验数据,方便进行

数据查询、导出和共享,有利于科研人员开展科研工作和学术交流。

④优化实验室管理。实验室信息系统可以管理实验室的人员、设备、物资和文件等资源,优化实验室整体运行效率。

⑤提高实验室资源利用效率。实验室信息系统可以实时了解设备和人员的工作状态和样品状态,能及时协调样品加急情况处理,调节不同部门资源情况,防止造成资源浪费。

三、医学影像系统

医学影像系统(PACS)是一种应用在医院影像科室的系统,主要任务是存储和管理各种医学影像,包括核磁、CT、超声、各种 X 光机、各种红外仪、显微仪等设备产生的图像(图13.4)。它能够把日常产生的各种医学影像以数字化的方式海量保存,当需要时在授权下能够很快地调回使用。医学影像系统在各种影像设备间传输数据和组织存储数据具有重要作用,对临床医生进行诊断支持以及进行科研和教学工作也有很大价值。

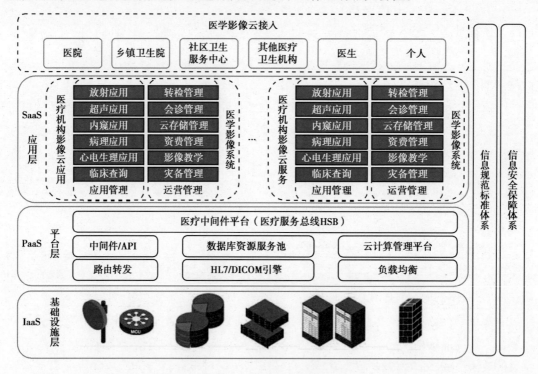

图 13.4　医学影像系统

(一)医学影像系统的组成

①影像获取与设备接口:这个模块负责与不同类型的医学影像设备进行接口连接,如 X 射线机、CT 扫描仪、MRI 仪器等。它能够接收从设备中获取的原始影像数据,并将其传输到后续处理和存储环节。

②影像数据存储与管理:这个模块用于存储和管理医学影像数据,包括患者的各种影像检查结果。它可以为每位患者创建一个独立的影像数据库,并将其与其他相关信息(如患者

ID、就诊记录等)关联起来,以便后续查询和检索。

③影像处理与分析:这个模块用于对医学影像进行处理和分析,以提取有关疾病或异常情况的信息。它可以应用图像处理算法来提高图像质量、进行边缘检测、三维重建等操作,并通过自动化或半自动化工具辅助医生进行诊断。

④影像解读与报告生成:这个模块用于支持医生对医学影像进行解读和生成诊断报告。它提供一个用户界面,允许医生查看和操纵影像数据,并提供标注工具、测量功能等,以帮助医生进行准确的诊断并生成相应的报告。

⑤影像共享与远程访问:这个模块允许医疗机构内部或跨机构之间共享影像数据,并支持远程访问。它可以通过网络将影像数据传输到其他医疗机构或医生的工作站,以便进行会诊、远程诊断和远程监护等。

⑥安全与隐私保护:由于医学影像涉及敏感患者信息,安全与隐私保护是一个重要组成部分。这个模块提供身份验证、加密通信、审计日志等安全措施,以确保影像数据不受未经授权的访问或泄露。

(二)医学影像系统的特点

①非侵入性。医学影像系统大多数成像技术是通过非侵入性的方式。例如,通过皮肤、骨骼等组织直接成像,不需要切开人体或者插入仪器,不会对人体造成伤害。

②高分辨率。医学影像系统能够提供高分辨率的图像,可以清晰地显示人体内部的微小结构和细节,如血管、神经、肌肉等。

③多维成像。医学影像系统能够提供多维成像,如三维 CT、MRI 等,可以从不同角度观察人体内部结构,更加全面地了解人体内部情况。

④数字化程度不断提高。医学影像系统的数字化程度不断提高,可以更方便地存储、传输和处理图像,同时也可以更好地保护患者的隐私。

⑤智能化趋势明显。随着人工智能技术的不断发展,医学影像系统也开始应用人工智能技术进行分析和诊断,提高了诊断的准确性和效率。

(三)医学影像系统的作用

①诊断支持。医学影像系统通过对各种影像设备的图像采集,提供清晰、准确的影像信息,帮助医生进行疾病的诊断。例如,通过对患者进行 CT 扫描,医生可以观察到患者内脏器官的形态和位置,发现异常病变,进而做出准确诊断。

②科研与教学。医学影像系统提供了大量的人体内部结构和病变的图像数据,对医学研究和教学具有重要价值。通过分析这些数据,医生可以深入了解疾病的发病机制和治疗方案,开展科研项目和教学活动。

③病例管理。医学影像系统可以存储和整理病人的医学影像信息,方便医生对病人进行全面的病历管理和跟踪治疗。同时,系统还可以对病人的影像信息进行长期保存,确保病历信息的完整性和可靠性。

④多科室协作。医学影像系统可以实现多科室之间的信息共享和协作,方便医生在跨科室的会诊和协作中快速获取患者的影像信息,提高诊断和治疗效率。

⑤质量控制。医学影像系统可以对医学影像进行质量评估和控制,确保影像质量的一致性和稳定性。这对医院进行质量控制和标准化管理具有重要意义。

四、药品管理系统

药品管理系统(PMS)是一种用于药品的入库、出库、库存管理等事务的计算机管理系统(图13.5)。它主要用于医院、药店等药品销售或管理部门,可以帮助用户快速、准确地完成药品管理任务,提高药品管理效率。

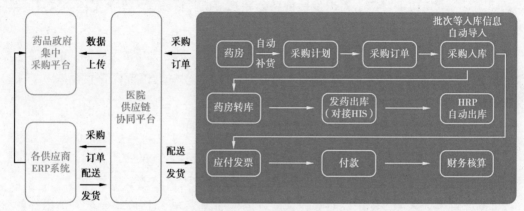

图 13.5　药品管理系统

(一)药品管理系统的组成

①药品信息管理:这个模块用于记录和管理药品的基本信息,包括药品名称、批号、生产厂家、规格、剂型等。它可以提供一个可搜索的药品数据库,以便医生和药师快速查找和验证药品信息。

②药库库存管理:这个模块负责监控和管理药库中的库存情况。它可以跟踪每种药品的进货量、销售量和库存余量,并提供自动化的补货提醒功能,以确保及时补充缺货物品。

③药物配方与调剂:这个模块用于支持医生开具处方并进行药物配方与调剂工作。它可以根据患者的诊断和用药需求生成合适的处方,并计算出所需的药物数量。同时,该模块还能够记录每位患者使用的具体剂量和频率。

④药物采购与供应链管理:这个模块负责协调和管理医院或医疗机构与供应商之间的采购活动。它可以生成采购订单、跟踪采购进度、记录供应商信息,并提供采购合同和交付记录等。

⑤药品质量控制与追溯:这个模块用于监控药品质量并进行追溯。它可以跟踪每批药品的生产日期、质量检测结果和有效期,并提供相应的质检报告和追溯记录,以确保患者用药安全。

⑥药品费用管理:该模块用于管理患者的药品费用,可以根据患者就诊信息和医保政策

计算出具体的费用,并生成相关的费用清单或报告。

(二)药品管理系统的特点

①电子化操作。药品管理系统采用计算机技术进行药品的入库、出库、库存管理等操作,大大提高了药品管理的效率和准确性。

②数据实时更新。药品管理系统能够实时更新药品信息,包括库存量、购入情况、销售历史等,确保数据的准确性和完整性。

③药品信息精确。药品管理系统对药品信息的记录和管理非常精确,包括药品名称、规格、生产厂家等信息,避免了药品混淆或信息不准确的问题。

④报表统计功能。药品管理系统具有强大的报表统计功能,能够快速生成各种药品管理相关的报表,方便管理者进行数据分析和决策。

⑤操作简单易用。药品管理系统通常采用用户友好的操作界面,使得用户能够快速上手,并且操作简单易用。

⑥多种安全措施。药品管理系统具有多种安全措施,包括权限管理、数据备份、加密等,确保药品信息的安全性和保密性。

(三)药品管理系统的作用

①提高药品管理效率。药品管理系统能够实现药品信息的电子化登记和存储,避免传统手工管理药品信息的烦琐和易错问题,大大提高了药品管理的效率。

②精确记录药品信息。药品管理系统能够精确记录药品的名称、规格、生产厂家、有效期等信息,避免了药品混淆或信息不准确的问题,确保药品使用的安全性和准确性。

③实时监控药品库存。药品管理系统能够实时监控药品的库存量,避免药品缺货或积压的情况,确保药品供应的及时性和充足性。

④科学制订药品采购计划。药品管理系统能够根据药品销售和库存情况,生成科学的药品采购计划,避免药品供应不足或过度积压的问题,降低了药品采购成本。

⑤提高药品销售效益。药品管理系统能够记录药品销售过程的相关信息,包括销售时间、销售数量、销售价格等,为药品销售决策提供数据支持,提高药品销售效益。

⑥实现科学化、正规化管理。药品管理系统采用计算机技术进行药品管理,实现了药品管理的科学化、正规化,提高了管理水平和工作效率。

五、临床决策支持系统

临床决策支持系统(CDSS)是一种利用人工智能的原理和方法,为医生和其他医疗活动参与者进行临床决策提供支持的计算机系统(图13.6)。它能够针对半结构化或非结构化医学问题,通过人机交互方式,自动完成电子病历中相关数据的采集、处理和分析,并在恰当的时机向医疗人员提供正确的信息。

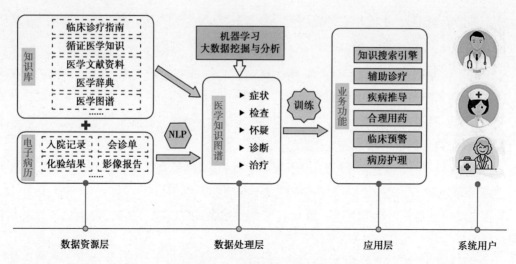

图 13.6　临床决策支持系统

（一）临床决策支持系统的组成

①知识库与规则引擎：这个模块包含医学知识库和规则引擎，用于存储和管理医学知识、指南、协议等。它可以提供基于证据的决策支持，通过预定义的规则和算法来辅助医生进行诊断、治疗方案选择等决策。

②临床数据收集与整合：这个模块负责收集、整合和管理患者的临床数据，包括病历、实验室结果、影像检查等。它可以从不同的源头获取数据，并将其整合到一个统一的平台中，以便后续分析和决策支持。

③临床指南与推荐：这个模块基于医学知识库和规则引擎，提供针对特定疾病或情况的临床指南和治疗建议。它可以根据患者的临床数据自动生成推荐方案，并向医生提供参考意见，帮助他们做出更明智的决策。

④风险评估与预测：这个模块用于评估患者的风险，并进行风险预测。它可以根据患者的个人特征、病史和临床数据，计算出相关的风险评分，并提供相应的预测结果，帮助医生识别高风险患者并采取相应的干预措施。

⑤实时监测与警示：这个模块用于实时监测患者的生理参数、实验室结果等数据，并生成警示信息。它可以设置阈值和规则，当检测到异常情况或趋势时，自动发出警报，并提醒医生及时采取行动。

⑥数据可视化与报告：这个模块将临床数据可视化展示，并生成相关报告。它可以通过图表、图像等方式将复杂的数据呈现为直观易懂的形式，帮助医生更好地理解和分析数据，并做出合理决策。

（二）临床决策支持系统的特点

①基于大量医学数据和证据，能够为医生提供准确、可靠的决策支持。

②能够根据患者的特定情况，提供个性化的决策支持。

③通过智能分析和提醒等功能,帮助医生快速作出决策,提高工作效率。

④通过提高医疗质量和效率,为医院和医生树立良好的声誉和口碑。

⑤可以与其他医疗信息系统无缝集成,实现信息的共享和交换。

⑥符合医疗法规和规定,保障医疗安全和隐私。

这些特点使得临床决策支持系统在医疗工作中具有广泛的应用前景,能够有效地提高医疗质量和效率,降低医疗成本,为医生提供更好的决策支持。

(三)临床决策支持系统的作用

①病例库与知识库。该系统可以建立一个包含各种病例和医学知识的数据库。当医生面对一个患者时,他可以输入患者的症状、体征和实验室结果等信息,该系统会自动搜索并提供相关的类似病例和相应的诊断建议。这有助于医生进行比较和参考,从而辅助诊断。

②数据分析与模型预测。该系统可以根据大数据分析算法和机器学习技术,对患者的临床数据进行分析,并生成预测模型。基于这些模型,该系统可以为医生提供关于可能的诊断、治疗方案以及预后评估等方面的建议。例如,在肺癌早期筛查中,该系统可以根据患者的年龄、性别、吸烟史等因素,预测其罹患肺癌的风险,并提供相应的筛查建议。

③临床指南与最佳实践。该系统可以将最新的临床指南和最佳实践集成到系统中,并根据患者的特征和病情提供相应的诊断和治疗建议。例如,当医生面对一个高血压患者时,该系统可以基于国际血压指南和最佳实践,提供适当的药物选择、剂量调整以及生活方式干预等建议。

④药物交互检查与剂量计算。该系统可以帮助医生避免药物相关问题,并提供关于药物相互作用、适当剂量选择以及不良事件风险的警示。例如,当医生开具处方时,该系统会自动检查所开药物之间是否存在潜在的相互作用,并给出相应的警告和建议。

⑤实时监测与反馈。该系统可以实时监测患者的临床数据,并根据预设的阈值或目标范围进行报警。当某项指标超过或接近预设阈值时,该系统会向医生发出警报,并提供相应的诊断和治疗建议。这有助于医生及时发现并处理潜在的健康问题。

⑥提供实时监测与警示。该系统可以实时监测患者的生命体征、实验室结果和医学图像等数据,并根据事先设定的规则进行警示。例如,当患者的血压过高或心率异常时,该系统可以立即向医生发出警报,提醒他们采取相应的措施。这有助于及时发现和处理潜在的危险情况。

⑦支持复杂决策与个性化治疗。对于复杂病例和特殊情况,该系统可以提供更细致和个性化的诊断和治疗建议。它可以基于患者的个人特征、基因组信息、药物敏感性等因素,为医生制订定制化的治疗方案。这有助于提高治疗效果和避免不必要的风险。

⑧客观评估与质量改进。该系统可以记录和分析医生在临床决策中的行为和结果,并提供相关的反馈和评估。通过对决策过程和结果的客观监测,该系统可以帮助医院管理层评估医疗质量,并推动质量改进措施的落实。

⑨风险评估与预警。该系统可以根据患者的临床数据和历史信息,进行风险评估并发出相应的预警。例如,在手术前,该系统可以根据患者的年龄、性别、既往病史等因素,评估手术风险,并提供相应的建议和措施以减少潜在的并发症。

⑩协同决策与团队合作。该系统可以促进医生之间的协同决策和团队合作。它可以将多个专业领域的意见和建议整合到一个平台上,帮助医生共享信息、交流想法,并达成共识。这有助于确保辅助诊疗过程中各个环节的协调一致,提高整体治疗效果。

通过以上方式,临床决策支持系统可以为医生提供准确、可靠的辅助诊疗支持,帮助他们做出更科学、个性化的诊断和治疗决策,提高医疗质量和患者安全。

※思考题

1.简述常用的医药信息管理系统。

2.电子病历系统的特点和作用有哪些?

3.如何利用临床决策支持系统提升医疗质量?

(张瑞祥)

参考文献

[1]李冰,孙振宁,张斌."智慧医疗"模式下医院医保全流程结算体系的建立[J].医学信息,2023,36(14):38-43.

[2]王敏.大数据技术在智慧医疗档案管理中的应用研究[J].兰台世界,2023(7):75-77.

[3]王小龙.医药管理信息系统的设计与实现[D].成都:电子科技大学,2011.

第三节 电子健康档案

电子健康档案(Electronic Health Record,EHR)是指将患者的医疗和健康信息以电子形式记录、存储和管理的系统。它记录每个人从出生到死亡的所有生命体征的变化,以及自身所从事过的与健康相关的一切行为与事件的档案,包括个体的基本信息、病历、诊断结果、药物处方、实验室结果、手术记录等多种类型的医疗数据。它是存储于计算机系统之中、面向个人提供服务、具有安全保密性能的终身个人健康档案。它以居民个人健康为核心,贯穿整个生命过程,涵盖各种健康相关因素、实现多渠道信息动态收集,满足居民自我保健、健康管理和健康决策需要的信息资源。

一、电子健康档案概述

（一）电子健康档案的发展背景

电子健康档案可以追溯到信息技术的普及和医疗行业对提高效率和质量的需求，最早可以追溯到 20 世纪 90 年代初。当时，美国国立卫生院（NIH）提出了"以患者为中心的记录"这一概念，旨在建立一个能够记录患者所有医疗信息的电子健康档案（EHR）。随后，在 2004 年，美国国会拨款启动了"国家健康信息网络（NHIN）"项目，以推动电子健康档案的共享和普及。

在我国，国家在 2009 年 4 月 7 日公布的《医药卫生体制改革近期重点实施方案（2009—2011 年）》中，明确提出了"逐步建立城乡居民健康档案"的目标。这一政策的出台，标志着我国健康档案建设进入了一个新的阶段。

此外，建立和完善健康档案对满足社区居民的预防、医疗、保健、康复、健康教育等"六位一体"的卫生服务需求及提供经济、有效、综合、连续的基层卫生服务具有重要的作用。同时，健康档案的建立还能更好地为城乡居民提供连续、综合、适宜、经济的公共卫生服务和基本医疗服务。

需要注意的是，个人健康档案是记录有关居民健康信息的系统化文件，是医生进行临床诊疗和科研教学的重要依据。因此，个人健康档案的所有权应属于个人，医疗机构在获取个人授权后才能使用这些信息。

电子健康档案的发展背景包括以下 6 个方面：

①信息技术进步。随着计算机和互联网技术的不断发展，数字化和电子化已经成为各个领域的趋势。在医疗领域，信息技术为患者数据的记录、存储和传输提供了更加便捷和高效的方式。

②医疗数据爆炸性增长。近年来，医疗数据产生量呈指数级增长。传统纸质病历无法满足大规模数据管理和共享的需求，而电子健康档案则能够有效应对这种挑战。

③提升医疗质量与安全。通过使用电子健康档案，可以减少人工错误、避免重复检查、提供实时警示等功能，从而提高医疗过程中的质量与安全水平。

④改善协调性与连续性护理。患者可能会在多个医疗机构接受治疗，而传统上，这些机构之间的信息交流和协调存在困难。电子健康档案通过共享患者数据，实现医疗信息的无缝传递，提高了协调性与连续性护理。

⑤法律法规推动。许多国家和地区都出台了相关的法律法规来促进电子健康档案的应用。这些法规旨在保护患者隐私、鼓励医疗机构采用电子健康档案，并推动医疗信息互通与共享。

⑥科学研究与大数据分析需求。电子健康档案中积累了大量的医疗数据，这对科学研究和大数据分析具有重要意义。通过对这些数据进行挖掘和分析，可以发现新的治疗方法、预测风险等。

这些因素共同推动了电子健康档案的应用与发展。

（二）电子健康档案的内容

①基本健康信息：这部分包括个人的基本信息（如姓名、性别、年龄、职业等），以及与健康相关的信息（如身高、体重、血压、血糖等）。

②就诊信息：这部分记录了个人在医院就诊的所有信息，包括就诊时间、就诊科室、主诉症状、诊断结果、治疗方案等。

③健康数据：这部分记录了个人的一些健康数据（如心率、呼吸、体温、睡眠质量等），这些数据可以通过可穿戴设备等自动上传到健康档案中。

④生活方式信息：这部分记录了个人的生活方式（如饮食、运动、吸烟、饮酒等）。

（三）电子健康档案的特色

①数字化。电子健康档案是以数字形式存储和管理的，使用电子设备和信息技术来记录、传输和共享患者的医疗数据。这使得医疗信息更易于访问、更新和共享。

②全面性。电子健康档案整合了多种类型的医疗数据，包括个体的基本信息、临床诊断、实验室结果、处方药物等。这提供了一个全面而准确的患者视图，帮助医务人员获得更全面的了解。

③可追溯性。电子健康档案可以追溯到患者过去的就诊历史和治疗记录。这使得医生可以查看患者之前的检查结果、手术记录等，并对其进行比较和分析，从而更好地评估患者当前状态。

④可协同性。电子健康档案支持不同医务人员之间的协作与沟通。通过共享数据，多名医生可以同时访问患者的电子健康档案，并进行交流和决策。这促进了团队护理和连续性护理的实现。

⑤安全性。电子健康档案采取了多种安全措施来保护患者的隐私和数据安全。这包括身份验证、访问控制、加密和审计功能等，以确保只有经过授权的人员可以访问和修改档案。

⑥数据分析与应用。电子健康档案中积累了大量的医疗数据，这些数据可以被用于进行数据分析和应用。通过对这些数据进行挖掘和分析，可以发现疾病流行趋势、评估治疗效果、预测风险等，并为临床决策提供支持。

总之，电子健康档案具有数字化、全面性、可追溯性、可协同性、安全性以及数据分析与应用等特色。它们在提供更好的医疗服务、改善协调性和质量，并推动医学研究和创新方面发挥着重要作用。

（四）电子健康档案的作用

①提供全面的患者信息。电子健康档案整合了患者在不同时间点和不同医疗机构中产生的各种医疗数据，为医务人员提供了全面而准确的患者信息。这有助于医生更好地了解患者的病史、用药情况以及其他重要信息，从而进行更准确和个性化的诊断和治疗。

②改善协调与连续性护理。通过共享电子健康档案，不同医务人员之间可以更容易地

交流和协作。例如,在转诊过程中,原始医生可以将患者的完整电子健康档案传递给新接收的医生,以便他们能够快速了解患者情况并提供连续性护理。

③提高医疗质量与安全。电子健康档案可以提供实时和准确的患者信息,帮助医生做出更明智的决策。此外,它还可以帮助识别潜在的药物相互作用、避免过度或重复检查,并提供警示和提醒,以减少错误和改善医疗质量与安全。

④支持临床决策。电子健康档案中的数据可以用于开发临床决策支持系统,为医生提供有关特定患者情况下最佳诊断和治疗方案的建议。这有助于提高临床决策的准确性和一致性。

⑤促进研究与大数据分析。电子健康档案中积累了大量的医疗数据,这些数据可以被利用于科学研究、流行病学调查和大数据分析。通过对这些数据进行挖掘和分析,可以发现新的治疗方法、预防策略以及了解不同人群之间的差异。

举例来说,一个高血压和高血脂的患者使用电子健康档案记录自己每天的血压、血脂、药物使用情况等数据。在下次就诊时,医生可以通过查看患者的电子健康档案,了解到患者的血压和血脂控制情况,并根据历史数据调整治疗方案。此外,该系统还可以根据患者的个人资料和数据,提供相关的饮食建议和运动计划,以帮助他们管理高血压和高血脂状况。

(五)电子健康档案的挑战

①信息有误。由于填写健康档案的是个人,而个人对自身信息的把握有限,或者填写时出现错误,导致健康档案的信息有误,这会给医疗决策带来一定的困难。

②更新难度大。随着个人健康状况的变化,健康档案需要定期更新。然而,由于个人居住地的变动、联系方式的改变等原因,这导致更新档案的难度较大。

③随访难。随访是及时了解患者健康状况的重要手段,但由于种种原因,如患者迁徙、无法联系等,导致随访难以实现。

④缺乏统一的电子档案系统。目前,不同医疗机构之间的健康档案系统难以互通,导致信息无法共享,难以形成统一的个人健康档案。举例来说,某个地区的医疗机构实施了电子健康档案系统,并鼓励患者主动记录和管理自己的健康数据。然而,由于缺乏统一标准,该地区有多个医疗机构采用了不同的电子健康档案系统。当患者在不同医院就诊时,他们需要重复提供健康信息或通过纸质形式进行传递。这增加了患者的负担,并可能导致信息传递错误或遗漏。此外,在推广过程中,部分患者可能担心个人隐私被泄露,或对使用电子健康档案系统感到不熟悉,导致他们对其参与度和接受度较低。

二、电子健康档案建立

①数据收集。医疗机构通过患者注册表和问卷收集患者的基本信息,如姓名、性别、年龄、联系方式等。同时,医生或护士与患者进行面谈,询问既往病史、家族病史和生活习惯等。

②医疗记录转换。医院将之前纸质形式的病历转换为电子格式。这可以通过扫描纸质

文档并使用光学字符识别技术将其转化为可编辑和存储的数字文件。

③数据整合与标准化。医院将来自不同科室或医疗机构的数据整合到一个统一的电子健康档案系统中。在整合过程中,采用统一的数据标准和编码系统,如国际分类疾病(ICD)编码和统一医学词汇(UMLS),以确保数据一致性和互操作性。

④数据录入与更新。每次患者就诊时,医务人员将新产生的数据录入到电子健康档案中。这包括临床诊断、实验室结果、医嘱、处方药等。医务人员还会更新患者的就诊历史和治疗记录,以保持档案的连续性。

⑤隐私与安全保护。医院采取严格的隐私和安全措施来保护患者的电子健康档案。这包括身份验证、访问控制、数据加密和审计功能等,以确保只有经过授权的人员可以访问和修改档案。

⑥数据共享与交流。医疗机构之间建立数据共享机制,使得不同医疗机构能够共享患者的电子健康档案。这样,当患者在不同机构就诊时,医生可以获取到完整的、连续的患者信息,提供更好的协调性护理。

⑦数据备份与恢复。医院定期对电子健康档案进行备份,并建立灾难恢复计划。这样,在系统故障或数据丢失时,可以及时恢复数据并保证电子健康档案的可用性。

⑧持续更新与维护。医院持续更新和维护电子健康档案系统。这包括修复系统漏洞、升级软件版本、遵循最新的法规要求等,以确保系统的功能和性能与时俱进。

三、电子健康档案应用

电子健康档案通过患者管理、医疗决策支持、协同护理和团队协作、患者参与和自主管理、数据分析和研究、互操作性和数据共享、移动健康和远程监护等方面的功能,提高了医疗服务的质量、效率和安全性。它为医疗机构和医生提供了更好的患者信息管理和决策支持工具,同时增强了患者的参与和自主管理能力。

(一)患者自我管理

EHR可以帮助医疗机构更好地管理患者的基本信息,包括个人身份、联系方式、过敏史、病史等。医疗机构可以将患者的就诊记录、检查结果、诊断报告、处方药品等存储在EHR中。这样的记录可以随时访问,减少了纸质档案的使用,提高了患者信息的可靠性和易访问性。例如,糖尿病患者在就诊时,医务人员不仅将记录患者的基本信息、既往病史和生活习惯等信息输入EHR,同时血糖监测结果、药物使用情况、饮食习惯和运动情况等也被记录;通过EHR,医务人员可以设置血糖监测提醒功能,以确保患者按时进行血糖监测;EHR根据设定的目标范围对血糖数据进行分析,并提供相应的建议和提示;EHR帮助患者管理药物使用,如设定用药提醒功能,以确保按时服药且提供药物剂量调整的建议。

(二)临床决策支持

EHR可以提供医疗决策支持工具,帮助医生在临床决策过程中获取最新的医学知识、指南和研究成果。这些工具可以根据患者的病情和历史数据,提供诊断建议、治疗方案和药物选择等指导,帮助医生做出准确、一致和个体化的决策。例如,医生可以通过 EHR 查看患者的历史记录和治疗效果,对数据进行整合和分析,据此评估患者的疾病进展和治疗反应,做出更准确和科学的医疗决策,从而提供临床指南和最佳实践。这些信息可以帮助医生调整治疗计划,优化患者的健康结果。对慢性病患者而言,医生可以结合患者的饮食习惯和运动情况,根据 EHR 提供个性化的饮食和运动指导;医院可以利用 EHR 积累的数据进行统计分析,评估患者的病情控制情况,并生成相关报告,帮助医生制订更有效的治疗计划。

(三)协同护理

EHR 可以促进医生、护士和其他医疗团队成员之间的协同护理和团队协作。他们可以共享患者的健康信息和医疗记录,进行实时沟通和协调工作,提高医疗团队的工作效率和协作性。一旦诊断结果、治疗计划和建议等信息写入 EHR,可以帮助医生调整治疗计划,优化患者的健康结果。例如,针对慢性病患者,医生可以根据患者的饮食习惯和运动情况,根据 EHR 提供个性化的饮食和运动指导;医院可以利用 EHR 积累的数据进行统计分析,评估患者的病情控制情况,并生成相关报告,帮助医生制订更有效的治疗计划。这样可以减少信息传递的错误和延迟,确保患者得到及时和连续的护理。

(四)远程监护

在远程监护方面,EHR 可以使患者更加方便地管理自己的健康,减少门诊和住院次数,同时降低医疗费用和资源的消耗。电子健康档案应用可以在移动设备上提供患者健康信息的访问和管理,方便患者随时随地获取医疗服务和健康指导。例如,医院通过远程监护设备,与患者移动设备建立连接,并将测量结果自动传输到 EHR。医生可以远程监控患者的生理指标,并根据这些数据调整治疗计划;可以在 EHR 设置实时警报和提醒功能,当患者的生理指标超过设定的阈值或出现异常时,系统会发出警报给医生,并提醒患者采取相应的措施。

(五)移动医疗

利用 EHR 赋能可穿戴医疗设备是开展移动医疗的关键,也是电子健康、精准医疗、治未病、健康物联网的重要组成部分。例如,用无线医疗传感器组成人体传感网,并通过手机等智能设备将人体各种生理参数与 EHR 数据相连,为病人和慢性病患者提供 24 h 的监控;通过大数据提取各种重要健康信息,运用人工智能算法做出初步诊断,并及时将信息和诊断结果反馈给监控对象,以帮助调节用药量、饮食、运动及作息安排,甚至对可能发生的突变做出及时的预警,通过远程医生提供及时的诊断、治疗和指导等。移动医疗将传统的有病求医逐步转化为以预防为主的保健机制,也就是从治已病转变为治未病。这样不但可以维持个体的健康,而且可以降低医疗费用。将慢性病人的治疗从医院转向病人家庭,可以大大降低病人的开销,最大限度地提高了医院的病房周转率。移动医疗的核心技术就是实时地采集人体重要的生理参数,将这些参数有效地传递到云端或者其他类型服务器上,从而使得实时监控、护理,甚至进行干预成为可能。可穿戴的生物医疗电子系统则是实现此目标的关键技术。

四、健康医疗大数据

健康医疗大数据指在人们疾病防治、健康管理等过程中产生的与健康医疗相关的数据。这些数据包括疾病预防、诊断、治疗、康复等过程中产生的各种信息和数据。健康医疗大数据不仅可以帮助医生做出更准确的诊断和治疗方案，提高医疗质量和效率，同时也可以帮助患者更好地了解自己的健康状况和疾病管理。健康医疗大数据的应用离不开电子健康档案的支持。通过对电子健康档案的整合和分析，可以提取出各种有用的信息，如疾病分布、流行趋势、治疗效果等，为医疗决策提供科学依据。通过实现电子健康档案的信息化和数字化，可以为健康医疗大数据的应用提供更加全面和准确的数据支持。

健康医疗大数据的特征主要表现在以下 7 个方面：

①数据海量化。健康医疗数据通常来源于大量的患者和医疗机构，这些数据随着时间的推移和新的医疗技术的应用而持续增长。例如，一个区域医疗中心可能会收集来自数百万患者的医疗记录，包括疾病诊断、治疗方案、药物使用等。

②存储多样化。健康医疗数据包括各种类型，如结构化数据（如电子病历）、非结构化数据（如影像学报告）、半结构化数据（如自然语言处理生成的文本）等。这些数据需要采用不同的存储方式，如云存储、分布式文件系统等。

③价值属性高。健康医疗数据具有很高的价值，可以用于疾病防控、新药研发、顽疾攻克等方面。例如，通过对大量患者的数据进行深入分析，可以发现新的治疗方法或药物的作用机制。

④数据复杂性。健康医疗数据不仅种类繁多，而且往往非常复杂。例如，一个患者的病历可能包括各种类型的诊断、治疗、药物、实验室检查结果等信息，这些信息之间存在复杂的关联和互动关系。因此，需要采用复杂的数据分析和机器学习方法来挖掘其中的有价值信息。

⑤数据时序性。健康医疗数据通常具有时序性，即随着时间的推移，数据会发生变化。例如，一个患者的血压、心率等生理指标会随着时间的推移而发生变化。因此，需要对数据进行时间序列分析，以发现其中的趋势和模式。

⑥数据实时性。随着医疗技术的不断发展，实时性已经成为健康医疗数据的一个重要特征。例如，在手术过程中，医生需要实时获取患者的生理信息和诊断结果，以便及时作出决策和采取行动。因此，需要采用实时数据处理技术和工具，以支持实时分析和决策。

⑦数据可解释性。由于健康医疗数据的复杂性和专业性，其分析结果需要具有可解释性，以便医生和患者能够理解和信任。因此，需要采用可解释的机器学习算法，如决策树、线性回归等，以提供易于理解的分析结果。

总之，健康医疗大数据的这些特征为健康医疗数据的分析和应用提供了巨大的挑战和机会。通过对这些特征的理解和应用，可以更好地利用健康医疗数据为患者和医疗机构提供更好的服务和支持。

五、医学大模型

医学大模型是指基于深度学习技术构建的大型神经网络模型,具备强大的学习能力和泛化能力。医学大模型能够从海量的医学数据中学习,并通过复杂的神经网络结构进行特征提取和模式识别,具有强大的学习能力和泛化能力;同时,医学大模型高度自动化和智能化,能够自动对输入数据进行处理和解析,并自动调整模型参数和结构,实现高度自动化和智能化;最后,医学大模型需要大量的数据和计算资源进行训练和优化,需要高性能计算机和大规模数据处理技术进行支撑。

电子健康档案和医学大模型相得益彰。例如,医学大模型还帮助医生快速准确地检索和整理患者的健康数据,提高医疗工作效率;同时,医学大模型还可以与电子健康档案系统进行集成,以实现更高效的数据管理和更好的医疗应用。医学大模型和电子健康档案的结合可以为医疗领域带来更多的创新和应用,提高医疗工作效率和精度,为患者的健康保驾护航。尤其在疾病诊断、个性化治疗、药物研发和优化等多个方面,为医学领域的发展带来了巨大的机遇。

①医学大模型应用于疾病诊断。通过训练模型在海量医学影像、病理切片、基因组等数据中的学习,可以帮助医生进行病灶识别、疾病分类以及疾病进展预测等任务。例如,基于深度学习的医学影像分析技术可以帮助医生在 CT、MRI 等医学影像中自动检测病变,提高诊断的准确性和效率。

②医学大模型应用于个性化治疗。通过分析患者的基因组信息和其他生物标志物数据,模型可以预测患者对不同药物的反应,为医生提供个性化的用药建议。同时,模型还可以根据患者的临床数据和生化指标,预测患者的病情进展和预后,帮助医生制订更加精准的治疗方案。

③医学大模型应用于药物研发和优化。通过模拟药物与生物体的相互作用,模型可以预测新药的疗效和副作用,加速药物研发的过程。同时,模型还可以通过分析已有药物的数据,帮助药企优化药物的剂量和给药方式,提高药物的疗效和安全性。

然而,医学大模型的发展还存在一些挑战和问题。例如,数据的不平衡问题,罕见病无法通过足够的数据来训练模型以准确识别和预测;模型的可解释性问题,医学领域需要解释性强的模型,以便医生可以理解模型是如何得出结论的,这要求模型不仅要能处理大量的数据,还要能从中提取有用的信息;模型的可靠性问题,由于医学诊断的错误可能导致严重的后果,因此模型必须具有高可靠性,这要求模型在处理各种类型的数据时都能给出准确的结果。

※思考题

1.简述电子健康档案的定义。

2.简述电子健康档案的作用。

3.如何利用电子健康档案开展健康管理?

(浦科学)

参考文献

[1]国务院.医药卫生体制改革近期重点实施方案(2009—2011年)[J].中国药房,2010,21(4):294-296.

[2]李欣,王皓翔.电子健康档案平台的建立与实践探究[J].兰台世界,2020(3):57-60.

[3]李红霞,汪小燕,王宏,等.高校校医院电子健康档案建立的SWOT分析[J].中国卫生产业,2020,17(3):91-93.

[4]姚保栋,徐东丽,付朝伟,等.基于电子健康档案管理的糖尿病伴高血压患者全死因死亡风险模型的建立和验证[J].中国慢性病预防与控制,2019,27(4):252-256.

附 录

附表1 标准正态分布曲线下左侧尾部面积[φ(z)值]

z	0.00	0.01	0.02	0.03	0.04	0.05	0.06	0.07	0.08	0.09
-3.0	0.0013	0.0013	0.0013	0.0012	0.0012	0.0011	0.0011	0.0011	0.0010	0.0010
-2.9	0.0019	0.0018	0.0018	0.0017	0.0016	0.0016	0.0015	0.0015	0.0014	0.0014
-2.8	0.0026	0.0025	0.0024	0.0023	0.0023	0.0022	0.0021	0.0021	0.0020	0.0019
-2.7	0.0035	0.0034	0.0033	0.0032	0.0031	0.0030	0.0029	0.0028	0.0027	0.0026
-2.6	0.0047	0.0045	0.0044	0.0043	0.0041	0.0040	0.0039	0.0038	0.0037	0.0036
-2.5	0.0062	0.0060	0.0059	0.0057	0.0055	0.0054	0.0052	0.0051	0.0049	0.0048
-2.4	0.0082	0.0080	0.0078	0.0075	0.0073	0.0071	0.0069	0.0068	0.0066	0.0064
-2.3	0.0107	0.0104	0.0102	0.0099	0.0096	0.0094	0.0091	0.0089	0.0087	0.0084
-2.2	0.0139	0.0136	0.0132	0.0129	0.0125	0.0122	0.0119	0.0116	0.0113	0.0110
-2.1	0.0179	0.0174	0.0170	0.0166	0.0162	0.0158	0.0154	0.0150	0.0146	0.0143
-2.0	0.0228	0.0222	0.0217	0.0212	0.0207	0.0202	0.0197	0.0192	0.0188	0.0183
-1.9	0.0287	0.0281	0.0274	0.0268	0.0262	0.0256	0.0250	0.0244	0.0239	0.0233
-1.8	0.0359	0.0351	0.0344	0.0336	0.0329	0.0322	0.0314	0.0307	0.0301	0.0294
-1.7	0.0446	0.0436	0.0427	0.0418	0.0409	0.0401	0.0392	0.0384	0.0375	0.0367
-1.6	0.0548	0.0537	0.0526	0.0516	0.0505	0.0495	0.0485	0.0475	0.0465	0.0455
-1.5	0.0668	0.0655	0.0643	0.0630	0.0618	0.0606	0.0594	0.0582	0.0571	0.0559
-1.4	0.0808	0.0793	0.0778	0.0764	0.0749	0.0735	0.0721	0.0708	0.0694	0.0681
-1.3	0.0968	0.0951	0.0934	0.0918	0.0901	0.0885	0.0869	0.0853	0.0838	0.0823
-1.2	0.1151	0.1131	0.1112	0.1093	0.1075	0.1056	0.1038	0.1020	0.1003	0.0985
-1.1	0.1357	0.1335	0.1314	0.1292	0.1271	0.1251	0.1230	0.1210	0.1190	0.1170
-1.0	0.1587	0.1562	0.1539	0.1515	0.1492	0.1469	0.1446	0.1423	0.1401	0.1379
-0.9	0.1841	0.1814	0.1788	0.1762	0.1736	0.1711	0.1685	0.1660	0.1635	0.1611
-0.8	0.2119	0.2090	0.2061	0.2033	0.2005	0.1977	0.1949	0.1922	0.1894	0.1867
-0.7	0.2420	0.2389	0.2358	0.2327	0.2296	0.2266	0.2236	0.2206	0.2177	0.2148
-0.6	0.2743	0.2709	0.2676	0.2643	0.2611	0.2578	0.2546	0.2514	0.2483	0.2451
-0.5	0.3085	0.3050	0.3015	0.2981	0.2946	0.2912	0.2877	0.2843	0.2810	0.2776
-0.4	0.3446	0.3409	0.3372	0.3336	0.3300	0.3264	0.3228	0.3192	0.3156	0.3121
-0.3	0.3821	0.3783	0.3745	0.3707	0.3669	0.3632	0.3594	0.3557	0.3520	0.3483
-0.2	0.4207	0.4168	0.4129	0.4090	0.4052	0.4013	0.3974	0.3936	0.3897	0.3859
-0.1	0.4602	0.4562	0.4522	0.4483	0.4443	0.4404	0.4364	0.4325	0.4286	0.4247
-0.0	0.5000	0.4960	0.4920	0.4880	0.4840	0.4801	0.4761	0.4721	0.4681	0.4641

附表 2　t 分布界值表（双侧尾部面积）

自由度 v	单侧	0.25	0.20	0.10	0.05	0.025	0.01	0.005	0.0025	0.001	0.0005
	双侧	0.50	0.40	0.20	0.10	0.05	0.02	0.01	0.005	0.002	0.001
1		1.000	1.376	3.078	6.314	12.706	31.821	63.657	127.321	318.309	636.619
2		0.816	1.061	1.886	2.920	4.303	6.965	9.925	14.089	22.327	31.599
3		0.765	0.978	1.638	2.353	3.182	4.541	5.841	7.543	10.215	12.924
4		0.741	0.941	1.533	2.132	2.776	3.747	4.604	5.598	7.173	8.610
5		0.727	0.920	1.476	2.015	2.571	3.365	4.032	4.773	5.893	6.869
6		0.718	0.906	1.440	1.943	2.447	3.143	3.707	4.317	5.208	5.959
7		0.711	0.896	1.415	1.895	2.365	2.998	3.499	4.029	4.785	5.408
8		0.706	0.889	1.397	1.860	2.306	2.896	2.355	3.833	4.501	5.041
9		0.703	0.883	1.383	1.833	2.262	2.821	3.250	3.690	4.297	4.781
10		0.700	0.879	1.372	1.812	2.228	2.764	3.169	3.581	4.144	4.587
11		0.697	0.876	1.363	1.796	2.201	2.718	3.106	3.497	4.025	4.437
12		0.695	0.873	1.356	1.782	2.179	2.681	3.055	3.428	3.930	4.318
13		0.694	0.870	1.350	1.771	2.160	2.650	3.012	3.372	3.852	4.221
14		0.692	0.868	1.345	1.761	2.145	2.624	2.977	3.325	3.787	4.140
15		0.691	0.866	1.341	1.753	2.131	2.602	2.947	3.286	3.733	4.073
16		0.690	0.865	1.337	1.746	2.120	2.583	2.921	3.252	3.686	4.015
17		0.689	0.863	1.333	1.740	2.110	2.567	2.898	3.222	3.646	3.965
18		0.688	0.862	1.330	1.734	2.101	2.552	2.878	3.197	3.610	3.922
19		0.688	0.861	1.328	1.729	2.093	2.539	2.861	3.174	3.579	3.883
20		0.687	0.860	1.325	1.725	2.086	2.528	2.845	3.153	3.552	3.850
21		0.686	0.859	1.323	1.721	2.080	2.518	2.831	3.135	3.527	3.819
22		0.686	0.858	1.321	1.717	2.074	2.508	2.819	3.119	3.505	3.792
23		0.685	0.858	1.319	1.714	2.069	2.500	2.807	3.104	3.485	3.768
24		0.685	0.857	1.318	1.711	2.064	2.492	2.797	3.091	3.467	3.745
25		0.684	0.856	1.316	1.708	2.060	2.485	2.787	3.078	3.450	3.725
26		0.684	0.856	1.315	1.706	2.056	2.479	2.779	3.067	3.435	3.707
27		0.684	0.855	1.314	1.703	2.052	2.473	2.771	3.057	3.421	3.690
28		0.683	0.855	1.313	1.701	2.048	2.467	2.763	3.047	3.408	3.674
29		0.683	0.854	1.311	1.699	2.045	2.462	2.756	3.038	3.396	3.659
30		0.683	0.854	1.310	1.697	2.042	2.457	2.750	3.030	3.385	3.646
31		0.682	0.853	1.309	1.696	2.040	2.453	2.744	3.022	3.375	3.633
32		0.682	0.853	1.309	1.694	2.037	2.449	2.738	3.015	3.365	3.622
33		0.682	0.853	1.308	1.692	2.035	2.445	2.733	3.008	3.356	3.611
34		0.682	0.852	1.307	1.691	2.032	2.441	2.728	3.002	3.348	3.601
35		0.682	0.852	1.306	1.690	2.030	2.438	2.724	2.996	3.340	3.591
36		0.681	0.852	1.306	1.688	2.028	2.434	2.719	2.990	3.333	3.582

自由度 v		概率 P									
	单侧	0.25	0.20	0.10	0.05	0.025	0.01	0.005	0.0025	0.001	0.0005
	双侧	0.50	0.40	0.20	0.10	0.05	0.02	0.01	0.005	0.002	0.001
37		0.681	0.851	1.305	1.687	2.026	2.431	2.715	2.985	3.326	3.574
38		0.681	0.851	1.304	1.686	2.024	2.429	2.712	2.980	3.319	3.566
39		0.681	0.851	1.304	1.685	2.023	2.426	2.708	2.976	3.313	3.558
40		0.681	0.851	1.303	1.684	2.021	2.423	2.704	2.971	3.307	3.551
50		0.679	0.849	1.299	1.676	2.009	2.403	2.678	2.937	3.261	3.496
60		0.679	0.848	1.296	1.671	2.000	2.390	2.660	2.915	3.232	3.460
70		0.678	0.847	1.294	1.667	1.994	2.381	2.648	2.899	3.211	3.435
80		0.678	0.846	1.292	1.664	1.990	2.374	2.639	2.887	3.195	3.416
90		0.677	0.846	1.291	1.662	1.987	2.368	2.632	2.878	3.183	3.402
100		0.677	0.845	1.290	1.660	1.984	2.364	2.626	2.871	3.174	3.390
200		0.676	0.843	1.286	1.653	1.972	2.345	2.601	2.839	3.131	3.340
500		0.675	0.842	1.283	1.648	1.965	2.334	2.586	2.820	3.137	3.310
1000		0.675	0.842	1.282	1.646	1.962	2.330	2.581	2.813	3.098	3.300
∞		0.6745	0.8416	1.2816	1.6449	1.9600	2.3263	2.5758	2.8070	3.0902	3.2905

附表3 百分率的置信区间(上行:95%置信区间;下行:99%置信区间)

n	0	1	2	3	4	5	6	7	8	9	10	11	12	13
							x							
1	0~98													
	0~100													
2	0~84	1~99												
	0~93	0~100												
3	0~71	1~91	9~99											
	0~83	0~96	4~100											
4	0~60	1~81	7~93											
	0~73	0~89	3~97											
5	0~52	1~72	5~85	15~95										
	0~65	0~81	2~92	8~98										
6	0~46	0~64	4~78	12~88										
	0~59	0~75	2~86	7~93										
7	0~41	0~58	4~71	10~82	18~90									
	0~53	0~68	2~80	6~88	12~94									
8	0~37	0~53	3~65	9~76	16~84									
	0~48	0~63	1~74	5~83	10~90									
9	0~34	0~48	3~60	7~70	14~79	21~86								
	0~45	0~59	1~69	4~78	9~85	15~91								
10	0~31	0~45	3~56	7~65	12~74	19~81								
	0~41	0~54	1~65	4~74	8~81	13~87								
11	0~28	0~40	2~52	6~61	11~69	17~77	23~83							
	0~38	0~51	1~61	3~69	7~77	11~83	17~89							
12	0~26	0~38	2~48	5~57	10~65	15~72	21~79							
	0~36	0~48	1~57	3~66	6~73	10~79	15~85							
13	0~25	0~36	2~45	5~54	9~61	14~68	19~75	25~81						
	0~34	0~45	1~54	3~62	6~69	9~76	14~81	19~86						
14	0~23	0~34	2~43	5~51	8~58	13~65	18~71	23~77						
	0~32	0~42	1~51	3~59	5~66	9~72	13~78	17~83						
15	0~22	0~32	2~41	4~48	8~55	12~62	16~68	21~73	27~79					
	0~30	0~40	1~49	2~56	5~63	8~69	12~74	16~79	21~84					
16	0~21	0~30	2~38	4~46	7~52	11~59	15~65	20~70	25~75					
	0~28	0~38	1~46	2~53	5~60	8~66	11~71	15~76	19~81					
17	0~20	0~29	2~36	4~34	7~50	10~56	14~62	18~67	23~72	28~77				
	0~27	0~36	1~44	2~51	4~57	7~63	10~69	14~74	18~78	22~82				
18	0~19	0~27	1~35	3~41	6~48	10~54	13~59	17~64	22~69	26~74				
	0~26	0~35	1~42	2~49	4~55	7~61	10~66	13~71	17~75	21~79				
19	0~18	0~26	1~33	3~40	6~46	9~51	13~57	16~62	20~67	24~71	29~76			
	0~24	0~33	1~40	2~47	4~53	6~58	9~63	12~68	16~73	19~77	23~81			

n	x													
	0	1	2	3	4	5	6	7	8	9	10	11	12	13
20	0~17	0~25	1~32	3~38	6~44	9~49	12~54	15~59	19~64	23~69	27~73			
	0~23	0~32	1~39	2~45	4~51	6~56	9~61	11~66	15~70	18~74	22~78			
21	0~16	0~24	1~30	3~36	5~42	8~47	11~52	15~57	18~62	22~66	26~70	30~74		
	0~22	0~30	1~37	2~43	3~49	6~54	8~59	11~63	14~68	17~71	21~76	24~80		
22	0~15	0~23	1~29	3~35	5~40	8~45	11~50	14~55	17~59	21~64	24~68	28~72		
	0~21	0~29	1~36	2~42	3~47	5~52	8~57	10~61	13~66	16~70	20~73	23~77		
23	0~15	0~22	1~28	3~34	5~39	8~44	10~48	13~53	16~57	20~62	23~66	27~69	31~73	
	0~21	0~28	1~35	2~40	3~45	5~50	7~55	10~59	13~63	15~67	19~71	22~75	25~78	
24	0~14	0~21	1~27	3~32	5~37	7~42	10~47	13~51	16~55	19~59	22~63	26~67	29~71	
	0~20	0~27	0~33	2~39	3~44	5~49	7~53	9~57	12~61	15~65	18~69	21~73	24~76	
25	0~14	0~20	1~26	3~31	5~36	7~41	9~45	12~49	15~54	18~58	21~61	24~65	28~69	31~72
	0~19	0~16	0~32	1~37	3~42	5~47	7~51	9~56	11~60	14~63	17~67	20~71	23~74	26~77
26	0~13	0~20	1~25	2~30	4~35	7~39	9~44	12~48	14~52	17~56	20~60	23~63	27~67	30~70
	0~18	0~25	1~31	1~36	3~41	4~46	5~50	9~54	11~58	13~62	16~65	16~69	22~72	25~75
27	0~13	0~19	1~24	2~29	4~34	66~38	9~42	11~46	19~50	17~54	19~58	22~61	26~65	29~68
	0~18	0~25	0~30	1~35	3~40	4~44	6~48	8~52	10~56	13~60	15~63	18~67	21~70	24~73
28	0~12	0~18	1~24	2~28	4~33	6~37	8~41	11~45	13~49	16~52	19~56	22~59	25~63	28~66
	0~17	0~24	0~29	1~34	3~39	4~43	6~47	8~51	10~55	12~58	15~62	17~65	20~68	23~71
29	0~12	0~18	1~23	2~27	4~32	6~36	8~40	10~44	13~47	15~51	18~54	21~58	24~61	26~64
	0~17	0~23	0~28	1~33	2~37	4~42	6~46	8~49	10~53	12~57	14~60	17~63	19~66	22~70
30	0~12	0~17	1~22	2~27	4~31	6~35	8~39	10~42	12~46	15~49	17~53	20~56	23~59	26~43
	0~16	0~22	0~27	1~32	2~36	4~40	5~44	7~48	9~52	11~55	14~58	16~62	19~65	21~68
31	0~11	0~17	1~22	2~26	4~30	6~34	8~38	10~41	12~45	14~48	17~51	19~55	22~58	25~61
	0~16	0~22	0~27	1~31	2~35	4~39	5~43	7~47	9~50	11~54	13~57	16~60	18~63	20~66
32	0~11	0~16	1~21	2~25	4~29	5~33	7~36	9~40	12~43	14~47	16~50	19~53	21~56	24~59
	0~15	0~21	0~26	1~30	2~34	4~38	5~42	7~46	9~49	11~52	13~56	15~59	17~62	20~65
33	0~11	0~15	1~20	2~24	3~28	5~32	7~36	9~39	11~42	13~46	16~49	18~52	20~55	23~58
	0~15	0~20	0~25	1~30	2~34	3~37	5~41	7~44	8~48	10~51	12~54	14~57	17~60	19~63
34	0~10	0~15	1~19	2~23	3~28	5~31	7~35	9~38	11~41	13~44	15~48	17~51	20~54	22~56
	0~14	0~20	0~25	1~29	2~33	3~36	5~40	6~43	8~47	10~50	12~53	14~56	16~59	18~62
35	0~10	0~15	1~19	2~23	3~27	5~30	6~34	8~37	10~40	13~43	15~46	17~49	19~52	22~55
	0~14	0~20	0~24	1~28	2~32	3~35	5~39	6~42	8~45	10~49	12~52	14~55	16~57	18~60
36	0~10	0~15	1~18	2~22	3~26	5~29	6~33	8~36	10~39	12~42	14~45	16~48	19~51	21~54
	0~14	0~19	0~23	1~27	2~31	3~35	5~38	6~41	8~44	9~47	11~50	13~53	15~56	17~59
37	0~10	0~14	1~18	2~22	3~25	5~28	6~32	8~35	10~38	12~41	14~44	16~47	18~50	20~54
	0~13	0~18	0~23	1~27	2~30	3~34	4~37	6~40	7~43	9~46	11~49	13~52	15~55	17~58
38	0~10	0~14	1~18	2~21	3~25	5~28	6~32	8~34	10~37	11~40	13~43	15~46	18~49	20~51
	0~13	0~18	0~22	1~26	2~30	3~33	4~36	6~39	7~42	9~45	11~48	12~51	14~54	16~56

续表

n	x													
	0	1	2	3	4	5	6	7	8	9	10	11	12	13
39	0~9	0~14	1~17	2~21	3~24	4~27	6~31	8~33	9~36	11~39	13~42	15~45	17~48	19~50
	0~13	0~18	0~21	1~25	2~29	3~32	4~35	6~38	7~41	9~44	10~47	12~49	14~53	16~55
40	0~9	0~13	1~17	2~21	3~24	4~27	6~30	8~33	9~35	11~38	13~41	15~44	14~47	19~49
	0~12	0~17	0~21	1~25	2~28	3~32	4~35	5~38	7~40	9~43	10~46	12~49	13~52	15~54
41	0~9	0~13	1~17	2~20	3~23	4~26	6~29	7~32	9~35	11-37	12~40	14~43	16~46	18~48
	0~12	0~17	0~21	1~24	2~28	3~31	4~34	5~37	7~40	8~42	10~45	11~48	13~50	15~53
42	0~9	0~13	1~16	2~20	3~23	4~26	6~28	7~31	9~34	10~37	12~39	14~42	16~45	18~47
	0~12	0~17	0~20	1~24	2~27	3~30	4~33	5~36	7~39	8~42	9~44	11~47	13~49	15~52
43	0~9	0~12	1~16	2~19	3~23	4~25	5~28	7~31	8~33	10~36	12~39	14~41	15~44	17~45
	0~12	0~16	0~20	1~23	2~26	3~30	4~33	5~35	6~38	8~41	9~43	11~46	13~49	14~51
44	0~9	0~12	1~15	2~19	3~22	4~25	5~28	7~30	8~33	10~35	11~38	13~40	15~43	17~45
	0~11	0~16	0~19	1~23	2~26	3~29	4~32	5~35	6~37	8~40	9~42	11~45	12~47	14~51
45	0~8	0~12	1~15	2~18	3~21	4~24	5~27	7~30	8~32	9~34	11~37	13~39	15~42	16~44
	0~11	0~15	0~19	1~22	2~25	3~28	4~31	5~34	6~37	8~39	9~42	10~44	12~47	14~49
46	0~8	0~12	1~15	2~18	3~21	4~24	5~26	7~29	8~31	9~34	11~36	13~39	14~41	16~43
	0~11	0~15	0~19	1~22	2~25	3~28	4~31	5~33	6~36	7~39	9~41	10~43	12~46	13~48
47	0~8	0~12	1~15	2~17	3~20	4~23	6~26	6~28	8~31	9~34	11~36	12~38	14~40	16~43
	0~11	0~15	0~18	1~21	2~24	2~27	13~30	5~33	6~35	7~38	9~40	10~42	11~45	13~47
48	0~8	0~11	1~14	2~17	3~20	4~22	5~25	6~28	8~30	9~33	11~35	12~37	14~49	15~42
	0~10	0~14	0~18	1~21	2~24	2~27	3~29	5~32	6~35	7~37	8~40	10~42	11~44	13~47
49	0~8	0~11	1~14	2~17	2~20	4~22	5~25	6~27	7~30	9~32	10~35	12~37	13~39	15~41
	0~10	0~14	0~17	1~20	1~24	2~26	3~29	4~32	6~34	7~36	8~39	9~41	11~44	12~46
50	0~7	0~11	1~14	2~17	2~19	3~22	5~24	6~26	7~29	9~31	10~34	11~36	13~38	15~41
	0~10	0~14	0~17	1~20	1~23	2~26	3~28	4~31	5~33	7~36	8~38	9~40	11~43	12~45

n	x											
	14	15	16	17	18	19	20	21	22	23	24	25
26												
27	32~71											
	27~76											
28	31~69											
	26~74											
29	30~68	33~71										
	25~72	28~75										
30	28~66	31~69										
	24~71	27~74										

n	x											
	14	15	16	17	18	19	20	21	22	23	24	25
31	27~64	30~67	33~70									
	23~69	26~72	28~75									
32	26~62	29~65	32~68									
	22~67	25~70	27~73									
33	26~61	28~64	31~67	34~69								
	21~66	24~69	26~71	29~74								
34	25~59	27~62	30~65	32~68								
	21~64	23~67	25~70	28~72								
35	24~58	26~61	29~63	31~66	34~69							
	20~63	22~66	24~68	27~71	29~73							
36	23~57	26~59	28~62	30~65	33~67							
	19~62	22~64	23~67	26~69	28~72							
37	23~55	25~58	27~61	30~63	32~66	34~68						
	19~60	21~63	23~65	25~68	28~70	30~73						
38	22~54	24~57	26~59	29~62	31~64	33~67						
	18~59	20~61	22~64	25~66	27~69	29~71						
39	21~53	23~55	26~58	28~60	30~63	32~65	35~68					
	18~58	20~60	22~63	24~65	26~68	28~70	30~72					
40	21~52	23~54	25~57	27~59	29~62	32~64	34~66					
	17~57	19~59	21~61	23~64	25~66	27~68	30~71					
41	20~51	22~53	24~56	26~58	29~60	31~63	33~65	35~67				
	17~55	19~58	21~60	23~63	25~65	27~67	29~69	31~71				
42	20~50	22~52	24~54	26~57	28~59	30~61	32~64	34~66				
	16~54	18~57	20~59	22~61	24~64	26~06	28~67	30~70				
43	19~49	21~51	23~53	25~56	27~58	29~60	31~62	33~65	36~67			
	16~53	18~56	19~58	21~60	23~62	25~65	27~66	29~69	31~71			
44	19~48	21~50	22~52	24~55	26~57	28~59	30~61	33~63	35~65			
	15~52	14~55	19~57	21~59	23~61	25~63	26~65	28~68	30~70			
45	18~47	20~49	22~51	24~54	26~56	28~58	30~60	32~62	34~64	36~66		
	15~51	17~54	19~56	20~58	22~60	24~62	26~64	28~66	30~68	32~70		
46	18~46	20~48	21~50	23~53	25~55	27~57	29~59	31~61	33~63	35~65		
	15~50	16~53	18~55	20~57	22~59	23~61	25~63	27~65	29~67	31~69		
47	18~45	19~47	21~49	23~52	25~54	26~56	28~58	30~60	32~62	34~64	36~66	
	14~19	16~52	18~54	19~56	21~58	23~60	25~62	26~64	28~66	30~68	32~70	
48	17~44	19~46	21~48	22~51	24~53	26~53	28~57	30~59	31~61	33~63	35~65	
	14~49	16~51	17~53	19~55	21~27	22~59	24~61	26~63	28~65	29~67	31~69	
49	17~43	18~45	20~47	22~50	24~52	25~54	27~56	29~58	31~60	33~62	34~64	36~66
	14~48	15~50	17~52	19~54	20~56	22~58	23~60	25~62	27~64	29~66	31~68	32~70

续表

n	x											
	14	15	16	17	18	19	20	21	22	23	24	25
50	16~43	18~45	20~47	21~49	23~51	25~63	26~55	28~57	30~59	32~61	34~63	36~65
	14~47	15~49	17~51	18~53	20~55	21~57	23~59	25~61	26~63	28~65	30~67	32~68

x	n						x	n					
	50	60	70	80	90	100		50	60	70	80	90	100
1	0~11	0~9	0~8	0~7	0~6	0~5	17	21~48	14~81	15~36	13~32	12~28	10~26
	0~14	0~12	0~10	0~9	0~8	0~7		18~53	15~46	12~40	11~35	10~32	9~29
2	0~14	1~11	0~10	1~9	0~8	0~7	18	23~50	19~43	16~37	14~33	12~30	11~27
	0~17	0~14	0~13	0~11	0~10	0~9		20~55	16~47	14~41	12~37	10~33	9~30
3	1~17	1~14	1~12	1~11	1~10	1~8	19	25~53	20~45	17~38	15~34	13~31	12~28
	1~20	1~17	1~15	1~13	0~12	0~10		21~57	17~49	15~43	13~38	11~35	10~31
4	2~19	2~16	2~14	2~13	1~11	1~10	20	27~55	22~47	18~40	16~36	14~32	13~29
	1~23	1~20	1~17	1~15	1~14	1~12		23~59	19~51	16~44	14~39	12~36	11~32
5	3~22	3~18	3~16	2~14	2~13	2~11	21	28~57	23~49	20~41	17~37	15~33	14~30
	2~26	2~22	2~19	1~17	1~15	1~13		24~61	20~52	17~46	15~41	13~31	12~33
6	5~24	4~20	3~18	3~16	3~14	2~12	22	30~59	25~50	21~43	18~39	16~35	14~31
	3~29	3~24	2~21	2~19	2~17	2~14		26~63	22~54	18~47	16~42	14~38	12~34
7	6~27	5~23	4~20	4~17	3~15	3~14	23	32~61	26~52	22~45	19~40	17~36	15~32
	4~31	4~26	3~23	3~21	2~18	2~16		28~65	23~56	19~49	17~44	15~39	13~35
8	7~29	6~25	5~21	5~19	4~17	4~15	24	34~63	28~53	23~46	20~41	18~37	16~33
	6~33	4~29	4~25	3~22	3~20	3~17		29~67	24~58	21~50	18~45	16~41	14~36
9	9~31	7~26	6~23	5~20	5~18	4~16	25	36~64	29~55	25~48	21~43	19~38	17~35
	7~36	5~30	5~27	4~24	4~21	3~18		31~69	26~59	22~52	19~46	17~42	15~38
10	10~34	8~29	7~25	6~22	6~20	5~18	26		31~57	26~49	22~44	20~39	18~36
	8~38	7~32	6~28	5~25	4~22	4~19			27~61	23~53	20~48	17~43	16~39
11	12~36	10~30	8~26	7~23	6~21	5~19	27		32~58	27~51	24~45	21~40	19~37
	10~40	8~34	7~30	6~21	5~24	4~20			29~62	24~55	21~49	18~44	16~40
12	13~38	11~32	9~28	8~25	7~22	6~20	28		34~60	29~52	25~46	22~42	20~38
	11~43	9~36	7~32	6~28	6~25	5~21			30~64	25~56	22~50	19~45	17~41
13	15~41	12~34	10~30	9~26	8~23	7~21	29		35~62	30~54	26~48	23~43	20~39
	12~45	10~38	8~33	7~30	6~27	6~23			32~65	27~57	23~51	20~46	18~42
14	16~43	13~36	11~31	10~27	9~25	8~22	30		37~63	31~55	27~49	24~44	21~40
	14~47	11~40	9~35	8~31	7~28	6~24			33~67	28~59	24~53	21~47	19~43
15	18~44	15~38	13~33	11~29	10~26	9~24	31			33~57	28~50	25~45	22~41
	15~49	12~42	10~37	9~33	8~30	7~26				29~60	25~45	22~49	20~44
16	20~46	16~40	14~34	12~30	11~27	9~25	32			34~58	29~51	26~46	23~42
	17~51	14~44	11~38	10~34	9~31	8~27				30~62	26~55	23~50	21~45

x	n						x	n					
	50	60	70	80	90	100		50	60	70	80	90	100
33			35~59	31~53	27~47	24~43	42					36~57	32~52
			32~63	27~56	24~51	21~46						33~61	30~55
34			36~61	32~54	28~48	25~44	43					37~59	33~53
			33~64	28~58	25~52	22~47						34~62	30~56
35			38~62	33~55	29~50	26~45	44					38~60	34~54
			34~66	30~59	26~53	23~48						35~63	31~57
36				34~56	30~51	27~40	45					39~61	35~55
				31~60	27~54	24~49						36~64	32~58
37				35~58	31~52	28~47	46						36~56
				32~61	28~55	25~50							33~59
38				36~59	32~53	29~48	47						37~57
				33~62	29~56	26~51							34~60
39				37~60	33~54	29~49	48						38~58
				34~64	30~57	27~52							35~61
40				39~61	34~55	30~50	49						39~59
				35~65	31~59	28~53							36~62
41					35~56	31~51	50						40~60
					32~60	29~54							37~63

附表 4　χ^2 分布界值表

自由度 v	概率 P（右侧尾部面积）												
	0.995	0.990	0.975	0.950	0.900	0.750	0.500	0.250	0.100	0.050	0.025	0.010	0.005
1					0.02	0.10	0.45	1.32	2.71	3.84	5.02	6.63	7.88
2	0.01	0.02	0.05	0.10	0.21	0.58	1.39	2.77	4.11	5.99	7.38	9.21	10.60
3	0.07	0.11	0.22	0.35	0.58	1.21	2.37	4.11	6.25	7.81	9.35	11.34	12.84
4	0.21	0.30	0.48	0.71	1.06	1.92	3.36	5.39	7.78	9.49	11.14	13.28	14.86
5	0.41	0.55	0.83	1.15	1.61	2.67	4.35	6.63	9.24	11.07	12.83	15.09	16.75
6	0.68	0.87	1.24	1.64	2.20	3.45	5.35	7.84	10.64	12.59	14.45	16.81	18.55
7	0.99	1.24	1.69	2.17	2.83	4.25	6.35	9.04	12.02	14.07	16.01	18.48	20.28
8	1.34	1.65	2.18	2.73	3.49	5.07	7.34	10.22	13.36	15.51	17.53	20.09	21.95
9	1.73	2.09	2.70	3.33	4.17	5.90	8.34	11.39	14.68	16.92	19.02	21.67	23.59
10	2.16	2.56	3.25	3.94	4.87	6.74	9.34	12.55	15.99	18.31	20.48	23.21	25.19
11	2.60	3.05	3.82	4.57	5.58	7.58	10.34	13.70	17.28	19.68	21.92	24.72	26.76
12	3.07	3.57	4.40	5.23	6.30	8.44	11.34	14.85	18.55	21.03	23.34	26.22	28.30
13	3.57	4.11	5.01	5.89	7.04	9.30	12.34	15.98	19.81	22.36	24.74	27.69	29.82
14	4.07	4.66	5.63	6.57	7.79	10.17	13.34	17.12	21.06	23.68	26.12	29.14	31.32
15	4.60	5.23	6.26	7.26	8.55	11.04	14.34	18.25	22.31	25.00	27.49	30.58	32.80
16	5.14	5.81	6.91	7.96	9.31	11.91	15.34	19.37	23.54	26.30	28.85	32.00	34.27
17	5.70	6.41	7.56	8.67	10.09	12.79	16.34	20.49	24.77	27.59	30.19	33.41	35.72
18	6.26	7.01	8.23	9.39	10.86	13.68	17.34	21.60	25.99	28.87	31.53	34.81	37.16
19	6.84	7.63	8.91	10.12	11.65	14.56	18.34	22.72	27.20	30.14	32.85	36.19	38.58
20	7.43	8.26	9.59	10.85	12.44	15.45	19.34	23.83	28.41	31.41	34.17	37.57	40.00
21	8.03	8.90	10.28	11.59	13.24	16.34	20.34	24.93	29.62	32.67	35.48	38.93	41.40
22	8.64	9.54	10.98	12.34	14.04	17.24	21.34	26.04	90.81	33.92	36.78	40.29	42.80
23	9.26	10.20	11.69	13.09	14.85	18.14	22.34	27.14	32.01	35.17	38.08	41.64	44.18
24	9.89	10.86	12.40	13.85	15.66	19.04	23.34	28.24	33.20	36.42	39.36	42.98	45.56
25	10.52	11.52	13.12	14.61	16.47	19.94	24.34	29.34	34.38	37.65	40.65	44.31	46.93
26	11.16	12.20	13.84	15.38	17.29	20.84	25.34	30.43	35.56	38.89	41.92	45.64	48.29
27	11.81	12.88	14.57	16.15	18.11	21.75	26.34	31.53	36.74	40.11	43.19	46.96	49.64
28	12.46	13.56	15.31	16.93	18.94	22.66	27.34	32.62	37.92	41.34	44.46	48.28	50.99
29	13.12	14.26	16.05	17.71	19.77	23.57	28.34	33.71	39.09	42.56	45.72	49.59	52.34
30	13.79	14.95	16.79	18.49	20.60	24.48	29.34	34.80	40.26	43.77	46.98	50.89	53.67
40	20.71	22.16	24.43	26.51	29.05	33.66	39.34	45.62	51.81	55.70	59.34	63.69	66.77
50	27.99	29.71	32.36	34.76	37.69	42.94	49.33	56.33	63.17	67.50	70.42	76.15	79.49
60	35.53	37.48	40.48	43.19	46.46	52.29	59.33	66.98	74.40	79.08	83.30	88.38	91.95
70	43.28	45.44	48.76	51.74	55.33	61.70	69.33	77.58	85.53	90.53	95.02	100.42	104.22
80	51.17	53.54	57.15	60.39	64.28	71.14	79.33	88.13	96.58	101.88	106.63	112.33	116.32
90	59.20	61.75	65.65	69.13	73.29	80.62	89.33	98.64	107.56	113.14	118.14	124.12	128.30
100	67.33	70.06	74.22	77.93	82.36	90.13	99.33	109.14	118.50	124.34	129.56	135.81	140.17